2024国家执业药师职业资格考试2000题

药学专业知识（二）

主　编　郝国祥

副主编　王艳丽

编　委　（按姓氏笔画排序）

王亚楠　孙　超　李国辉　冷　冰　陈　晨

范琳琳　柳丽丽　郝园园　侯妮妮　高田田

高洪朱　董　艳

中国健康传媒集团

中国医药科技出版社

内 容 提 要

本书由具有丰富考前培训经验的专家老师根据新版执业药师职业资格考试大纲及考试指南的内容要求精心编写而成。书中习题按新版考试指南章节编排，题量丰富，出题角度多样，题目难度恰当，题型与真题要求完全一致，并逐题配有答案和详尽解析。随书附赠配套数字化资源，包括黄金40分课程、历年真题、考生手册、思维导图、考点速报、复习规划、高频考点、考前速记等；赠线上模拟试卷，方便考生系统复习后自查备考。考生可通过做题加深对所学知识点的理解、运用和记忆，提升应试能力。本书是参加2024年国家执业药师职业资格考试考生的辅导用书。

图书在版编目（CIP）数据

药学专业知识．二/郝国祥主编．—北京：中国医药科技出版社，2023.12

2024 国家执业药师职业资格考试2000题

ISBN 978-7-5214-4221-2

Ⅰ.①药… Ⅱ.①郝… Ⅲ.①药物学—资格考试—习题集 Ⅳ.①R9-44

中国国家版本馆 CIP 数据核字（2023）第207177号

美术编辑 陈君杞
责任编辑 李红日
版式设计 友全图文

出版 **中国健康传媒集团** | 中国医药科技出版社

地址 北京市海淀区文慧园北路甲22号

邮编 100082

电话 发行：010-62227427 邮购：010-62236938

网址 www.cmstp.com

规格 889×1194mm ¹⁄₁₆

印张 16¾

字数 577千字

版次 2023年12月第1版

印次 2023年12月第1次印刷

印刷 北京市密东印刷有限公司

经销 全国各地新华书店

书号 ISBN 978-7-5214-4221-2

定价 86.00元

获取新书信息、投稿、为图书纠错，请扫码联系我们。

出 版 说 明

执业药师职业资格制度的核心是保障职业准入人员具备良好的职业素质和能力。国家执业药师职业资格考试以执业药师岗位职责和实践内容为出发点，以培养在药品质量管理和药学服务方面具有综合性职业能力、具备自主学习和终身学习的态度和意识、能较好地服务公众健康的人才为目标。

为了更好地服务于考生，帮助考生顺利通过考试，我们组织国内工作在教学一线、有着丰富考前培训经验的专家编写了这套丛书。本丛书紧紧围绕新版国家执业药师职业资格考试大纲的要求，密切配合新版考试指南，在对近几年考试真题的考点分布及题型比例、出题难度进行深入研究的基础上编写而成，力求语言规范化、试题原创性和考点全覆盖。本丛书具有以下特点：

1. 紧扣新版考纲。新版考试大纲从考试内容、重点要求、出题方向、考题类型等多方面，更加强调实践应用，要求药学服务从业人员系统地掌握"三基"，即基本理论、基本知识和基本技能，并要具备将这些知识在实践中领会、运用、综合、分析等方面的能力。本丛书题目的设计紧紧围绕"以用定考、以考促学、学以致用"这一中心原则。

2. 精选通关试题。本丛书所设题型与实际考试完全一致，包括最佳选择题（只有 1 个最符合题意）、配伍选择题（备选项可重复选用，也可不选用）、综合分析选择题（每组题基于同一个案例，只有 1 个最符合题意）和多项选择题（有 2 个或 2 个以上符合题意），并根据近年执业药师考试真题中各章节所占分值比重，对各章节习题总量和题型比例做了合理配置。对重要考点，多角度出题，可帮助考生举一反三，利用联想记忆、对比记忆和分类记忆等方法掌握相关考点内容。

3. 逐题精准解析。为了方便考生及时补充知识缺漏，书中对每道试题均设有解析。针对难点和重点题目做了详细解析，旨在开拓考生解题思路。

4. 合理安排题量。本丛书各分册均设计试题 2000 余道，题量丰富，旨在使考生通过反复做题，从不同角度熟悉考点，提高复习效率和应试能力。

5. 附赠配套资源。为令本丛书更加立体化，使考前复习更加高效、便捷，随书附赠配套数字化资源，包括黄金 40 分课程、历年真题、考生手册、思维导图、考点速报、复习规划、高频考点、考前速记等，并赠线上模拟试卷，便于考生熟悉题型，模拟考场，自查备考。获取步骤详见图书封底。

本丛书适合参加 2024 年国家执业药师职业资格考试的考生使用。在使用中，如果您有任何意见和建议，欢迎扫描版权页的二维码与我们联系，我们将在今后的工作中不断修订完善。

中国医药科技出版社
2023 年 12 月

目　录

上篇
通关试题

第一章　精神与中枢神经系统疾病用药

一、最佳选择题

1. 适应证为仅用于治疗失眠的药物是
   A. 地西泮
   B. 佐匹克隆
   C. 卡马西平
   D. 氟西汀
   E. 吗啡

2. 关于唑吡坦作用特点的说法，错误的是
   A. 唑吡坦属于 γ - 氨基丁酸 A 型受体激动剂
   B. 唑吡坦具有镇静催眠和抗焦虑作用
   C. 口服唑吡坦后消化道吸收迅速
   D. 唑吡坦血浆蛋白结合率高
   E. 唑吡坦经肝代谢、肾排泄

3. 以下药物相互作用叙述错误的是
   A. 水合氯醛与阿米替林合用可增加心脏毒性
   B. 水合氯醛与乙醇合用可使镇静作用增强
   C. 氟伏沙明会明显升高雷美替胺的血清浓度
   D. 环丙沙星可能增加雷美替胺毒性风险
   E. 利福平可能增强雷美替胺的疗效

4. 以下关于巴比妥类和苯二氮䓬类药物说法不正确的是
   A. 均可引起中枢神经抑制
   B. 中枢抑制作用均随着剂量的增大而增强
   C. 口服后均从胃肠道吸收
   D. 不同药物对中枢抑制作用起效快慢取决于从胃肠道吸收的快慢
   E. 均从肾脏排泄

5. 唑吡坦的药理作用是
   A. 镇静催眠
   B. 抗焦虑
   C. 肌肉松弛
   D. 抗惊厥
   E. 抗抑郁

6. 关于应用镇静催眠药物时需要注意的事项，错误的是
   A. 长期使用水合氯醛的患者症状改善后可直接停药
   B. 服用镇静催眠药期间应注意避免驾车、操纵机器和高空作业
   C. 在服用苯二氮䓬类药物期间不宜饮酒
   D. 需确定患者是否对该类药过敏，一旦出现皮疹等，应立即停药

E. 雷美替胺的副作用较少，没有戒断反应和反跳性失眠

7. 以下不属于地西泮的药理作用的是
   A. 镇静催眠
   B. 抗惊厥
   C. 抗抑郁
   D. 抗癫痫
   E. 抗焦虑

8. 服用地西泮后病情不会加重的是
   A. 重症肌无力
   B. COPD
   C. 抑郁症
   D. 高血压
   E. 闭角型青光眼

9. 能引起老年患者共济失调、精神紊乱，但无抗焦虑、抗惊厥作用的镇静催眠药是
   A. 佐匹克隆
   B. 劳拉西泮
   C. 异戊巴比妥
   D. 唑吡坦
   E. 阿普唑仑

10. 唑吡坦的适应证是
    A. 偶发失眠和暂时失眠患者
    B. 焦虑型失眠
    C. 忧郁型失眠
    D. 老年失眠
    E. 精神紧张和疼痛所致失眠

11. 以下属于褪黑素类中枢镇静催眠药的是
    A. 水合氯醛
    B. 扎来普隆
    C. 唑吡坦
    D. 佐匹克隆
    E. 雷美替胺

12. 属于超短效巴比妥类药物的是
    A. 苯巴比妥
    B. 巴比妥
    C. 异戊巴比妥
    D. 硫喷妥钠
    E. 戊巴比妥

13. 地西泮与下列哪种药物合用不会增加成瘾性
    A. 苯巴比妥
    B. 吗啡
    C. 艾司唑仑
    D. 水合氯醛
    E. 卡马西平

14. 脂溶性较高，起效快，属于巴比妥类镇静催眠药的是
    A. 阿普唑仑
    B. 异戊巴比妥

C. 地西泮　　　　　　D. 佐匹克隆

E. 苯巴比妥

15. 巴比妥类药物常见不良反应不包括
   A. 嗜睡　　　　　　　B. 皮炎
   C. 精神依赖　　　　　D. "宿醉"现象
   E. 肌痉挛

16. 老年人对苯二氮䓬类药较为敏感，用药后可致平衡功能失调，觉醒后可发生步履蹒跚、思维迟钝等症状，在临床上被称为
   A. 震颤麻痹综合征
   B. 老年性痴呆
   C. "宿醉"现象
   D. 戒断综合征
   E. 锥体外系反应

17. 长期应用不但加速自身代谢，而且可加速其他合用药物代谢的肝药酶诱导剂是
   A. 苯巴比妥　　　　　B. 地西泮
   C. 唑吡坦　　　　　　D. 佐匹克隆
   E. 阿普唑仑

18. 佐匹克隆的作用特点不包括
   A. 口服迅速吸收
   B. 生物利用度约为80%
   C. 血浆蛋白结合率低
   D. 重复给药无蓄积作用
   E. 主要经过肝脏排泄

19. 以下通过激动褪黑素受体起到镇定催眠作用的药物是
   A. 巴比妥　　　　　　B. 雷美替胺
   C. 地西泮　　　　　　D. 艾司唑仑
   E. 扎来普隆

20. 与西咪替丁合用，不会出现清除速率减慢、血药浓度升高的苯二氮䓬类药物是
   A. 劳拉西泮　　　　　B. 地西泮
   C. 氯硝西泮　　　　　D. 氯氮平
   E. 阿普唑仑

21. 关于镇静催眠药物的选择，错误的是
   A. 对焦虑型、夜间醒来次数较多或早醒者首选地西泮
   B. 巴比妥类药物由于不良反应和相互作用较多，不推荐常规应用治疗失眠
   C. 原发性失眠首选非苯二氮䓬类药物，可选服唑吡坦、佐匹克隆
   D. 对入睡困难者可选用扎来普隆，但扎来普隆不适合长期使用
   E. 雷美替胺对入睡困难型失眠比睡眠维持型失眠更有效

22. 苯妥英钠抗癫痫作用的主要机制是
   A. 抑制病灶本身异常放电
   B. 稳定神经细胞膜
   C. 抑制脊髓神经元
   D. 具有肌肉松弛作用
   E. 对中枢神经系统普遍抑制

23. 苯妥英钠的不良反应与血浆药物浓度密切相关，当血浆浓度超过多少时会出现嗜睡、昏迷等不良反应
   A. 5μg/ml　　　　　　B. 10μg/ml
   C. 20μg/ml　　　　　 D. 30μg/ml
   E. 40μg/ml

24. 下列属于脂肪酸衍生物抗癫痫药的是
   A. 氯硝西泮　　　　　B. 卡马西平
   C. 扑米酮　　　　　　D. 苯妥英钠
   E. 丙戊酸钠

25. 为避免引起大面积中毒性表皮坏死松解症，服用前提倡做人体白细胞抗原等位基因（HLA-B* 1502）检测的抗癫痫药是
   A. 卡马西平　　　　　B. 丙戊酸钠
   C. 氯硝西泮　　　　　D. 托吡酯
   E. 加巴喷丁

26. 与下列药物合用，可能引起苯妥英钠药效增强的是
   A. 泼尼松　　　　　　B. 环孢素
   C. 卡马西平　　　　　D. 华法林
   E. 左旋多巴

27. 以下抗癫痫药，对肝药酶无明显诱导或抑制作用的是
   A. 苯巴比妥　　　　　B. 苯妥英钠
   C. 丙戊酸钠　　　　　D. 托吡酯
   E. 拉莫三嗪

28. 以下不属于抗癫痫药的是
   A. 巴比妥类
   B. 苯二氮䓬类
   C. 单胺氧化酶抑制剂
   D. 乙内酰脲类
   E. 二苯并氮䓬类

29. 以下抗癫痫药中, 蛋白结合率最高的是
    A. 苯巴比妥   B. 苯妥英钠
    C. 扑米酮   D. 托吡酯
    E. 拉莫三嗪

30. 关于卡马西平的用法用量, 以下说法错误的是
    A. 用于成人癫痫治疗, 初始剂量一次 100 ~ 200mg, 一日 1 ~ 2 次, 渐增剂量至最佳疗效
    B. 用于成人躁狂症的治疗, 通常剂量一日 400 ~ 600mg, 分 2 ~ 3 次
    C. 用于成人三叉神经痛, 初始剂量一次 100mg, 一日 2 ~ 3 次, 渐增剂量至疼痛缓解
    D. 用于成人乙醇戒断综合征, 一次 200mg, 一日 3 ~ 4 次
    E. 卡马西平禁用于 18 岁以下未成年人

31. 下列哪种药物属于三环类抗抑郁药
    A. 马普替林   B. 氯米帕明
    C. 西酞普兰   D. 吗氯贝胺
    E. 米氮平

32. 选择性 5 - 羟色胺再摄取抑制剂中口服吸收较慢的是
    A. 西酞普兰   B. 帕罗西汀
    C. 舍曲林   D. 氟西汀
    E. 阿米替林

33. 抗抑郁药帕罗西汀的作用机制是
    A. 抑制 5 - HT 及去甲肾上腺素再摄取, 增强中枢 5 - HT 能及 NE 能神经功能
    B. 选择性抑制 5 - HT 的再摄取, 增加突触间隙 5 - HT 浓度, 从而增强中枢 5 - HT 能神经功能
    C. 抑制突触前膜对去甲肾上腺素的再摄取, 增强中枢去甲肾上腺素能神经的功能
    D. 抑制 A 型单胺氧化酶, 减少去甲肾上腺素、5 - HT 及多巴胺的降解
    E. 抑制突触前膜对 5 - HT 的再摄取, 并拮抗 5 - HT$_1$ 受体, 也能拮抗中枢 α_1 受体

34. 给患者调整抗抑郁药时必须谨慎, 以单胺氧化酶抑制剂替换选择性 5 - 羟色胺再摄取抑制剂时, 应当间隔一定的时间。其间隔时间至少为
    A. 3 日   B. 5 日
    C. 7 日   D. 10 日
    E. 14 日

35. 抗抑郁药应个体化治疗, 以下治疗措施错误的是
    A. 抗抑郁药应从小剂量开始使用, 逐增剂量
    B. 倘若患者的经济条件允许, 最好使用新型抗抑郁药
    C. 文拉法辛起效较快, 需要 2 日左右的时间
    D. 使用抗抑郁药要有足够的耐心, 切忌频繁换药
    E. 应用抗抑郁药时需考虑患者症状特点、年龄、躯体状况、药物的耐受性以及有无合并症

36. 李女士患有高血压、高血脂、糖尿病和抑郁症, 服用多种药物。今日来到药房咨询, 主诉最近服用下列药品后体重有所增加, 请药师确认可能增加体重的药品是
    A. 二甲双胍   B. 辛伐他汀
    C. 米氮平   D. 阿司匹林
    E. 硝酸甘油

37. 下列抗抑郁药不存在首关效应的是
    A. 阿米替林   B. 舍曲林
    C. 西酞普兰   D. 文拉法辛
    E. 帕罗西汀

38. 以下哪种药物与其他四种药物合用均可引起严重不良反应
    A. 吗氯贝胺   B. 米氮平
    C. 氟西汀   D. 马普替林
    E. 氯米帕明

39. SSRI 突然停药或大剂量减药最常见的症状是
    A. 胃肠功能紊乱   B. 头晕
    C. 睡眠障碍   D. 出汗
    E. 意识模糊

40. 下列药品中, 属于酰胺类的脑功能改善及抗记忆障碍药是
    A. 吡拉西坦   B. 胞磷胆碱
    C. 利斯的明   D. 多奈哌齐
    E. 石杉碱甲

41. 下列药品在体内不代谢, 以原型从尿液和粪便中排泄的是
    A. 多奈哌齐   B. 米氮平
    C. 吡拉西坦   D. 舍曲林
    E. 佐匹克隆

42. 以下不属于吡拉西坦不良反应的是
    A. 肝功能损害   B. 共济失调
    C. 体重增加   D. 兴奋、易激动
    E. 嗜睡

43. 下列药物与多奈哌齐合用，可增高多奈哌齐血药浓度的是
    A. 利福平
    B. 苯妥英钠
    C. 卡马西平
    D. 奥卡西平
    E. 氟西汀

44. 盐酸倍他司汀主要分布在
    A. 脂肪组织
    B. 皮肤
    C. 肝脏
    D. 脾脏
    E. 肾脏

45. 以下关于丁苯酞药代动力学特点的描述，错误的是
    A. 药物吸收后在胃、脂肪、肠、脑等组织中含量较高
    B. 可迅速通过血－脑脊液屏障
    C. 可随尿液排泄
    D. 可粪便排泄
    E. 药物在体内易蓄积

46. 代谢尼麦角林的肝药酶是
    A. CYP1A2
    B. CYP2C9
    C. CYP2C19
    D. CYP2D6
    E. CYP3A4

47. 对芹菜过敏者禁用的药物是
    A. 倍他司汀
    B. 丁苯酞
    C. 尼麦角林
    D. 普萘洛尔
    E. 阿司匹林

48. 因为能增强 β－肾上腺素受体拮抗药对心脏的抑制作用，所以禁止与普萘洛尔合用的药物是
    A. 倍他司汀
    B. 丁苯酞
    C. 尼麦角林
    D. 二甲双胍
    E. 阿司匹林

49. 下列属于弱阿片类镇痛药的是
    A. 曲马多
    B. 芬太尼
    C. 可待因
    D. 咖啡因
    E. 吗啡

50. 以下不属于吗啡禁忌证的是
    A. 支气管哮喘
    B. 颅内压增高
    C. 妊娠
    D. 前列腺肥大
    E. 烧伤

51. 下列药物属于成瘾性较常见的强阿片类的是
    A. 可待因
    B. 咖啡因
    C. 曲马多
    D. 芬太尼

    E. 布托啡诺

52. 使用阿片类镇痛药时，应规避不利的应用方法，以下叙述错误的是
    A. 皮下或肌内注射时，患者应卧床休息一段时间
    B. 当休克患者血压偏低，外周毛细血管流通不畅时，可考虑皮下注射
    C. 硬膜外与蛛网膜下隙给药不得使用含防腐剂的制剂
    D. 门诊患者按需以选用本类药与对乙酰氨基酚等非甾体抗炎药组成的复方制剂为宜
    E. 哌替啶不适于用于癌性疼痛治疗

53. 以下镇痛药物的用法描述错误的是
    A. 吗啡可单独用于内脏绞痛的治疗
    B. 哺乳期妇女单次应用曲马多不必中断哺乳
    C. 芬太尼务必在单胺氧化酶抑制剂停用 14 日以上方可给药
    D. 口服羟考酮 10mg 相当于口服吗啡 20mg
    E. 甲状腺功能低下者应适当减低羟考酮用药剂量

54. 关于帕金森病的治疗，描述错误的是
    A. 药物治疗是帕金森病治疗的首选，且是整个治疗过程中的主要手段
    B. 帕金森病的运动症状和非运动症状应采取全面综合的治疗
    C. 手术治疗则是药物治疗的一种有效补充
    D. 药物治疗可以改善患者的症状
    E. 药物不能治愈帕金森病，但可以防止其随时间推移而恶化

55. 通过拮抗相对过高的胆碱能神经功能而缓解症状的药物是
    A. 左旋多巴
    B. 卡比多巴
    C. 苄丝肼
    D. 恩他卡朋
    E. 苯海索

56. 服用抗帕金森病药恩他卡朋的患者，其尿液可变成
    A. 淡绿色
    B. 红棕色
    C. 蓝绿色
    D. 深蓝色
    E. 淡粉色

57. 口服左旋多巴后，吸收的主要部位是
    A. 食管
    B. 胃
    C. 十二指肠
    D. 小肠
    E. 结肠

58. 与左旋多巴联用，可延长血浆中左旋多巴的半衰期，产生更稳定的左旋多巴血浆浓度，并延长每剂左旋多巴疗效的药物是
   A. 左旋多巴
   B. 卡比多巴
   C. 苄丝肼
   D. 恩他卡朋
   E. 苯海索

59. 不推荐作为首发精神分裂症患者一线治疗选择的药物是
   A. 阿立哌唑
   B. 奥氮平
   C. 喹硫平
   D. 帕利哌酮
   E. 氯氮平

60. 诱发癫痫发作风险最高的抗精神病药是
   A. 氯丙嗪
   B. 氟哌啶醇
   C. 奥氮平
   D. 利培酮
   E. 喹硫平

61. 属于第一代抗精神病药物的是
   A. 氯哌噻吨
   B. 喹硫平
   C. 氯氮平
   D. 齐拉西酮
   E. 阿立哌唑

62. 米氮平的起效时间为
   A. 12~24小时
   B. 2~3天
   C. 1周左右
   D. 2周左右
   E. 4~6周左右

63. 关于地西泮的临床应用注意事项，下列说法错误的是
   A. 地西泮可透过胎盘屏障
   B. 有药物滥用史者可缩短血浆半衰期
   C. 原则上不应作连续静脉滴注，但癫痫持续状态时例外
   D. 对伴有严重慢性阻塞性肺部病变者，可加重通气衰竭
   E. 停药前应渐减量，不要骤然停止

二、配伍选择题

[1~3题共用备选答案]
   A. 地西泮
   B. 非苯二氮䓬类药物
   C. 苯二氮䓬类药物
   D. 氟西泮
   E. 扎来普隆

1. 对入睡困难者首选的非苯二氮䓬类药物是

2. 对焦虑型、夜间醒来次数较多或早醒者可选用的苯

二氮䓬类镇静催眠药是

3. 原发性失眠首选的镇静催眠药种类为

[4~5题共用备选答案]
   A. 巴比妥类
   B. 乙内酰脲类
   C. 苯二氮䓬类
   D. 二苯并氮䓬类
   E. 脂肪酸衍生物

4. 卡马西平属于哪类抗癫痫药物

5. 苯妥英钠属于哪类抗癫痫药物

[6~8题共用备选答案]
   A. 苯巴比妥
   B. 地西泮
   C. 苯妥英钠
   D. 卡马西平
   E. 加巴喷丁

6. 通过减少钠离子内流而使神经细胞膜稳定，限制Na^+通道介导的发作性放电的扩散的抗癫痫药是

7. 与GABAA受体结合，通过延长GABA介导的氯离子通道开放的时间，增强GABA的作用，使跨膜的氯离子流增加，引起神经元超极化的抗癫痫药是

8. 与电压依赖性钙通道的$\alpha2-\delta$亚基结合，可能抑制钙离子内流并减少神经递质释放的抗癫痫药是

[9~11题共用备选答案]
   A. 卡马西平
   B. 苯妥英钠
   C. 丙戊酸钠
   D. 苯巴比妥
   E. 氯硝西泮

9. 主要阻滞电压依赖性的钠通道，属于二苯并氮䓬类抗癫痫药的是

10. 减少钠离子内流而使神经细胞膜稳定，属于乙内酰脲类抗癫痫药的是

11. 可激动$\gamma-$氨基丁酸（GABA）受体，属于苯二氮䓬类抗癫痫药的是

[12~13题共用备选答案]
   A. 卡马西平
   B. 苯妥英钠
   C. 丙戊酸钠
   D. 苯巴比妥
   E. 左乙拉西坦

12. 被批准用于儿童及成人癫痫患者的局灶性发作、12岁及以上青少年肌阵挛性癫痫患者的肌阵挛性癫痫发作，以及6岁及以上特发性全面性癫痫患者的原发性全面强直-阵挛性癫痫发作的辅助治疗，最常见不良反应为镇静的是

13. 治疗剂量范围内原药及其主要代谢物，既不是人体肝脏细胞色素P450、环氧化酶或尿苷二磷酸-

葡萄苷酶的抑制剂，也不是它们具有高亲和力的底物；药物血浆蛋白结合率低，不易产生因与其他药物竞争蛋白结合位点所致临床显著性的相互作用。具有以上特点的抗癫痫药是

[14~16题共用备选答案]
A. 苯巴比妥　　　B. 地西泮
C. 劳拉西泮　　　D. 卡马西平
E. 加巴喷丁

14. 半衰期长的苯二氮䓬类药物是
15. 半衰期相较地西泮短、后遗作用小的苯二氮䓬类药物是
16. 经肾脏和粪便共同排泄的是

[17~19题共用备选答案]
A. 阿米替林　　　B. 氟西汀
C. 吗氯贝胺　　　D. 文拉法辛
E. 米氮平

17. 属于选择性5-羟色胺再摄取抑制剂的是
18. 属于单胺氧化酶抑制剂的是
19. 属于5-羟色胺和去甲肾上腺素再摄取抑制剂的是

[20~22题共用备选答案]
A. 通过抑制突触前膜对5-HT及去甲肾上腺素的再摄取，使突触间隙的去甲肾上腺素和5-HT浓度升高，促进突触传递功能
B. 通过选择性抑制5-HT的再摄取，增加突触间隙5-HT浓度，从而增强中枢5-HT能神经功能
C. 选择性抑制突触前膜对去甲肾上腺素的再摄取，增强中枢去甲肾上腺素能神经的功能
D. 抑制5-HT及去甲肾上腺素再摄取，增强中枢5-HT能及NE能神经功能
E. 通过阻断中枢NE能和5-HT能神经末梢突触前α_2受体，增加NE和5-HT的间接释放，增强中枢NE能及5-HT能神经的功能，并阻断5-HT$_2$、5-HT$_3$受体以调节5-HT$_1$功能

20. 米氮平发挥抗抑郁作用的作用机制是
21. 阿米替林发挥抗抑郁作用的作用机制是
22. 西酞普兰发挥抗抑郁作用的作用机制是

[23~25题共用备选答案]
A. 丙米嗪　　　B. 马普替林
C. 米氮平　　　D. 吗氯贝胺
E. 度洛西汀

23. 属于三环类抗抑郁药的是

24. 属于四环类抗抑郁药的是
25. 通过抑制A型单胺氧化酶进而发挥抗抑郁作用的是

[26~27题共用备选答案]
A. 高热　　　B. 肌阵挛
C. 出汗　　　D. 腱反射亢进
E. 便秘

26. SSRI突然停药或大剂量减药最常见的症状是
27. 以上不属于5-HT综合征的症状是

[28~31题共用备选答案]
A. 1周　　　B. 2周
C. 3周　　　D. 4周
E. 5周

28. 文拉法辛抗抑郁作用起效时间约为
29. 停用氟西汀后需间隔多长时间才能换用吗氯贝胺
30. 停用帕罗西汀后需间隔多长时间才能换用吗氯贝胺
31. 停用吗氯贝胺后需间隔多长时间才能换用氟西汀

[32~33题共用备选答案]
A. 米氮平　　　B. 阿米替林
C. 舍曲林　　　D. 氟西汀
E. 帕罗西汀

32. 用于治疗抑郁症、强迫症和神经性贪食症的是
33. 用于抑郁症、强迫症、惊恐障碍及社交恐惧症等的是

[34~36题共用备选答案]
A. 15mg　　　B. 20mg
C. 60mg　　　D. 100mg
E. 200mg

34. 氟西汀用于治疗神经性贪食症，成人每日口服的用量为
35. 帕罗西汀用于治疗抑郁症、社交恐怖障碍，成人每日口服的起始剂量为
36. 米氮平用于治疗抑郁症时，成人每日口服的起始剂量为

[37~39题共用备选答案]
A. 吡拉西坦　　　B. 多奈哌齐
C. 胞磷胆碱钠　　　D. 银杏叶提取物
E. 艾地苯醌

37. 通过抑制胆碱酯酶活性，改善记忆和认知功能障碍的是
38. 属于核苷衍生物，可改善脑组织代谢，促进大脑功能恢复、促进苏醒的是
39. 可清除氧自由基生成，抑制细胞脂质过氧化，促

进脑血液循环，改善脑细胞代谢，进而改善脑功能的是

物是

[40~42题共用备选答案]

    A. 吡拉西坦   B. 茴拉西坦

    C. 多奈哌齐   D. 石杉碱甲

    E. 银杏叶提取物

40. 禁止与抗血小板药物或抗凝血药合用的脑功能改善及抗记忆障碍药是

41. 癫痫患者禁用的脑功能改善及抗记忆障碍药是

42. 亨廷顿病患者禁用的脑功能改善及抗记忆障碍药是

[43~45题共用备选答案]

    A. 红霉素   B. 氟西汀

    C. 卡马西平   D. 左乙拉西坦

    E. 阿司匹林

43. 因抑制 CYP3A4，合用会增加多奈哌齐血药浓度的药物是

44. 因抑制 CYP2D6，合用会增加多奈哌齐血药浓度的药物是

45. 合用会降低多奈哌齐血药浓度的是

[46~48题共用备选答案]

    A. 倍他司汀   B. 吡拉西坦

    C. 丁苯酞   D. 多奈哌齐

    E. 尼麦角林

46. 能选择性作用于 H_1 受体，具有扩张毛细血管、舒张前毛细血管括约肌、增加前毛细血管微循环血流量、降低内耳静脉压、促进内耳淋巴吸收、增加内耳动脉血流量作用的新型组胺类药物是

47. 我国开发的一类新药，可以促进中枢神经功能改善和恢复，对缺血性脑卒中所致脑损伤，可阻断其多个病理环节，具有较强的抗脑缺血作用的药物是

48. 具有较强的 α 受体阻断作用和血管扩张作用的半合成麦角衍生物是

[49~52题共用备选答案]

    A. 吡拉西坦   B. 倍他司汀

    C. 多奈哌齐   D. 丁苯酞

    E. 尼麦角林

49. 在临床主要用于内耳眩晕症，亦可用于脑动脉硬化、缺血性脑血管疾病及高血压所致体位性眩晕、耳鸣的药物是

50. 主要用于治疗轻、中度急性缺血性脑卒中的药

51. 主要用于急、慢性脑血管疾病和代谢性脑供血不足的药物是

52. 生物利用度为 90%~100%，口服 3~4.5 小时血药浓度达峰值，24 小时内有 66%~80% 从尿中排出，10%~20% 从粪便排泄的药物是

[53~55题共用备选答案]

    A. 吗啡   B. 芬太尼

    C. 美沙酮   D. 曲马多

    E. 双氢可待因

53. 属于阿片生物碱类镇痛药的是

54. 属于半合成吗啡样镇痛药的是

55. 属于合成阿片类镇痛药苯哌啶类的是

[56~57题共用备选答案]

    A. 胆绞痛   B. 低血压

    C. 便秘   D. 躁狂

    E. 多汗

56. 阿片类镇痛药与阿托品合用，可抑制胃肠蠕动，导致的不良反应是

57. 阿片类镇痛药与硫酸镁合用，可增强中枢抑制，导致的不良反应是

[58~60题共用备选答案]

    A. 吗啡   B. 曲马多

    C. 芬太尼   D. 羟考酮

    E. 布洛芬

58. 适用于其他镇痛药无效的急性锐痛，如严重创伤、战伤、烧伤、晚期癌症等疼痛的是

59. 用于中、重度疼痛的中枢性镇痛药是

60. 用于麻醉前、中、后的镇静与镇痛，是目前复合全麻中常用药物的是

[61~64题共用备选答案]

    A. 哈欠、打喷嚏、流涕、出汗

    B. 惊厥、震颤、反射加速、发热

    C. 胃痉挛、心动过速、极度疲乏

    D. 神经过敏、失眠、恶心、呕吐

    E. 心动过缓、呼吸抑制、血压下降、肌肉僵直

61. 以上属于阿片类药物轻度戒断症状的是

62. 以上属于阿片类药物严重戒断症状的是

63. 以上属于成瘾产妇的新生儿戒断症状的是

64. 以上属于阿片类药物危象征兆的是

[65~66题共用备选答案]

    A. 苯甲酸钠咖啡因

B. 纳洛酮

C. 阿托品

D. 氟马西尼

E. 溴吡斯的明

65. 可增强吗啡对平滑肌松弛作用的药物是

66. 可用于成瘾性阿片类镇痛药过量解救的药物是

[67～69题共用备选答案]

A. 丙戊酸钠　　　　B. 吗氯贝胺

C. 苯巴比妥　　　　D. 氯硝西泮

E. 卡马西平

67. 在3岁以下儿童使用发生肝功能损害的危险较大，且可蓄积在发育的骨骼内的抗癫痫药是

68. 可用于治疗癫痫、躁狂症和神经源性尿崩症的药物是

69. 与吗啡合用可发生严重的、甚至致死的不良反应，包括躁狂、多汗、僵直、呼吸抑制、昏迷、惊厥和高热的药物是

[70～72题共用备选答案]

A. 左旋多巴　　　　B. 恩他卡朋

C. 苯海索　　　　　D. 司来吉兰

E. 金刚烷胺

70. 帕金森病对症治疗最有效的药物是

71. 治疗帕金森病时，单用无效的COMT抑制剂是

72. 对经治疗后仍有持续性震颤的较晚期PD患者也有用的抗胆碱能药是

[73～75题共用备选答案]

A. 左旋多巴　　　　B. 恩他卡朋

C. 苯海索　　　　　D. 司来吉兰

E. 金刚烷胺

73. 与单胺氧化酶B（MAO－B）不可逆结合，选择性地抑制脑内MAO－B的药物是

74. 儿茶酚－O－甲基转移酶（COMT）的选择性、可逆性抑制药是

75. 可以部分阻滞神经中枢（纹状体）的胆碱受体，抑制乙酰胆碱的兴奋作用，同时抑制突触间隙中多巴胺的再摄取，使基底核的胆碱与多巴胺的功能获得平衡的药物是

[76～77题共用备选答案]

A. 锥体外系不良反应

B. 代谢紊乱

C. 高泌乳素血症

D. 心血管系统不良反应

E. 外周抗胆碱能反应

76. 第二代抗精神病药物较少引起，而第一代抗精神病药物最常见的不良反应是

77. 第二代抗精神病药物常见的不良反应是

三、综合分析选择题

[1～2题共用题干]

患者，男，20岁。癫痫病史10年，持续抽搐伴神志不清4小时入院。抽搐时神志不清，双眼上吊，口吐白沫，咬破舌头，四肢强直、阵挛，小便失禁，持续5～10分钟后自行缓解，每年发作十几次。4小时前劳累后频繁抽搐，神志不清。

1. 为该患者行心电图检查，发现患者有Ⅱ度房室传导阻滞，以下哪种药物不得用于治疗

A. 苯妥英钠　　　　B. 丙戊酸钠

C. 托吡酯　　　　　D. 左乙拉西坦

E. 卡马西平

2. 该患者拟学习驾驶汽车，考取驾驶证，药师的建议不应该包括

A. 若癫痫已有一年无发作可以参加学习

B. 若已确定癫痫在3年中只在睡眠时发作而无觉醒发作可以参加学习

C. 患者绝不可驾大货车或大轿车等车辆及运营车辆

D. 患者不要在撤用抗癫痫药物期间开车，而应于撤药后3个月再驾车

E. 若出现晕厥，不应驾驶或操作机械

[3～5题共用题干]

患者，女，33岁，1年前下岗，随后心情低落，对事情不感兴趣，早醒，食欲低下，体重下降，诊断为"抑郁症"，予以氟西汀20mg/d治疗，1个月前患者感到已恢复正常，遂自行停药，近1周症状反复，再次到医院就诊。

3. 以下药物不能立刻换用或加用的是

A. 吗氯贝胺　　　　B. 舍曲林

C. 西酞普兰　　　　D. 艾司西酞普兰

E. 帕罗西汀

4. （假设）患者回家服用氟西汀20mg/d，3日后，家人见症状无明显改善，自行将剂量增至60mg/d，患者可能出现的症状不包括

A. 嗜睡　　　　　　B. 焦虑

C. 肌无力　　　　　D. 躁狂

E. 锥体外系反应

5. 患者及家属在确认氟西汀 20mg/d 疗效欠佳时，应在医生的指导下，经过多长时间将药量逐渐加量
   A. 1~2 周　　　　　　　　B. 3~4 周
   C. 5~6 周　　　　　　　　D. 7~8 周
   E. 10 周

[6~7 题共用题干]

　　患者，男，54 岁，肝硬化病史 5 年，1 年前腹部疼痛加重，1 周前发现血性腹水，诊断为肝癌晚期，入院治疗。

6. 患者疼痛难以耐受，严重影响日常生活，以下首选的镇痛药物是
   A. 吗啡　　　　　　　　　B. 哌替啶
   C. 曲马多　　　　　　　　D. 可待因
   E. 美沙酮

7. 应用镇痛药物的原则不包括
   A. "按需"给药而不是"按时"
   B. 口服给药，尽可能避免创伤性给药
   C. 按阶梯给药，针对不同的疼痛程度选择药物
   D. 对于轻度疼痛者首选非甾体抗炎药，对于中度疼痛者应选用弱阿片类药
   E. 用药应个体化，剂量应根据患者需要由小到大

四、多项选择题

1. 关于镇静与催眠药，以下说法正确的是
   A. 镇静与催眠是中枢神经系统的两种不同抑制程度
   B. 小剂量或作用弱，引起镇静效果的药品称为镇静药
   C. 中等剂量或作用强而短，给药后起到催眠作用的药品称为催眠药
   D. 有些在小剂量时可镇静，中剂量时可催眠，而大剂量时则起麻醉作用
   E. 有些还具有抗惊厥作用

2. 中枢镇静催眠药包括
   A. 苯二氮䓬类　　　　　　B. 巴比妥类
   C. 醛类　　　　　　　　　D. 环吡咯酮类
   E. 褪黑素类

3. 以下属于氟西泮禁忌证的有
   A. 对苯二氮䓬类药物过敏者
   B. 妊娠期妇女
   C. 新生儿
   D. 呼吸抑制

E. 严重肝损害

4. 现有抗癫痫药的作用机制包括
   A. 钠通道阻滞　　　　　B. γ-氨基丁酸调节
   C. 钙通道阻滞　　　　　D. 影响谷氨酸受体
   E. 促进氯离子内流

5. 关于抗抑郁药的使用注意事项，正确的有
   A. 选择抗抑郁药物时需考虑患者的症状特点、年龄、药物的耐受性、有无合并症的因素
   B. 大多数抗抑郁药起效缓慢，需 4~6 周方能见效
   C. 在足量足疗程治疗无效的情况下，可考虑更换另一种作用机制不同的抗抑郁药
   D. 抗抑郁药需从小剂量开始并逐渐增加剂量，且尽可能采用最小有效剂量维持
   E. 单胺氧化酶抑制剂可与 5-羟色胺再摄取抑制剂联合治疗抑郁症

6. 下列药物属于肝药酶诱导剂的是
   A. 苯妥英钠　　　　　　B. 胰岛素
   C. 卡马西平　　　　　　D. 苯巴比妥
   E. 硝苯地平

7. 与苯妥英钠合用，可使以下药物疗效降低的有
   A. 环孢素
   B. 左旋多巴
   C. 糖皮质激素
   D. 含雌激素的口服避孕药
   E. 促皮质激素

8. 三环类抗抑郁药常见的不良反应包括
   A. 腹泻　　　　　　　　B. 心律失常
   C. 溢乳　　　　　　　　D. 体重增加
   E. 性功能障碍

9. 多奈哌齐常见的不良反应包括
   A. 锥体外系反应　　　　B. 房室传导阻滞
   C. 幻觉　　　　　　　　D. 易激惹
   E. 失眠

10. 尼麦角林可用于
    A. 急、慢性脑血管疾病和代谢性脑供血不足
    B. 脑卒中后偏瘫患者的辅助治疗
    C. 急、慢性周围血管障碍
    D. 血管性痴呆
    E. 老年性耳聋

11. 以下药物与单胺氧化酶抑制剂合用可引起严重不良反应的是

A. 氯米帕明　　　　B. 马普替林

C. 吗啡　　　　　　D. 氟西汀

E. 米氮平

12. 阿片类镇痛药的药动学参数差别较大，且随用量大小、给药途径不同、注射快慢和肝肾功能状况而改变，以下关于阿片类镇痛药作用特点的叙述，正确的有

A. 脂溶性高的药物有较高的止痛效应

B. 分子量小的药物有较高的止痛效应

C. 离子化药物有较高的止痛效应

D. 止痛效应与药物剂量相关

E. 止痛效应与药物强度相关

13. 除晚期中、重度癌痛患者外，使用阿片类药物镇痛药时常见的不良反应有

A. 便秘　　　　　　B. 精神运动功能受损

C. 尿潴留　　　　　D. 成瘾性

E. 视觉异常

14. 关于左旋多巴的药理作用与作用机制，叙述正确的有

A. 左旋多巴本身并无药理活性

B. 左旋多巴可通过血－脑脊液屏障

C. 左旋多巴大多进入脑内

D. 左旋多巴可刺激突触后多巴胺受体

E. 左旋多巴对轻、中度患者的疗效较好，重度或老年人则较差

15. 关于抗帕金森药的叙述，正确的有

A. 左旋多巴的不良反应主要由于用药时间较长、外周产生的多巴胺过多引起

B. 苯海索严重的不良反应主要是停药后可出现戒断症状

C. 老年人长期应用苯海索易促发青光眼

D. 恩他卡朋在胃肠道能与铁形成螯合物

E. 苯海索与金刚烷胺合用时可发生麻痹性肠梗阻

16. 以下属于第二代抗精神病药物的有

A. 氯丙嗪　　　　　B. 氯氮平

C. 奋乃静　　　　　D. 利培酮

E. 奥氮平

17. 与第一代抗精神病药相比，第二代抗精神病药具有的特点包括

A. 具有较低的 5－羟色胺 2（5－HT$_2$）受体阻断作用

B. 对中脑边缘系统的作用比对纹状体系统的作用更具有选择性

C. 较少发生锥体外系反应

D. 较少发生泌乳素水平升高

E. 对精神分裂症多维症状具有广谱疗效

18. 碳酸锂的临床应用注意包括

A. 应对血锂浓度进行监测

B. 服用期间不可用低盐饮食

C. 长期服药者应定期检查肾功能和甲状腺功能

D. 妊娠期妇女禁用

E. 用药期间应停止哺乳

第二章 解热、镇痛、抗炎、抗风湿药及抗痛风药

一、最佳选择题

1. 下列药物属于乙酰苯胺类 NSAID 的是
   A. 阿司匹林　　　　　B. 布洛芬
   C. 塞来昔布　　　　　D. 吲哚美辛
   E. 对乙酰氨基酚

2. 12 岁以下儿童禁用的非甾体抗炎药是
   A. 尼美舒利　　　　　B. 阿司匹林
   C. 双氯芬酸　　　　　D. 塞来昔布
   E. 美洛昔康

3. NSAID 与下列哪种降压药合用不会降低其降压效果
   A. 卡托普利　　　　　B. 美托洛尔
   C. 缬沙坦　　　　　　D. 依那普利
   E. 硝苯地平

4. 根据我国现有资料，推荐对乙酰氨基酚每日最大用量应不超过
   A. 1.0g　　　　　　　B. 2.0g
   C. 3.0g　　　　　　　D. 5.0g
   E. 10.0g

5. 非选择性 COX 抑制剂最常见的不良反应是
   A. 哮喘
   B. 胃肠道不良反应
   C. 血小板计数减少
   D. 肝坏死
   E. 瑞夷综合征

6. 成人口服布洛芬普通片剂用于解热时，一次的剂量是
   A. 0.1g　　　　　　　B. 0.2g
   C. 0.3g　　　　　　　D. 0.4g
   E. 0.5g

7. 具有类似磺胺结构，对磺胺类药有过敏史的患者须慎用的非甾体抗炎药是
   A. 阿司匹林　　　　　B. 吲哚美辛
   C. 双氯芬酸　　　　　D. 美洛昔康
   E. 塞来昔布

8. 非甾体类解热镇痛药的作用不包括
   A. 解热　　　　　　　B. 解痉
   C. 镇痛　　　　　　　D. 抗炎
   E. 抗风湿

9. NSAID 镇痛抗炎的作用机制是
   A. 减少前列腺素的释放
   B. 抑制环氧酶
   C. 对抗前列腺素的作用
   D. 抑制 MAO
   E. 抑制 AChE

10. 以下属于生物制剂抗风湿药的是
    A. 甲氨蝶呤　　　　　B. 来氟米特
    C. 硫唑嘌呤　　　　　D. 双醋瑞因
    E. 依那西普

11. NSAID 解热的作用机制是
    A. 作用于外周，使 PG 合成减少
    B. 抑制内热源的释放
    C. 抑制中枢前列腺素的合成
    D. 抑制缓激肽的生成
    E. 使体温调节失灵

12. 下列药物属于选择性 COX-2 抑制剂的 NSAID 是
    A. 阿司匹林　　　　　B. 布洛芬
    C. 塞来昔布　　　　　D. 吲哚美辛
    E. 对乙酰氨基酚

13. 作用机制为抑制细胞内二氢叶酸还原酶，使嘌呤合成受抑，同时具有抗炎作用的慢作用抗风湿药物是
    A. 柳氮磺吡啶　　　　B. 羟氯喹
    C. 甲氨蝶呤　　　　　D. 来氟米特
    E. 双醋瑞因

14. 选择性 COX-2 抑制剂引起心脑血管不良反应的机制是
    A. 抑制前列腺素的生成，使血栓素升高，促进血栓形成
    B. 促进 TXA_2 的合成，促进血小板聚集
    C. 负性肌力作用，造成心衰

D. 降低腺苷环化酶的活性，促进血小板聚集

E. 促进血管紧张素Ⅱ受体的激活

15. 以下关于非甾体抗炎药的描述，错误的是
    A. 对磺胺类药过敏者禁用对乙酰氨基酚
    B. 血友病或血小板减少症患者禁用阿司匹林
    C. 癫痫患者禁用吲哚美辛
    D. 肛门炎患者禁止直肠给予双氯芬酸
    E. 有心肌梗死病史者禁用塞来昔布

16. COX-1 同工酶的功能不包括
    A. 保护胃肠黏膜
    B. 调节血小板聚集
    C. 调节外周血管的阻力
    D. 调节肾血流量分布
    E. 催化生成前列腺素

17. 非选择性 NSAID 可引起胃黏膜损伤的原因是
    A. 抑制 COX-1　　　　B. 抑制 COX-2
    C. 阻滞 ARB　　　　　D. 抑制 ACE
    E. 阻滞钙通道

18. 以下抗炎作用最弱的 NSAID 是
    A. 吲哚美辛　　　　　B. 吡罗昔康
    C. 布洛芬　　　　　　D. 对乙酰氨基酚
    E. 塞来昔布

19. 患者，男，45 岁，因关节痛就诊，诊断为痛风，医生为其开具抗痛风药物。药师告知患者此药可致超敏反应综合征（AHS），推荐用药前做 HLA-B*5801 基因筛查，医生开具的药物是
    A. 苯溴马隆　　　　　B. 别嘌醇
    C. 秋水仙碱　　　　　D. 非布司他
    E. 丙磺舒

20. 可增强炎症部位受损组织痛觉的敏感度，构成炎症部位肿痛炎症症状的物质是
    A. 环氧酶-1　　　　　B. 前列腺素 E
    C. 环氧酶-2　　　　　D. 血管紧张素
    E. 乙酰胆碱

21. 别嘌醇抗痛风的作用机制是
    A. 抑制粒细胞浸润和白细胞趋化
    B. 抑制近端肾小管对尿酸盐的重吸收，使尿酸排出增加
    C. 可促进尿酸分解，将尿酸转化为一种溶解性更好的尿囊素
    D. 抑制黄嘌呤氧化酶，阻止次黄嘌呤和黄嘌呤代

谢为尿酸

E. 抑制局部细胞产生 IL-6

22. 抗酸剂碳酸氢钠也可用来治疗痛风，机制是
    A. 抑制粒细胞浸润炎症反应
    B. 抑制尿酸生成
    C. 碱化尿液
    D. 促进尿酸分解
    E. 抑制局部细胞产生 IL-6

23. 以下不属于秋水仙碱常见不良反应的是
    A. 尿路刺激征　　　　B. 肾衰竭
    C. 骨髓抑制　　　　　D. 肾结石
    E. 再生障碍性贫血

24. 痛风性关节炎急性发作期禁用抑制尿酸生成药的原因是
    A. 促进炎性因子表达
    B. 增加细胞液渗出
    C. 加速尿酸形成
    D. 增加 PGI_2 表达
    E. 促使痛风石溶解，形成不溶性结晶

25. 下列关于药物与抗痛风药的相互作用，错误的是
    A. 秋水仙碱可降低口服抗凝血药、抗高血压药的作用
    B. 别嘌醇与呋塞米同用可降低其控制痛风和高尿酸血症的效力
    C. 别嘌醇与双香豆素同用时，抗凝血药的效应可加强
    D. 丙磺舒可促进肾小管对吲哚美辛的排出，使其血浆药物浓度降低而疗效减弱
    E. 苯溴马隆的促尿酸排泄作用可因水杨酸盐、吡嗪酰胺等拮抗而减弱

26. 在痛风急性期，应禁用的抗痛风药是
    A. 秋水仙碱　　　　　B. 别嘌醇
    C. 布洛芬　　　　　　D. 舒林酸
    E. 泼尼松

27. 以下药物，肾结石患者禁用的是
    A. 非布司他　　　　　B. 苯溴马隆
    C. 秋水仙碱　　　　　D. 别嘌醇
    E. 碳酸氢钠

28. 长期应用可能增加严重心血管血栓性不良事件、心肌梗死和卒中风险的非甾体抗炎药是
    A. 阿司匹林　　　　　B. 双氯芬酸
    C. 塞来昔布　　　　　D. 吲哚美辛
    E. 布洛芬

29. 持续发热或疼痛的患者服用对乙酰氨基酚片剂，24小时内不得超过
    A. 2 次   B. 3 次
    C. 4 次   D. 6 次
    E. 8 次

二、配伍选择题

[1~4 题共用备选答案]
    A. 治疗骨关节炎急性期和慢性期的症状和体征、急性痛风性关节炎、原发性痛经
    B. 具有抗炎、镇痛、解热作用，适用于治疗风湿性关节炎、类风湿关节炎、骨关节炎、强直性脊柱炎和神经炎等
    C. 用于普通感冒或流行性感冒引起的发热，也用于缓解轻至中度疼痛如头痛、关节痛、偏头痛、牙痛、肌肉痛、神经痛、痛经
    D. 关节炎，可缓解疼痛和肿胀；软组织损伤和炎症；解热；其他：偏头痛、痛经、手术后痛、创伤后痛等
    E. 用于各种急、慢性关节炎和软组织风湿所致的疼痛以及创伤后、术后的疼痛、牙痛、头痛等，对成年人及儿童的发热有解热作用，起效迅速可用于痛经及拔牙后止痛

1. 依托考昔的适应证是
2. 对乙酰氨基酚的适应证是
3. 吲哚美辛的适应证是
4. 布洛芬的适应证是

[5~8 题共用备选答案]
    A. 用于各种急、慢性关节炎和软组织风湿所致的疼痛，以及创伤后、术后的疼痛、牙痛，头痛等，对成年人及儿童的发热有解热作用
    B. 适用于类风湿关节炎的症状治疗、疼痛性骨节炎（关节病、退行性骨关节病）的症状治疗
    C. 用于缓解骨关节炎的症状和体征；用于缓解成人类风湿关节炎的症状和体征；用于治疗成人急性疼痛；用于缓解强直性脊柱炎的症状和体征
    D. 治疗骨关节炎急性期和慢性期的症状和体征、急性痛风性关节炎、原发性痛经
    E. 可用于慢性关节炎症（如类风湿关节炎和骨关节炎等）；手术和急性创伤后的疼痛和炎症；耳鼻咽部炎症引起的疼痛；痛经；上呼吸道感染引起的发热等症状的治疗

5. 双氯芬酸的适应证是

6. 美洛昔康的适应证是
7. 尼美舒利的适应证是
8. 塞来昔布的适应证是

[9~11 题共用备选答案]
    A. 心肌梗死   B. 胃溃疡
    C. 电解质紊乱   D. 出血加重
    E. 肝损伤

9. 因 NSAID 作用于肾脏的两种 COX 而出现的不良反应是
10. 因 NSAID 抑制胃肠道 COX-1 引起的不良反应是
11. 因选择性 COX-2 抑制剂引起血栓素升高而导致的不良反应是

[12~15 题共用备选答案]
    A. 塞来昔布   B. 阿司匹林
    C. 吲哚美辛   D. 对乙酰氨基酚
    E. 尼美舒利

12. 有心肌梗死病史或脑卒中病史者禁用
13. 血友病或血小板减少症患者禁用
14. 癫痫、帕金森病及精神疾病患者禁用
15. 肛门炎者禁止直肠给予

[16~18 题共用备选答案]
    A. 塞来昔布   B. 阿司匹林
    C. 吲哚美辛   D. 对乙酰氨基酚
    E. 双氯芬酸钠

16. 与其他 NSAID 合用时疗效并不增强，但可增加其他部位出血风险的是
17. 以上药物与肝素合用，不会增加出血风险的是
18. 长期大量与阿司匹林或其他 NSAID 合用时，可明显增加肾毒性的是

[19~21 题共用备选答案]
    A. 对乙酰氨基酚
    B. 吲哚美辛
    C. 布洛芬
    D. 双氯芬酸
    E. 美洛昔康

19. 对造血系统有抑制作用的是
20. 起效迅速，可用于痛经及拔牙后止痛的是
21. 以上药物出现胃肠道溃疡及出血风险最低的是

[22~26 题共用备选答案]
    A. 60mg   B. 100mg
    C. 120mg   D. 150mg
    E. 180mg

22. 成人口服吲哚美辛用于抗风湿，一日最大剂量为

23. 成人口服双氯芬酸缓释胶囊用于关节炎，一日最大剂量为

24. 尼美舒利口服最大单次剂量不超过

25. 依托考昔用于骨关节炎治疗，最大推荐剂量为每一日不超过

26. 依托考昔用于急性痛风性关节炎急性发作期和原发性痛经，最大推荐剂量为每一日不超过

[27~30 题共用备选答案]

    A. 5~10mg/kg   B. 0.5~2mg/kg

    C. 3mg/kg   D. 7.5mg

    E. 10mg/kg

27. 15 岁以下儿童直肠使用美洛昔康的每日剂量是

28. 布洛芬的小儿常用量是一次口服

29. 双氯芬酸的儿童常用量为一日

30. 双氯芬酸的儿童一日最大剂量为

[31~35 题共用备选答案]

    A. 抑制细胞内二氢叶酸还原酶，使嘌呤合成受抑，同时具抗炎作用

    B. 在肠道微生物作用下分解成 5-氨基水杨酸和磺胺吡啶，从而抑制前列腺素的合成及其他炎症介质白三烯的合成

    C. 抑制合成嘧啶的二氢乳清酸脱氢酶，使活化淋巴细胞的生长受抑

    D. 减少类风湿因子及其抗体形成，抑制前列腺素合成和溶菌酶的释放，并有与免疫球蛋白补体结合的作用，阻断关节炎的发展

    E. 骨关节炎 IL-1 的重要抑制剂，可诱导软骨生成，具有止痛、抗炎及退热作用，对骨关节炎有延缓疾病进程的作用

31. 甲氨蝶呤抗风湿的作用机制是

32. 柳氮磺吡啶抗风湿的作用机制是

33. 来氟米特抗风湿的作用机制是

34. 金制剂抗风湿的作用机制是

35. 双醋瑞因抗风湿的作用机制是

[36~37 题共用备选答案]

    A. 5mg   B. 10mg

    C. 50mg   D. 100mg

    E. 200mg

36. 来氟米特开始进行抗风湿治疗的最初三日给予负荷剂量一日

37. 来氟米特负荷剂量给予后根据病情可以给予维持剂量一日

[38~40 题共用备选答案]

    A. 抑制粒细胞浸润炎症反应

    B. 抑制尿酸生成

    C. 促进尿酸排泄

    D. 促进尿酸分解

    E. 其他类

38. 别嘌醇的作用机制是

39. 秋水仙碱的作用机制是

40. 丙磺舒的作用机制是

[41~43 题共用备选答案]

    A. 用于治疗退行性关节疾病（骨关节炎及相关疾病）

    B. 用于活动性类风湿关节炎、亦用于对非甾体类抗炎药效果不显著或无法耐受患者，可延缓类风湿关节炎病变发展，改善症状，耐受好

    C. 适用于治疗风湿性关节炎、类风湿关节炎、骨关节炎、强直性脊柱炎和神经炎等

    D. 适用于成人类风湿关节炎，有改善病情作用，以及狼疮性肾炎

    E. 适用于溃疡性结肠炎；克罗恩病；类风湿关节炎、脊柱关节病、强直性脊柱炎、反应性关节炎、银屑病关节炎、儿童慢性关节炎、其他风湿病等

41. 双醋瑞因的适应证是

42. 来氟米特的适应证是

43. 金诺芬的适应证是

三、综合分析选择题

[1~2 题共用题干]

    患者，女，45 岁，因强直性脊柱炎住院，同时伴有胃溃疡、高血压及糖尿病。

1. 药师审核医嘱，发现应当禁用的药品是

    A. 硝苯地平   B. 双氯芬酸钠

    C. 雷尼替丁   D. 格列齐特

    E. 二甲双胍

2. 患者疼痛难以耐受，医师给予塞来昔布 200mg/d 治疗，用药过程中需要监测以下事项，除了

    A. 类磺胺反应

    B. 出血倾向

    C. 心血管不良事件

    D. 血压

    E. 肝肾功能

[3~4 题共用题干]

    患者，女，59 岁。2020 年因出现下肢关节肿痛

就诊，确诊为痛风。查肾功能示肌酐为20μmol/L。服用秋水仙碱3mg/d治疗，现关节肿痛症状减轻。2020年1月查肾功能，肌酐升至147μmol/L，尿尿酸1095mg/24h，来院就诊。

3. 患者此时的抗痛风治疗方案应调整为

 A. 合并吲哚美辛继续治疗

 B. 加用别嘌醇继续治疗

 C. 立即停用秋水仙碱

 D. 加用碳酸氢钠继续治疗

 E. 秋水仙碱逐渐减量，并应用苯溴马隆和别嘌醇

4. 服用苯溴马隆需要注意的事项不包括

 A. 治疗初期，每日饮水量不得少于1.5~2L

 B. 定期测量尿液的酸碱度

 C. 可酌情给予碳酸氢钠

 D. 长期用药时，应定期检查肝功能

 E. 长期用药时，应定期检查肾功能

四、多项选择题

1. 以下属于选择性COX-2抑制剂的是

 A. 塞来昔布   B. 萘普生

 C. 尼美舒利   D. 依托考昔

 E. 贝诺酯

2. COX-1同工酶参与的调节功能包括

 A. 血管舒缩   B. 血小板聚集

 C. 胃黏膜血流   D. 胃黏液分泌

 E. 肾功能

3. 以下关于NSAID特殊人群用药，说法正确的有

 A. 服药时发现出现肾损害应及时停药

 B. 70岁以上老人抗炎、抗风湿宜选用半衰期长的NSAID

 C. 服药期间不得饮酒

 D. 对乙酰氨基酚、布洛芬为儿童常用退热药

 E. 2个月以上婴幼儿可使用布洛芬

4. NSAID的镇痛机制包括

 A. 抑制前列腺素的合成

 B. 促进前列腺素的合成

 C. 抑制淋巴细胞活性和活化的T淋巴细胞的分化，减少对传入神经末梢的刺激

 D. 促进淋巴细胞活性和活化的T淋巴细胞的分化，减少对传入神经末梢的刺激

 E. 直接作用于伤害性感受器，阻止致痛物质的形成和释放

5. 与肝素、香豆素等抗凝血药或抗血小板药合用不增

加出血风险的NSAID有

 A. 塞来昔布   B. 萘丁美酮

 C. 阿司匹林   D. 美洛昔康

 E. 布洛芬

6. NSAID使用过程中，需要监测肾功能的情况有

 A. NSAID类药与利尿剂合用

 B. 老年患者合用NSAID类药与血管紧张素Ⅱ受体阻断剂

 C. NSAID类药与环孢素合用

 D. 脱水患者合用NSAID类药与血管紧张素Ⅱ受体阻断剂

 E. NSAID类药与锂盐合用

7. 慢作用抗风湿药（SAARD）包括

 A. 甲氨蝶呤   B. 柳氮磺吡啶

 C. 来氟米特   D. 羟氯喹

 E. 双醋瑞因

8. 服用金诺芬后至少每月检查一次的项目包括

 A. 血常规   B. 尿常规

 C. 血小板计数   D. 肝功能

 E. 肾功能

9. 在痛风发作的急性期，应当选择的抗痛风药是

 A. 秋水仙碱   B. 丙磺舒

 C. 双氯芬酸钠   D. 别嘌醇

 E. 布洛芬

10. 抗痛风药的作用机制包括

 A. 抑制粒细胞浸润

 B. 抑制尿酸生成

 C. 促进尿酸排泄

 D. 促进尿酸进入细胞

 E. 减少尿酸吸收

11. 非布司他适用于痛风患者高尿酸血症的长期治疗，但在服用非布司他的初期，经常出现痛风发作频率增加，相关描述正确的有

 A. 有痛风性关节炎的患者，在症状稳定前，不可使用非布司他

 B. 可建议同时服用非甾体类抗炎药

 C. 在非布司他治疗期间，如果痛风发作，必须中止非布司他治疗

 D. 如果患者被发现有肝功能异常（ALT超过参考范围上限的3倍），应该中止服药

 E. 可建议同时服用秋水仙碱

第三章 呼吸系统疾病用药

一、最佳选择题

1. 根据药理作用机制，羧甲司坦属于哪种祛痰药
   A. 恶心性祛痰药　　　　B. 刺激性祛痰药
   C. 黏痰溶解剂　　　　　D. 黏液稀释剂
   E. 中枢性镇咳药

2. 以下药物的镇咳作用从弱到强排列正确的是
   A. 喷托维林、苯丙哌林、可待因
   B. 喷托维林、右美沙芬、苯丙哌林
   C. 可待因、吗啡、右美沙芬
   D. 苯丙哌林、可待因、吗啡
   E. 右美沙芬、苯丙哌林、喷托维林

3. 雾化吸入以下药物，祛痰效果最佳的是
   A. 氨溴索　　　　　　　B. 溴己新
   C. 糜蛋白酶　　　　　　D. 乙酰半胱氨酸
   E. 地塞米松

4. 以下通过抑制咳嗽反射弧中感受器、传入神经、传出神经中某一个环节而发挥镇咳作用的是
   A. 可待因　　　　　　　B. 喷托维林
   C. 右美沙芬　　　　　　D. 双氢可待因
   E. 苯丙哌林

5. 不属于中枢性镇咳药典型不良反应的是
   A. 成瘾性　　　　　　　B. 腹泻
   C. 心率增快　　　　　　D. 情绪激动
   E. 幻想

6. 以下关于中枢性镇咳药说法错误的是
   A. 妊娠期妇女禁用
   B. 可待因的使用必须遵守麻醉药品相关规定
   C. 喷托维林禁用于2岁以下儿童
   D. 胺碘酮可提高右美沙芬的血药浓度
   E. 福尔可定禁用于新生儿和儿童

7. 关于乙酰半胱氨酸的说法，错误的是
   A. 乙酰半胱氨酸能裂解浓痰中糖蛋白多肽链中的二硫键，使浓痰易于咳出
   B. 乙酰半胱氨酸可用于对乙酰氨基酚中毒解救
   C. 乙酰半胱氨酸能减弱青霉素类、头孢菌素类及四环素类药物的抗菌活性
   D. 对痰液较多的患者，乙酰半胱氨酸可与中枢性镇咳药合用增强疗效
   E. 因胃黏膜分泌的黏液糖蛋白肽链中具有二硫键，故有消化道溃疡病史的患者慎用乙酰半胱氨酸

8. 分解痰液中的黏液成分如黏多糖和黏蛋白，使黏痰液化，痰液黏度降低而易于咳出的祛痰药是
   A. 氨溴索　　　　　　　B. 氯化铵
   C. 糜蛋白酶　　　　　　D. 表面活性剂
   E. 羧甲司坦

9. 关于中枢性镇咳药的使用，叙述错误的是
   A. 特别适用于无痰、干咳患者
   B. 痰多黏稠患者亦可使用该类药物单药治疗
   C. 高龄患者、肝功能不全患者、肾功能不全患者宜从小剂量开始
   D. 中枢性镇咳药属于对症治疗药物，用药7日如症状未缓解，宜停药就诊
   E. 服药期间不得驾驶车、船，从事高空作业、机械作业及操作精密仪器

10. 关于羧甲司坦的祛痰作用机制说法错误的是
    A. 分裂黏蛋白、糖蛋白多肽链上等分子间的二硫键，使分子变小
    B. 增加黏膜纤毛的转运，从而增加痰液的排出
    C. 分解痰液中的黏液成分如黏多糖和黏蛋白，使黏痰液化，痰液黏度降低而易于咳出
    D. 改善呼吸道分泌细胞的功能，修复黏膜和促进气管分泌
    E. 抑制支气管杯状细胞的增生

11. 对伴有大量痰液并阻塞呼吸道的病毒性感冒患者，在服用氨溴索的同时，不宜联合应用的药品是
    A. 利巴韦林　　　　　　B. 右美沙芬
    C. 感冒颗粒　　　　　　D. 对乙酰氨基酚
    E. 布洛芬

12. 单胺氧化酶抑制剂需停药多久才能使用中枢性镇咳药
    A. 2日　　　　　　　　B. 5日
    C. 7日　　　　　　　　D. 10日
    E. 14日

13. β_2 受体激动剂治疗哮喘的作用机制是
   A. 促进炎症细胞如嗜酸性粒细胞在气道的聚集，并能促进气道结构细胞的增殖
   B. 降低第二信使环磷腺苷和环磷鸟苷的水解，提升细胞内 cAMP 或 cGMP 的浓度
   C. 阻断节后迷走神经通路，降低迷走神经兴奋性，产生松弛支气管平滑肌作用
   D. 抑制炎症细胞的迁移和活化，抑制炎症介质的释放，抑制细胞因子的生成
   E. 激活腺苷酸环化酶，使细胞内的环磷腺苷含量增加，游离 Ca^{2+} 减少

14. 控制哮喘急性发作的首选药是
   A. 白三烯受体拮抗剂
   B. M 胆碱受体阻断剂
   C. β_2 受体激动剂
   D. 磷酸二酯酶抑制剂
   E. 吸入性糖皮质激素

15. 以下可作为缓解轻、中度急性哮喘症状首选药的是
   A. 孟鲁司特
   B. 沙美特罗
   C. 特布他林
   D. 氨茶碱
   E. 噻托溴铵

16. 重度哮喘发作适用的 β_2 受体激动剂药物剂型是
   A. 吸入型气雾剂
   B. 吸入型溶液
   C. 吸入型干粉剂
   D. 缓释片剂
   E. 胶囊

17. 目前治疗哮喘夜间发作和哮喘维持治疗的理想方案是：糖皮质激素联合应用
   A. 沙丁胺醇
   B. 氨茶碱
   C. 特布他林
   D. 沙美特罗
   E. 沙丁胺醇控释片

18. 应用高剂量 β_2 受体激动剂可引起何种严重的症状，从而导致心律不齐
   A. 低镁血症
   B. 低钙血症
   C. 高钠血症
   D. 高钾血症
   E. 低钾血症

19. 哮喘急性发作时应用平喘药，最适宜的给药途径是
   A. 吸入给药
   B. 口服给药
   C. 静脉滴注
   D. 肌内注射
   E. 透皮给药

20. 仅适用于吸入给药的平喘药是
   A. 孟鲁司特
   B. 沙丁胺醇
   C. 氨茶碱
   D. 布地奈德
   E. 沙美特罗

21. 可用于治疗阿司匹林哮喘、运动性哮喘、抗原诱发哮喘以及 LTD_4 诱发的支气管哮喘的是
   A. 沙丁胺醇
   B. 茶碱
   C. 孟鲁司特
   D. 沙美特罗
   E. 泼尼松

22. 当茶碱高于 $20\mu g/ml$，低于 $40\mu g/ml$ 时，可能出现的不良反应是
   A. 呼吸停止
   B. 高热惊厥
   C. 心动过速
   D. 心跳骤停
   E. 急性心衰

23. 以下药物，对心脏影响最轻的是
   A. 肾上腺素
   B. 异丙肾上腺素
   C. 茶碱
   D. 沙丁胺醇
   E. 氨茶碱

24. 患者，男，63 岁，患慢性阻塞性肺疾病（COPD）。因近来活动耐力下降就诊。对其因迷走神经张力过高所致的气道狭窄，宜选用的药物是
   A. 白三烯调节剂
   B. 异丙托溴铵
   C. 吸入型糖皮质激素
   D. 沙丁胺醇
   E. 茶碱

25. 可辅助治疗急性心功能不全和心源性哮喘的平喘药是
   A. 沙美特罗
   B. 孟鲁司特
   C. 氨茶碱
   D. 布地奈德
   E. 噻托溴铵

26. 长期应用吸入性糖皮质激素的不良反应不包括
   A. 上呼吸道感染
   B. 鹅口疮
   C. 骨质疏松症
   D. 下丘脑垂体与肾上腺轴的抑制
   E. 低血压

27. 平喘药茶碱安全有效的血药浓度是
   A. $1 \sim 3\mu g/ml$
   B. $3 \sim 8\mu g/ml$
   C. $5 \sim 20\mu g/ml$
   D. $0.5 \sim 1.0\mu g/ml$
   E. $20 \sim 40\mu g/ml$

28. 连续应用白三烯受体拮抗剂治疗哮喘，显效的时间是
    A. 1 周　　　　　　B. 2 周
    C. 3 周　　　　　　D. 4 周
    E. 5 周

29. 恶心性祛痰药的使用时间不宜超过
    A. 3 日　　　　　　B. 5 日
    C. 7 日　　　　　　D. 10 日
    E. 15 日

30. 以下具有祛痰作用，且可以酸化尿液，纠正碱中毒的药物是
    A. 可待因　　　　　B. 氯化铵
    C. 氨溴索　　　　　D. 乙酰半胱氨酸
    E. 愈创甘油醚

31. 参与可待因转化为吗啡的肝药酶是
    A. CYP1A2　　　　 B. CYP3A4
    C. CYP2D6　　　　 D. CYP2C9
    E. CYP450

32. 关于孟鲁斯特严重神经系统不良反应，表述错误的是
    A. 主要表现为攻击性行为、精神运动过激（易激惹、烦躁不安和震颤）等
    B. 也可以表现为抑郁、夜梦异常、记忆损伤、眩晕、嗜睡、触觉减退等
    C. 通常发生在用药 2～7 日内
    D. 大多停药后不能自行好转
    E. 有精神性疾病史的患者，若出现精神症状或复发、加重，应考虑可能与孟鲁司特有关

二、配伍选择题

[1～2 题共用备选答案]
    A. 右美沙芬　　　　B. 氯化铵
    C. 可待因　　　　　D. 苯丙哌林
    E. 羧甲司坦

1. 具有成瘾性的中枢性镇咳药是
2. 没有成瘾性，兼有中枢和外周镇咳作用的药品是

[3～5 题共用备选答案]
    A. 吗啡　　　　　　B. 喷托维林
    C. 可待因　　　　　D. 右美沙芬
    E. 苯丙哌林

3. 以上药物镇咳作用最弱的是
4. 以上药物镇咳作用最强的是

5. 以上药物镇咳作用与可待因相当且没有镇痛作用的是

[6～8 题共用备选答案]
    A. 愈创甘油醚　　　B. 羧甲司坦
    C. 溴己新　　　　　D. 喷托维林
    E. 苯丙哌林

6. 分解痰液中的黏液成分，使黏痰液化，痰液黏度降低而易于咳出的祛痰药是
7. 引起轻微的恶心，反射性引起支气管黏膜腺体分泌增加，痰液得到稀释而易于咳出的祛痰药是
8. 分裂黏蛋白、糖蛋白多肽链上的分子间的二硫键，使分子变小，降低痰液黏度的祛痰药是

[9～12 题共用备选答案]
    A. β_2 受体激动剂与黄嘌呤类药物联合
    B. M 胆碱受体阻断剂与 β_2 受体激动剂和（或）黄嘌呤类药物联合
    C. H_1 受体阻断剂与 β_2 受体激动剂联用
    D. 肾上腺糖皮质激素与 β_2 受体激动剂联用
    E. 肾上腺糖皮质激素与 M 胆碱受体阻断剂联用

9. 吸入用复方异丙托溴铵溶液属于
10. 沙美特罗替卡松属于
11. 布地奈德福莫特罗属于
12. 复方异丙托溴铵气雾剂属于

[13～14 题共用备选答案]
    A. 沙丁胺醇　　　　B. 福莫特罗
    C. 沙美特罗　　　　D. 丙卡特罗
    E. 异丙托溴铵

13. 平喘作用维持 4～6 小时，是缓解轻、中度急性哮喘症状的首选药是
14. 可作为气道痉挛的应急缓解药物的长效 β_2 受体激动剂是

[15～19 题共用备选答案]
    A. M 胆碱受体阻断剂
    B. 黄嘌呤类药物
    C. 白三烯受体拮抗剂
    D. β_2 肾上腺素受体激动剂
    E. 过敏介质阻释剂

15. 特布他林属于
16. 异丙托溴铵属于
17. 茶碱属于
18. 酮替芬属于
19. 扎鲁司特属于

[20～21题共用备选答案]

    A. 1ml   B. 2ml

    C. 0.3g   D. 8～16mg

    E. 15～30mg

20. 雾化吸入氨溴索的剂量是多少，一日3次

21. 成人雾化吸入乙酰半胱氨酸祛痰治疗的剂量是多少，一日1～2次

[22～23题共用备选答案]

    A. 多索茶碱   B. 孟鲁司特

    C. 沙美特罗   D. 噻托溴铵

    E. 沙丁胺醇

22. 可与吸入性糖皮质激素合用的长效 β_2 受体激动剂是

23. 可与吸入性糖皮质激素合用的 M 胆碱受体阻断剂是

[24～25题共用备选答案]

    A. 3～5分钟   B. 10～20分钟

    C. 4～6小时   D. 10～12小时

    E. 24小时

24. 福莫特罗的平喘作用维持时间是

25. 特布他林的平喘作用维持时间是

[26～30题共用备选答案]

    A. 15倍   B. 25倍

    C. 40倍   D. 100倍

    E. 1000倍

26. 布地奈德皮下给药的效能约为皮质醇的

27. 布地奈德的局部抗炎能力约为皮质醇的

28. 布地奈德口服给药的效能约为皮质醇的

29. 吸入用布地奈德混悬液抗炎作用是泼尼松的

30. 吸入用布地奈德混悬液抗炎作用是氢化可的松的

[31～35题共用备选答案]

    A. 恶心性祛痰药   B. 黏痰溶解剂

    C. 刺激性祛痰药   D. 黏液稀释剂

    E. 外周性镇咳药

31. 氯化铵属于

32. 氨溴索属于

33. 羧甲司坦属于

34. 乙酰半胱氨酸属于

35. 厄多司坦属于

三、综合分析选择题

[1～3题共用题干]

    患者，男，38岁。因"发作性喘息"3个月入院，发作时憋喘、全身大汗、全身发绀、端坐不能平卧，肺部可闻及哮鸣音。诊断为支气管哮喘，静脉滴注地塞米松。

1. 患者支气管哮喘急性发作，此时应给予的治疗是

    A. 吸入沙美特罗   B. 口服孟鲁司特

    C. 吸入噻托溴铵   D. 吸入沙丁胺醇

    E. 吸入布地奈德

2. 药师应教育患者不得擅自增加用药剂量，否则可引起严重的何种症状，从而导致心律不齐

    A. 低镁血症   B. 低钙血症

    C. 高钠血症   D. 高钾血症

    E. 低钾血症

3. 现用"沙美特罗/氟替卡松 50/250"每次1吸，每日2次，已4个月，症状缓解。近2周来，每周均有1次发作。此时应采取的最佳措施是

    A. 改用地塞米松静注

    B. 改用泼尼松口服

    C. 加用抗 IgE 治疗

    D. 加用白三烯受体拮抗剂

    E. 碳酸氢钠口服

[4～5题共用题干]

    患者，女，57岁，因支气管哮喘急性发作入院治疗，患者既往有慢性心力衰竭病史，心功能Ⅱ级。医师根据病情给予沙美特罗/氟替卡松 50/250 吸入治疗，多索茶碱静脉滴注治疗。

4. 关于使用多索茶碱的描述，错误的是

    A. 多索茶碱个体差异较大，剂量要视个体病情变化选择最佳剂量和用药方法

    B. 可用5%葡萄糖注射液稀释

    C. 血清浓度维持在 10～20mg/ml 范围内有效且比较安全

    D. 过量使用会出现严重心律不齐、阵发性痉挛，此症状为初期中毒表现，应暂停用药并监测血药浓度，患者上述中毒症状完全消失后不可继续使用

    E. 可用生理盐水稀释

5. 应用茶碱应严密监测血液浓度，当茶碱血清浓度高于 40μg/ml 时才出现的不良反应是

    A. 心跳骤停   B. 过敏

    C. 心率加快   D. 胃肠道反应

    E. 失眠

[6～8题共用题干]

    布地奈德福莫特罗粉吸入剂药品说明书的部分内

容节选如下，请结合问题作答：

【适应证】

本品适用于需要联合应用吸入皮质激素和长效 β_2 受体激动剂的哮喘患者的常规治疗：吸入皮质激素和"按需"使用短效 β_2 受体激动剂不能很好地控制症状的患者；或应用吸入皮质激素和长效 β_2 受体激动剂，症状已得到良好控制的患者。

【用法用量】

本品不用于哮喘的初始治疗。本品应个体化用药，并根据病情的严重程度调节剂量。这不仅在开始使用复方制剂时需要注意，当需要调节维持剂量时也需要注意。如果某个患者所需联合治疗的剂量超出了复方制剂的范围，则应增开适当剂量的 β_2 受体激动剂和（或）皮质激素的单药吸入制剂。

对于本品，有两种使用方法：

A. 维持治疗：本品作为常规维持治疗，另配快速起效的支气管扩张剂作为缓解药。建议患者任何时候均随身携带另配的快速支气管扩张剂。成人：1~2 吸/次，一日 2 次，有些患者可能需要使用量达到 4 吸/次，一日 2 次。青少年（12~17 岁）：1~2 吸/次，一日 2 次。儿童（6 岁和 6 岁以上）：2 吸/次，一日 2 次。在常规治疗中，当一日 2 次剂量可有效控制症状时，应逐渐减少剂量至最低有效剂量，甚至一日 1 次给予本品。快速支气管扩张剂用量的增加表明潜在病情有所加重，应重新评估哮喘治疗。低于 6 岁的儿童：不推荐低于 6 岁的儿童使用本品。

B. 维持、缓解治疗：本品作为日常维持治疗，和按需缓解治疗。患者除了按日常维持剂量使用外，还可在症状加重时按需使用本品，患者应该被告知随身携带本品，用于缓解治疗。对于下列患者应特别考虑使用本品维持、缓解治疗：哮喘控制不佳和过于频繁地使用缓解药物。既往有哮喘加重而需要医疗干预。如果患者频繁地按需吸入本品，需要严密监测剂量相关的不良反应。

成人和青少年（12 岁及 12 岁以上）：推荐的维持剂量为每日 2 吸，可以早晚各吸入 1 吸，也可以在早上或晚上一次吸入 2 吸。在有症状出现的情况下，额外吸入 1 吸。如果在使用几分钟后，症状仍然没有得到缓解，需再另加 1 吸。单次使用不得超过 6 吸。每日总剂量通常不需要超过 8 吸，但在短期内可增加到 12 吸。强烈建议每日使用需要超过 8 吸的患者就诊，应该再次评估患者并重新考虑调整维持用药。

12 岁以下的儿童：不建议使用本品维持、缓解疗法。

特殊患者群：老年患者不需要调整剂量。尚无肝肾功能损害的患者使用本品的资料。因为布地奈德和福莫特罗主要通过肝脏代谢清除，故严重肝硬化患者的药物暴露量估计会增加。

【不良反应】

口咽部念珠菌感染是由药物沉积引起。为降低口咽部念珠菌感染风险，建议患者在每次使用维持剂量后用水漱口。出现口咽部念珠菌感染时，通常采用局部抗真菌治疗，无需终止吸入皮质类固醇。若已出现口咽部鹅口疮，患者在按需吸入后也应该用水漱口。

【注意事项】

运动员慎用。

在停用本品时需要逐渐减少剂量。不能突然停止使用。

应向患者建议随身携带缓解吸入药品，如本品（对于使用本品维持、缓解疗法的患者）或其他快速起效的支气管扩张剂（对于使用本品作维持治疗的患者）。

儿童人群：对于长期使用吸入皮质激素的儿童，建议定期监测其身高情况。假如生长变缓，应对治疗进行再评估，其目的是，如果可能，将吸入皮质激素剂量减至维持有效控制哮喘症状的最低剂量；应仔细权衡皮质激素治疗的益处和可能造成生长抑制的风险。另外，应推荐患者到专业儿科呼吸医生处就诊。有限的长期研究数据显示，大多数接受吸入布地奈德治疗的儿童和青少年最终达到了目标成人身高。然而，也确实观察到初始但是短暂的（相对）高度增长减少（约 1cm），一般发生在治疗的第一年。

对驾驶和操作机器能力的影响：本品对驾驶和操作机器能力无或仅有可忽略的影响。

【药物相互作用】

药代动力学的相互作用

CYP3A4 的强抑制剂（如酮康唑、伊曲康唑，伏立康唑、泊沙康唑、克拉霉素、泰利霉素、奈法唑酮和 HIV 蛋白酶抑制剂）会显著增加布地奈德的血药浓度，应避免合并使用。如果必须合并使用抑制剂和布地奈德，两药使用的间隔时间应尽量长。在患者使用 CYP3A4 强抑制剂期间，不建议使用本品的维持、缓解治疗。

CYP3A4 强抑制剂酮康唑，200mg 剂量，每日 1 次，合并使用口服布地奈德（单剂量 3mg），血药浓度平均升高 6 倍。在布地奈德给药 12 小时后使用酮康唑，血药浓度平均升高 3 倍，表明分开给药可减少血浆浓度增加。高剂量布地奈德吸入剂的相互作用数据显示，伊曲康唑200mg每日1次，与吸入布地奈德（单剂量1000μg）合并用药时，布地奈德血药浓度会明显提高（平均4倍），但上述数据有限。

药效动力学的相互作用

β受体阻断剂能减弱或抑制福莫特罗的作用。本品不应与β受体阻断剂（包括滴眼液）一起使用，除非有充足的理由。

同时与单胺氧化酶抑制剂合用，包括特性相似的物质，如呋喃唑酮和丙卡巴肼，可能会突然引起高血压反应。

同时使用其他β肾上腺素药物或抗胆碱能药物有潜在的扩支气管协同作用。

β₂受体激动剂治疗可能会导致低钾血症，而黄嘌呤衍生物、皮质激素及利尿剂合并治疗可能会加重低血钾。

没有观察到布地奈德和福莫特罗与任何其他治疗哮喘的药物间有相互作用。仅在成人中实施过药物相互作用研究。

6. 根据说明书判断，可使用布地奈德福莫特罗粉吸入剂治疗的情形是
   A. 患者，男，47岁，初次诊断为哮喘，拟开始治疗
   B. 患者，男，9岁，初次诊断为哮喘，拟开始治疗
   C. 患者，男，5岁，初次诊断为哮喘，拟开始治疗
   D. 患者，男，47岁，哮喘治疗后症状已控制，拟随身携带本品日常维持和按需使用
   E. 患者，男，9岁，哮喘治疗后症状已控制，拟随身携带本品日常维持和按需使用

7. 以下药物中，可以与布地奈德福莫特罗粉吸入剂合并使用的是
   A. 酮康唑   B. 克拉霉素
   C. 美托洛尔   D. 孟鲁司特
   E. 奈法唑酮

8. 关于布地奈德福莫特罗粉吸入剂的使用注意事项，错误的是
   A. 老年患者不需要调整剂量
   B. 患者在每次使用维持剂量后用水漱口
   C. 在停用本品时需要逐渐减少剂量，不能突然停止使用
   D. 对于长期使用吸入皮质激素的儿童，建议定期监测其身高情况
   E. 使用本品期间禁止驾驶和操作机器

四、多项选择题

1. 以下具有镇咳作用的复方制剂中，含有盐酸伪麻黄碱的药物是
   A. 复方磷酸可待因溶液
   B. 复方福尔可定口服溶液
   C. 右美沙芬愈创甘油醚糖浆
   D. 酚麻美敏片
   E. 复方二氧丙嗪茶碱片

2. 为了提高哮喘治疗效果，减少药物的不良反应，常常需要联合数种不同类型的平喘药。但是并非所有的联合用药都是合理的、对患者有益的。不正确的联合用药不仅不能提高平喘疗效，反可增加药物的毒性，以下联合用药适宜的有
   A. β₂受体激动剂与黄嘌呤类药物联合
   B. M胆碱受体阻断剂与β₂受体激动剂和（或）黄嘌呤类药物联合
   C. H₁受体阻断剂与β₂受体激动剂联用
   D. 肾上腺糖皮质激素与β₂受体激动剂联用
   E. 肾上腺糖皮质激素与黄嘌呤类药物联用

3. 关于噻托溴铵胶囊的叙述，正确的有
   A. 胶囊仅供吸入，不能口服
   B. 每天用药不得超过1次
   C. 起效慢，不应用作支气管痉挛急性发作的抢救治疗药物
   D. 长期可引起龋齿
   E. 不推荐18岁以下患者使用

4. 茶碱及氨茶碱与下列哪些药品合用，可提高茶碱血清浓度，毒性增强
   A. 红霉素   B. 依诺沙星
   C. 苯巴比妥   D. 利福平
   E. 维拉帕米

5. 以下过敏介质阻释剂中，属于肥大细胞膜稳定剂的有
   A. 色甘酸钠   B. 酮替芬
   C. 曲尼司特   D. 西替利嗪
   E. 氯雷他定

6. 急性哮喘发作必要的缓解症状类药物有
   A. 速效吸入和短效口服β₂受体激动剂
   B. 福莫特罗与肾上腺糖皮质激素吸入剂复方制剂
   C. 全身性糖皮质激素
   D. 吸入型抗胆碱能药物
   E. 白三烯受体拮抗剂

第四章 消化系统疾病用药

1. 硫糖铝的药理作用与机制不包括
   - A. 促进溃疡的愈合
   - B. 吸附胃蛋白酶
   - C. 中和胃酸
   - D. 中和胆汁酸
   - E. 抑制内源性前列腺素 E 的合成

2. 以下不属于 H_2 受体阻断剂适应证的是
   - A. 胃溃疡
   - B. 肠痉挛
   - C. 反流性食管炎
   - D. 十二指肠溃疡
   - E. 应激性溃疡

3. 铝碳酸镁的作用不包括
   - A. 吸附作用
   - B. 抗酸作用
   - C. 抑制胃酸分泌作用
   - D. 局部止血作用
   - E. 保护溃疡面作用

4. 以下不属于微生态制剂止泻药的是
   - A. 脆弱拟杆菌
   - B. 枯草杆菌
   - C. 地衣芽孢杆菌
   - D. 双歧杆菌
   - E. 粪肠球菌

5. 西咪替丁的典型不良反应是
   - A. 头晕
   - B. 嗜睡
   - C. 胃酸反跳性增加
   - D. 抗雄激素作用
   - E. 意识混乱

6. 关于质子泵抑制剂（PPI）药理作用与机制的说法，不正确的是
   - A. PPI 为前体药物
   - B. PPI 对质子泵的抑制作用是可逆的
   - C. PPI 在壁细胞微管中转换为活性形式
   - D. PPI 阻断了胃酸分泌的最后步骤
   - E. PPI 对基础胃酸分泌有很强的抑制作用

7. 枸橼酸铋钾或其有效成分三钾二枸橼酸铋的药理作

用与机制不包括
   - A. 形成保护层覆盖于溃疡面上，阻止胃酸、酶及食物对溃疡的侵袭
   - B. 降低胃蛋白酶活性
   - C. 抑制黏膜释放前列腺素
   - D. 增加黏蛋白分泌
   - E. 对幽门螺杆菌具有杀灭作用

8. 关于氢氧化铝的叙述，正确的是
   - A. 减少胃酸分泌
   - B. 与胃液混合形成凝胶保护膜
   - C. 促进肠道磷酸盐的重吸收
   - D. 不易引起便秘
   - E. 抗酸作用较弱

9. 吉法酯的药理作用与机制不包括
   - A. 促进溃疡修复愈合
   - B. 防止黏膜电位差低下
   - C. 促进可溶性黏液分泌
   - D. 增加可视黏液层厚度
   - E. 收缩胃黏膜微循环

10. 对于伴发应激性溃疡并发症不能停用 NSAID 者，首选的治疗药物是
    - A. 质子泵抑制剂
    - B. H_2 受体阻断剂
    - C. 米索前列醇
    - D. 抗酸剂
    - E. 铋剂

11. 抗酸药不能作为酸相关性疾病的首选药，是因为
    - A. 不能缓解反酸、胃痛等症状
    - B. 能引起胃酸分泌增多
    - C. 不良反应较多
    - D. 不能抑制胃酸分泌
    - E. 起效缓慢

12. 不易导致便秘或腹泻不良反应的药物是
    - A. 氢氧化铝
    - B. 三硅酸镁
    - C. 碳酸钙
    - D. 铝碳酸镁
    - E. 硫糖铝

13. 关于西咪替丁与其他药物的相互作用，错误的是
    - A. 可显著提高环孢素在体内的代谢速度

B. 可显著降低茶碱在体内的消除速度

C. 可提高卡马西平的血药浓度

D. 可增加华法林的出血风险

E. 可增强苯二氮䓬类药的不良反应

14. 使用抑酸药后，以下物质或药物吸收增加的是

　　A. 维生素 C　　　　　B. 铁

　　C. 咪达唑仑　　　　　D. 环孢素

　　E. 伊曲康唑

15. 与雷尼替丁合用时，利多卡因的作用时间延长，是因为雷尼替丁

　　A. 减少肾血流量

　　B. 促进利多卡因吸收

　　C. 减少肝血流量

　　D. 有药效上的协同作用

　　E. 抑制肝药酶

16. 法莫替丁静脉注射时，注射时间至少

　　A. 30 秒　　　　　　B. 1 分钟

　　C. 2 分钟　　　　　　D. 3 分钟

　　E. 5 分钟

17. 质子泵抑制剂主要用于治疗

　　A. 胃癌　　　　　　　B. 慢性腹泻

　　C. 慢性便秘　　　　　D. 恶心、呕吐

　　E. 胃溃疡

18. 与抗菌药物、铋剂联合应用于幽门螺杆菌根除治疗，首选的药物是

　　A. 昂丹司琼　　　　　B. 铝碳酸镁

　　C. 法莫替丁　　　　　D. 西咪替丁

　　E. 泮托拉唑

19. 以下 PPI 中，主要代谢酶是 CYP3A4 的是

　　A. 奥美拉唑　　　　　B. 兰索拉唑

　　C. 雷贝拉唑　　　　　D. 泮托拉唑

　　E. 艾司奥美拉唑

20. 在一项纳入 62 例日本患者使用 PPI 根除幽门螺杆菌的临床试验中，所有 CYP2C19 突变纯合子患者幽门螺杆菌均被完全根除，而 CYP2C19 杂合子型和 CYP2C19 野生型纯合子患者中治疗成功的比例仅为 60% 和 29%，原因是

　　A. CYP2C19 野生型纯合子患者代谢 PPI 最快

　　B. CYP2C19 杂合子患者代谢 PPI 最快

　　C. CYP2C19 突变纯合子患者代谢 PPI 最快

　　D. CYP2C19 野生型纯合子患者幽门螺杆菌耐药

E. CYP2C19 突变纯合子患者幽门螺杆菌耐药

21. PPI 的体内半衰期只有 1～2 小时，但单次抑酸作用时间可维持 12 小时以上，这是因为

　　A. PPI 吸收慢，在体内缓慢释放

　　B. PPI 排泄慢

　　C. PPI 具有肝肠循环

　　D. PPI 制剂的常规药量较大

　　E. PPI 对质子泵的抑制作用是不可逆的

22. 对氯吡格雷作用影响最小的 PPI 是

　　A. 奥美拉唑　　　　　B. 艾司奥美拉唑

　　C. 右兰索拉唑　　　　D. 兰索拉唑

　　E. 泮托拉唑

23. 氯吡格雷应避免与奥美拉唑联合应用，因为两者竞争共同的肝药酶，该肝药酶是

　　A. CYP2B6　　　　　B. CYP2C19

　　C. CYP2D6　　　　　D. CYP2E1

　　E. CYP1A2

24. ^{13}C 尿素呼气试验（UBT）可用来检测是否有幽门螺杆菌感染，但使用 PPI 可使检测结果出现假阴性。为了避免出现这一结果，临床上应在 PPI 治疗结束后几周才能进行 UBT 试验

　　A. 1　　　　　　　　B. 2

　　C. 3　　　　　　　　D. 4

　　E. 5

25. 以下关于 PPI 用法用量的描述，错误的是

　　A. 奥美拉唑口服用于 Hp 根除时，一次 40mg，一日 2 次

　　B. 泮托拉唑口服用于 Hp 根除时，一次 40mg，一日 2 次

　　C. 艾司奥美拉唑口服用于 Hp 根除时，一次 40mg，一日 2 次

　　D. 泮托拉唑静脉给药用于急性上消化道出血时，一次 40mg～80mg，每日 1～2 次

　　E. 艾司奥美拉唑用于降低成人胃和十二指肠溃疡出血内镜治疗后再出血风险：首先给予 80mg 静脉滴注，滴注持续时间 30 分钟，然后持续静脉滴注，给药速度每小时 8mg

26. 钾竞争性酸阻滞剂的作用机制是

　　A. 通过竞争胃壁细胞膜腔面的钾离子来发挥作用

　　B. 竞争性拮抗组胺与胃壁细胞上的 H_2 受体结合

　　C. 通过二硫键与质子泵的巯基呈不可逆性的结合

D. 抑制乙酰胆碱 M 受体

E. 抑制胃泌素受体

27. 前列腺素类药物的药理作用不包括

    A. 降低胃壁细胞的胃酸分泌

    B. 降低胃碳酸氢盐的分泌

    C. 增加黏液的分泌

    D. 米索前列醇可以软化宫颈

    E. 米索前列醇可以增强子宫张力及宫内压

28. 米索前列醇的常见不良反应不包括

    A. 腹部绞痛   B. 便秘

    C. 皮疹   D. 头痛

    E. 头晕

29. 抗胆碱 M 受体药的药理作用不包括

    A. 收缩胃肠平滑肌

    B. 抑制腺体分泌

    C. 解除毛细血管痉挛

    D. 扩张支气管

    E. 对呼吸中枢有兴奋作用

30. 季铵类解痉药的代表药物是

    A. 阿托品   B. 山莨菪碱

    C. 匹维溴铵   D. 罂粟碱

    E. 屈他维林

31. 伴随剂量增大，阿托品出现的症状以下排序正确的是

    A. 瞳孔扩大、心率加快、胃液分泌抑制、胃肠道平滑肌兴奋性降低

    B. 腺体分泌减少、心率加快、胃肠道平滑肌兴奋性降低、胃液分泌抑制

    C. 膀胱平滑肌兴奋性降低、胃液分泌抑制、瞳孔扩大、心率加快

    D. 胃肠道平滑肌兴奋性降低、心率加快、瞳孔扩大、胃液分泌抑制

    E. 瞳孔扩大、胃液分泌抑制、胃肠道平滑肌兴奋性降低、心率加快

32. 以下不属于阿托品适应证的是

    A. 胃溃疡

    B. 内脏绞痛

    C. 抗休克

    D. 抑制迷走神经过度兴奋

    E. 解救有机磷农药中毒

33. 阿托品的成人最低致死剂量为

    A. 10 ~ 30mg   B. 30 ~ 50mg

    C. 50 ~ 90mg   D. 80 ~ 130mg

    E. 120 ~ 150mg

34. 以下不属于莨菪碱类药物禁忌证的是

    A. 青光眼   B. 感染性休克

    C. 前列腺增生症   D. 重症肌无力

    E. 幽门梗阻

35. 对小肠和结肠平滑肌无明显作用的促胃肠动力药是

    A. 多潘立酮   B. 甲氧氯普胺

    C. 西沙必利   D. 伊托必利

    E. 莫沙必利

36. 甲氧氯普胺的作用不包括

    A. 胃肠道兴奋作用

    B. 促进胃肠蠕动

    C. 促进胃酸分泌

    D. 刺激泌乳素释放

    E. 可用于肿瘤化疗、放疗引起的各种呕吐

37. 以下部位中，莫沙必利药物浓度最低的是

    A. 胃肠   B. 肾脏

    C. 肝脏   D. 血液

    E. 脑

38. 莫沙必利可能出现的不良反应是

    A. 锥体外系反应

    B. Q - T 间期延长

    C. 胃酸分泌增多

    D. 泌乳素分泌增多

    E. 腹痛

39. 应用多潘立酮时，以下哪种不良反应在新生儿及 1 岁以下婴儿中发生风险高于成人和儿童

    A. 中枢神经系统不良事件

    B. 室性心律失常

    C. 女性月经不调

    D. 男子乳房女性化

    E. 泌乳素升高

40. 多潘立酮不宜用于

    A. 食管炎引起的消化不良

    B. 化疗引起的恶心呕吐

    C. 预防术后呕吐

    D. 慢性消化不良

    E. 胃食管反流引起的消化不良

41. 关于治疗功能性胃肠病药的叙述，不正确的是
    A. 匹维溴铵可用于对症治疗与胆道功能紊乱有关的疼痛
    B. 匹维溴铵为钡灌肠做准备时，应于检查前3日开始用药
    C. 匹维溴铵宜空腹吞服
    D. 曲美布汀可使胃排空功能的减弱得到改善
    E. 曲美布汀可使胃排空功能亢进得到抑制

42. 止吐药阿瑞匹坦属于
    A. 抗胆碱能药
    B. 多巴胺受体阻断剂
    C. 5-羟色胺受体3（5-HT$_3$）阻断剂
    D. 神经激肽（NK-1）受体阻断剂
    E. 苯二氮草类

43. 对于中至高度致吐性化疗药物引起的急性呕吐，治疗方案的基础药物包括
    A. 抗胆碱能药
    B. 多巴胺受体阻断剂
    C. 5-羟色胺受体3（5-HT$_3$）阻断剂
    D. 神经激肽（NK-1）受体阻断剂
    E. 苯二氮草类

44. 化疗所致恶心呕吐（CINV）的药物预防方案不正确的是
    A. 高度催吐性化疗方案：推荐化疗前用三药方案，包括单剂量5-HT$_3$受体阻断剂、地塞米松和NK-1受体阻断剂
    B. 中度催吐性化疗方案：推荐第1日采用5-HT$_3$受体阻断剂联合地塞米松，第2和第3日继续使用地塞米松
    C. 低度催吐性化疗方案：建议联合使用以下药物中的两种，地塞米松、5-HT$_3$受体阻断剂或多巴胺受体阻断剂（如甲氧氯普胺）预防呕吐
    D. 轻微催吐性化疗方案：对于无恶心和呕吐史的患者，不必在化疗前常规给予止吐药物
    E. 多日化疗所致恶心及呕吐：5-HT$_3$受体阻断剂联合地塞米松是标准治疗，通常主张在化疗期间每日使用5-HT$_3$受体阻断剂，地塞米松应连续使用至化疗结束后2~3日

45. 昂丹司琼用于控制癌症化疗和放射治疗引起的恶心和呕吐，若患者有中度和重度肝功能损害，每日剂量不应超过
    A. 4mg
    B. 8mg
    C. 16mg
    D. 32mg
    E. 64mg

46. 阿瑞匹坦对肝药酶的作用是
    A. 抑制CYP3A4，诱导CYP2C9
    B. 诱导CYP3A4，抑制CYP2C9
    C. 抑制CYP3A4，抑制CYP2C9
    D. 诱导CYP3A4，诱导CYP2C9
    E. 对CYP3A4和CYP2C9无影响

47. 关于必需磷脂类保肝药的作用，叙述错误的是
    A. 促进肝细胞膜再生
    B. 协调磷脂和细胞膜功能
    C. 降低脂肪浸润
    D. 增强细胞膜的防御能力
    E. 对抗氧化剂的作用

48. 甘草酸二铵可作为保护肝细胞结构和功能的药物，其属于
    A. 促进代谢类药物及维生素
    B. 必需磷脂类
    C. 解毒类药
    D. 抗炎类药
    E. 降酶药

49. 既往曾使用过青霉胺或使用青霉胺时发生过严重不良反应的患者应慎用的肝脏疾病用药是
    A. 双环醇
    B. 多烯磷脂酰胆碱
    C. 甘草酸二铵
    D. 硫普罗宁
    E. 水飞蓟宾葡甲胺

50. 新生儿和早产儿使用可能会出现致命性的"喘息综合征"的药物是
    A. 双环醇
    B. 多烯磷脂酰胆碱注射剂
    C. 甘草酸二铵注射剂
    D. 硫普罗宁注射剂
    E. 水飞蓟宾葡甲胺

51. 熊去氧胆酸的禁忌证不包括
    A. 哺乳期妇女
    B. 严重肝功能不全者
    C. 高血压患者
    D. 胆道完全梗阻
    E. 急性胆囊炎

52. 多库酯钠属于
    A. 刺激性泻药
    B. 渗透性泻药
    C. 容积性泻药
    D. 润滑性泻药
    E. 促分泌药

53. 聚乙二醇属于
    A. 刺激性泻药　　　　B. 渗透性泻药
    C. 容积性泻药　　　　D. 润滑性泻药
    E. 促分泌药

54. 长期服用可导致结肠黑变病的药物是
    A. 番泻叶　　　　　　B. 聚乙二醇
    C. 乳果糖　　　　　　D. 液体石蜡
    E. 多库酯钠

55. 关于容积性泻药的叙述，错误的是
    A. 主要用于轻度便秘患者的治疗
    B. 服用容积性泻剂的同时应摄入足够水分
    C. 可能会影响华法林的吸收
    D. 促进钙和铁的吸收
    E. 潜在的不良反应包括腹胀、食管梗阻、结肠梗阻

56. 关于润滑性泻药的叙述，错误的是
    A. 适合于年老体弱及伴有高血压等排便费力的患者
    B. 液体石蜡可干扰脂溶性维生素的吸收
    C. 吞咽困难的患者尽量避免口服液体石蜡
    D. 甘油灌肠适用于排便障碍型便秘以及粪便干结、粪便嵌塞的老年患者
    E. 禁用于心功能不全的患者

57. 关于特殊人群使用泻药的叙述，错误的是
    A. 老年便秘治疗药物首选容积性和渗透性泻药（乳果糖、聚乙二醇）
    B. 乳果糖可用于便秘儿童
    C. 妊娠期便秘的治疗可选蒽醌类泻药和蓖麻油
    D. 糖尿病患者可使用容积性泻药、渗透性泻药、刺激性泻药
    E. 各类便秘患者均应改变生活习惯

58. 乳果糖禁用于
    A. 肝性脑病　　　　　B. 妊娠期
    C. 哺乳期　　　　　　D. 急腹症
    E. 婴儿

59. 聚乙二醇4000可用于
    A. 成人及1岁以上儿童（包括1岁）便秘
    B. 哺乳期便秘
    C. 炎症性肠病患者
    D. 果糖不耐受儿童
    E. 肠梗阻患者

60. 以下药物属于抗酸剂的是
    A. 铝碳酸镁　　　　　B. 西咪替丁
    C. 法莫替丁　　　　　D. 昂丹司琼
    E. 硫酸镁

61. 止泻药消旋卡多曲属于
    A. 吸附剂　　　　　　B. 抗动力药
    C. 抗分泌药　　　　　D. 微生态制剂
    E. 口服补液盐

62. 国内市售的口服补液盐有口服补液盐Ⅰ、Ⅱ、Ⅲ，相关叙述错误的是
    A. 从成分上讲，口服补液盐Ⅰ含有碳酸氢钠，其余两种没有
    B. 从成分上讲，口服补液盐Ⅱ含有枸橼酸钠，其余两种没有
    C. 从渗透压上讲，口服补液盐Ⅲ是低渗性，其余两种不是
    D. 口服补液盐Ⅲ是WHO推荐的口服补液盐方案
    E. 三种口服补液盐都含有葡萄糖、氯化钠、氯化钾

63. 制酸药、抗菌药、铋剂、鞣酸、活性炭、酊剂等药物应与活菌制剂错时服用。一般来讲，间隔时间应为
    A. 10~20min　　　　B. 0.5~1h
    C. 2~3h　　　　　　D. 5~6h
    E. 10~12h

64. 微生态制剂的作用不包括
    A. 构建肠道微生态平衡
    B. 促使机体产生抗菌活性物质
    C. 地衣芽孢杆菌活菌有利于需氧菌生长
    D. 双歧杆菌三联活菌可直接补充人体正常生理细菌
    E. 防止腹泻

65. 地衣芽孢杆菌活菌以活菌形式进入肠道后，拮抗的致病菌是
    A. 葡萄球菌　　　　　B. 双歧杆菌
    C. 乳酸杆菌　　　　　D. 拟杆菌
    E. 消化链球菌

66. 2岁以下儿童腹泻，禁用的药品是
    A. 双八面体蒙脱石散
    B. 双歧三联活菌胶囊
    C. 洛哌丁胺胶囊
    D. 地衣芽孢杆菌胶囊

E. 口服补液盐

67. 有关地衣芽孢杆菌活菌的叙述，错误的是
   A. 儿童，一次0.25g；一日3次；首次加倍
   B. 对吞咽困难者，可打开胶囊，将药粉加入少量奶混合后服用
   C. 需要冷藏（2~8℃）
   D. 与抗菌药合用时可减低本品的疗效，故不应同服，必要时可间隔3小时服用
   E. 可用于真菌引起的急、慢性肠炎，腹泻

68. 可用于1岁以下婴幼儿急、慢性腹泻，具有固定和清除多种病原体和毒素的药物是
   A. 地芬诺酯   B. 洛哌丁胺
   C. 番泻叶   D. 双八面体蒙脱石
   E. 酚酞

69. 严重腹泻患者有必要应用抗菌药物时，描述错误的是
   A. 氟喹诺酮类药物因其有效性和耐受性是首选的抗生素（特殊人群除外）
   B. 阿奇霉素是妊娠女性及儿童首选的药物
   C. 利福昔明可有效治疗由非侵袭性大肠埃希菌菌株引起的旅行者腹泻
   D. 小檗碱对溶血性链球菌，金黄色葡萄球菌，淋球菌和弗氏、志贺痢疾杆菌等均有抗菌作用
   E. 利福昔明对多数革兰阳性菌和革兰阴性菌具有杀菌作用，但对厌氧菌无效

70. 利福昔明若有极少量被吸收时，尿液会变成
   A. 淡蓝色   B. 淡绿色
   C. 深黄色   D. 粉红色
   E. 棕色

71. 柳氮磺吡啶的特异性不良反应不包括
   A. 皮疹   B. 肝炎
   C. 胰腺炎   D. 肺炎
   E. 胃肠道毒性

72. 柳氮磺吡啶可导致细胞缺少的物质是
   A. 维生素K   B. 钙
   C. 钠   D. 叶酸
   E. 氧

73. 关于助消化药的叙述，错误的是
   A. 乳酶生是活肠球菌的干燥制剂
   B. 胰酶需要使用肠溶剂型

C. 胰酶应餐后服用
D. 胰酶含有胰蛋白酶、胰淀粉酶与胰脂肪酶
E. 服用乳酶生可使肠内酸度增高

74. 目前疗效最为肯定的一种保护肝细胞结构和功能的药物是
   A. 多烯磷脂酰胆碱
   B. 硫普罗宁
   C. 复方甘草甜素
   D. 联苯双酯
   E. 熊去氧胆酸

75. 通常建议稀释每个包装（3g）蒙脱石至少需要的水量是
   A. 5ml   B. 10ml
   C. 20ml   D. 40ml
   E. 50ml

76. 关于枸橼酸铋钾用药注意事项的说法，错误的是
   A. 妊娠期妇女、肾功能不全者禁用
   B. 服药期间口中可能带有氨味并可使舌苔及大便灰黑色
   C. 为了更好地保护胃黏膜，可与牛奶同服
   D. 不能同时服用抗酸药
   E. 不能同时服用抑酸药质子泵抑制剂

77. 以原型从肾脏排泄，不与肝脏细胞色素P450酶作用的抑酸药是
   A. 西咪替丁   B. 法莫替丁
   C. 奥美拉唑   D. 雷贝拉唑
   E. 艾司奥美拉唑

78. 某用药咨询患者，女，30岁，孕29周。因轻度便秘向药师咨询，不当的建议是
   A. 使用比沙可啶   B. 使用乳果糖
   C. 使用聚乙二醇   D. 使用容积性泻药
   E. 改变生活方式

二、配伍选择题

[1~3题共用备选答案]
   A. 泮托拉唑   B. 雷贝拉唑
   C. 艾司奥美拉唑   D. 艾普拉唑
   E. 右兰索拉唑

1. 以上药物是奥美拉唑的S型对映体的是

2. 以上药物是兰索拉唑的R型对映体的是

3. 又称为埃索美拉唑的PPI是

[4~6题共用备选答案]
  A. 抗酸药   B. 胃黏膜保护剂
  C. H_2受体阻断剂 D. 质子泵抑制剂
  E. 抗胆碱药

4. 奥美拉唑属于
5. 氢氧化铝属于
6. 雷尼替丁属于

[7~10题共用备选答案]
  A. 抗酸药   B. 胃黏膜保护剂
  C. H_2受体阻断剂 D. 质子泵抑制剂
  E. 抗胆碱药

7. 枸橼酸铋钾属于
8. 硫糖铝属于
9. 铝碳酸镁属于
10. 吉法酯属于

[11~13题共用备选答案]
  A. 10mg   B. 20mg
  C. 30mg   D. 40mg
  E. 50mg

11. 奥美拉唑的成人常用剂量是
12. 兰索拉唑的成人常用剂量是
13. 泮托拉唑的成人常用剂量是

[14~16题共用备选答案]
  A. CYP1A2 B. CYP2C19
  C. CYP2D6 D. CYP3A4
  E. CYP3A5

14. 不推荐氯吡格雷与奥美拉唑联合使用，这是因为奥美拉唑抑制
15. 兰索拉唑的主要代谢酶是
16. 泮托拉唑的主要代谢酶是

[17~18题共用备选答案]
  A. 在胃内直接中和胃酸
  B. 竞争性的拮抗组胺与胃壁细胞上的H_2受体结合，抑制基础胃酸分泌及由组胺和食物刺激后引起的胃酸分泌
  C. 抑制H^+，K^+-ATP酶活性，使壁细胞内的H^+不能转运到胃腔中，阻断了胃酸分泌的最后步骤
  D. 与前列腺素E_2受体结合，降低胃壁细胞的胃酸分泌
  E. 竞争胃壁细胞膜腔面的钾离子来发挥作用，能够对质子泵产生可逆性抑制，从而抑制胃酸分泌

17. 伏诺拉生可以
18. 米索前列醇可以

[19~20题共用备选答案]
  A. 亚磺酰胺 B. 美沙拉秦
  C. 奥沙拉嗪 D. 巴柳氮
  E. 奥美拉唑

19. 艾司奥美拉唑的活性成分是
20. 柳氮磺吡啶的活性成分是

[21~25题共用备选答案]
  A. 具有高度选择性的钙拮抗剂，通过抑制钙离子流入肠道平滑肌细胞，防止肌肉过度收缩而达到解痉作用，能消除肠壁平滑肌高反应性，并增加肠道蠕动能力
  B. 通过抑制磷酸二酯酶，增加细胞内环磷酸腺苷的水平，抑制肌球蛋白轻链肌酶，使平滑肌舒张，从而解除痉挛
  C. 胆碱M受体拮抗药，具有松弛胃肠平滑肌作用，从而解除平滑肌痉挛，缓解或消除胃肠平滑肌痉挛所致的绞痛
  D. 选择性$5-HT_4$受体激动剂，通过兴奋胃肠道胆碱能中间神经元及肌间神经丛的$5-HT_4$受体，促进乙酰胆碱的释放，从而增强上消化道（胃和小肠）运动
  E. 兼有中枢和外周多巴胺D_2受体抑制作用，有胃肠道兴奋作用，可促进胃肠蠕动

21. 解痉药匹维溴铵的作用机制是
22. 解痉药屈他维林的作用机制是
23. 解痉药颠茄的作用机制是
24. 胃肠动力药甲氧氯普胺的作用机制是
25. 胃肠动力药莫沙必利的作用机制是

[26~30题共用备选答案]
  A. 氯丙嗪   B. 甲氧氯普胺
  C. 帕洛诺司琼 D. 劳拉西泮
  E. 东莨菪碱

26. 低剂量用药时对中枢和外周多巴胺D_2受体有拮抗作用，而高剂量用药时有较弱的$5-HT_3$受体阻断作用，可用于化疗所致恶心呕吐的是
27. 长效的$5-HT_3$受体阻断剂是
28. 阻断脑内多巴胺受体，小剂量抑制延脑催吐化学感受区的多巴胺受体，大剂量时直接抑制呕吐中枢，兼有镇静作用的是
29. 单独应用时止吐作用相对较弱，主要作为辅助药物，用于减轻地塞米松所致焦虑和甲氧氯普胺所

致静坐不能，也可用于减少预期性的化疗所致恶心呕吐的是

30. 抗胆碱能药物，易通过血－脑屏障，能有效预防晕动病，可抗晕船、晕车的是

[31~35 题共用备选答案]

A. 即使进行了预防处理但仍出现的呕吐，并需要进行"解救性治疗"

B. 在化疗 24 小时之后发生，常见于顺铂、卡铂、环磷酰胺和阿霉素化疗时，可持续数日

C. 一般发生在给药数分钟至数小时，并在给药后 5~6 小时达高峰，但多在 24 小时内缓解

D. 以往的化疗周期中使用预防性和（或）解救性止吐治疗失败，而在接下来的化疗周期中仍然出现呕吐

E. 患者在前一次化疗时经历了难以控制的化疗所致恶心呕吐之后，在下一次化疗开始之前即发生的恶心呕吐

31. 急性恶心呕吐指的是

32. 延迟性恶心呕吐指的是

33. 预期性恶心呕吐指的是

34. 爆发性呕吐指的是

35. 难治性呕吐指的是

[36~40 题共用备选答案]

A. 推荐化疗前用三药方案，包括单剂量 $5-HT_3$ 受体阻断剂、地塞米松和 $NK-1$ 受体阻断剂

B. 建议用单一药物，如地塞米松、$5-HT_3$ 受体阻断剂或多巴胺受体阻断剂（如甲氧氯普胺）预防呕吐

C. 推荐第 1 天采用 $5-HT_3$ 受体阻断剂联合地塞米松，第 2 和第 3 天继续使用地塞米松

D. 在化疗期间每日使用 $5-HT_3$ 受体阻断剂，地塞米松应连续使用至化疗结束后 2~3 日；必要时可以考虑加用阿瑞匹坦

E. 对于无恶心和呕吐史的患者，不必在化疗前常规给予止吐药物

36. 多日化疗所致恶心及呕吐的药物预防方案是

37. 轻微催吐性化疗的药物预防方案是

38. 低度催吐性化疗的药物预防方案是

39. 中度催吐性化疗的药物预防方案是

40. 高度催吐性化疗的药物预防方案是

[41~43 题共用备选答案]

A. 4mg   B. 8mg

C. 16mg   D. 24mg

E. 32mg

41. 昂丹司琼用于预防成年人高致吐性化疗引起的恶心呕吐时，最大起始剂量是

42. 昂丹司琼用于预防儿童和青少年（6 月至 17 岁）化疗和放疗引起的恶心呕吐时，可进行静脉注射，但剂量不得超过

43. 中度和重度肝功能损害患者昂丹司琼清除能力显著下降，每日剂量不应超过

[44~48 题共用备选答案]

A. 作为细胞膜的重要组分，特异性地与肝细胞膜结合，促进肝细胞膜再生，协调磷脂和细胞膜功能，降低脂肪浸润，增强细胞膜的防御能力，起到稳定、保护、修复细胞膜的作用

B. 降低血清丙氨酸氨基转移酶（ALT）水平

C. 通过各种机制发挥抗炎作用，有类似激素的作用

D. 促进胆汁分泌，减轻胆汁淤滞

E. 提供巯基或葡萄糖醛酸，增强解毒功能

44. 多烯磷脂酰胆碱作为保护肝细胞药的作用机制是

45. 还原型谷胱甘肽作为保护肝细胞药的作用机制是

46. 双环醇片作为保护肝细胞药的作用机制是

47. 异甘草酸镁作为保护肝细胞药的作用机制是

48. 腺苷蛋氨酸作为保护肝细胞药的作用机制是

[49~50 题共用备选答案]

A. 228mg   B. 456mg

C. 912mg   D. 1368mg

E. 1824mg

49. 13 岁儿童口服多烯磷脂酰胆碱每日最大剂量不能超过

50. 成人口服多烯磷脂酰胆碱每日最大剂量不能超过

[51~53 题共用备选答案]

A. 在消化道不被吸收，在胃内酸性条件下，脱钙形成聚卡波非，在小肠或大肠的中性环境下显示了高度的吸水性，膨胀成为凝胶，保持消化道内水分，调节消化道内容物的输送，从而对便秘发挥治疗作用

B. 一种阴离子表面活性剂，口服后基本不吸收，在肠道内促进水和脂肪类物质浸入粪便，通过物理性润滑肠道排便

C. 选择性、高亲和力的 $5-HT_4$ 受体激动剂，可通过 $5-HT_4$ 受体激活作用来增强胃肠道中蠕动反射和推进运动模式，具有促肠动力活性

D. 通过激活 CFTR（囊性纤维化跨膜传导调节因子），细胞内 cGMP 可增加小肠腔内氯化物和碳酸氢盐的分泌量，最终使小肠液分泌增多和结肠转运速度加快

E. 被肠道菌群分解代谢转化成低分子量有机酸，导致肠道内 pH 下降，发挥渗透效应，并通过保留水分，增加粪便体积，从而发挥导泻作用

51. 泻药多库酯钠的作用机制是
52. 泻药普芦卡必利的作用机制是
53. 泻药利那洛肽的作用机制是

[54～56 题共用备选答案]

　A. 吸附剂　　　　B. 抗动力药
　C. 抗分泌药　　　D. 微生态制剂
　E. 口服补液盐

54. 蒙脱石散是
55. 次水杨酸铋是
56. 复方地芬诺酯是

[57～59 题共用备选答案]

　A. 治疗初始，应进行全血细胞计数和肝功能检查，随后在头 3 个月内应每 2 周监测 1 次，之后的 3 个月每月监测 1 次，以后每 3 个月监测 1 次

　B. 在治疗期间，应注意血细胞计数和尿检查。一般情况下，在治疗开始 14 日，就应该进行这些检查。此后，每用药 4 周，应进行相应检查

　C. 每月检查肝脏功能

　D. 每月检查血脂浓度

　E. 用药时应定期进行下列检查以监测本药的毒性作用：外周血细胞计数、血小板计数、血红蛋白量、血浆白蛋白量、肝功能、24 小时尿蛋白。此外，治疗中每 3 个月或 6 个月应检查一次尿常规

57. 使用柳氮磺吡啶需要监测的是
58. 使用美沙拉秦需要监测的是
59. 使用硫普罗宁需要监测的是

[60～61 题共用备选答案]

　A. 在 1～2　　　　B. 大于或等于 6
　C. 在 4～5　　　　D. 小于或等于 4
　E. 在 9～10

60. PPI 注射剂型都是粉针剂，其稀释后的溶液 pH 需
61. 美沙拉秦迟释制剂的释放具有 pH 依赖性，外层

包衣溶解在回肠远端，此处 pH 需

三、综合分析选择题

[1～2 题共用题干]

　患者，女，36 岁，因"时感上腹部发胀不适来诊"，偶感恶心，无反酸、嗳气，查体：腹软，肝脾未及，上腹部轻压痛，无反跳痛。经医师诊断为功能性消化不良，给予莫沙必利治疗。

1. 莫沙必利属于哪类胃肠动力药
　A. 选择性 5-HT$_4$ 受体激动剂
　B. 外周多巴胺 D$_2$ 受体激动剂
　C. 外周多巴胺 D$_2$ 受体阻断剂
　D. 选择性 5-HT$_4$ 受体阻断剂
　E. 非选择性外周多巴胺 D$_2$ 受体激动剂

2. 药师应告知患者莫沙必利可能出现的不良反应是
　A. 锥体外系反应　　B. Q-T 间期延长
　C. 室性心律失常　　D. 泌乳素分泌增多
　E. 腹痛

[3～5 题共用题干]

　患者，男，53 岁。因上腹部隐痛 1 月余就诊。查粪隐血（+），行纤维胃镜检查，胃液中发现幽门螺杆菌，诊断为幽门螺杆菌感染致消化性溃疡。

3. 该患者疾病的根治方案应包括
　A. 抗菌药物、抑酸药
　B. 抑酸药、铋剂
　C. 抗酸药、铋剂
　D. 抗酸药、抑酸药、铋剂
　E. 抗菌药物、抑酸药、铋剂

4. 以下可首选用于该患者治疗的药物是
　A. 昂丹司琼　　　　B. 铝碳酸镁
　C. 法莫替丁　　　　D. 西咪替丁
　E. 泮托拉唑

5. 患者服用期间出血舌苔发黑和大便灰黑色，是服用下列哪种药物所致
　A. 铋剂　　　　　　B. 硫糖铝
　C. 替普瑞酮　　　　D. 碳酸钙
　E. 铁剂

四、多项选择题

1. 胃的壁细胞内和胃酸分泌有关的受体包括
　A. 胃泌素受体
　B. 组胺 2（H$_2$）受体

C. 乙酰胆碱（M）受体

D. 前列腺素 E_2 受体

E. 血管紧张素受体

2. 氢氧化铝的作用包括

　　A. 抗酸　　　　　　　　B. 吸附

　　C. 增加胃肠蠕动　　　　D. 局部止血

　　E. 保护溃疡面

3. 合用铝剂可减少吸收的口服药物包括

　　A. 阿奇霉素　　　　　　B. 喹诺酮类

　　C. 地高辛　　　　　　　D. 左甲状腺素

　　E. 维生素 A

4. PPI 的典型不良反应包括

　　A. 可能会增加难辨梭状芽孢杆菌相关性腹泻风险

　　B. 可增加吸入性肺炎发生率

　　C. 高胃泌素血症

　　D. ^{13}C 尿素呼气试验结果出现假阴性

　　E. 增加自发性细菌性腹膜炎发生风险

5. 以下属于钾离子竞争性酸抑制剂特点的有

　　A. 能够对质子泵产生可逆性抑制

　　B. 口服后起效迅速

　　C. 体内代谢慢，具有比 PPI 持久的胃酸分泌抑制作用

　　D. 伏诺拉生主要由 CYP3A4 代谢

　　E. 伏诺拉生对质子泵的抑制作用无需酸的激活

6. 降低米索前列醇腹泻发生风险的措施包括

　　A. 单次剂量不超过 0.2mg

　　B. 减少饮水量

　　C. 与食物一起服用

　　D. 避免使用含镁的抗酸剂

　　E. 避免使用含铝的抗酸剂

7. 以下消化系统常用药物中，不易透过血 - 脑屏障的有

　　A. 西咪替丁　　　　　　B. 东莨菪碱

　　C. 丁溴东莨菪碱　　　　D. 多潘立酮

　　E. 阿瑞匹坦

8. 多潘立酮与已知可引起 Q - T 间期延长的强效 CYP3A4 酶抑制剂合用时，观察到了有临床意义的 Q - T 间期改变。因此在以下药物中，禁止与多潘立酮合用的有

　　A. 氟康唑　　　　　　　B. 克拉霉素

　　C. 胺碘酮　　　　　　　D. 利托那韦

E. 沙奎那韦

9. 以下消化系统常用药物中，哺乳期妇女可用的有

　　A. 甲氧氯普胺　　　　　B. 乳果糖

　　C. 聚乙二醇 4000　　　　D. 雷尼替丁

　　E. 米索前列醇

10. 曲美布汀的作用包括

　　A. 使胃排空功能的减弱得到改善

　　B. 使胃排空功能亢进得到抑制

　　C. 增加胃酸分泌

　　D. 减少胃酸分泌

　　E. 增加胆汁分泌

11. 昂丹司琼禁用于

　　A. 妊娠期妇女

　　B. 哺乳期妇女

　　C. 先天性 Q - T 间期延长综合征

　　D. 中度肝功能损害患者

　　E. 重度肝功能损害患者

12. 昂丹司琼的不良反应包括

　　A. 头痛

　　B. 便秘

　　C. 皮肤温热或潮红

　　D. 口干

　　E. 延长 Q - T 间期

13. 多烯磷脂酰胆碱注射剂可用于

　　A. 妊娠中毒　　　　　　B. 银屑病

　　C. 新生儿　　　　　　　D. 中毒性肝损伤

　　E. 放射综合征

14. 多烯磷脂酰胆碱注射剂可使用的稀释剂是

　　A. 生理盐水　　　　　　B. 林格液

　　C. 5% 葡萄糖溶液　　　 D. 10% 葡萄糖溶液

　　E. 木糖醇注射液

15. 使用甘草酸二铵治疗过程中应定期检测血压，血清钾、钠浓度，这是因为可能出现

　　A. 高血压　　　　　　　B. 低血钾

　　C. 高血钾　　　　　　　D. 低钠血症

　　E. 高钠血症

16. 熊去氧胆酸不能使用的情况包括

　　A. 胆固醇性胆囊结石

　　B. 服用 12 个月后结石未见变小者

　　C. 胆结石钙化

　　D. 胆囊不能正常收缩

E. 胆汁反流性胃炎

17. 以下泻药口服后不被吸收或吸收极少的是

    A. 乳果糖　　　　　　B. 聚乙二醇 4000

    C. 聚卡波非钙　　　　D. 多库酯钠

    E. 利那洛肽

18. 便秘在妊娠期非常常见，妊娠期便秘的治疗包括

    A. 首先建议患者改变生活方式

    B. 可选用聚乙二醇 4000

    C. 可选用乳果糖

    D. 可选用欧车前

    E. 可选用聚卡波非钙

19. 慢性疼痛常使用阿片类药物，便秘是各种阿片类药物最常见的不良反应，临床称之为阿片类药物所致便秘（Opioid - induced constipation，OIC）。OIC 的预防非常重要，预防应与阿片类药物治疗同时开始，包括预防性使用通便药和改变生活习惯（如增加液体摄入、增加膳食纤维、适当锻炼等）。OIC 的治疗药物包括容积性、渗透性、刺激性泻剂。对于以上药无效的患者，可尝试使用新型药物，这些新型药物包括

    A. 促分泌药　　　　　B. 促动力药

    C. 羟考酮　　　　　　D. 纳洛酮

    E. 外周 μ - 阿片受体阻断剂

20. 2 岁以下的儿童可使用的止泻药有

    A. 蒙脱石　　　　　　B. 补液盐

    C. 洛哌丁胺　　　　　D. 消旋卡多曲

    E. 双歧杆菌三联活菌

21. 以下消化系统常用药中，大部分以原型从肾脏排出的有

    A. 西咪替丁　　　　　B. 雷尼替丁

    C. 法莫替丁　　　　　D. 普芦卡必利

    E. 匹维溴铵

22. 以下消化系统常用药中，口服必须采用肠溶剂型的有

    A. 奥美拉唑　　　　　B. 泮托拉唑

    C. 聚乙二醇 4000　　D. 蒙脱石

    E. 胰酶

23. 以下药品可影响熊去氧胆酸的吸收，需间隔 2 小时服用的是

    A. 氢氧化铝

    B. 氢氧化铝 - 三硅酸镁

    C. 环孢素

    D. 双歧杆菌三联活菌

    E. 考来烯胺

第五章 心血管系统疾病用药

一、最佳选择题

1. 关于 ARB 药物的叙述，错误的是
   A. 除厄贝沙坦和替米沙坦外，其他药的口服生物利用度都较低
   B. ARB 药物多在体内代谢后排出
   C. 所有的 ARB 起效时间在 2 小时左右
   D. 所有的 ARB 蛋白结合率大于 96%
   E. 所有的 ARB 作用持续时间大于等于 24 小时

2. 多数 ACEI 的起效时间在 1 小时，作用时间可以维持
   A. 6 小时　　　　　　B. 12 小时
   C. 24 小时　　　　　　D. 36 小时
   E. 48 小时

3. 使用 ACEI 类患者若干咳不能耐受者可改用
   A. 钙通道阻滞剂（CCB）
   B. 血管紧张素Ⅱ受体阻断剂（ARB）
   C. 利尿剂
   D. β 受体阻断剂
   E. α 受体阻断剂

4. 口服维拉帕米安全有效的剂量为一日不超过
   A. 480mg　　　　　　B. 400mg
   C. 320mg　　　　　　D. 240mg
   E. 160mg

5. 索他洛尔最严重的不良反应是
   A. 心动过缓　　　　　B. 呼吸困难
   C. 头晕　　　　　　　D. 尖端扭转型室速
   E. 疲劳

6. 不影响 Q-T 间期的抗心律失常药是
   A. 奎尼丁　　　　　　B. 利多卡因
   C. 普罗帕酮　　　　　D. 胺碘酮
   E. 索他洛尔

7. 严重肝功能不全时，维拉帕米的清除半衰期延长至 14~16 小时，该类患者只需服用正常剂量的
   A. 10%　　　　　　　B. 20%
   C. 30%　　　　　　　D. 40%
   E. 50%

8. 静脉给药方式使用维拉帕米需要注意的事项不包括
   A. 必须在持续心电监测和血压监测下
   B. 若静脉注射，应缓慢注射至少 2 分钟
   C. 静脉注射一般起始剂量为 5~10mg（或按体重 0.075~0.15mg/kg）
   D. 静脉滴注给药，每小时 5~10mg，一日总量不超过 50~100mg
   E. 注射液不能用林格液或氯化钠注射液稀释

9. 口服索他洛尔作为抗心律失常药，其疗效和不良反应发生率均呈剂量依赖性，具有最佳获益风险比的用法是一日 2 次，一次
   A. 40mg　　　　　　　B. 80mg
   C. 120mg　　　　　　　D. 160mg
   E. 320mg

10. 作用于 L-型钙通道的非二氢吡啶类钙通道阻滞剂类抗心律失常药是
    A. 胺碘酮　　　　　　B. 奎尼丁
    C. 利多卡因　　　　　D. 普罗帕酮
    E. 维拉帕米

11. 几乎完全经粪便排泄的 ARB 药物是
    A. 坎地沙坦　　　　　B. 奥美沙坦
    C. 氯沙坦　　　　　　D. 缬沙坦
    E. 替米沙坦

12. 仅用于室性心律失常的是
    A. 胺碘酮　　　　　　B. 奎尼丁
    C. 利多卡因　　　　　D. 普罗帕酮
    E. 维拉帕米

13. 以下关于 ARB 类药物的叙述，错误的是
    A. 肝脏轻、中度障碍患者血浆替米沙坦药物浓度明显增加，使用初始剂量宜小，每日用量不应超过 40mg，重度肝损害或胆道阻塞性疾病患者应该避免使用
    B. 老年患者或肾损害患者，透析患者，肝损害患者不必调整氯沙坦起始剂量
    C. 肾功能损伤的患者无需调整厄贝沙坦剂量，但是对血液透析患者初始剂量可考虑用 75mg

D. 轻、中度肾损伤无需调整缬沙坦起始剂量，肌酐清除率小于30ml/min禁止使用，非胆管源性、无胆汁淤积的轻、中度肝损伤无需调整起始剂量

E. 中度到明显的肝肾功能损害，无需调整奥美沙坦剂量，但是可以考虑较低的起始剂量，在周密的监护下使用

14. 卡托普利的服用时间是
    A. 餐前1小时服药
    B. 餐中服药
    C. 餐后服药
    D. 睡前1小时服药
    E. 睡前服药

15. 卡托普利使用过程中，可降低的项目是
    A. 肝药酶
    B. 中性粒细胞
    C. 血钾
    D. 血尿素氮
    E. 血肌酐

16. 可用于高血压急症的是
    A. 福辛普利
    B. 卡托普利
    C. 缬沙坦
    D. 厄贝沙坦
    E. 奥美沙坦

17. 患者已经使用利尿剂治疗高血压，医生欲开始使用福辛普利，应该
    A. 直接加用福辛普利即可
    B. 直接换用福辛普利即可
    C. 开始用福辛普利前停用利尿剂2~3日
    D. 开始用福辛普利前停用利尿剂5~7日
    E. 福辛普利的初始剂量是一次20~40mg，一日1次

18. 钙通道阻滞剂的药理作用不包括
    A. 主要舒张静脉，对动脉影响较小
    B. 松弛支气管平滑肌
    C. 抗动脉粥样硬化作用
    D. 抑制血小板活化
    E. 对肾脏具有保护作用

19. 属于第二代CCB的是
    A. 氨氯地平
    B. 左旋氨氯地平
    C. 硝苯地平控释片
    D. 乐卡地平
    E. 拉西地平

20. 需要一日服用多次的CCB是
    A. 氨氯地平
    B. 左旋氨氯地平
    C. 硝苯地平
    D. 乐卡地平
    E. 拉西地平

21. 以下药物治疗高血压时，需要一日2次给药的是
    A. 硝苯地平缓释片
    B. 硝苯地平控释片
    C. 非洛地平缓释片
    D. 氨氯地平片
    E. 氨氯地平胶囊

22. 非洛地平的主要代谢酶是
    A. CYP2C9
    B. CYP2C19
    C. CYP2D6
    D. CYP3A4
    E. CYP3A5

23. 适应证包括稳定型心绞痛的是
    A. 拉西地平
    B. 氨氯地平
    C. 阿利吉仑
    D. 奥美沙坦
    E. 厄贝沙坦

24. β受体阻断剂的药理作用不包括
    A. 减慢窦性节律，减慢心房和房室结的传导
    B. 引起支气管平滑肌舒张
    C. 延缓应用胰岛素的低血糖恢复，掩盖低血糖症状
    D. 减少交感神经兴奋所致肾素释放
    E. 降低眼内压

25. 主要经过肾脏排泄的β受体阻断剂是
    A. 普萘洛尔
    B. 阿替洛尔
    C. 比索洛尔
    D. 美托洛尔
    E. 卡维地洛

26. 普萘洛尔禁用于
    A. 劳力型心绞痛
    B. 室上性快速心律失常
    C. 甲状腺危象
    D. 支气管哮喘
    E. 高血压

27. β受体阻断剂治疗高血压时建议的使用策略是
    A. 首选用于老年高血压患者
    B. 首选用于糖脂代谢异常的高血压患者
    C. 大剂量β受体阻断剂与大剂量利尿剂联合
    D. β受体阻断剂与ACEI联合治疗无合并症的高血压患者

E. β 受体阻断剂联合 ARB 治疗高血压合并心力衰竭患者

28. 关于 β 受体阻断剂的使用，错误的是
A. 长期用普萘洛尔者撤药须逐渐递减剂量，至少经过 3 日，一般为 2 周
B. 嗜铬细胞瘤患者应先行使用美托洛尔后再使用 α 受体阻断剂
C. 对于要进行全身麻醉的患者，至少在麻醉前 48h 停用美托洛尔
D. 使用比索洛尔可能掩盖甲状腺毒症的症状
E. 卡维地洛治疗一般需长期使用，治疗不能骤停，必须逐渐减量

29. 很少穿过血 - 脑屏障，较少导致神经系统不良反应的是
A. 普萘洛尔　　　　B. 阿替洛尔
C. 噻吗洛尔　　　　D. 美托洛尔
E. 比索洛尔

30. 使用甲基多巴治疗高血压时，出现以下情况可以继续用药的是
A. 水肿，体重增加
B. 发生溶血性贫血
C. 肝功能异常
D. 出现心力衰竭迹象
E. 引起不自主性舞蹈症

31. 用于高血压急症、急性心力衰竭、急性肺水肿的药物是
A. 普萘洛尔　　　　B. 硝苯地平
C. 硝普钠　　　　　D. 甲基多巴
E. 卡维地洛

32. 硝普钠成人极量为
A. 10μg/（kg·min）
B. 20μg/（kg·min）
C. 30μg/（kg·min）
D. 40μg/（kg·min）
E. 50μg/（kg·min）

33. 肾功能不全而应用硝普钠超过 48~72h 者，每日须测定血浆中氰化物或硫氰酸盐，保持
A. 硫氰酸盐不超过 20μg/ml；氰化物不超过 1μmol/ml
B. 硫氰酸盐不超过 50μg/ml；氰化物不超过 2μmol/ml
C. 硫氰酸盐不超过 100μg/ml；氰化物不超过 3μmol/ml
D. 硫氰酸盐不超过 200μg/ml；氰化物不超过 4μmol/ml
E. 硫氰酸盐不超过 300μg/ml；氰化物不超过 5μmol/ml

34. 为了防止动脉硬化，经药物治疗后，希望增加血液中水平的是
A. LDL　　　　　　B. IDL
C. VLDL　　　　　D. HDL
E. 胆固醇

35. 可使胆固醇水平和三酰甘油水平都明显降低的药物是
A. 洛伐他汀　　　　B. 阿替洛尔
C. 依折麦布　　　　D. 普罗布考
E. 考来烯胺

36. 现有调脂药中降低 LDL 作用最强的一类药是
A. 他汀类药物　　　B. 胆固醇吸收抑制剂
C. 抗氧化剂　　　　D. 胆汁酸结合树脂
E. 贝丁酸类

37. 水溶性他汀类药物影响胆固醇合成的主要部位是
A. 肾上腺　　　　　B. 性腺
C. 心脏　　　　　　D. 肝脏
E. 大脑

38. 无活性代谢物的他汀类药物是
A. 洛伐他汀　　　　B. 辛伐他汀
C. 匹伐他汀　　　　D. 氟伐他汀
E. 阿托伐他汀

39. 治疗高脂血症达到中等强度（每日剂量可降低 LDL 30%~50%），所需药物剂量最小的是
A. 洛伐他汀　　　　B. 辛伐他汀
C. 匹伐他汀　　　　D. 氟伐他汀
E. 阿托伐他汀

40. 他汀类所引起的肝损害特点不包括
A. 所有他汀类药物都产生肝毒性
B. 当转氨酶升高至正常值上限的 3 倍以上，需要减量或停药
C. 肝毒性与剂量无关
D. 使用辛伐他汀的患者转氨酶在短期内很快升高
E. 应用洛伐他汀、阿托伐他汀、氟伐他汀和瑞舒伐他汀的患者转氨酶变化均不明显

41. 他汀类所引起的肌肉毒性特点不包括
    A. 各种他汀类药物都可能引起肌病
    B. 脂溶性他汀引起 CK 升高的可能性明显低于水溶性他汀
    C. 肌肉毒性可表现为肌肉无力、肌肉疼痛
    D. 升高他汀类药物血药浓度的药物相互作用会增加横纹肌溶解的危险性
    E. 辛伐他汀、洛伐他汀、阿托伐他汀横纹肌溶解发生率相对较高

42. 阿托伐他汀服用的时间最好是
    A. 早晨空腹服用　　B. 早餐后服用
    C. 午餐后服用　　　D. 下午四点服用
    E. 晚餐后服用

43. 关于使用依折麦布的说法，错误的是
    A. 可单独服用或与他汀类联合应用
    B. 需空腹服用
    C. 成人剂量一次 10mg，一日 1 次
    D. 剂量超过 10mg/d 对降低 LDL 水平无增效作用
    E. 不能与葡萄柚汁合用

44. 增强脂蛋白脂酶的活性，加速脂蛋白的分解，同时也能减少肝脏中脂蛋白合成的是
    A. 普罗布考　　　B. 辛伐他汀
    C. 非诺贝特　　　D. 依折麦布
    E. 阿昔莫司

45. 关于使用阿昔莫司的说法，错误的是
    A. 餐中或餐后服用
    B. 一疗程可长达 3 个月
    C. 总剂量不超过 1200mg/d
    D. 治疗不受饮食或脂肪影响
    E. 长期应用者，应定期检查血脂及肝肾功能

46. 兼具改善缺血、减轻症状与预防心肌梗死和改善预后两方面作用的药物是
    A. 抑制血小板聚集的药物
    B. 抗凝药
    C. 他汀类药物
    D. ACEI 类或 ARB 类药物
    E. β 受体阻断剂

47. 硝酸酯类药发挥抗心绞痛作用时，体内参与的物质不包括
    A. 谷胱甘肽转移酶
    B. 钙离子

C. cGMA 依赖性蛋白激酶
D. β 受体
E. 巯基

48. 临床常用，起效最快的硝酸酯类药物是
    A. 硝酸甘油
    B. 硝酸异山梨酯
    C. 5 – 单硝酸异山梨酯
    D. 戊四硝酸
    E. 亚硝酸酯类

49. 硝酸异山梨酯发挥作用需要在肝脏代谢为
    A. 硝酸甘油
    B. 1，2 – 二硝酸甘油
    C. 5 – 单硝酸异山梨酯
    D. 戊四硝酸
    E. 1，3 – 二硝酸甘油

50. 采用偏心给药方法可减缓耐药性发生的药物是
    A. 普罗布考　　　B. 辛伐他汀
    C. 非诺贝特　　　D. 硝酸异山梨酯
    E. 阿昔莫司

51. 强心苷类药的作用靶点是
    A. Na^+，K^+ – ATP 酶
    B. Na^+ – K^+ – $2Cl^-$ 同向转运子
    C. Na^+ – Cl^- 共转运子
    D. H^+，K^+ – ATP 酶
    E. Na^+ – Ca^{2+} 转运子

52. 强心苷类药的药理作用不包括
    A. 提高心肌细胞内 Ca^{2+} 水平
    B. 提高位于心脏的压力感受器的敏感性
    C. 提高位于主动脉弓、颈动脉窦的压力感受器的敏感性
    D. 心肌的正性肌力作用
    E. 使肾脏分泌肾素增加

53. 强心苷类在心力衰竭治疗中的意义在于
    A. 提高存活率　　B. 改善症状
    C. 改善预后　　　D. 对因治疗
    E. 降低心率

54. 强心苷类中毒症状常出现在血清地高辛浓度超过
    A. 1ng/ml　　　B. 2ng/ml
    C. 3ng/ml　　　D. 4ng/ml
    E. 5ng/ml

55. 强心苷类中毒的症状不包括

A. 心律失常

B. 嗜睡

C. 红–绿、蓝–黄辨认异常

D. 心肌强力收缩

E. 房室传导阻滞

56. 相对安全的血清地高辛浓度为

A. 0.5 ~ 1.0ng/ml　　B. 1.5 ~ 2.0ng/ml

C. 2.5 ~ 3.0ng/ml　　D. 3.5 ~ 4.0ng/ml

E. 4.5 ~ 5.0ng/ml

57. 关于强心苷类药的治疗药物浓度监测，叙述错误的是

A. 药物浓度测定结果决定强心苷类药剂量的选择及调整

B. 口服给药，地高辛测定的血样最好在最近一次给药后 12 小时采取

C. 疑有强心苷中毒时，应做地高辛血药浓度测定

D. 静脉给药，地高辛测定的血样最好在最近一次给药后 12 小时采取

E. 强心苷类具有治疗指数窄的特点，易发生中毒

58. 强心苷类药可用于

A. 合并心室率快的心房颤动者

B. 预激综合征伴心房颤动或扑动者

C. 室性心动过速者

D. 心室颤动者

E. 急性心肌梗死后患者

59. 关于米力农使用的叙述，错误的是

A. 不宜用于严重瓣膜狭窄病变，肥厚型梗阻性心肌病

B. 长期使用可降低死亡率

C. 用药期间应监测心率、血压，必要时调整剂量

D. 对心房扑动、心房颤动患者，宜先用强心苷制剂控制心室率

E. 合用强利尿剂时，可使左室充盈压过度下降，且易引起水、电解质失衡

60. 伊伐布雷定发挥作用特异性针对

A. 心房传导　　　　B. 房室传导

C. 心室传导　　　　D. 窦房结

E. 心室复极化

61. 使用伊伐布雷定的目标心率是

A. 30 ~ 40 次/分钟

B. 40 ~ 50 次/分钟

C. 50 ~ 60 次/分钟

D. 60 ~ 70 次/分钟

E. 70 ~ 80 次/分钟

62. 伊伐布雷定的成人服用方法是

A. 口服，一日 1 次，早餐后服用

B. 口服，一日 1 次，晚餐后服用

C. 口服，一日 1 次，睡前服用

D. 口服，一日 2 次，早、晚进餐后服用

E. 口服，一日 2 次，早、晚进餐时服用

63. 伊伐布雷定的代谢酶是

A. CYP2C9　　　　　B. CYP2C19

C. CYP2D6　　　　　D. CYP3A4

E. CYP3A5

64. 伊伐布雷定适用于窦性心律且心率

A. ≥75 次/分钟　　　B. ≥65 次/分钟

C. ≥55 次/分钟　　　D. ≥45 次/分钟

E. ≥35 次/分钟

65. 沙库巴曲缬沙坦钠中的沙库巴曲属于

A. 血管紧张素受体阻断剂

B. β 受体阻断剂

C. 血管紧张素 I 转化酶抑制剂

D. 羟甲基戊二酰辅酶 A 还原酶抑制剂

E. 脑啡肽酶抑制剂

66. 从 ACEI 转换成沙库巴曲缬沙坦钠，必须在停止 ACEI 治疗至少

A. 12 小时　　　　　B. 18 小时

C. 24 小时　　　　　D. 30 小时

E. 36 小时

67. 沙库巴曲缬沙坦钠的严重不良反应是

A. 低血压　　　　　B. 高钾血症

C. 咳嗽　　　　　　D. 血管性水肿

E. 头晕

68. 二氢吡啶类 CCB 中，扩张脑血管作用较强，能增加脑血流量的是

A. 氨氯地平　　　　B. 硝苯地平

C. 尼莫地平　　　　D. 非洛地平

E. 拉西地平

69. 不属于抗心力衰竭药物沙库巴曲缬沙坦的禁忌的是

A. 轻中度肝肾功能损害

B. 与 ACEI 合用

C. 存在 ACEI 或 ARB 治疗相关的血管性水肿既往

病史

　　D. 正在应用阿利吉仑的 2 型糖尿病患者

　　E. 中期和晚期妊娠妇女

二、配伍选择题

[1～4题共用备选答案]

　　A. 胺碘酮　　　　　　B. 奎尼丁

　　C. 利多卡因　　　　　D. 普罗帕酮

　　E. 维拉帕米

1. 属于Ⅰa类抗心律失常药的是

2. 属于Ⅰb类抗心律失常药的是

3. 属于Ⅰc类抗心律失常药的是

4. 属于Ⅲ类抗心律失常药的是

[5～8题共用备选答案]

　　A. 胺碘酮　　　　　　B. 索他洛尔

　　C. 利多卡因　　　　　D. 普罗帕酮

　　E. 维拉帕米

5. 可引起慢性肺间质纤维化的药物是

6. 长期使用应定期检查甲状腺功能的药物是

7. 常见不良反应包括抑制心脏收缩功能和传导功能，有时也会出现牙龈增生的是

8. 与消耗儿茶酚胺类的药物（如利血平、胍乙啶）联合应用可产生低血压和严重心动过缓的是

[9～13题共用备选答案]

　　A. 美西律　　　　　　B. 氟卡尼

　　C. 胺碘酮　　　　　　D. 地尔硫䓬

　　E. 普鲁卡因胺

9. 适度阻滞钠通道，降低动作电位 0 相上升速率，延长复极过程，延长有效不应期更为显著，抑制心肌的自律性，特别是异位兴奋点的自律性和传导速度使 Q－T 间期延长，减低心脏兴奋性的是

10. 轻度阻滞钠通道，可缩短复极时间和提高心室颤动阈值，使传导减慢，异位节律点的自律性降低，Q－T 间期缩短的是

11. 明显阻滞钠通道，显著降低动作电位 0 相上升速率和幅度，减慢传导性的作用最为显著，不影响 Q－T 间期的是

12. 抑制多种钾通道，延长动作电位时程和有效不应期，延长 Q－T 间期的是

13. 作用于 L－型钙通道，通过减慢房室结传导速度，减低窦房结自律性从而减慢心率的是

[14～16题共用备选答案]

　　A. Ang Ⅰ　　　　　　B. AT$_1$

　　C. 缓激肽　　　　　　D. Ang Ⅱ

　　E. ACE

14. 血管紧张素转化酶抑制剂的作用靶点是

15. 血管紧张素Ⅱ受体阻断剂的作用靶点是

16. 血管紧张素转化酶抑制剂可引起干咳，是因为药物使何种物质在体内堆积

[17～19题共用备选答案]

　　A. 福辛普利　　　　　B. 依那普利

　　C. 卡托普利　　　　　D. 贝那普利

　　E. 赖诺普利

17. 因半衰期较短，需一日给药 2～3 次的是

18. 经肝和肾排泄，肾功能不全时无需调整剂量的是

19. 肝功能损害无需调整剂量的是

[20～22题共用备选答案]

　　A. 血管神经性水肿

　　B. 低血压

　　C. 干咳

　　D. 血钾升高

　　E. 血钾降低

20. ACEI 类的严重不良反应是

21. ACEI 类最常见不良反应是

22. 长期应用 ACEI 类有可能导致的电解质紊乱是

[23～24题共用备选答案]

　　A. 肾上腺素　　　　　B. 硝苯地平

　　C. 呋塞米　　　　　　D. 螺内酯

　　E. 氢氯噻嗪

23. 与卡托普利合用可加重高钾血症的是

24. 卡托普利使用过程中若出现血管神经性水肿应停用，并迅速皮下注射

[25～26题共用备选答案]

　　A. 75mg　　　　　　B. 150mg

　　C. 150/12.5mg　　　D. 300/12.5mg

　　E. 300/25mg

25. 患者，男，55 岁，使用厄贝沙坦治疗原发性高血压，初始剂量是一日 1 次，一次

26. 患者，男，55 岁，使用厄贝沙坦氢氯噻嗪复方制剂治疗原发性高血压，一日剂量不超过

[27～31题共用备选答案]

　　A. 地尔硫䓬　　　　　B. 阿利吉仑

　　C. 硝苯地平　　　　　D. 厄贝沙坦

　　E. 福辛普利

27. 属于肾素抑制药的是

28. 属于二氢吡啶类 CCB 的是

29. 属于非二氢吡啶类 CCB 的是

30. 血管选择性差，对心脏具有负性变时、负性传导及负性变力作用的是

31. 主要作用于动脉的 CCB 是

[32～36 题共用备选答案]

    A. 普萘洛尔   B. 阿替洛尔

    C. 比索洛尔   D. 美托洛尔

    E. 卡维地洛

32. 属于水溶性 β 受体阻断剂的是

33. 属于水脂双溶性 β 受体阻断剂的是

34. 具有周围血管扩张作用的是

35. 属于 α_1 和 β 受体阻断剂的是

36. 属于非选择性 β 受体阻断剂的是

[37～40 题共用备选答案]

    A. 洛伐他汀   B. 阿替洛尔

    C. 依折麦布   D. 普罗布考

    E. 考来烯胺

37. 属于羟甲基戊二酰辅酶 A 还原酶抑制剂的是

38. 属于胆固醇吸收抑制剂的是

39. 属于抗氧化剂降胆固醇药的是

40. 属于胆汁酸结合树脂的是

[41～44 题共用备选答案]

    A. 洛伐他汀   B. 阿替洛尔

    C. 依折麦布   D. 普罗布考

    E. 考来烯胺

41. 选择性抑制小肠胆固醇转运蛋白，有效减少肠道内胆固醇吸收的是

42. 竞争性抑制内源性胆固醇合成限速酶 HMG－CoA 还原酶，阻断胆固醇合成过程的是

43. 通过降低胆固醇合成与促进胆固醇分解使血胆固醇和低密度脂蛋白降低，还改变高密度脂蛋白亚型的性质和功能，使血高密度脂蛋白胆固醇减低的是

44. 阻滞胆汁酸在肠内的重吸收，导致胆汁酸在肝内合成的增加，从而使得肝内胆固醇减少的是

[45～49 题共用备选答案]

    A. 洛伐他汀   B. 辛伐他汀

    C. 普伐他汀   D. 氟伐他汀

    E. 阿托伐他汀

45. 不经过肝药酶代谢的药物是

46. 水溶性较强，不具有脂溶性的药物是

47. 以上药物中蛋白结合率最低的是

48. 以上药物中消除半衰期最长的是

49. 经过 CYP2C9 代谢的药物是

[50～54 题共用备选答案]

    A. 2～4mg   B. 5～10mg

    C. 10～20mg   D. 20～40mg

    E. 40～80mg

    治疗高脂血症达到中等强度（每日剂量可降低 LDL 30%～50%）

50. 所需辛伐他汀的剂量为

51. 所需匹伐他汀的剂量为

52. 所需普伐他汀的剂量为

53. 所需阿托伐他汀的剂量为

54. 所需瑞舒伐他汀的剂量为

[55～57 题共用备选答案]

    A. 利福平   B. 红霉素

    C. 烟酸   D. 地高辛

    E. 吉非贝齐

55. 属于 CYP3A4 底物/抑制剂，可能会增加他汀类药物肌肉不良反应危险性的是

56. 属于 CYP2C9 的诱导剂，可以减少氟伐他汀的生物利用度 50% 的是

57. 属于 P－糖蛋白的底物，提高辛伐他汀发生横纹肌溶解危险性的是

[58～59 题共用备选答案]

    A. 血管紧张素转化酶抑制剂

    B. β 受体阻断剂

    C. 醛固酮受体拮抗剂

    D. 血管紧张素受体脑啡肽酶抑制剂

    E. 钠－葡萄糖协同转运蛋白 2 抑制剂

58. 沙库巴曲缬沙坦属于

59. 达格列净属于

[60～62 题共用备选答案]

    A. 卡托普利   B. 美托洛尔

    C. 伊伐布雷定   D. 沙库巴曲缬沙坦

    E. 达格列净

60. 可抑制心肌重构，改善临床左室功能，进一步降低总死亡率、降低心脏猝死率，所有慢性收缩性心力衰竭、心功能 Ⅰ～Ⅲ 级的患者都必须使用的药物是

61. 已用指南推荐剂量或达到 ACEI/ARB 最大耐受剂

量后，收缩压＞95mmHg，NYHA 心功能 Ⅱ～Ⅲ级、仍有症状的 HFrEF 患者，可用

62. 已使用 ACEI/ARB/ARNI、β 受体阻断剂、醛固酮受体拮抗剂，β 受体阻断剂已达到目标剂量或最大耐受剂量，心率仍≥70 次/分钟时，可用

[63～66 题共用备选答案]

A. 地高辛

B. 洋地黄毒苷

C. 毛花苷丙（西地兰 C）

D. 去乙酰毛花苷（西地兰 D）

E. 毒毛花苷 K

63. 毛花苷丙经弱碱水解去甲酰化的产物是

64. 去乙酰毛花苷在体内失去葡萄糖基和乙酸转化为

65. 临床常用的以原型药从尿液中排出的中效强心苷类药是

66. 主要经肝脏代谢，受肾功能影响小，可用于肾功能不全患者的强心苷是

[67～71 题共用备选答案]

A. 胺碘酮　　　B. 呋塞米

C. 硫酸镁　　　D. 克拉霉素

E. 普罗帕酮

67. 因抑制 P－糖蛋白使地高辛浓度增加 70%～100%的是

68. 可以引起低钾血症和低镁血症，增加洋地黄中毒危险的是

69. 因改变肠道内寄生菌群的生长，使迟缓真杆菌的转化作用受到抑制，导致地高辛的生物利用度和血药浓度增加的是

70. 可使洋地黄化时发生心脏传导阻滞，尤其是同时静脉注射钙盐时，该药物是

71. 可减少地高辛的肾脏及肾脏外的清除率，导致地高辛血药浓度增加 30%～40%的是

[72～74 题共用备选答案]

A. 心力衰竭

B. 视力模糊或"色视"

C. 眩晕

D. 心律失常

E. 恶心、呕吐或腹泻

72. 强心苷中毒最常见的早期症状是

73. 强心苷中毒最严重的中毒反应是

74. 药物过量可出现易误判为强心苷用药未达足量的症状是

[75～78 题共用备选答案]

A. 苯妥英钠

B. 利尿剂

C. 氯化钾、葡萄糖注射液

D. 阿托品

E. 高渗氯化钠注射液

75. 对地高辛轻度中毒者可及时停药及使用

76. 对地高辛中毒出现严重心律失常者可静脉滴注

77. 对地高辛中毒出现异位心律者可静脉注射

78. 对地高辛中毒出现心动过缓者可静脉注射

三、综合分析选择题

[1～3 题共用题干]

患者，男，56 岁，有高血压病史 4 年。体检：血压 156/96mmHg，无主动脉狭窄。医师处方依那普利控制血压。

1. 该患者若长期服用依那普利片，除应监测血压、心、肾功能外，还应监测的指标是

A. 血钾　　　　　　B. 血钠

C. 血钙　　　　　　D. 血氯

E. 血镁

2. 该患者用药过程中可能发生的典型不良反应是

A. 低血糖　　　　　B. 光过敏

C. 干咳　　　　　　D. 水肿

E. 口干

3. 若患者出现上述不良反应后不能耐受者可改用

A. 氨氯地平　　　　B. 缬沙坦

C. 吲达帕胺　　　　D. 美托洛尔

E. 呋塞米

[4～5 题共用题干]

患者男，48 岁，查体发现血脂升高来诊。TC 5.85mmol/L，TG 2.45mmol/L，LDL 3.92mmol/L，HDL 0.76mmol/L。经医师诊断为混合型高脂血症。

4. 根据该患者的病情，降低 LDL 首选的治疗药物是

A. 辛伐他汀　　　　B. 非诺贝特

C. 烟酸　　　　　　D. 依折麦布

E. 考来烯胺

5. 可以与上题所造的药物组成复方制剂联合治疗，且不会引起横纹肌溶解症风险增加的是

A. 阿托伐他汀　　　B. 非诺贝特

C. 烟酸　　　　　　D. 辛伐他汀

E. 依折麦布

[6~8题共用题干]

患者，女，56岁，血清总胆固醇和低密度脂蛋白胆固醇异常，初诊医师建议首先改变生活方式（控制饮食，增强运动）。一个月后复查血脂水平仍未达标，医师处方辛伐他汀片治疗。

6. 该患者服用辛伐他汀片的最适宜时间是

    A. 早上   B. 上午

    C. 中午   D. 下午

    E. 晚上

7. 经评估，该患者属于心血管事件高危人群，辛伐他汀的推荐初始剂量是

    A. 2~4mg   B. 5~10mg

    C. 10~15mg   D. 20~40mg

    E. 60~80mg

8. 服药期间应监测血生化指标，其中超过正常值上限10倍，提示出现肌毒性，应立即停药的指标是

    A. Hcy   B. Cr

    C. CK   D. BUN

    E. TBiL

[9~10题共用题干]

患者，男，60岁，诊断为房性心律失常，医生给予胺碘酮治疗。近日，因患胃溃疡开始用西咪替丁治疗，出现窦性心动过缓症状。

9. 胺碘酮的典型不良反应包括

    ①光敏感性

    ②肺毒性

    ③血糖升高

    ④甲状腺功能障碍

    ⑤心动过缓

    A. ①②④⑤   B. ①③⑤

    C. ②④⑤   D. ③④⑤

    E. ①②③④

10. 合用西咪替丁，出现窦性心动过缓，原因是

    A. 西咪替丁抑制CYP1A2，升高胺碘酮血浆药物浓度

    B. 西咪替丁诱导CYP2C9，升高胺碘酮血浆药物浓度

    C. 胺碘酮与西咪替丁竞争CYP2C19，减慢胺碘酮的代谢

    D. 西咪替丁抑制CYP3A4，升高胺碘酮血浆药物浓度

    E. 胺碘酮与西咪替丁竞争CYP2D6，减慢胺碘酮的代谢

四、多项选择题

1. 临床常见的可引起Q-T间期延长的药物有

    A. Ⅰa类抗心律失常药

    B. Ⅲ类抗心律失常药

    C. 大环内酯类

    D. 氟喹诺酮类

    E. 咪唑类

2. 使用普罗帕酮如出现窦房性或房室性传导高度阻滞，解救可静注

    A. 乳酸钠   B. 阿托品

    C. 异丙肾上腺素   D. 毛果芸香碱

    E. 间羟肾上腺素

3. 二氢吡啶类钙通道阻滞剂（CCB）降压药可用于

    A. 左心室肥厚   B. 稳定型冠心病

    C. 心力衰竭   D. 脑血管病

    E. 蛋白尿

4. 以下有活性代谢物的ARB药物有

    A. 坎地沙坦   B. 奥美沙坦

    C. 氯沙坦   D. 缬沙坦

    E. 替米沙坦

5. 与其他ARB药物相比，血浆药物浓度达峰时间较长的两个ARB药物是

    A. 坎地沙坦   B. 奥美沙坦

    C. 氯沙坦   D. 缬沙坦

    E. 替米沙坦

6. ACEI类药禁用于

    A. 心力衰竭   B. 双侧肾动脉狭窄

    C. 糖尿病肾病   D. 高钾血症

    E. 妊娠期妇女

7. 应暂停或减少卡托普利用量的情况有

    A. 蛋白尿逐渐增多

    B. 白细胞计数过低

    C. 不可耐受的干咳

    D. 症状较轻的干咳

    E. 出现血管神经性水肿

8. 第三代CCB的作用特点包括

    A. 起效平缓

    B. 作用平稳

    C. 持续时间久

D. 抗高血压谷峰比值高

E. 患者血压波动小

9. 以下属于细胞色素 P450 诱导剂，可以增加非洛地平代谢的药物有

A. 伊曲康唑   B. 红霉素

C. 利福平   D. 卡马西平

E. 苯巴比妥

10. 二氢吡啶类钙通道阻滞剂常见的不良反应包括

A. 心跳加快   B. 心动过缓

C. 面部潮红   D. 脚踝部水肿

E. 牙龈增生

11. 硝普钠使用过程中需要注意的事项有

A. 在避光输液瓶中使用

B. 使用 5% 葡萄糖注射液配制后保存与应用不应超过 24h

C. 静脉注射时应缓慢注射

D. 可缓慢静脉滴注或使用微量输液泵

E. 左心衰竭伴低血压时须同时加用心肌正性肌力药

12. 羟甲基戊二酰辅酶 A 还原酶抑制剂的作用包括

A. 减少心血管内皮过氧化，减少血管内皮炎症和内皮素生成

B. 稳定或缩小动脉粥样硬化的脂质斑块

C. 减少脑卒中和心血管事件

D. 抑制血小板聚集

E. 降低血清胰岛素，改善胰岛素抵抗

13. 兼具脂溶性和水溶性的他汀类药物有

A. 洛伐他汀   B. 辛伐他汀

C. 普伐他汀   D. 氟伐他汀

E. 阿托伐他汀

14. 经过 CYP3A4 代谢的他汀类药物有

A. 洛伐他汀   B. 辛伐他汀

C. 瑞舒伐他汀   D. 匹伐他汀

E. 阿托伐他汀

15. 横纹肌溶解发生率较低的药物有

A. 普伐他汀   B. 辛伐他汀

C. 洛伐他汀   D. 氟伐他汀

E. 阿托伐他汀

16. 服用普罗布考可引起结果升高的检查项目有

A. 氨基转移酶   B. 胆红素

C. 肌酸磷酸激酶   D. 尿酸

E. 尿素氮

17. 普罗布考可引起心电图 $Q-T$ 间期延长和严重室性心律失常，禁用于

A. 正在使用延长 $Q-T$ 间期的药物

B. 血钾过低

C. 血镁过低

D. 新近心肌梗死者

E. 严重室性心律失常

18. 烟酸类降低三酰甘油的作用机制包括

A. 抑制脂肪组织的分解，减少游离脂肪酸的释出，减少三酰甘油的合成

B. 抑制 VLDL 和 LDL 的生成

C. 抑制肝脂肪酶活性，减少 HDL 胆固醇异化

D. 激活脂肪组织的脂蛋白脂肪酶，加速 LDL 分解，有利于 HDL 胆固醇增高

E. 抑制羟甲基戊二酰辅酶 A 还原酶

19. 具有预防心肌梗死，改善预后的药物包括

A. 抑制血小板聚集的药物

B. 抗凝药

C. 他汀类药物

D. ACEI 类或 ARB 类药物

E. β 受体阻断剂

20. 硝酸酯类药的药理作用包括

A. 以扩张动脉为主

B. 可直接扩张冠状动脉

C. 保护心肌细胞，减轻缺血性损伤

D. 轻微的抗血小板聚集作用

E. 改变心肌血液的分布，增加缺血区血液供应

21. 硝酸甘油的使用方法包括

A. 片剂，舌下含服

B. 控释口颊片剂，置于口颊犬齿龈上

C. 气雾剂，舌下喷雾

D. 注射液，静脉滴注

E. 贴片，贴于左前胸皮肤

22. 在血清地高辛浓度较低时发生强心苷类中毒，可能是因为

A. 老年患者   B. 低血钾

C. 低血镁   D. 甲状腺功能减退者

E. 高血钙

23. 兼具脂溶性和水溶性的他汀类药物有

A. 匹伐他汀   B. 普伐他汀

C. 瑞舒伐他汀　　　　D. 氟伐他汀

E. 阿托伐他汀

24. 以下他汀类药物剂量属于高强度（即每日剂量可降低≥50%）的是

　　A. 辛伐他汀 20～40mg

B. 氟伐他汀 80mg

C. 阿托伐他汀 40～80mg

D. 匹伐他汀 2～4mg

E. 瑞舒伐他汀 20～40mg

第六章　血液系统疾病用药

一、最佳选择题

1. 使用华法林后出现严重出血可静注
   - A. 维生素 A 10～20mg
   - B. 维生素 B_6 10～20mg
   - C. 维生素 D_3 10～20mg
   - D. 维生素 E 10～20mg
   - E. 维生素 K_1 10～20mg

2. 华法林是消旋体，由 S - 华法林和 R - 华法林组成，二者的抗凝作用是
   - A. S - 华法林的抗凝作用约是 R - 华法林的 5 倍
   - B. R - 华法林的抗凝作用约是 S - 华法林的 5 倍
   - C. 二者抗凝作用等效
   - D. 二者抗凝作用关系不确定
   - E. 消旋体的作用强于二者

3. 判断华法林维持量是否足够，需观察的时间是
   - A. 2～3 日
   - B. 5～7 日
   - C. 8～10 日
   - D. 12～15 日
   - E. 20～25 日

4. 华法林的作用特点不包括
   - A. 口服生物利用度 > 90%，进食延长但不减少吸收量
   - B. 蛋白结合率高
   - C. 几乎完全通过肝脏代谢
   - D. 代谢产物主要通过肾脏排泄，肾功能不全的病人不必调整华法林的剂量
   - E. 起效快，服药当天即能达到所需药效

5. 不属于直接口服抗凝药（DOACs）的是
   - A. 利伐沙班
   - B. 阿哌沙班
   - C. 艾多沙班
   - D. 磺达肝癸钠
   - E. 达比加群酯

6. 以下药品被报告降低华法林抗凝作用的是
   - A. 吲哚美辛
   - B. 阿司匹林
   - C. 环孢素
   - D. 头孢氨苄
   - E. 辛伐他汀

7. 华法林可用于

   - A. 妊娠期妇女
   - B. 哺乳期妇女
   - C. 未经治疗或不能控制的高血压患者
   - D. 最近颅内出血者
   - E. 无法满意地依从剂量指示及无法安全地进行抗凝治疗者

8. 关于华法林使用的叙述，错误的是
   - A. 最普遍的不良反应为出血并发症
   - B. 疗效个体差异较大，应严密观察病情，并依据 INR 值调整用量
   - C. 华法林钠与很多药物有相互作用
   - D. 华法林钠与很多食物有相互作用
   - E. 当 INR 明显低于目标范围会增加出血并发症的可能性

9. 维生素 K 参与合成的凝血因子不包括
   - A. 凝血因子 II
   - B. 凝血因子 VII
   - C. 凝血因子 VIII
   - D. 凝血因子 IX
   - E. 凝血因子 X

10. 使用华法林患者需进行择期手术时应停药
    - A. 1 日
    - B. 2 日
    - C. 3 日
    - D. 5 日
    - E. 7 日

11. 以下哪种肝药酶受到影响，华法林的药效变化最显著
    - A. CYP1A2
    - B. CYP2C9
    - C. CYP2C19
    - D. CPY3A4
    - E. CPY3A5

12. 以下药品被报告增加华法林抗凝作用的是
    - A. 维生素 C
    - B. 奥美拉唑
    - C. 人参
    - D. 氯氮草
    - E. 螺内酯

13. 合用削弱华法林作用的药物是
    - A. 广谱抗生素
    - B. 阿司匹林
    - C. 羟基保泰松
    - D. 西咪替丁
    - E. 苯妥英钠

14. 以下食物与华法林钠不存在相互作用的是

A. 红叶苋菜   B. 菠菜叶

C. 洋葱   D. 脱皮黄瓜

E. 黄豆

15. 关于普通肝素与低分子肝素特点的描述，错误的是
    A. 普通肝素不是单一成分，低分子肝素是单一成分
    B. 普通肝素和低分子肝素的作用靶点一致
    C. 普通肝素的生物利用度低于低分子肝素
    D. 普通肝素和低分子肝素的代谢途径不一致
    E. 普通肝素抗因子 Xa 和因子 IIa 的效价基本相同，低分子肝素不是

16. 肝素的作用不包括
    A. 能预防血栓发生
    B. 裂解已有的血凝块
    C. 防止纤维蛋白原转化为纤维蛋白
    D. 刺激脂蛋白脂肪酶的释放
    E. 抑制导致血液凝结和血纤蛋白凝块形成的反应

17. 协助 AT-III 失活因子 IIa 的肝素长度需要
    A. ≥8 个糖 U   B. ≥10 个糖 U
    C. ≥12 个糖 U   D. ≥16 个糖 U
    E. ≥18 个糖 U

18. 可使用硫酸鱼精蛋白迅速逆转其作用，效果最好的是
    A. 肝素钠   B. 达肝素钠
    C. 依诺肝素钠   D. 那屈肝素钙
    E. 贝米肝素钠

19. 静脉或皮下给药均可的是
    A. 肝素钠   B. 达肝素钠
    C. 依诺肝素钠   D. 那屈肝素钙
    E. 贝米肝素钠

20. 抗 Xa：抗 IIa 效价比最大的是
    A. 肝素钠   B. 达肝素钠
    C. 依诺肝素钠   D. 那屈肝素钙
    E. 贝米肝素钠

21. 妊娠期抗凝药一般不选择
    A. 肝素钠   B. 达肝素钠
    C. 依诺肝素钠   D. 那屈肝素钙
    E. 贝米肝素钠

22. 治疗窗窄，实现充分抗凝又不发生出血难度较大的是

A. 肝素钠   B. 达肝素钠

C. 依诺肝素钠   D. 那屈肝素钙

E. 贝米肝素钠

23. LMWHs 的效价 U 均指
    A. 抗 IIa 的活性   B. 抗 IXa 的活性
    C. 抗 Xa 的活性   D. 抗 XIa 的活性
    E. 抗 XIIa 的活性

24. 每 1mg 硫酸鱼精蛋白可中和肝素约
    A. 1U   B. 10U
    C. 100U   D. 1000U
    E. 10000U

25. 肝素最常见的不良反应是
    A. 出血   B. 血小板减少症
    C. 骨质疏松   D. 胃肠道反应
    E. 高血压

26. 达肝素钠治疗前和治疗初期的前三周建议检查
    A. 淋巴细胞计数   B. 血红蛋白含量
    C. 红细胞计数   D. 血小板计数
    E. 中性粒细胞计数

27. 达比加群酯的药理作用不包括
    A. 竞争性直接抑制凝血酶
    B. 不可逆直接抑制凝血酶
    C. 抑制游离凝血酶
    D. 抑制已与纤维蛋白结合的凝血酶
    E. 抑制凝血酶诱导的血小板聚集

28. 外源性及内源性凝血途径的交汇点是
    A. 凝血因子 IIa   B. 凝血因子 IXa
    C. 凝血因子 Xa   D. 凝血因子 XIa
    E. 凝血因子 XIIa

29. 利伐沙班的药理作用是
    A. 阻止了 Xa 对凝血酶原的作用
    B. 抑制游离凝血酶
    C. 抑制血小板聚集
    D. 抑制已与纤维蛋白结合的凝血酶
    E. 不可逆地与 Xa 结合

30. 依达赛珠单抗可用来解救
    A. 阿哌沙班   B. 华法林
    C. 达比加群酯   D. 肝素
    E. 利伐沙班

31. 联合使用会降低达比加群酯血药浓度的药物是

A. 利福平　　　　　　B. 胺碘酮

C. 维拉帕米　　　　　D. 克拉霉素

E. 克拉霉素

32. 以下作用最强的抗血小板药物是

A. 替格瑞洛　　　　　B. 阿司匹林

C. 双嘧达莫　　　　　D. 替罗非班

E. 氯吡格雷

33. 属于无活性的前体药物的是

A. 替格瑞洛　　　　　B. 阿司匹林

C. 双嘧达莫　　　　　D. 替罗非班

E. 氯吡格雷

34. 具有抗血小板作用，且作用是可逆的药物是

A. 替格瑞洛　　　　　B. 阿司匹林

C. 利伐沙班　　　　　D. 噻氯匹定

E. 氯吡格雷

35. 影响氯吡格雷活性最大的酶是

A. 酯酶　　　　　　　B. CYP3A4

C. CYP2C19　　　　　D. CYP1A2

E. CYP2B6

36. 氯吡格雷是前体药物，口服后吸收迅速，至少50%药物被吸收。代谢氯吡格雷的主要酶是

A. 酯酶　　　　　　　B. CYP3A4

C. CYP2C19　　　　　D. CYP1A2

E. CYP2B6

37. 有指南推荐，为减少手术中和手术后出血风险，择期手术前需提前停用阿司匹林

A. 1~3 日　　　　　　B. 4~6 日

C. 7~10 日　　　　　D. 11~15 日

E. 16~20 日

38. 16 岁以下的儿童和青少年不宜服用0.5g规格的阿司匹林，这是因为其不良反应有

A. 恶心　　　　　　　B. 呕吐

C. 出血　　　　　　　D. 瑞氏综合征

E. 支气管哮喘

39. 氯吡格雷抗血小板作用明显降低的人群是

A. 超快代谢型患者

B. 快代谢型患者

C. 中间代谢型患者

D. 慢代谢型患者

E. 完整功能代谢型患者

40. 以下关于氯吡格雷使用的描述，错误的是

A. 如果漏服，在常规服药时间的 12 小时内漏服，应立即补服一次标准剂量，并按照常规服药时间服用下一次剂量

B. 超过常规服药时间的 12 小时后漏服，应在下次常规服药时间服用加倍剂量

C. 在需要进行择期手术的患者，如抗血小板治疗并非必须，则应在术前停用氯吡格雷 7 日以上

D. 发现氯吡格雷抗血小板作用不足者可检测 CYP2C19 基因型

E. 不推荐与奥美拉唑联用

41. 在循环系统中表现活性状态，不仅能降解血凝块的纤维蛋白，也降解循环中的纤维蛋白原，使全身纤维蛋白原和纤溶酶原水平下降最多的是

A. 尿激酶　　　　　　B. 阿替普酶

C. 瑞替普酶　　　　　D. 替奈普酶

E. 重组人尿激酶原

42. 半衰期短，需持续静脉滴注的溶栓药是

A. 阿昔单抗　　　　　B. 阿替普酶

C. 瑞替普酶　　　　　D. 替奈普酶

E. 重组人尿激酶原

43. 抗原性高的溶栓药是

A. 尿激酶　　　　　　B. 阿替普酶

C. 瑞替普酶　　　　　D. 重组链激酶

E. 重组人尿激酶原

44. 溶栓治疗时，不需要同期给予肝素和抗血小板药物改善高凝状态，减少血栓再发生的是

A. 尿激酶　　　　　　B. 阿替普酶

C. 瑞替普酶　　　　　D. 替奈普酶

E. 重组人尿激酶原

45. 急性缺血性脑卒中的阿替普酶治疗应开始于症状发作后的

A. 3 小时内　　　　　B. 4 小时内

C. 5 小时内　　　　　D. 6 小时内

E. 7 小时内

46. 关于维生素 K₁ 使用的叙述，错误的是

A. 肌内注射 1~2 小时起效，3~6 小时止血效果明显，12~14 小时后凝血酶原时间恢复正常

B. 肝内代谢

C. 经肾脏和胆汁排出

D. 口服吸收需要胆汁的存在

E. 口服由胃肠道经小肠毛细血管吸收

47. 重组人血小板生成素的使用目的不包括
    A. 治疗实体瘤化疗后所致的血小板减少症
    B. 使血小板计数升至正常数值
    C. 特发性血小板减少性紫癜（ITP）的辅助治疗
    D. 治疗糖皮质激素治疗无效的特发性血小板减少性紫癜
    E. 用于血小板减少及临床状态具有增加出血风险的患者

48. 缺铁性贫血患者通常口服铁剂后4~5日，血液中网织红细胞数即可上升，7~12日达峰。在血红蛋白恢复正常后，仍需继续服用铁剂的时间是
    A. 3~6日   B. 3~6周
    C. 3~6个月   D. 3~6年
    E. 终生服用

49. 缺铁性贫血患者通常口服铁剂治疗，如有条件进行铁蛋白测定，停药应在血清铁蛋白上升到
    A. 3~5μg/L   B. 10~15μg/L
    C. 20~30μg/L   D. 30~50μg/L
    E. 80~100μg/L

50. 铁剂用药期间需定期做下列检查，以观察治疗效果，除了
    A. 血红蛋白   B. 网织红细胞计数
    C. 巨核细胞计数   D. 血清铁蛋白
    E. 血清铁

51. 成人重组人促红素的治疗目标是
    A. 血红蛋白≥90g/L
    B. 血红蛋白≥100g/L
    C. 血红蛋白≥110g/L
    D. 血红蛋白≥120g/L
    E. 血红蛋白≥130g/L

52. 可以与铁剂一起服用的是
    A. 果汁   B. 牛奶
    C. 茶   D. 咖啡
    E. 抗酸药

53. 在服用叶酸、维生素 B_{12} 治疗巨幼细胞贫血后，尤其是严重病例在血红蛋白恢复正常时，可出现
    A. 血钾降低   B. 血钠降低
    C. 血镁降低   D. 血钙降低
    E. 血磷降低

54. 右旋糖酐铁的主要不良反应为过敏反应，为了应

对这一不良反应，不正确的是
    A. 在给予患者初次剂量前先给予少量，如60分钟后无不良反应发生，再给予剩余量
    B. 静脉滴注时，100~200mg 右旋糖酐铁用0.9% 氯化钠溶液或5% 葡萄糖溶液稀释至100ml。给予首次剂量时，应先缓慢滴注25mg 至少15分钟，如无不良反应发生，可将剩余剂量在30分钟内滴注完毕
    C. 静脉注射时，将相当于 100~200mg 铁（2~4ml）的右旋糖酐铁用0.9%氯化钠溶液或5% 葡萄糖溶液 10~20ml 稀释后缓慢静脉推注，同样在初次给药时先缓慢推注25mg（1~2分钟），如无不良反应发生，再给予剩余的剂量（0.2ml/min）
    D. 总补铁剂量约20mg/kg 的右旋糖酐铁也可采用一次性滴注给药的方法。此法应将所给剂量稀释至0.9% NaCl 或5% 葡萄糖溶液 250~1000ml 中，并静脉滴注0.5~1 小时
    E. 缓慢静脉注射可降低急性严重反应，过敏反应一般出现在给予试验剂量时间内

55. 使用重组人促红素时，降低的检查项目是
    A. 血压   B. 血红蛋白浓度
    C. 红细胞压积   D. 血清铁浓度
    E. 红细胞计数

56. 以下是重组人促红素的适应证的是
    A. 缺铁性贫血
    B. 巨幼细胞贫血
    C. 血小板减少性紫癜
    D. 中性粒细胞减少症
    E. 外科围手术期的红细胞动员

二、配伍选择题

[1~5 题共用备选答案]
    A. 维生素K   B. 比伐卢定
    C. 利伐沙班   D. 磺达肝癸钠
    E. 达比加群酯

1. 可逆转华法林中毒的药物是

2. 拟照肝素分子中的活性基团研发的小分子化合物，属于选择性间接凝血因子Ⅹa 抑制剂的是

3. 基于水蛭素（水蛭的天然抗凝物）结构研发的，抗凝成分是水蛭素衍生物 C 端的多肽结构，是直接的凝血酶抑制药的是

4. 可口服的直接凝血酶抑制剂是

5. 可口服的直接Ⅹa因子抑制剂是

[6~10题共用备选答案]

  A. 阿司匹林   B. 水合氯醛

  C. 甲硝唑   D. 巴比妥类

  E. 口服避孕药

6. 因增加血液凝集性，可能削弱维生素 K 拮抗剂（VKA）作用的是

7. 可以与维生素 K 拮抗剂产生协同作用的是

8. 因抑制 VKA 的代谢酶，使 VKA 作用加强的是

9. 因与 VKA 竞争血浆白蛋白，使 VKA 作用加强的是

10. 因能诱导肝药酶，削弱 VKA 作用的是

[11~12题共用备选答案]

  A. 1.0~2.0   B. 2.0~3.0

  C. 2.5~3.5   D. 3.5~4.5

  E. 5.0~6.0

11. 人造心脏瓣膜患者预防血栓栓塞并发症的 INR 目标范围是

12. 除了人造心脏瓣膜患者预防血栓栓塞并发症，其他适应证的 INR 目标范围是

[13~14题共用备选答案]

  A. 2mg   B. 3mg

  C. 4mg   D. 5mg

  E. 10mg

13. 正常体重及自然 INR 低于 1.2 的患者服用华法林，给予的每日初始剂量是

14. 老年人，体型较小，自然 INR 高于 1.2，或患有其他疾病，或正服用其他可影响抗凝药品者服用华法林，推荐的每日初始剂量是

[15~16题共用备选答案]

  A. 治疗第 2 日   B. 治疗第 3 日

  C. 治疗第 4 日   D. 治疗第 5 日

  E. 治疗第 10 日

15. 正常体重者及自然 INR 低于 1.2 的患者，每日给予推荐初始剂量华法林钠后，调整剂量依据的 INR 数值测定时间是

16. 老年人，体型较小，自然 INR 高于 1.2，或患有其他疾病，或正服用其他可影响抗凝药品者，每日给予推荐初始剂量华法林钠后，调整剂量依据的 INR 数值测定时间是

[17~20题共用备选答案]

  A. 每日   B. 每周 1 次

  C. 每 4 周 1 次   D. 1~2 周

  E. 5~6 日

17. 开始使用华法林时，应每日测定 INR 直至数值达标（一般需用药 5~6 日后），此后 INR 测定时隔可延长至

18. 更长期使用华法林时，测定 INR 的随访间隔要依据患者的依从性及临床状况来决定，但通常测定间隔为

19. 若 INR 数值存在大幅度波动或若病人患有影响肝功能疾病或患有影响维生素 K 吸收的疾病，测定 INR 间隔不应超过

20. 华法林剂量调整后，下次 INR 测定的时间需在剂量调整后

[21~23题共用备选答案]

  A. 凝血酶Ⅲ（AT – Ⅲ）

  B. 因子Ⅱa

  C. 因子Ⅸa

  D. 因子Ⅹa

  E. 因子Ⅻa

21. 普通肝素的作用靶点是

22. 低分子肝素的作用靶点是

23. 低分子肝素发挥抗凝作用主要抑制的凝血因子是

[24~28题共用备选答案]

  A. 阿哌沙班   B. 华法林

  C. 达比加群酯   D. 肝素

  E. 磺达肝癸

24. 可口服的直接凝血酶抑制剂是

25. 可口服的直接因子Ⅹa 抑制剂是

26. 可减少有功能的凝血因子（Ⅱ、Ⅶ、Ⅸ、Ⅹ）合成的是

27. 通过 AT – Ⅲ介导，抑制因子Ⅹa 和凝血酶的是

28. 通过 AT – Ⅲ介导，抑制因子Ⅹa 的是

[29~33题共用备选答案]

  A. 阿哌沙班   B. 华法林

  C. 达比加群酯   D. 肝素

  E. 利伐沙班

29. 需要与食物同服的直接口服抗凝药是

30. 禁用于肝功能中度不全患者的直接口服抗凝药是

31. 主要以原型经由尿液清除的直接口服抗凝药是

32. 用药过程中不需要关注 CYP3A4 相关药物相互作用的直接口服抗凝药是

33. 用于房颤时的给药频次只需一日 1 次的直接口服抗凝药是

[34～38 题共用备选答案]

  A. 替格瑞洛   B. 阿司匹林

  C. 双嘧达莫   D. 替罗非班

  E. 氯吡格雷

34. 属于血栓素 A_2（TXA_2）抑制剂的是

35. 属于噻吩并吡啶类二磷酸腺苷（ADP）P2Y12 受体阻断剂的是

36. 属于非噻吩并吡啶类二磷酸腺苷（ADP）P2Y12 受体阻断剂的是

37. 属于血小板糖蛋白 GP Ⅱ b/Ⅲ a 受体阻断剂的是

38. 使血小板内环磷酸腺苷（cAMP）增多的抗血小板药物是

[39～43 题共用备选答案]

  A. GP Ⅱ b/Ⅲ a 受体

  B. COX－1

  C. P2Y12

  D. 磷酸二酯酶

  E. COX－2

39. 阿司匹林的作用靶点是

40. 氯吡格雷的作用靶点是

41. 替格瑞洛的作用靶点是

42. 替罗非班的作用靶点是

43. 西洛他唑的作用靶点是

[44～46 题共用备选答案]

  A. 7～14 日   B. 3～7 日

  C. 5 日内   D. 1～2 日

  E. 28～30 日

44. 氯吡格雷 75mg，一日 1 次重复给药，抑制作用逐步增强达到稳态的时间是

45. 氯吡格雷中止治疗后血小板聚集和出血时间逐渐回到基线水平的时间是

46. 血小板的寿命是

[47～51 题共用备选答案]

  A. 建议首次剂量 300mg，嚼碎后服用以快速吸收，以后每日 75～100mg 维持

  B. 每日 75～150mg

  C. 每日 100～200mg

  D. 每日 75～100mg

  E. 发病后尽早服用司匹林 150～300mg/d

47. 用于降低急性心肌梗死疑似患者的发病风险时，阿司匹林的用法用量为

48. 用于中风的二级预防时，阿司匹林的用法用量为

49. 用于降低稳定型和不稳定型心绞痛患者的发病风

50. 卒中急性期，未溶栓治疗且无阿司匹林禁忌证的患者，阿司匹林的用法用量为

51. 用于降低心血管危险因素者（冠心病家族史）心肌梗死发作的风险时，阿司匹林的用法用量为

[52～54 题共用备选答案]

  A. 依替巴肽   B. 阿替普酶

  C. 阿哌沙班   D. 瑞替普酶

  E. 尿激酶

52. 属于非特异性纤溶酶原激活剂的是

53. 属于重组人组织纤维蛋白溶酶原激活剂(rt－PA)的是

54. 属于 t－PA 改构体或修饰体的是

[55～59 题共用备选答案]

  A. 氨甲环酸

  B. 酚磺乙胺

  C. 艾曲泊帕乙醇胺

  D. 甲萘氢醌

  E. 人凝血酶原复合物

55. 属于维生素 K 类抗出血药的是

56. 属于凝血因子补充剂的是

57. 属于抗纤维蛋白溶解药的是

58. 属于促血小板生成药的是

59. 属于毛细血管止血药的是

[60～62 题共用备选答案]

  A. 维生素 K_1 B. 凝血因子Ⅸ

  C. 凝血因子Ⅷ   D. 凝血因子Ⅱ

  E. 凝血因子Ⅹ

60. 血友病 A 缺乏

61. 血友病 B 缺乏

62. 为预防新生儿出血病，临床会在婴儿出生时常规给予

[63～65 题共用备选答案]

  A. 治疗所需本品剂量（IU）＝体重（kg）×预期的因子升高值（IU/dl 或%）×2.5

  B. 治疗所需本品剂量（IU）＝体重（kg）×因子期望增加量（% 或 IU/dl）×1.3

  C. 治疗所需本品剂量（IU）＝体重（kg）×预期的因子升高值（IU/dl 或%）×0.5

  D. 治疗所需本品剂量（IU）＝体重（kg）×因子期望增加量（% 或 IU/dl）×1.4

  E. 治疗所需本品剂量（IU）＝体重（kg）×因子期望增加量（% 或 IU/dl）×2.4

63. 重组人凝血因子Ⅷ治疗所需的剂量计算公式为

64. 重组人凝血因子IX成人治疗所需的剂量计算公式为

65. 重组人凝血因子IX儿童治疗所需的剂量计算公式为

[66~69题共用备选答案]

A. 促红细胞生成素（EPO）

B. 铁元素

C. 脾脏

D. 维生素 B_{12}

E. 骨髓

66. 红细胞数量正常的小细胞低色素性贫血是由于体内缺乏

67. 巨幼细胞贫血是由于体内缺乏叶酸和

68. 肾性贫血是指由各类肾脏疾病造成体内缺乏

69. 再生障碍性贫血中功能障碍的组织器官是

[70~72题共用备选答案]

A. 叶酸　　　　　　　　B. 烟酸

C. 维生素 B_6　　　　　D. 维生素 B_{12}

E. 维生素 C

70. 小剂量用于妊娠期妇女预防胎儿神经管畸形的是

71. 唯一的一种需要内因子辅助吸收的维生素是

72. 叶酸可用于巨幼细胞贫血治疗时，为改善神经症状，应同时并服

[73~75题共用备选答案]

A. 0.4mg　　　　　　　B. 15~30mg

C. 5~15mg　　　　　　D. 1mg

E. 1~5mg

73. 口服叶酸预防胎儿先天性神经管畸形，育龄妇女从计划怀孕起至怀孕后三个月末一日1次，一次

74. 治疗巨幼细胞贫血，成人口服叶酸每日剂量为

75. 治疗巨幼细胞贫血，儿童口服叶酸每日剂量为

[76~78题共用备选答案]

A. 4.5×10^9/L　　　B. 3.5×10^9/L

C. 2.5×10^9/L　　　D. 1.5×10^9/L

E. 0.5×10^9/L

76. 白细胞减少症是指外周血白细胞数持续低于

77. 中性粒细胞减少症是指外周血中性粒细胞绝对值在成人低于

78. 粒细胞缺乏是指外周血中性粒细胞绝对值低于

[79~83题共用备选答案]

A. 小檗胺　　　　　　　B. 苯丙酸诺龙

C. 鲨肝醇　　　　　　　D. 维生素 B_4

E. 利可君

79. 主要结构与雄激素颇为相似，但雄性化作用甚弱，蛋白同化作用很强，临床上可作为升白药物使用的是

80. 能分解为半胱氨酸和醛，具有促进骨髓内粒细胞生长和成熟的作用，可促进白细胞增生的是

81. 又称为腺嘌呤，是生物体内辅酶与核酸的组成和活性成分，具有刺激骨髓白细胞增生作用的是

82. 在动物骨髓造血组织中含量较多，有促进白细胞增生及抗放射线作用的是

83. 从植物中提取，具有促进白细胞增生、抗炎、降血压、抗肿瘤、抗心肌缺氧缺血、抗心律失常等作用的是

三、综合分析选择题

[1~3题共用题干]

患儿，男，7岁。长期偏食。近1个月面色渐苍白，自诉全身无力。体检：肝肋下4cm，脾肋下1cm。血常规：Hb 70g/L，RBC 3.0×10^{12}/L，Ret 2.0%，WBC、Plt 均正常，MCV 74fl，MCH 26pg，MCHC 30%，考虑为缺铁性贫血。

1. 关于口服铁剂注意事项的描述，不正确的是

A. 服用铁剂时可以喝果汁，但不能喝牛奶

B. 口服型铁剂服用时间还根据个体反应而定

C. 进食促进铁剂的吸收

D. 维生素C与本品同服，有利于吸收

E. 服用无机铁剂胃肠道不良反应不能耐受时，可换用有机铁剂

2. 服用铁剂期间，需定期检查的项目不包括

A. 血红蛋白测定　　　B. 血小板数量

C. 血清铁蛋白　　　　D. 网织红细胞计数

E. 血清铁

3. 口服硫酸亚铁期间，可引起大便颜色变为

A. 红色　　　　　　　B. 蓝色

C. 黑色　　　　　　　D. 绿色

E. 紫色

四、多项选择题

1. 可以口服的抗凝药有

A. 华法林　　　　　　B. 比伐卢定

C. 利伐沙班　　　　　D. 磺达肝癸钠

E. 达比加群酯

2. 华法林的代谢酶包括

A. CYP1A2　　　　　　　B. CYP2C9

C. CYP2C19　　　　　　 D. CPY3A4

E. CPY3A5

3. 使用华法林前若进行基因检测，目前主要监测

A. CYP1A2　　　　　　　B. CYP2C9

C. CYP2C19　　　　　　 D. CPY3A4

E. VKORC1

4. 使用华法林后出现严重出血，为控制出血采取的措施可能有

A. 输全血

B. 输血浆

C. 输凝血酶原复合物

D. 输红细胞

E. 静注维生素 K_1

5. 以下关于普通肝素和低分子肝素的描述，正确的有

A. 普通肝素起效和失效快，可根据需要更加灵活地调整剂量或停药；低分子肝素起效略慢，作用持续时间较长，可门诊给药一日 1 次或 2 次给药，但难以快速终止治疗

B. 普通肝素治疗窗窄，剂量 - 反应关系差异较大，需要频繁实验室监测；低分子肝素剂量与抗凝反应之间的相关性更好，可以固定剂量给药，无需实验室监测

C. 普通肝素可以用于肾衰竭或肾功能不全患者；低分子肝素在肾衰竭患者中半衰期延长

D. 普通肝素可使用硫酸鱼精蛋白迅速逆转其作用；硫酸鱼精蛋白不太容易使低分子肝素失活

E. 普通肝素潜在并发症风险高，包括肝素诱导的血小板减少（HIT）、皮肤反应及长期用药导致的骨质疏松；低分子肝素 HIT 风险和骨质疏松发生率较低

6. 临床使用的用于监测普通肝素效果的检查项目有

A. 活化部分凝血活酶时间（APTT）

B. 抗因子 II a 活性

C. 抗因子 IX a 活性

D. 抗因子 X a 活性

E. 抗因子 XI a 活性

7. 多数 LMWHs 产品可用于

A. 在外科手术中，预防静脉血栓栓塞

B. 治疗已形成的深静脉血栓

C. 联合阿司匹林，用于不稳定型心绞痛和非 Q 波性心肌梗死急性期的治疗

D. 在外科手术后，预防静脉血栓栓塞

E. 在血液透析中预防体外循环中的血凝块形成

8. 为防止高危患者腹部手术深静脉血栓形成，肝素钠注射液给药时需要注意

A. 在外科手术前 2 小时先给 5000U 肝素皮下注射

B. 每 24 小时总量约 30000～40000U

C. 麻醉方式应避免硬膜外麻醉

D. 每日 20000～40000U，加至氯化钠注射液 1000ml 中持续滴注

E. 每隔 8～12 小时 5000U，共约 7 日

9. 普通肝素作用的凝血因子有

A. 凝血因子 II a　　　　B. 凝血因子 IX a

C. 凝血因子 X a　　　　D. 凝血因子 XI a

E. 凝血因子 XII a

10. 考虑选用 DOAC 的出发点有

A. 需要给药方便

B. 要节约费用

C. 没有实验室检测条件

D. 有颅内出血史

E. 有胃肠道出血史

11. 人体内纤溶酶原的激活剂存在于

A. 血液　　　　　　　　B. 子宫

C. 甲状腺　　　　　　　D. 淋巴结

E. 尿液

12. 使用重组人凝血因子 VIII，若在推荐剂量/预计剂量下出血未得到控制，应

A. 对 VIII 因子血浆水平进行监控

B. 给予足量的药物

C. 给予抗过敏药物

D. 检测凝血因子 VIII 抑制物

E. 换用人凝血因子 VIII

13. 艾曲泊帕乙醇胺最重要的严重不良反应有

A. 肝毒性

B. 流感样疾病

C. 血栓形成/血栓事件

D. 腹泻

E. 外周水肿

14. 可以口服的抗出血药有

A. 维生素 K_1　　　　　B. 人凝血因子 VIII

C. 蛇毒血凝酶　　　　　D. 氨基己酸

E. 艾曲泊帕乙醇胺

15. 艾曲泊帕乙醇胺的服药时间要求有
    A. 餐前间隔 1 小时
    B. 餐后间隔 2 小时
    C. 抗酸药使用后间隔至少 4 小时
    D. 乳制品使用前间隔至少 2 小时
    E. 可与多价阳离子的矿物质补充剂同服

16. 注射型铁剂的适应证有
    A. 铁剂服后胃肠道反应严重而不能耐受者
    B. 口服铁剂而不能奏效者
    C. 严重消化道疾病患者
    D. 不易控制的慢性出血
    E. 妊娠后期严重贫血者

第七章　利尿药和泌尿系统疾病用药

一、最佳选择题

1. 袢利尿药不引起
   - A. 高血糖
   - B. LDL 胆固醇升高
   - C. 三酰甘油升高
   - D. HDL 胆固醇升高
   - E. 恶心、呕吐

2. 呋塞米口服给药用于儿童水肿性疾病的治疗，一日最高剂量不超过
   - A. 10mg
   - B. 20mg
   - C. 30mg
   - D. 40mg
   - E. 50mg

3. 对心力衰竭的患者，使用袢利尿药治疗，除了其有利尿作用，还有
   - A. 正性肌力作用
   - B. 舒张静脉血管作用
   - C. 舒张动脉血管作用
   - D. 降低心率作用
   - E. 阻断钙通道作用

4. 与其他袢利尿药相比，不良反应更大，因此临床使用受到限制，主要用作对含磺酰胺基团、磺胺类药物过敏或不耐受患者替代药物的是
   - A. 呋塞米
   - B. 布美他尼
   - C. 托拉塞米
   - D. 依他尼酸
   - E. 氢氯噻嗪

5. 袢利尿药的作用部位是
   - A. 近曲小管
   - B. 髓袢降支粗段
   - C. 髓袢细段
   - D. 髓袢升支粗段
   - E. 远曲小管

6. 袢利尿药可增强强心苷对心脏的毒性，这是因为袢利尿药可以造成
   - A. 低钾血症
   - B. 低钠血症
   - C. 低镁血症
   - D. 低血压
   - E. 低尿酸血症

7. 为避免发生耳毒性，呋塞米的输注速率不宜超过
   - A. 1mg/min
   - B. 2mg/min
   - C. 3mg/min
   - D. 4mg/min
   - E. 5mg/min

8. 使用呋塞米时，较少发生耳毒性的情况是
   - A. 频繁静脉输注给药
   - B. 快速静脉输注给药
   - C. 口服方式给药
   - D. 同时使用氨基苷类药物
   - E. 患者肾功能不全

9. 经袢利尿药作用后排出的尿液是
   - A. 高渗
   - B. 等渗
   - C. 低渗
   - D. 先高渗后低渗
   - E. 先低渗后高渗

10. 呋塞米的适应证不包括
    - A. 充血性心力衰竭
    - B. 高血压危象
    - C. 高钾血症
    - D. 高钠血症
    - E. 巴比妥类药物中毒

11. 又称为脱水药的是
    - A. 袢利尿药
    - B. 噻嗪类及类噻嗪类利尿药
    - C. 留钾利尿药
    - D. 碳酸酐酶抑制药
    - E. 渗透性利尿药

12. 呋塞米静脉注射用于儿童，一日最大量是
    - A. 2mg/kg
    - B. 4mg/kg
    - C. 6mg/kg
    - D. 8mg/kg
    - E. 10mg/kg

13. 噻嗪类利尿药的作用部位是
    - A. 近曲小管
    - B. 髓袢降支粗段
    - C. 髓袢细段
    - D. 髓袢升支粗段
    - E. 远曲小管

14. 噻嗪类与类噻嗪类利尿药具有治疗高尿钙作用，是因为
    - A. 抑制远曲小管近端腔壁上 $Na^+ - Cl^-$ 共转运子的功能
    - B. 具有抑制磷酸二酯酶活性的作用

C. 通过利尿、减少血容量

D. 扩张外周血管

E. 促进远曲小管由甲状旁腺激素调节的重吸收过程

15. 噻嗪类与类噻嗪类利尿药可升高的项目是

A. 血钾　　　　　　B. 血钠

C. 血氨　　　　　　D. 血氯

E. 血磷

16. 与氢氯噻嗪不存在交叉过敏反应的是

A. 磺胺类药　　　　B. 呋塞米

C. 布美他尼　　　　D. 依他尼酸

E. 碳酸酐酶抑制剂

17. 吲达帕胺发挥利尿作用用于治疗原发性高血压时，用药时间最好为

A. 每日早晨　　　　B. 每日中午

C. 每日下午　　　　D. 每日晚上

E. 每日睡前

18. 属于留钾利尿药的是

A. 依普利酮　　　　B. 布美他尼

C. 托拉塞米　　　　D. 依他尼酸

E. 氢氯噻嗪

19. 螺内酯的作用部位是

A. 近曲小管　　　　B. 髓袢降支粗段

C. 髓袢细段　　　　D. 髓袢升支粗段

E. 远曲小管远端和集合管

20. 氨苯蝶啶的作用部位是

A. 近曲小管　　　　B. 髓袢降支粗段

C. 髓袢细段　　　　D. 髓袢升支粗段

E. 远曲小管远端和集合管

21. 作用最强的留钾利尿药是

A. 螺内酯　　　　　B. 依普利酮

C. 氨苯蝶啶　　　　D. 阿米洛利

E. 美托拉宗

22. 以下药物联合使用时，不会增加高钾血症发生风险的是

A. 螺内酯、卡托普利

B. 氨苯蝶啶、缬沙坦

C. 依普利酮、吲达帕胺

D. 阿米洛利、阿利吉仑

E. 螺内酯、门冬氨酸钾镁

23. 留钾利尿药若每日服用1次，服用的时间最好是

A. 早餐时　　　　　B. 早餐前1小时

C. 午餐时　　　　　D. 午餐前1小时

E. 睡前

24. 甘露醇对脑部血液的影响是

A. 提高脑血流量和脑血容量

B. 减少脑血流量和脑血容量

C. 先提高脑血流量，后减少脑血容量

D. 先提高脑血容量，后减少脑血流量

E. 无影响

25. 既能增大脑血流量，又能促进脑代谢，增强脑细胞活力的利尿药是

A. 呋塞米　　　　　B. 氢氯噻嗪

C. 氨苯蝶啶　　　　D. 甘露醇

E. 甘油果糖

26. 与甘露醇相比，甘油果糖具有的特点不包括

A. 起效更快，维持作用时间较长

B. 利尿作用小

C. 对患者电解质的平衡无明显影响

D. 可为患者提供一定的能量

E. 对肾功能影响小

27. 甘露醇不用于

A. 组织脱水药

B. 活动性脑出血患者

C. 降低眼内压

D. 巴比妥类药物、锂、水杨酸盐和溴化物等过量解毒

E. 辅助性利尿措施治疗肾病综合征

28. 对于有过直立性低血压的BPH合并高血压者应该首选

A. 特拉唑嗪　　　　B. 多沙唑嗪

C. 阿呋唑嗪　　　　D. 坦索罗辛

E. 赛洛多辛

29. α_1受体拮抗药的作用特点包括

A. 可以松弛前列腺平滑肌

B. 减小增大的前列腺的体积

C. 降低血清前列腺特异抗原（PSA）水平

D. 减少急性尿潴留的发生

E. 阻止病程进展

30. 5α-还原酶抑制剂的作用特点不包括

A. 可以松弛前列腺平滑肌

B. 减小增大的前列腺体积

C. 降低血清前列腺特异抗原（PSA）水平

D. 无心血管不良反应

E. 阻止病程进展

31. 对于轻度（国际前列腺症状评分［IPSS］＜8）至中度（IPSS 8－19）症状的BPH患者，建议初始治疗采用

A. α_1 受体拮抗药单药治疗

B. 5α－还原酶抑制剂单药治疗

C. 5α－还原酶抑制剂联合 α_1 受体拮抗药治疗

D. 5α－还原酶抑制剂联合 β 受体拮抗药治疗

E. β 受体拮抗药单药治疗

32. α_1 受体拮抗药最为严重的不良反应是

A. 鼻塞

B. 反射性心动过速

C. 直立性低血压

D. 增加水钠潴留

E. 抑制射精

33. 以下是Ⅰ型、Ⅱ型5α－还原酶双重抑制剂的是

A. 非那雄胺
B. 依立雄胺

C. 度他雄胺
D. 坦索罗辛

E. 赛洛多辛

34. 5α－还原酶抑制剂治疗获得最大疗效一般需要用药

A. 6～12 分钟
B. 6～12 小时

C. 6～12 日
D. 6～12 周

E. 6～12 月

35. α_1 受体拮抗药治疗获得最大疗效一般需要用药

A. 1～6 分钟
B. 1～6 小时

C. 1～6 日
D. 1～6 周

E. 1～6 月

36. 需要尽快改善良性前列腺增生症急性症状的患者应使用的药物是

A. 非那雄胺
B. 依立雄胺

C. 度他雄胺
D. 美托拉宗

E. 赛洛多辛

37. 阻碍体内睾酮转化为二氢睾酮及抑制白三烯、前列腺素合成，用来治疗良性前列腺增生症（BPH）的植物药是

A. 非那雄胺
B. 依立雄胺

C. 度他雄胺
D. 普适泰

E. 赛洛多辛

38. 目前已知唯一直接参与膀胱收缩的重要受体是

A. M_1
B. M_2

C. M_3
D. M_4

E. M_5

39. 膀胱过度活动症的一线治疗是

A. M胆碱受体拮抗药

B. β_3 肾上腺素受体激动剂

C. A型肉毒毒素注射

D. β_3 肾上腺素受体阻断剂

E. 以行为治疗为主的非药物治疗

40. 托特罗定发挥最佳作用需要

A. 2 周
B. 4 周

C. 6 周
D. 8 周

E. 10 周

41. 膀胱过度活动症伴有或不伴有急迫性尿失禁的药物治疗首选

A. M受体拮抗药

B. β_3 肾上腺素受体激动剂

C. A型肉毒毒素注射

D. β_3 肾上腺素受体阻断剂

E. N受体拮抗药

42. A型肉毒毒素用于治疗膀胱过度活动症的给药方式是

A. 口服给药
B. 静脉滴注

C. 皮下注射
D. 逼尿肌多点注射

E. 静脉推注

43. 小剂量可用于治疗男性雄激素性脱发，大剂量用于治疗和控制良性前列腺增生，但可导致性欲减退，偶见男性乳房女性化的药物是

A. 非那雄胺
B. 坦索罗辛

C. 普适泰
D. 赛洛多辛

E. 特拉唑嗪

44. 关于非那雄胺说法错误的是

A. 用于治疗和控制良性前列腺增生（BPH）以及预防泌尿系统事件

B. 用于治疗男性雄激素性秃发

C. 哺乳期妇女服药期间可以哺乳

D. 服用非那雄胺的男性需要停药1个月后方可献血

E. 可导致男性胎儿外生殖器发育畸形，妊娠期妇

女或备妊娠妇女不要接触破碎的片剂

45. 适用于膀胱过度兴奋引起的尿频、尿急或紧迫性尿失禁症状治疗的药物是

    A. 托特罗定　　　　　B. 托拉塞米

    C. 度他雄胺　　　　　D. 坦索罗辛

    E. 西地那非

二、配伍选择题

[1~2 题共用备选答案]

    A. 呋塞米　　　　　B. 布美他尼

    C. 托拉塞米　　　　D. 依他尼酸

    E. 氢氯噻嗪

1. 与本类其他药物相比，更容易发生耳毒性的袢利尿药是

2. 耳毒性最小的袢利尿药是

[3~6 题共用备选答案]

    A. 碳酸氢钠　　　　　B. 抗组胺药

    C. 糖皮质激素　　　　D. 前列腺素

    E. 氢氯噻嗪

3. 与呋塞米合用时耳毒性增加，易出现耳鸣、头晕、眩晕的是

4. 合用降低呋塞米的利尿作用，并增加电解质紊乱尤其是低钾血症发生机会的药物是

5. 与呋塞米合用增加低氯性碱中毒机会的是

6. 袢利尿药和噻嗪类利尿药的利尿作用均可被非甾体抗炎药抑制，这是因为这两类利尿药依赖于

[7~11 题共用备选答案]

    A. $Na^+-K^+-2Cl^-$ 同向转运子

    B. 磷酸二酯酶

    C. Na^+-Cl^- 共转运子

    D. 碳酸酐酶

    E. K^+-Na^+ 交换

7. 袢利尿药发挥利尿作用的作用靶点是

8. 噻嗪类利尿药发挥利尿作用的作用靶点是

9. 噻嗪类利尿药发挥抗利尿作用，是因为其可以抑制

10. 噻嗪类利尿药略增加 HCO_3^- 的排泄，是因为其可以抑制

11. 噻嗪类利尿药长期服用可引起低血钾，是因为其间接促进了远曲小管的

[12~16 题共用备选答案]

    A. 考来烯胺　　　　　B. 胺碘酮

    C. 多巴胺　　　　　　D. 拟交感药

    E. 二甲双胍

12. 与吲达帕胺合用易出现乳酸酸中毒的是

13. 减少胃肠道对氢氯噻嗪的吸收，应在口服该药 1 小时前或 4 小时后服用氢氯噻嗪，该药是

14. 与吲达帕胺合用，可导致心律失常的是

15. 可使吲达帕胺利尿作用增强的是

16. 可减弱吲达帕胺降压作用的是

[17~21 题共用备选答案]

    A. 托拉塞米　　　　　B. 氨苯蝶啶

    C. 螺内酯　　　　　　D. 吲达帕胺

    E. 甘露醇

17. 属于醛固酮受体拮抗药的是

18. 属于肾小管上皮 Na^+ 通道抑制剂的是

19. 属于袢利尿药的是

20. 属于类噻嗪类利尿药的是

21. 属于渗透性利尿药的是

[22~24 题共用备选答案]

    A. 地尔硫䓬　　　　　B. 卡马西平

    C. 氯化铵　　　　　　D. 地高辛

    E. 雌激素

22. 与依普利酮合用，可以减弱依普利酮作用的 CYP3A4 诱导剂是

23. 与依普利酮合用，可以增强依普利酮作用的 CYP3A4 抑制剂是

24. 与留钾利尿药合用，易发生代谢性酸中毒的是

[25~28 题共用备选答案]

    A. CYP3A4　　　　　B. UGT2B7

    C. P-糖蛋白　　　　D. 血浆蛋白

    E. 葡萄糖醛酸内酯

25. 克拉霉素与阿夫唑嗪合用，阿夫唑嗪的血药浓度水平显著升高，这是因为克拉霉素抑制

26. 坦索罗辛与华法林合用，华法林游离药物浓度增加，这是因为二者竞争

27. 丙磺舒可影响赛洛多辛的代谢，延长赛洛多辛在体内存在时间，这是因为丙磺舒抑制

28. 环孢素合用可使赛洛多辛血药浓度升高，这是因为环孢素抑制

[29~30 题共用备选答案]

    A. 1 个月　　　　　B. 3 个月

    C. 6 个月　　　　　D. 9 个月

    E. 12 个月

29. 服用非那雄胺的男性献血，需要停药至少

30. 服用度他雄胺者献血，需要停药至少

[31~33 题共用备选答案]

  A. 索利那新   B. 奥昔布宁

  C. 托特罗定   D. 黄酮哌酯

  E. 氨苯蝶啶

31. 脂溶性强，能透过血-脑屏障，可通过阻断 M_1 受体产生镇静、失眠、意识混乱和认知障碍等不良反应，用于治疗膀胱过度活动症用药的是

32. 不易透过血-脑屏障，药理作用单一，主要用于治疗膀胱过度活动症的非选择性 M 受体拮抗药是

33. 对 M_3 受体选择性高，可避免心脏及中枢神经系统的严重不良反应，用于治疗膀胱过度活动症用药的是

[34~35 题共用备选答案]

  A. CYP3A7   B. CYP3A5

  C. CYP3A4   D. CYP2C9

  E. CYP2D6

34. 奥昔布宁、托特罗定与索利那新的代谢酶是

35. β_3 肾上腺素受体激动剂可抑制

三、综合分析选择题

[1~3 题共用题干]

  患者，男，20 岁，因尿少、水肿及高血压 1 周入院，伴乏力、纳差 1 个月。实验室检查发现贫血、血尿、蛋白尿，补体 C3 正常，血肌酐和尿素氮均升高，B 超双肾增大，临床诊断为"急性肾衰竭"。

1. 该患者首选的利尿药是

  A. 呋塞米   B. 乙酰唑胺

  C. 吲达帕胺   D. 氨苯蝶啶

  E. 氢氯噻嗪

2. 长期应用该药物可引起

  A. 高钾血症   B. 高钠血症

  C. 高镁血症   D. 高尿酸血症

  E. 高氯血症

3. 关于该药注意事项的描述，不正确的是

  A. 应用前应询问药物过敏史，对磺胺药过敏者不宜使用

  B. 肠道外用药宜静脉给药，不主张肌内注射

  C. 静脉注射时宜用葡萄糖注射液稀释

  D. 静脉用药剂量为口服的 1/2 时即可达到同样疗效

  E. 为避免夜尿过多，应该白天给药

四、多项选择题

1. 袢利尿药对离子排泄的影响包括

  A. K^+ 的排泄增加

  B. Ca^{2+} 的排泄增加

  C. Mg^{2+} 的排泄增加

  D. Na^+ 的排泄增加

  E. HCO_3^- 的排出增加

2. 袢利尿药的临床应用包括

  A. 肺水肿   B. 脑水肿

  C. 高血压   D. 急性肾衰竭

  E. 慢性肾衰竭

3. 袢利尿药抵抗的应对措施为

  A. 限制患者的液体及钠盐的摄入量

  B. 改变袢利尿药的用量、用法

  C. 加用能产生利钠效果剂量的醛固酮受体拮抗剂

  D. 与噻嗪类利尿药短期联合使用

  E. 改静脉持续滴注为口服

4. 袢利尿药可用于以下哪些情况

  A. 溴化物的中毒

  B. 氟化物的中毒

  C. 碘化物的中毒

  D. 高钙血症

  E. 高钾血症

5. 袢利尿药的禁忌证包括

  A. 严重低钠血症和低血容量患者

  B. 肾衰竭无尿患者

  C. 稀释性低钠血症患者

  D. 肝昏迷前期或肝昏迷患者

  E. 严重排尿困难者

6. 美国 FDA 的妊娠用药安全分级为 B 级的袢利尿药有

  A. 呋塞米   B. 布美他尼

  C. 托拉塞米   D. 依他尼酸

  E. 氢氯噻嗪

7. 以下属于袢利尿药的有

  A. 吲达帕胺   B. 布美他尼

  C. 美托拉宗   D. 依他尼酸

  E. 氢氯噻嗪

8. 没有注射剂型的利尿药包括

  A. 吲达帕胺   B. 布美他尼

C. 美托拉宗　　　　　　D. 托拉塞米

E. 氢氯噻嗪

9. 噻嗪类利尿药降血压作用的机制包括

A. 减少血容量　　　　　B. 扩张外周血管

C. 降低心率　　　　　　D. 减低心脏收缩力

E. 扩张冠状动脉

10. 噻嗪类与类噻嗪类利尿药可用于

A. 利尿　　　　　　　　B. 治疗水肿

C. 抗利尿　　　　　　　D. 降血压

E. 治疗高尿钙

11. 噻嗪类与类噻嗪类利尿药的作用特点包括

A. 口服给药吸收迅速而完全

B. 很少经肝脏代谢，多以原型药物从肾排泄

C. 吲达帕胺利尿强度是氢氯噻嗪的 10 倍

D. 吲达帕胺对碳酸酐酶的抑制作用强于氢氯噻嗪

E. 该类药物蛋白结合率差别较大

12. 螺内酯增加排泄的有

A. Na^+　　　　　　　　B. K^+

C. Mg^{2+}　　　　　　　D. H^+

E. Cl^-

13. 减弱留钾利尿药利尿作用的有

A. 促肾上腺糖皮质激素

B. 雌激素

C. 对乙酰氨基酚

D. 布洛芬

E. 吲哚美辛

14. 与留钾利尿药合用增加高钾血症风险的有

A. 呋塞米　　　　　　　B. 普萘洛尔

C. 氢氯噻嗪　　　　　　D. 卡托普利

E. 缬沙坦

15. 甘露醇在肾小管减少重吸收的物质有

A. Na^+　　　　　　　　B. K^+

C. Mg^{2+}　　　　　　　D. Ca^{2+}

E. Cl^-

16. 甘露醇可以降低

A. 眼内压

B. 颅内压

C. 脑脊液容量及其压力

D. 血容量

E. 肾血流量

17. 甘露醇的作用特点包括

A. 静脉注射后不易通过毛细血管进入组织

B. 在体内不被代谢或代谢较慢

C. 无药理活性

D. 很容易从肾小球滤过

E. 在肾小管内不被重吸收或吸收很少

18. 甘露醇肾病（渗透性肾病）常见于

A. 大剂量快速静脉滴注甘露醇时

B. 低钠患者

C. 脱水患者

D. 老年肾血流量减少患者

E. 口服大量甘露醇时

19. 治疗良性前列腺增生症用药中，很少发生低血压的有

A. 特拉唑嗪　　　　　　B. 多沙唑嗪

C. 阿夫唑嗪　　　　　　D. 坦索罗辛

E. 赛洛多辛

20. 特拉唑嗪和多沙唑嗪均有的特点包括

A. 对前列腺和外周血管平滑肌上 α_1 受体都有阻断作用

B. 都含有喹唑啉结构

C. 均能诱导前列腺平滑肌细胞的凋亡

D. 使用过程中很少发生低血压

E. 适用于高血压合并 BPH 患者

21. 美国 FDA 妊娠期药物危险分类为 B 类的药物有

A. 特拉唑嗪　　　　　　B. 多沙唑嗪

C. 阿夫唑嗪　　　　　　D. 坦索罗辛

E. 赛洛多辛

22. 可用于治疗良性前列腺增生症（BPH）的药物有

A. 他达拉非　　　　　　B. 奥昔布宁

C. 托特罗定　　　　　　D. 索利那新

E. 氨苯蝶啶

23. 可用于治疗膀胱过度活动症（OAB）的药物有

A. 索利那新　　　　　　B. 奥昔布宁

C. 托特罗定　　　　　　D. 黄酮哌酯

E. 氨苯蝶啶

24. M 受体拮抗药的不良反应包括

A. 口干　　　　　　　　B. 便秘

C. 头痛　　　　　　　　D. 视力模糊

E. 心率加快

25. 为减少使用 M 受体拮抗药患者口干不良反应的发

生，可采取的措施有

A. 选用长效口服制剂

B. 选用透皮给药制剂

C. 选用肠溶片

D. 选用直肠给药

E. 选用皮下注射

26. 不会造成直立性低血压的药物有

A. 非那雄胺   B. 坦索罗辛

C. 赛洛多辛   D. 多沙唑嗪

E. 特拉唑嗪

第八章 内分泌系统疾病用药

一、最佳选择题

1. 可能会降低醋酸去氨加压素作用的药物是
   A. 氯丙嗪
   B. 卡马西平
   C. 吲哚美辛
   D. 二甲硅油
   E. 阿米替林

2. 肾上腺糖皮质激素类药物的药理作用是
   A. 促进炎症细胞向炎症部位移动
   B. 提高自身免疫性抗体水平
   C. 抑制蛋白质的分解代谢
   D. 升高血糖
   E. 抑制红细胞生成

3. 肾上腺糖皮质激素类药物对电解质的影响是
   A. 抑制钠的排泄
   B. 抑制磷的排泄
   C. 抑制钾的排泄
   D. 抑制钙的排泄
   E. 无影响

4. 人血浆中促皮质素ACTH水平具有规律性昼夜节律变化，最高峰的时间是
   A. 睡眠后3~5小时
   B. 晚上10~11点
   C. 早晨睡醒前及后1小时内
   D. 下午6~11点
   E. 下午2~3点

5. 有关促皮质素的药物相互作用，正确的是
   A. ACTH静脉点滴时遇碱性溶液配伍可发生混浊、失效
   B. ACTH与排钾性利尿合用会减轻失钾
   C. 长期使用时，与水杨酸类药物合用可减轻消化道溃疡风险
   D. 糖尿病患者使用ACTH时需减少降血糖药用量
   E. ACTH可使口服抗凝药的作用增强

6. 醋酸去氨加压素的抗利尿作用/加压作用比是精氨酸血管加压素的
   A. 2~3倍
   B. 20~30倍
   C. 200~300倍
   D. 2000~3000倍
   E. 20000~30000倍

7. 醋酸去氨加压素口服给药后，可产生足够的抗利尿作用，达到临床治疗效果。其口服给药的生物利用度为
   A. 0.5%
   B. 5.0%
   C. 25.0%
   D. 50.0%
   E. 75.0%

8. 生长激素的药理作用不包括
   A. 刺激骨骼细胞分化、增殖
   B. 促进全身蛋白质合成
   C. 刺激免疫球蛋白合成
   D. 刺激合成纤维细胞
   E. 升高血清胆固醇、低密度脂蛋白的水平

9. 醋酸去氨加压素用于治疗夜间遗尿症时，下列说法不正确的是
   A. 初始适宜剂量为睡前服用0.2mg，如疗效不显著可增至0.4mg
   B. 连续使用3个月后停用此药至少1周，以便评估是否需要继续治疗
   C. 治疗期间无需限制饮水
   D. 用药期间需要监测患者的尿量、尿渗透压和血浆渗透压
   E. 有肾脏疾病的患儿不适合服用

10. 生长抑素的药理作用不包括
    A. 抑制生长激素的分泌
    B. 抑制甲状腺刺激激素的分泌
    C. 抑制胰岛素的分泌
    D. 抑制胰高血糖素的分泌
    E. 促进胃酸的分泌

11. 以下激素的关系错误的是
    A. 促皮质素促进糖皮质激素的分泌
    B. 促皮质素释放激素促进促皮质素的分泌
    C. 糖皮质激素促进促皮质素释放激素的分泌
    D. 糖皮质激素抑制促皮质素的分泌
    E. 促皮质素促进雄激素的分泌

12. 人体糖皮质激素的分泌具昼夜节律性，分泌高潮时间是
    A. 上午8时
    B. 中午12时

C. 下午 3 时　　　　　　D. 下午 6 时

E. 午夜 12 时

13. 人体糖皮质激素的分泌具昼夜节律性，分泌低潮时间是

A. 上午 8 时　　　　　　B. 中午 12 时

C. 下午 3 时　　　　　　D. 下午 6 时

E. 午夜 12 时

14. 外源性糖皮质激素用于某些慢性病的长期疗法中，采用隔日 1 次给药法，将 48 小时用量一次服用，合适的时间是

A. 上午 8 时　　　　　　B. 中午 12 时

C. 下午 3 时　　　　　　D. 下午 6 时

E. 午夜 12 时

15. 因是前药，需在肝内转化后生效，严重肝功能不全者不宜选用的糖皮质激素是

A. 氢化可的松　　　　　B. 泼尼松

C. 泼尼松龙　　　　　　D. 甲泼尼龙

E. 地塞米松

16. 甲状腺激素包括甲状腺素（四碘甲状腺原氨酸，T_4）和三碘甲状腺原氨酸（T_3），二者发挥生理作用的情况是

A. T_3 要转变为 T_4 才能发挥作用

B. T_4 要转变为 T_3 才能发挥作用

C. T_3 和 T_4 均可直接发挥作用

D. T_3 和 T_4 均需转变后发挥作用

E. T_4 的生物活性较 T_3 强 3 ~ 5 倍，其游离型为 T_4 的 10 倍

17. 左甲状腺素服药后疗效明显的时间是

A. 1 个月　　　　　　　B. 2 个月

C. 3 个月　　　　　　　D. 4 个月

E. 5 个月

18. 关于甲状腺素制剂使用的描述，错误的是

A. 可能降低降糖药物的降血糖效应

B. 开始治疗时可能出现心动过速、心悸、心律不齐等，应该减少剂量或停药几日

C. 禁用于冠心病、动脉硬化、高血压患者

D. 含铝药物、含铁药物和碳酸钙降低左甲状腺素的作用

E. 应餐后口服甲状腺素制剂

19. 成人及儿童口服左甲状腺素均需从小剂量开始，增加剂量的周期是

A. 每 1 周　　　　　　　B. 每 2 周

C. 每 3 周　　　　　　　D. 每 4 周

E. 每 5 周

20. 以下人群使用左甲状腺素的方法错误的是

A. 心功能不全者及严重黏液性水肿患者不必要求达到完全替代剂量

B. 妊娠期、哺乳期妇女禁用

C. 超过 60 岁者甲状腺激素替代需要量比年轻人约低 25%

D. 伴有肾上腺皮质功能不全者应先用皮质类固醇

E. 起效较慢，几周后才能达到最高疗效；停药后药物作用仍能存在几周

21. 丙硫氧嘧啶的药理作用与作用特点不包括

A. 抑制过氧化酶系统，使摄入到甲状腺细胞内的碘化物不能氧化成活性碘

B. 一碘酪氨酸和二碘酪氨酸的缩合过程受阻，以致不能生成甲状腺激素

C. 直接对抗甲状腺激素

D. 在甲状腺外能抑制 T_4 转化为 T_3

E. 口服易吸收，20 ~ 30 分钟达甲状腺，60% 在肝内代谢，$t_{1/2}$ 为 2 小时，可通过胎盘和乳汁排出

22. 以下关于抗甲状腺药物的叙述，错误的是

A. 甲巯咪唑通过抑制甲状腺激素的合成来治疗甲状腺功能亢进症

B. 甲巯咪唑不能阻断甲状腺中和血液循环中已有的 T_4 和 T_3 的作用

C. 甲巯咪唑在体内逐渐水解，游离出卡比马唑而发挥作用

D. 卡比马唑作用开始较慢、维持时间较长

E. 大剂量的碘有抗甲状腺的作用，但服用时间过长可使甲亢病情加重

23. 丙硫氧嘧啶最严重的不良反应是

A. 头痛　　　　　　　　B. 关节痛

C. 胃肠道反应　　　　　D. 粒细胞缺乏症

E. 中毒性肝炎

24. 胰岛素的药理作用不包括

A. 增加葡萄糖的利用

B. 促进肝糖原和肌糖原的合成和贮存

C. 促进脂肪的合成

D. 促进蛋白质的合成

E. 和葡萄糖合用时可促使钾从组织细胞内转移到细胞外液

25. 糖尿病患者低血糖时，可导致患者不适甚至生命危险，也是血糖达标的主要障碍。为了预防低血糖事件的发生，应用胰岛素或促胰岛素分泌剂时，需要注意的事项不包括
    A. 个体化给药，直接给予所需治疗剂量
    B. 谨慎地调整剂量
    C. 患者应定时定量进餐
    D. 有可能误餐时应提前做好准备
    E. 运动前应增加额外的碳水化合物摄入

26. 精蛋白人胰岛素混合注射液（30R）的组成为70%精蛋白人胰岛素加
    A. 30% 门冬胰岛素
    B. 30% 人胰岛素
    C. 30% 赖脯胰岛素
    D. 30% 谷赖胰岛素
    E. 30% 中效胰岛素

27. 皮下注射给药，药动学上没有峰值的长效胰岛素类似物是
    A. 门冬胰岛素　　　　B. 赖脯胰岛素
    C. 谷赖胰岛素　　　　D. 甘精胰岛素
    E. 地特胰岛素

28. 一日 1 次固定时间给药的是
    A. 门冬胰岛素　　　　B. 赖脯胰岛素
    C. 谷赖胰岛素　　　　D. 甘精胰岛素
    E. 短效胰岛素

29. 对抗胰岛素降血糖作用的药物是
    A. 磺胺类药　　　　　B. 口服降血糖药
    C. 蛋白同化激素　　　D. 甲状腺素
    E. 乙醇

30. 2017 年中国 2 型糖尿病防治指南中的药物治疗路径不包括
    A. 2 型糖尿病药物治疗的首选药是二甲双胍
    B. 如没有禁忌证，二甲双胍应一直保留在糖尿病的治疗方案中
    C. 如单独使用二甲双胍治疗而血糖仍未达标，则可加用促胰岛素分泌剂或 α - 葡萄糖苷酶抑制剂
    D. 两种口服药联合治疗而血糖仍不达标者，可加用胰岛素治疗（一日 1 次基础胰岛素或每日 1~2 次混合胰岛素）或采用 3 种口服药联合治疗，或加用胰高血糖素样肽 - 1（GLP - 1）受体激动剂

    E. 采用混合胰岛素治疗和多次胰岛素治疗时可加用胰岛素促分泌剂

31. 磺酰脲类胰岛素促泌剂的作用特点不包括
    A. 不同的磺酰脲类药物降低血糖作用基本等效
    B. 降糖效应取决于生物效应，生物效应的持续时间比半衰期长
    C. 可致体重减轻
    D. 使用不当可致低血糖
    E. 不同的磺酰脲类药物在吸收、代谢及有效剂量有所差异

32. 磺酰脲类促胰岛素分泌药存在"继发失效"的问题，应用磺酰脲类降糖药治疗 5 年，患者发生继发性失效的发生率是
    A. 1% ~5%　　　　　　B. 5% ~15%
    C. 30% ~40%　　　　　D. 50% ~60%
    E. 75% ~85%

33. 对既往发生心肌梗死或存在心血管疾病高危因素者，不宜选择格列本脲，这是因为格列本脲
    A. 和胰岛 β 细胞的 SUR1 亲和力高
    B. 和心肌、血管平滑肌细胞的 SUR2A 和 SUR2B 等受体有较高的亲和力
    C. 降糖作用持续时间长
    D. 半衰期长
    E. 治疗所需剂量大

34. 以下患者对磺酰脲类药物的选用，错误的是
    A. 对空腹血糖较高者宜选用长效的格列齐特和格列美脲
    B. 餐后血糖升高者宜选用格列吡嗪、格列喹酮
    C. 病程较长、且空腹血糖较高者可选用格列本脲、格列美脲、格列齐特或上述药的控、缓释制剂
    D. 对轻、中度肾功能不全者，宜选用格列齐特
    E. 对既往发生心肌梗死或存在心血管疾病高危因素者，宜选格列美脲、格列吡嗪，不宜选择格列本脲

35. 加强格列本脲降血糖作用的药物是
    A. 水杨酸盐　　　　　B. 肾上腺糖皮质激素
    C. 肾上腺素　　　　　D. 噻嗪类利尿剂
    E. 甲状腺素

36. 以下关于磺酰脲类使用的叙述，错误的是
    A. 格列齐特禁用于应用咪康唑治疗者
    B. 短效磺酰脲类引发的低血糖事件高于较长效磺

酰脲类

C. 常见口腔金属味，食欲减退或食欲增强，与食物同服可减少这些反应

D. 严重的肾或肝功能不全者、晚期尿毒症者禁用

E. 1型糖尿病、糖尿病低血糖昏迷、酮症酸中毒者禁用

37. 既可降低空腹血糖，又可降低餐后血糖，降糖速度快，无需餐前30分钟服用，又称为"餐时血糖调节剂"，以下药物属于此类的是

A. 西格列汀　　　B. 瑞格列奈

C. 格列美脲　　　D. 吡格列酮

E. 达格列净

38. 以下关于非磺酰脲类促胰岛素分泌药使用的叙述，错误的是

A. 瑞格列奈无肾脏功能不全者使用的禁忌，在体内无蓄积，适用于老年和糖尿病肾病者

B. 可以作为初始治疗，用于不能耐受二甲双胍或磺酰脲类药物或存在使用这些药物的禁忌证患者，尤其是有低血糖风险的慢性肾脏病患者

C. 对磺酰脲类敏感性差或效果不佳者可换此类药物，也可与磺酰脲类联合应用

D. 常见不良反应是低血糖和体重增加

E. 可用于对磺酰脲类药物过敏的患者

39. 首选用于单纯饮食控制及体育锻炼治疗无效的2型糖尿病，特别是肥胖的2型糖尿病的药物是

A. 格列喹酮　　　B. 瑞格列奈

C. 格列美脲　　　D. 吡格列酮

E. 二甲双胍

40. 二甲双胍的药动学特点不包括

A. 口服后吸收率50%

B. 达峰时间约为2小时

C. 在血浆中不与血浆蛋白结合

D. 主要以原型从胆汁中排出

E. 12～24小时大约可清除90%

41. 妊娠糖尿病患者，为控制血糖，主张使用

A. 二甲双胍　　　B. 胰岛素

C. 瑞格列奈　　　D. 格列本脲

E. 格列美脲

42. 单用可引起低血糖的口服降糖药是

A. 二甲双胍　　　B. 阿卡波糖

C. 罗格列酮　　　D. 格列美脲

E. 西格列汀

43. 有减轻体重作用的口服降糖药是

A. 格列本脲　　　B. 吡格列酮

C. 那格列奈　　　D. 达格列净

E. 格列吡嗪

44. 口服后很少被吸收的口服降糖药是

A. 二甲双胍　　　B. 阿卡波糖

C. 罗格列酮　　　D. 达格列净

E. 卡格列净

45. 在血液中几乎不与血浆蛋白结合的口服降糖药是

A. 二甲双胍　　　B. 吡格列酮

C. 罗格列酮　　　D. 达格列净

E. 卡格列净

46. 主要以原型经肾脏排泄的口服降糖药是

A. 瑞格列奈　　　B. 二甲双胍

C. 阿卡波糖　　　D. 那格列奈

E. 达格列净

47. α-葡萄糖苷酶抑制剂的常见不良反应为

A. 胃胀　　　B. 肠鸣音亢进

C. 便秘　　　D. 肝药酶升高

E. 肠梗阻

48. 噻唑烷二酮类药物可降低

A. 血红蛋白　　　B. 血容量

C. 体重　　　D. 女性骨折的风险

E. 肌酸激酶

49. SGLT-2抑制剂的常见不良反应是

A. 升高血压　　　B. 增加体重

C. 酮症酸中毒　　　D. 高血糖

E. 泌尿生殖系统感染

50. 需要皮下注射的糖尿病治疗药物是

A. 阿卡波糖　　　B. 二甲双胍

C. 艾塞那肽　　　D. 那格列奈

E. 达格列净

51. 胰高血糖素样肽-1受体激动剂的作用特点不包括

A. 增加葡萄糖依赖性胰岛素分泌

B. 增强外周组织对胰岛素的敏感性

C. 有显著的降低体重作用

D. 可升高患者收缩压

E. 单独使用增加低血糖发生的风险不明显

52. 以下关于胰高血糖素样肽－1受体激动剂使用的描述，错误的是
    A. 口服需快速通过胃肠道吸收的药物在注射本品前至少1小时服用
    B. 可与DPP－4抑制剂联用
    C. 不良反应主要发生于胃肠道
    D. 存在发生胰腺炎的风险
    E. 禁用于有个人及家族甲状腺髓样癌病史的患者

53. 维生素D在体内生物活性最强的物质是
    A. 维生素D
    B. 25－羟基维生素D
    C. 1，25－二羟维生素D
    D. 骨化三醇
    E. 阿法骨化醇

54. 合用增加钙吸收的是
    A. 异烟肼
    B. 四环素
    C. 雌激素
    D. 肾上腺糖皮质激素
    E. 铝抗酸药

55. 合用提高骨化三醇疗效的是
    A. 氢氯噻嗪
    B. 卡马西平
    C. 苯妥英钠
    D. 苯巴比妥
    E. 利福平

56. 骨化三醇可引起高钙血症，在服药后应监测血钙和血肌酐浓度，首次监测的时间建议是
    A. 服药后第2周
    B. 服药后第4周
    C. 服药后第3个月
    D. 服药后第6个月
    E. 服药后第12个月

57. 钙剂可用于
    A. 有肾功能不全的低钙血症患者
    B. 肾结石病史者
    C. 结节病患者
    D. 服用强心苷类药物期间
    E. 服用氧化镁等有轻泻作用的抗酸剂期间

58. 为便于吸收，避免对食管的刺激，口服阿仑膦酸钠的方法错误的是
    A. 宜在早餐前空腹用200ml温开水送服
    B. 可以使用牛奶送服减少刺激
    C. 服后30分钟内不宜进食和卧床

D. 不宜喝咖啡、茶、矿泉水、果汁和含钙的饮料
    E. 如发生咽痛、进食困难、吞咽疼痛和胸骨后疼痛，应及时治疗

59. 阿仑膦酸钠在骨内的半衰期超过
    A. 1年
    B. 2年
    C. 3年
    D. 5年
    E. 10年

60. 阿仑膦酸钠的体内过程不包括
    A. 主要在小肠内吸收，生物利用度约为70%
    B. 食物和矿物质可显著减少其吸收
    C. 血浆蛋白结合率约为80%
    D. 吸收后的药物20%～60%被骨组织迅速摄取，骨中达峰时间约为用药后2小时
    E. 血浆半衰期短，骨组织未吸收部分迅速以原型药物经肾脏排泄消除

61. 抗骨吸收作用由弱到强排列正确的是
    A. 依替膦酸二钠＜阿仑膦酸钠＜帕米膦酸二钠
    B. 帕米膦酸二钠＜氯屈膦酸二钠＜阿仑膦酸钠
    C. 氯屈膦酸二钠＜帕米膦酸二钠＜阿仑膦酸钠
    D. 阿仑膦酸钠＜依替膦酸二钠＜氯屈膦酸二钠
    E. 阿仑膦酸钠＜氯屈膦酸二钠＜依替膦酸二钠

62. 唑来膦酸静脉给药输注的时间应在
    A. 5分钟以上
    B. 15分钟以上
    C. 30分钟以上
    D. 60分钟以上
    E. 120分钟以上

63. 鲑降钙素对骨质疏松症进行治疗期间需要补充钙剂以防继发性甲状旁腺功能亢进，但给药时宜间隔
    A. 0.5小时
    B. 1小时
    C. 2小时
    D. 3小时
    E. 4小时

64. 雷洛昔芬维持体内水平通过
    A. 高生物利用度
    B. 肠－肝循环
    C. 半衰期最长可达300日
    D. 在骨内的半衰期长约10年以上
    E. 高蛋白结合率

65. 以下关于双膦酸盐类使用的叙述，错误的是
    A. 静脉注射后可引起短暂味觉改变或丧失
    B. 快速静脉注射可见急性肾衰竭，若缓慢注射2～4小时可避免

C. 注射用唑来膦酸钠可致"类流感样"反应，可给予对乙酰氨基酚解热镇痛治疗

D. 双膦酸盐用于治疗高钙血症时，应注意补充液体使一日尿量达 2000ml 以上

E. 双膦酸盐类可用于长期卧床者

66. 降钙素的使用时间建议限制在
A. 2 个月以内
B. 3 个月以内
C. 4 个月以内
D. 5 个月以内
E. 6 个月以内

67. 以下关于降钙素使用的叙述，错误的是
A. 对蛋白质过敏者可能对降钙素过敏
B. 以大剂量作短期治疗时，少数患者易引起继发性甲状腺功能减退
C. 使用后常见面部及手部潮红
D. 鲑降钙素禁用于妊娠期及哺乳期
E. 注射前无需做皮试

68. 依普黄酮可用于
A. 低钙血症者
B. 妊娠期及哺乳期妇女
C. 儿童及青少年
D. 绝经期超过 2 年以上的妇女
E. 既往患有静脉血栓栓塞性疾病者

69. 选择性雌激素受体调节剂可能增加静脉血栓栓塞事件的危险性，危险性最大的时期是
A. 治疗初始时 1 个月内
B. 治疗初始时 2 个月内
C. 治疗初始时 4 个月内
D. 治疗开始 6 个月后
E. 治疗开始 8 个月后

70. 鲑降钙素的给药方式不包括
A. 皮下注射
B. 肌内注射
C. 口服给药
D. 鼻内用药
E. 静脉滴注

71. 基于甲状旁腺激素研发出的促进骨形成的药是
A. 依普黄酮
B. 特立帕肽
C. 雷洛昔芬
D. 唑来膦酸
E. 奥利司他

72. 特立帕肽适用于有骨折高发风险的绝经后妇女骨质疏松症的治疗，推荐剂量为每日皮下注射 20mg，患者终身总共治疗的最长时间为
A. 6 个月
B. 8 个月

C. 12 个月
D. 18 个月
E. 24 个月

73. 奥利司他抑制胃肠道的
A. 淀粉酶
B. 蛋白酶
C. 脂肪酶
D. 纤维素酶
E. 肽酶

74. 以下关于奥利司他使用的叙述，错误的是
A. 脂溶性维生素应在服用本品 2 小时后或在睡前服用
B. 应在餐时或餐后 1 小时内服用，如有一餐未进或食物中不含脂肪，可省略一次服药
C. 药效在给药后 24～48 小时即可显现，停止治疗后 48～72 小时恢复
D. 体重指数为 23 的人可使用
E. 主要引起胃肠道不良反应

75. 关于达格列净的治疗应用，错误的是
A. 可作为单药治疗，用于 2 型糖尿病成人患者改善血糖控制
B. 不适用于治疗 1 型糖尿病或糖尿病酮症酸中毒
C. 一日 1 次，晨服，不受进食限制
D. 轻度肾功能不全患者 eGFR ≥ 60ml/（min·1.73m²）时无需调整剂量
E. 肝功能受损患者需调整剂量

二、配伍选择题

[1～4 题共用备选答案]
A. 7～12 分钟
B. 10～25 分钟
C. 4 小时
D. 8 小时
E. 12 小时

1. ACTH 的血浆浓度波动大，变化也很快，这是因为它是以脉冲方式从垂体中释放出来，在血液循环中的半衰期是

2. 肌内注射 ACTH 作用达到高峰的时间是

3. 静脉滴注促皮质素 20～25 单位使肾上腺皮质达到最大兴奋，需维持静脉滴注

4. 静脉注射人工合成的 ACTH，在循环中的半衰期是

[5～6 题共用备选答案]
A. 孕激素
B. 糖皮质激素
C. 雌激性
D. 雄激素
E. 盐皮质激素

5. 由肾上腺皮质中层的束状带分泌的，可调节糖、蛋白质、脂肪代谢的是

6. 由肾上腺皮质的最外层的球状带分泌的，可调节水、电解质代谢的是

[7~11 题共用备选答案]

 A. 氢化可的松　　　　B. 泼尼松

 C. 泼尼松龙　　　　　D. 甲泼尼龙

 E. 地塞米松

7. 对糖皮质激素受体的亲和力最高的是

8. 对水盐代谢影响最小的是

9. 对糖代谢影响最大的是

10. 抗炎作用最强的是

11. 作用持续时间最短的是

[12~18 题共用备选答案]

 A. 0.6mg　　　　　　B. 0.75mg

 C. 4mg　　　　　　　D. 5mg

 E. 25mg

 以氢化可的松 20mg 作为标准

12. 可的松的等效剂量是

13. 泼尼松的等效剂量是

14. 泼尼松龙的等效剂量是

15. 甲泼尼龙的等效剂量是

16. 地塞米松的等效剂量是

17. 倍他米松的等效剂量是

18. 曲安西龙的等效剂量是

[19~21 题共用备选答案]

 A. 一次口服疗法

 B. 小剂量代替疗法

 C. 小剂量长期静脉注射疗法

 D. 一般剂量长期疗法

 E. 大剂量冲击疗法

19. 用于严重中毒性感染及各种休克治疗的方法是

20. 用于结缔组织病、肾病综合征、顽固性支气管哮喘、中心视网膜炎、各种恶性淋巴瘤、淋巴细胞白血病治疗的方法是

21. 用于治疗原发性肾上腺皮质功能不全的方法是

[22~23 题共用备选答案]

 A. 1~2 个周　　　　　B. 3~5 个周

 C. 6~9 个周　　　　　D. 3~5 个月

 E. 6~9 个月

22. 停用糖皮质激素后，垂体分泌 ACTH 的功能恢复需

23. 停用糖皮质激素后，肾上腺皮质对 ACTH 起反应功能的恢复需

[24~28 题共用备选答案]

 A. 地尔硫草　　　　　B. 两性霉素 B

 C. 利福平　　　　　　D. 水杨酸盐

 E. 甘草制剂

24. 因诱导 CYP3A4 活性，合用时应适当增加糖皮质激素剂量的药物是

25. 因抑制 CYP3A4 活性，合用时注意减少糖皮质激素剂量的药物是

26. 与糖皮质激素合用时应注意监测低血钾的药物是

27. 因抑制 5α-还原酶、5β-还原酶和 11β-羟化类固醇脱氢酶，影响泼尼松等激素代谢的药物是

28. 与糖皮质激素合用更易致消化性溃疡的药物是

[29~31 题共用备选答案]

 A. 生长迟滞　　　　　B. Cushing 综合征体型

 C. 青光眼　　　　　　D. 胰腺炎

 E. 糖尿病

29. 属于糖皮质激素早期治疗常见的不良反应是

30. 属于持续大剂量应用糖皮质激素引起的不良反应是

31. 属于糖皮质激素治疗隐匿的或延迟的不良反应与并发症的是

[32~34 题共用备选答案]

 A. 碘塞罗宁　　　　　B. 丙硫氧嘧啶

 C. 左甲状腺素　　　　D. 甲巯咪唑

 E. 甲状腺片

32. 人工合成的四碘甲状腺原氨酸是

33. 人工合成的三碘甲状腺原氨酸钠是

34. 由猪、牛、羊等食用动物的甲状腺体制得，主要成分为甲状腺素的是

[35~39 题共用备选答案]

 A. 4μg/kg　　　　　　B. 5μg/kg

 C. 6μg/kg　　　　　　D. 25μg

 E. 75~125μg

35. 6~12 个月婴儿甲状腺功能减退症，左甲状腺素每日完全替代剂量为

36. 1~5 岁儿童甲状腺功能减退症，左甲状腺素每日完全替代剂量为

37. 6~12 岁儿童甲状腺功能减退症，左甲状腺素每日完全替代剂量为

38. 成人口服左甲状腺素替代治疗，开始剂量每日 25~50μg，每 2 周增加

39. 成人口服左甲状腺素替代治疗维持量约为每日

[40~44 题共用备选答案]

　　A. 精蛋白人胰岛素注射液

　　B. 精蛋白锌重组赖脯胰岛素混合注射液（25R）

　　C. 门冬胰岛素

　　D. 精蛋白人胰岛素混合注射液（40R）

　　E. 甘精胰岛素

40. 属于速效胰岛素类似物的是

41. 属于中效胰岛素的是

42. 属于混合人胰岛素的是

43. 属于长效胰岛素类似物的是

44. 属于混合胰岛素类似物的是

[45~48 题共用备选答案]

　　A. 精蛋白锌人胰岛素

　　B. 中性胰岛素

　　C. 门冬胰岛素

　　D. 精蛋白人胰岛素混合注射液（30R）

　　E. 甘精胰岛素

45. 外观为无色透明溶液，可在病情紧急情况（如抢救糖尿病酮症酸中毒或高血糖高渗性昏迷患者）下静脉输注的是

46. 利用重组 DNA 技术，通过对人胰岛素的氨基酸序列进行修饰生成的，皮下注射吸收较人胰岛素快，起效迅速，持续时间短，能更加有效地控制餐后血糖的是

47. 利用重组 DNA 技术，延长了胰岛素的治疗时效，适用于作基础胰岛素，维持基础血糖稳定的是

48. 同时具有短效和长效胰岛素的作用，可以较好地控制餐后高血糖和基础血糖的是

[49~53 题共用备选答案]

　　A. 西格列汀　　　　　B. 瑞格列奈

　　C. 格列美脲　　　　　D. 吡格列酮

　　E. 达格列净

49. 属于磺酰脲类促胰岛素分泌药的是

50. 属于非磺酰脲类促胰岛素分泌药的是

51. 属于钠 - 葡萄糖协同转运蛋白 2（SGLT - 2）抑制剂的是

52. 属于噻唑烷二酮类胰岛素增敏剂的是

53. 属于二肽基肽酶 - 4（DPP - 4）抑制剂的是

[54~58 题共用备选答案]

　　A. SUR1 受体　　　　B. PPAR - γ 受体

　　C. SGLT - 2　　　　　D. α - 葡萄糖苷酶

　　E. DPP - 4

54. 罗格列酮的作用靶点是

55. 格列齐特的作用靶点是

56. 西格列汀的作用靶点是

57. 达格列净的作用靶点是

58. 米格列醇的作用靶点是

[59~63 题共用备选答案]

　　A. 1.0% ~ 1.5%　　　B. 0.3% ~ 1.5%

　　C. 1% ~ 2%　　　　　D. 0.5% ~ 0.8%

　　E. 0.77% ~ 1.62%

59. 胰高血糖素样肽 - 1 受体激动剂降低 HbA1c 幅度在

60. 磺酰脲类药物降低 HbA1c 幅度在

61. 非磺酰脲类促胰岛素分泌药降低 HbA1c 幅度在

62. 二甲双胍降低 HbA1c 幅度在

63. α - 葡萄糖苷酶抑制剂降低 HbA1c 幅度在

[64~66 题共用备选答案]

　　A. 200U　　　　　　　B. 400U

　　C. 600U　　　　　　　D. 800U

　　E. 1000U

64. 1~18 岁儿童的维生素 D 推荐膳食摄入量是每日

65. 70 岁及以下成人的维生素 D 推荐膳食摄入量是每日

66. 71 岁及以上成人的维生素 D 推荐膳食摄入量是每日

[67~69 题共用备选答案]

　　A. 维生素 D

　　B. 25 - 羟基维生素 D

　　C. 1，25 - 二羟维生素 D

　　D. 骨化三醇

　　E. 阿法骨化醇

67. 维生素 D 在血液循环中的主要形式是

68. 维生素 D 在肾脏中被催化成的活性形式是

69. 阿法骨化醇口服经小肠吸收后，在肝内经 25 - 羟化酶作用转化为

[70~72 题共用备选答案]

　　A. 骨化三醇　　　　　B. 降钙素

　　C. 雷洛昔芬　　　　　D. 阿仑膦酸钠

　　E. 替勃龙

70. 作用机制为直接改变破骨细胞的形态学，从而抑制其功能，首先阻止破骨细胞的前体细胞黏附于骨组织，进而对破骨细胞的数量和活性产生直接的影响，该药物是

71. 作用机制为直接抑制破骨细胞的活性，从而抑制骨盐溶解，阻止钙由骨释出，而骨骼对钙的摄取

仍在进行，因而可降低血钙；可对抗甲状旁腺素促进骨吸收的作用并使血磷降低；抑制肾小管对钙和磷的重吸收，使尿中钙和磷的排泄增加，血钙也随之下降；可抑制肠道转运钙；有明显的镇痛作用，对肿瘤骨转移、骨质疏松所致骨痛有明显治疗效果，该药物是

72. 可以与雌激素受体结合，但不具有雌激素对生殖系统的影响，能增加雌激素的活性对骨代谢产生激动效应，产生抗骨质疏松作用的药物是

[73～77 题共用备选答案]

A. 1　　　　　　　B. 3
C. 5　　　　　　　D. 20
E. 1000

73. 阿仑膦酸钠抗骨吸收作用较依替膦酸二钠强的倍数是

74. 唑来膦酸用于治疗骨质疏松每年静脉给药的次数为

75. 唑来膦酸用于治疗骨质疏松可通常连续治疗的年数是

76. 依替膦酸二钠具有双向作用，抑制骨吸收的常用剂量（单位：mg/kg）是

77. 依替膦酸二钠具有双向作用，抑制骨形成的常用剂量（单位：mg/kg）是

[78～81 题共用备选答案]

A. 阿仑膦酸钠　　　B. 唑来膦酸
C. 帕米膦酸二钠　　D. 依替膦酸二钠
E. 降钙素

78. 主要以原型经肾脏排泄，终末消除相的时间较长，滴注后 2～28 日内在血浆中仍保持较低浓度，终末消除半衰期为 146 小时的是

79. 正常成人一次口服 20mg/kg，1 小时后血清中浓度达到最高，血浆半衰期为 2 小时，连续服药 7 日未见蓄积倾向，进入体内后在骨及肾脏中浓度最高，随尿液排出 8%～16%，随粪便排出 82%～94% 的是

80. 作用更为持久和抑制新骨形成的作用极低，可长期滞留于骨组织中，半衰期最长可达 300 日的第二代钙代谢调节药是

81. 对骨质疏松症相关的疼痛有镇痛作用，可抑制前列腺素的合成；通过中枢神经系统直接发挥中枢镇痛作用的是

[82～86 题共用备选答案]

A. 沙利度胺
B. 萘普生

C. 高钙食品
D. 抗血管生成药
E. 氨基糖苷类抗菌药物

82. 可使双膦酸盐的吸收下降，服用双膦酸盐后 2 小时内避免食用的是

83. 与双膦酸盐同时使用，有引起肾功能不全的报道，故禁止合用的非甾体类抗炎镇痛药是

84. 与唑来膦酸合用可增加多发性骨髓瘤患者发生肾功能不全风险的谷氨酸衍生物是

85. 与唑来膦酸合用可使颌骨坏死的发生率升高的药物是

86. 与鲑降钙素合用可诱发低钙血症的药物是

[87～89 题共用备选答案]

A. 维生素 D
B. 钙剂
C. 双膦酸盐类骨吸收抑制剂
D. 铁剂
E. 铝剂

87. 同用可抵消降钙素对高钙血症疗效的是

88. 鲑降钙素对骨质疏松症进行治疗期间，为防继发性甲状旁腺功能亢进需要补充

89. 与鲑降钙素合用，有可能急速降血钙，出现严重低钙血症的是

[90～91 题共用备选答案]

A. 骨化三醇　　　　B. 雷洛昔芬
C. 鲑降钙素　　　　D. 阿仑膦酸钠
E. 唑来膦酸

90. 不适用于男性骨质疏松症，仅适用于绝经后妇女的骨质疏松症的抗骨质疏松药物是

91. 可能诱发哮喘，过敏体质者、有支气管哮喘病史者慎用的抗骨质疏松药物是

三、综合分析选择题

[1～4 题共用题干]

患者，男，66 岁。体检发现血糖高前来就诊，有磺胺药过敏史，体型肥胖。医师处方二甲双胍（0.5g，tid）控制血糖。

1. 二甲双胍片的适宜服用时间是

A. 餐前半小时　　　B. 随餐服用
C. 餐后半小时　　　D. 餐后 2 小时
E. 空腹服用

2. 该患者复诊发现糖耐量异常及餐后血糖升高，单药控制未达标，建议联合应用的降糖药是

A. 格列喹酮　　　　　B. 格列本脲

C. 胰岛素　　　　　　D. 阿卡波糖

E. 罗格列酮

A. 瑞格列奈　　　　　B. 格列美脲

C. 二甲双胍　　　　　D. 普萘洛尔

E. 格列喹酮

3. 联合应用时药师应告知患者该药物最常见的不良反应是

　　A. 胃胀、腹胀　　　　B. 转氨酶升高

　　C. 腹泻　　　　　　　D. 肠梗阻

　　E. 便秘

4. 联合用药应注意监测的主要不良反应是

　　A. 光敏反应

　　B. 低血糖反应

　　C. 糖尿病酮症酸中毒

　　D. 急性胰腺炎

　　E. 尿路感染

[5~7题共用题干]

　　患者，女，48岁，因"发现甲状腺左叶结节"1个月入院，诊为甲状腺癌，现已行甲状腺癌全切。已知患者心功能不全者。

5. 医师给予左甲状腺素片替代治疗的初始剂量为每日25μg，此后调整方案为

　　A. 每隔1~2周后再每日剂量增加25μg

　　B. 每隔2~4周后再每日剂量增加25μg

　　C. 每隔5~6周后再每日剂量增加25μg

　　D. 每隔8~10周后再每日剂量增加25μg

　　E. 每隔10~12周后再每日剂量增加25μg

6. 关于左甲状腺素钠服用的注意事项，不正确的是

　　A. 该患者不必要求达到安全替代剂量

　　B. 该患者需终身进行替代治疗

　　C. 起效迅速，服用后当日即开始发挥最高疗效

　　D. 停药后药物作用仍能存在几周

　　E. 应空腹服药，且至少30分钟后进食

7. 患者在服用左甲状腺素时出现以下反应，其中不属于药物不良反应的是

　　A. 心悸　　　　　　　B. 骨骼肌痉挛

　　C. 心律失常　　　　　D. 月经紊乱

　　E. 黏液性水肿

[8~9题共用题干]

　　患者，男，54岁，查体发现空腹血糖升高来诊，中等体型，无烟酒等不良嗜好。该患者既往慢性肾炎病史，伴中度肾功能不全。

8. 该患者宜选用的治疗药物是

9. 假设治疗两年后，患者肾炎病情加重，伴重度肾功能不全，此时的治疗应改为

　　A. 胰岛素　　　　　　B. 格列美脲

　　C. 格列喹酮　　　　　D. 二甲双胍

　　E. 阿卡波糖

[10~12题共用题干]

　　患者，女，55岁，临床诊断为2型糖尿病。目前药物治疗方案如下：二甲双胍片口服500mg，bid；阿卡波糖片口服50mg，tid。

10. 关于本病例患者服用二甲双胍注意事项的说法，错误的是

　　A. 可能出现的不良反应有腹痛，腹泻，腹胀

　　B. 服药期间不要饮酒，以免引起低血糖

　　C. 现有方案不存在低血糖的风险

　　D. 用药期间应定期检查空腹血糖、尿糖、尿酮体及肝、肾功能

　　E. 疗效不满意时，日剂量可每周增加0.5g，成人最大推荐剂量为一日2.55g

11. 阿卡波糖最适宜的服用时间是

　　A. 餐前半小时　　　　B. 餐时

　　C. 餐后半小时　　　　D. 餐后1小时

　　E. 餐后2小时

12. 该患者联合用药过程中，除监测血糖之外，还需重点监测的安全性指标是

　　A. 血压　　　　　　　B. 血脂

　　C. 心功能　　　　　　D. 肺功能

　　E. 肝肾功能

[13~15题共用题干]

　　患者，女，41岁，BMI 25，新诊断为2型糖尿病，空腹血糖8.4mmol/L，餐后2小时血糖16mmol/L，血肌酐70μmol/L。

13. 该患者首选的降糖药物是

　　A. 阿卡波糖　　　　　B. 地特胰岛素

　　C. 那格列奈　　　　　D. 二甲双胍

　　E. 吡格列酮

14. 若患者在服用首选降糖药物后，血糖仍未达标，临床考虑加用胰岛素增敏剂，可联合应用的药物是

A. 阿卡波糖   B. 瑞格列奈

C. 罗格列酮   D. 门冬胰岛素

E. 西格列汀

15. 为满足患者减轻体重的要求，不宜选用的降糖药物是

A. 阿卡波糖   B. 米格列醇

C. 利拉鲁肽   D. 格列齐特

E. 二甲双胍

[16 ~ 17 题共用题干]

患者，女，28 岁，因"多汗、心慌、消瘦、易怒半月余"就诊。实验室检查显示 FT_3 和 FT_4 均升高，TSH 降低，甲状腺Ⅱ度肿大，心率 92 次/分。诊断为"甲状腺功能亢进症"（简称"甲亢"）。治疗给予甲巯咪唑片 10mg，一日 3 次，盐酸普萘洛尔片 10mg，一日 3 次。患者 1 月后复查，FT_3 和 FT_4 均恢复正常，但出现皮肤瘙痒。

16. 该患者出现皮肤瘙痒，原因可能是

A. 甲巯咪唑有导致皮肤瘙痒的不良反应

B. 甲亢高代谢状态使血钾水平降低

C. 甲亢高代谢状态使血钙水平降低

D. 普萘洛尔有导致皮肤瘙痒的不良反应

E. 甲亢纠正后的正常反应

17. 患者根据病情轻重调节剂量，病情控制后维持量可以为一日

A. 15mg   B. 45mg

C. 60mg   D. 75mg

E. 90mg

[18 ~ 19 题共用题干]

患者，男，63 岁，2 型糖尿病病史 20 年，现服用二甲双胍 0.5g，一日 3 次；阿卡波糖 0.1g，一日 3 次；吡格列酮 30mg，一日 1 次。既往高血压病史 5 年，冠心病病史 5 年，心功能Ⅰ级轻度肾功能不全，长期服用贝那普利和阿司匹林。

18. 患者需监测的项目不包括

A. 肝功能   B. 空腹血糖

C. HbA1c   D. 低血糖情况

E. 血常规

19. 患者用药一段时间后，出现冠心病加重、夜间憋喘、活动困难，诊断为"冠心病，心功能Ⅲ级"。此时应停用的药物是

A. 二甲双胍   B. 阿卡波糖

C. 贝那普利   D. 罗格列酮

E. 阿司匹林

[20 ~ 22 题共用题干]

奥利司他片说明书的部分内容节选如下，请结合问题作答。

【药理作用】

奥利司他片是长效和强效的特异性胃肠道脂肪酶抑制剂，它通过与胃和小肠腔内胃脂肪酶和胰脂肪酶的活性丝氨酸部位形成共价键使酶失活而发挥治疗作用，失活的酶不能将食物中的脂肪，主要是甘油三酯水解为可吸收的游离脂肪酸和单酰基甘油。未消化的甘油三酯不能被身体吸收，从而减少热量摄入，控制体重。该药无需通过全身吸收发挥药效。

【药代动力学】

吸收：对体重正常和肥胖志愿者的研究表明，机体对奥利司他的吸收量极微，口服后 8 小时测不出完整的奥利司他血浆浓度（<5ng/ml）。通常治疗剂量的奥利司他全身吸收极其有限，无蓄积，血浆中仅偶尔可测出完整的奥利司他，浓度很低（<10ng/ml）。分布：由于奥利司他几乎不被吸收，所以难以测定其分布容积，全身的药代动力学也不能检测。在体外，99% 以上的奥利司他与血浆蛋白结合（脂蛋白、白蛋白是主要的结合蛋白）。奥利司他很少与红细胞结合。代谢：动物试验提示，奥利司他的代谢主要集中在胃肠道壁。在肥胖患者中进行的研究显示，在极少部分被全身吸收的药物成分中有两种主要的代谢产物，M_1（4 - 环内酯环水解产物）和 M_3（M_1 附着一个 N - 甲酰基亮氨酸裂解产物）占全部血浆浓度的 42%。M_1 和 M_3 具有一个开放的 b - 内酯环对脂酶抑制活性极弱（与奥利司他相比，分别低 1000 倍和 2500 倍）。治疗剂量时，M_1 和 M_3 的抑酶活性及血浆浓度很低（平均为 M_1 - 26μg/ml 和 M_3 - 108μg/ml），因此这两种代谢产物不具有药理意义。清除：对正常体重和肥胖者的研究表明，未吸收的药物主要通过粪便排出体外。所服用剂量的大约 97% 是从粪便排泄，其中 83% 是原形奥利司他，奥利司他所有相关物的累计肾排泄量低于 2%。药物彻底排出（粪便和尿液）需要 3 ~ 5 天。对于正常体重者和肥胖受试者，奥利司他的代谢是很相似的。奥利司他、M_1 和 M_3 均可以经胆汁排泄。测定粪便中脂肪含量表明，本药的药效在给药后 24 ~ 48 小时即可显现，停止治疗后 48 ~ 72 小时，粪便中脂肪含量便恢复到治疗前水平。

【适应证】

用于肥胖或体重超重患者（体重指数≥24）的治

疗。奥利司他片结合微低热能饮食适用于肥胖和体重超重者包括那些已经出现与肥胖相关的危险因素的患者的长期治疗。奥利司他片具有长期的体重控制（减轻体重、维持体重和预防反弹）的疗效。

【用法用量】

成人：推荐剂量为餐时或餐后一小时内服一片。如果有一餐未进或食物中不含脂肪，则可省略一次服药。长期服用奥利司他片的治疗效果（包括控制体重和改善危险因素）可持续。病人的膳食应营养均衡，微低热能，大约30%热能来自脂肪，食物中应富含水果和蔬菜。脂肪、碳水化合物和蛋白质的摄入应分布于每日三餐。没有证据表明超过每日三次/每次 0.12g 能增强疗效。对老年人无需调整剂量。

【不良反应】

1. 常见不良反应为：油性斑点，胃肠排气增多，大便紧急感，脂肪（油）性大便，脂肪泻，大便次数增多和大便失禁。随膳食中脂肪成分增加，发生率也相应增高。大部分病人用药一段时间后可改善。

2. 较多出现的胃肠道急性反应有：腹痛/腹部不适、胃肠胀气、水样便、软便、直肠痛/直肠部不适、牙齿不适、牙龈不适。

3. 观察到的其他少见不良事件有：上呼吸道感染、下呼吸道感染、流行性感冒、头痛、月经失调、焦虑、疲劳、泌尿道感染。

4. 偶有对本品过敏的报道。主要的临床表现为瘙痒、皮疹、荨麻疹、血管神经性水肿、支气管痉挛和过敏反应。

5. 极少出现有大疱疹、肝转氨酶和碱性磷酸酯酶升高以及罕见的严重肝炎等病例报道。

【禁忌】

1. 孕妇及哺乳期妇女禁用。

2. 对奥利司他或药物制剂中任何一种成分过敏的患者禁用。

3. 慢性吸收不良综合征、胆汁淤积症患者禁用。

4. 器质性肥胖患者（如甲状腺功能减退）禁用。

5. 器官移植者以及服用环孢霉素患者禁用。奥利司他会干扰抗移植排斥反应的药物。

6. 未超重者禁用。

【注意事项】

1. 第一次使用本品前应咨询医师，治疗期间应定期到医院检查。尤其是伴发高血脂、高血压、糖尿病和中度以上脂肪肝的病人，应在医师指导下结合其他药物进行治疗。

2. 不推荐体重指数低于 24 的人群使用本品。体重指数近似值的计算方法为体重/身高^2（体重以千克为单位计算，身高以米为单位计算）。

3. 服用本品时应尽量减少摄入脂肪含量高的食物。

4. 使用本品同时应注意结合运动和控制饮食，才能达到良好效果。

5. 没有证据证明本品加大用量后能增强疗效，因此，请按推荐剂量服用，不要擅自增加用量。

6. 18 岁以下儿童应在医师指导下使用。

7. 孕妇及哺乳期妇女不宜使用本品。

8. 对本品过敏者禁用，过敏体质者慎用。

9. 本品性状发生改变时禁止使用。

10. 请将本品放在儿童不能接触的地方。

11. 如正在使用其他药品，使用本品前请咨询医师或药师。

【药物相互作用】

1. 本品可使维生素 A、D 和 E 的吸收减少。使用本品同时可加以补充。如正在服用含有维生素 A、D 和 E 的制剂（如一些复方维生素类制剂），应在服用本品 2 小时后或在睡前服用。

2. 2 型糖尿病患者可能需减少口服降糖药（如磺酰脲类药物）的剂量。

3. 本品与环孢素联合用药时可造成后者血浆浓度的降低。

4. 本品与胺碘酮合用时，可能导致后者吸收减少而降低疗效。

5. 如与其他药物同时使用可能发生药物相互作用，详情请咨询医师或药师。

【规格】 0.12g

【有效期】 24 个月。

20. 根据说明书判断，可使用奥利司他治疗的情形是

   A. 患者，男，47 岁，身高 175cm，体重 92kg，患有高血压

   B. 患者，男，47 岁，身高 175cm，体重 92kg，患有慢性吸收不良综合征

   C. 患者，男，47 岁，身高 175cm，体重 92kg，患有胆汁淤积症

   D. 患者，男，47 岁，身高 175cm，体重 70kg，患有高血压

   E. 患者，男，47 岁，身高 175cm，体重 70kg，患有胆汁淤积症

21. 口服奥利司他片后，其在人体内的主要形式是

   A. 多数与血浆蛋白结合

   B. 多数与红细胞结合

C. 多数代谢为 M_1 和 M_3

D. 多数以原型存在胃肠道中

E. 多数以原型分布于脂肪组织中

22. 关于奥利司他的使用注意事项，错误的是

    A. 餐时或餐后一小时内服用

    B. 如果食物中不含脂肪，可省略一次服药

    C. 随膳食中脂肪成分增加，脂肪泻发生率也相应增高

    D. 本品主要影响脂肪吸收，服用口服降糖药的患者无需注意

    E. 如正在服用含有维生素 A、D 和 E 的制剂，应在服用本品 2 小时后或在睡前服用

四、多项选择题

1. 生长抑素可用于

    A. 严重急性食道静脉曲张出血

    B. 严重急性胃或十二指肠溃疡出血

    C. 胰腺外科术后并发症的预防和治疗

    D. 胰、胆和肠瘘的辅助治疗

    E. 糖尿病酮症酸中毒的辅助治疗

2. 重组人生长激素的作用特点有

    A. 高剂量用于儿童期和青春期替代治疗

    B. 小剂量即可消除成人期生长激素分泌不足导致的身体成分改变

    C. 可以肌内注射，但不能皮下注射

    D. 90% 在肝脏代谢

    E. 主要以原型由肾脏排泄

3. 重组人生长激素禁用于

    A. 近 2 年内有恶性肿瘤病史者

    B. 骨骺已经闭合的儿童

    C. 增生期或增生前期糖尿病视网膜病变

    D. 3 岁以下的儿童

    E. 四环素过敏史者

4. 重组人生长激素的不良反应包括

    A. 外周水肿　　　　B. 一过性高血糖现象

    C. 关节痛　　　　　D. 肌痛

    E. 低血糖

5. 生长抑素的不良反应包括

    A. 快速注射可见短期的血压下降

    B. 血糖升高

    C. 腹痛

    D. 低血糖

    E. 腹泻

6. 以下不良反应中，促皮质素的发生率较糖皮质类固醇高的有

    A. 致糖尿病作用　　B. 胃肠道反应

    C. 骨质疏松　　　　D. 痤疮

    E. 多毛

7. 尿崩症的主要表现有

    A. 多尿　　　　　　B. 烦渴

    C. 多饮　　　　　　D. 低比重尿

    E. 低渗透压尿

8. 醋酸去氨加压素的给药方式有

    A. 经鼻给药　　　　B. 舌下给药

    C. 口服给药　　　　D. 皮下注射

    E. 肌内注射

9. 醋酸去氨加压素的常见不良反应有

    A. 头痛　　　　　　B. 恶心

    C. 血压升高　　　　D. 胃痛

    E. 心肌缺血

10. 肾上腺糖皮质激素类药物的共同药理作用包括

    A. 抗炎作用　　　　B. 免疫抑制作用

    C. 抗毒素作用　　　D. 抗休克作用

    E. 影响代谢

11. 肾上腺糖皮质激素类药物的治疗原则包括

    A. 在某些感染时应用激素，须同用有效的抗菌药物治疗

    B. 能全身应用，不局部使用

    C. 能小剂量使用，不选择大剂量

    D. 能短期使用，不长期应用

    E. 感染性疾病短期合用糖皮质激素后，迅速减量或停药

12. 儿童长期使用肾上腺糖皮质激素类药物，需注意监测

    A. 生长情况　　　　B. 发育情况

    C. 血糖　　　　　　D. 尿糖

    E. 电解质

13. 抗甲状腺药的作用特点有

    A. 疗效较肯定

    B. 可导致永久性甲减

    C. 方便、经济、使用较安全

    D. 疗程长

    E. 停药后复发率较高

14. 具有抑制甲状腺功能和致甲状腺肿大作用的药物有
    - A. 磺胺类
    - B. 保泰松
    - C. 巴比妥类
    - D. 维生素 B_{12}
    - E. 磺酰脲类

15. 甲巯咪唑可引起胰岛素自身免疫综合征，在进食后血糖高峰过后可出现
    - A. 高游离胰岛素血症
    - B. 低游离胰岛素血症
    - C. 低血糖反应
    - D. 高血糖反应
    - E. 胰岛素与抗体结合更加紧密

16. 丙硫氧嘧啶可引起中性粒细胞胞浆抗体相关性血管炎，主要表现为
    - A. 蛋白尿
    - B. 发热
    - C. 关节痛
    - D. 咯血
    - E. 咳嗽

17. 可用于甲状腺危象治疗的药物有
    - A. 大剂量碘剂
    - B. 丙硫氧嘧啶
    - C. 卡比马唑
    - D. 甲巯咪唑
    - E. 碘塞罗宁

18. 关于抗甲状腺药的比较，正确的有
    - A. 卡比马唑疗效与不良反应优于其他硫脲类药
    - B. 甲巯咪唑作用较丙硫氧嘧啶强
    - C. 丙硫氧嘧啶及甲巯咪唑均不通过胎盘并能经乳汁分泌
    - D. 丙硫氧嘧啶及甲巯咪唑均不经乳汁分泌
    - E. 甲巯咪唑较丙硫氧嘧啶起效快而代谢慢，维持时间较长

19. 短效胰岛素又称为
    - A. 双时相胰岛素
    - B. 普通胰岛素
    - C. 常规胰岛素
    - D. 中性胰岛素
    - E. 甘精胰岛素

20. 可以静脉给药的胰岛素或胰岛素类似物有
    - A. 精蛋白人胰岛素混合注射液（30R）
    - B. 精蛋白人胰岛素混合注射液（50R）
    - C. 短效胰岛素
    - D. 门冬胰岛素
    - E. 赖脯胰岛素

21. 精蛋白锌胰岛素是在低精蛋白锌的基础上加大鱼精蛋白的比例，获得的特点包括
    - A. 更接近人的体液 pH
    - B. 溶解度更低
    - C. 释放更加缓慢
    - D. 作用持续时间更长
    - E. 可以口服

22. 以下胰岛素（有效期内）可以使用的有
    - A. 在 2℃~8℃ 冷处保存的未开瓶胰岛素
    - B. 在 20℃ 环境存放 3 周的已开始使用的胰岛素注射液
    - C. 冷冻后的未开瓶胰岛素
    - D. 冷冻后放置在常温（最高 25℃）融化的未开瓶胰岛素
    - E. 先冷冻保存，后放置在 2℃~8℃ 冷处保存待用的未开瓶胰岛素

23. 二甲双胍的特点包括
    - A. 有利于减轻体重
    - B. 单药不显著增加低血糖风险
    - C. 具有明确的心血管保护作用
    - D. 提高外周组织（肌肉、脂肪）胰岛素的敏感性，增加对葡萄糖的摄取和利用
    - E. 抑制肠壁细胞摄取葡萄糖，提高胰高血糖素样肽-1（GLP-1）水平

24. 二甲双胍禁用于
    - A. 严重肾功能不全
    - B. 维生素 B_{12}、叶酸和铁缺乏者
    - C. 酗酒者
    - D. 2 型糖尿病伴有酮症酸中毒者
    - E. 严重心、肺疾病患者

25. 可以与利拉鲁肽联用治疗 2 型糖尿病的有
    - A. 二甲双胍
    - B. 格列吡嗪
    - C. 格列喹酮
    - D. 西格列汀
    - E. 沙格列汀

26. 维生素 D 在人体内的活性代谢物有
    - A. 维生素 D
    - B. 25-羟基维生素 D
    - C. 1,25-二羟维生素 D
    - D. 骨化三醇
    - E. 阿法骨化醇

27. 阿法骨化醇和骨化三醇在骨代谢中的作用有
    - A. 增加小肠和肾小管对钙的重吸收
    - B. 减少甲状旁腺激素合成与释放

C. 增加转化生长因子 - β和胰岛素样生长因子 - Ⅰ合成

D. 调节肌肉钙代谢

E. 增加神经肌肉协调性

28. 降钙素镇痛作用的机制包括

A. 可抑制前列腺素的合成

B. 通过中枢神经系统直接发挥中枢镇痛作用

C. 与其具有β - 内啡肽作用有关

D. 抑制枸橼酸的释放

E. 抑制乳酸溶酶体酶的释放

29. 开始使用阿仑膦酸钠治疗前,需纠正

A. 钙代谢紊乱   B. 维生素D缺乏

C. 低钙血症   D. 矿物质代谢紊乱

E. 骨质疏松症

30. 使用唑来膦酸进行治疗,需要使用钙剂和维生素D的情况有

A. 用于治疗恶性肿瘤溶骨性骨转移引起的骨痛、多发性骨髓瘤引起的骨骼损害时

B. 用于治疗 Paget's 病时

C. 低钙血症患者用药前应口服足量钙和维生素D

D. 用于治疗恶性肿瘤引起的高钙血症

E. 用于治疗绝经后女性骨质疏松症

31. 关于骨化三醇用法用量的描述,正确的有

A. 用于绝经后骨质疏松症,推荐成人剂量为一次 0.25μg,一日2次

B. 用于肾性骨营养不良,起始日剂量为 0.25μg。最佳用量为一日 0.5 ~ 1.0μg 之间

C. 用于甲状旁腺功能减退,推荐成人起始剂量为一日 0.25μg,每隔 2 ~ 4 周增加剂量,每周至少测定血钙浓度2次

D. 用于佝偻病,推荐成人起始剂量为一日 0.25μg,每隔 2 ~ 4 周增加剂量,每周至少测定血钙浓度2次

E. 婴儿及儿童:2 岁以内的儿童,参考剂量按体重为 0.01 ~ 0.1μg/(kg·d)

第九章 抗菌药物

1. 青霉素类用药后发生过敏性休克，属于
   - A. Ⅰ型变态反应
   - B. Ⅱ型变态反应
   - C. Ⅲ型变态反应
   - D. Ⅳ型变态反应
   - E. Ⅴ型变态反应

2. 口服吸收比较完全，可达 90% 或以上的是
   - A. 四环素
   - B. 土霉素
   - C. 万古霉素
   - D. 头孢氨苄
   - E. 两性霉素 B

3. 青霉素类、头孢菌素类、碳青霉烯类抗菌药物的作用部位是
   - A. 细菌细胞壁
   - B. 细菌细胞膜
   - C. 细菌细胞核
   - D. 细菌线粒体
   - E. 细菌溶酶体

4. 属于时间依赖性抗菌药物且抗菌作用时间较长的是
   - A. 替加环素
   - B. 林可霉素
   - C. 达托霉素
   - D. 多黏菌素
   - E. 庆大霉素

5. 时间依赖性抗菌药物杀菌效能达到饱和状态时，血药浓度高于致病菌 MIC 的倍数是
   - A. 2 ~ 3
   - B. 3 ~ 4
   - C. 4 ~ 5
   - D. 5 ~ 6
   - E. 6 ~ 7

6. 以下属于第三代头孢菌素，适用于敏感革兰阴性杆菌，尤其铜绿假单胞菌等所致感染的药物是
   - A. 头孢他啶
   - B. 头孢拉定
   - C. 头孢吡肟
   - D. 头孢克洛
   - E. 头孢曲松

7. 蛋白结合率较高（＞70%）的头孢菌素类是
   - A. 头孢曲松
   - B. 头孢呋辛
   - C. 头孢噻肟
   - D. 头孢吡肟
   - E. 头孢他啶

8. 以下一般不用于围手术期预防用药的是
   - A. 头孢拉定
   - B. 头孢克洛
   - C. 头孢唑林
   - D. 头孢呋辛
   - E. 头孢吡肟

9. 发生青霉素过敏后，应用意义不大的药物是
   - A. 肾上腺素
   - B. 青霉素酶
   - C. 多巴胺
   - D. 抗组胺药
   - E. 肾上腺糖皮质激素

10. 患者，男，58 岁，因咳嗽咳痰诊断为院内感染性肺炎，患者肾功能衰竭病史，行规律血液透析治疗 5 年，医生拟为患者应用头孢菌素治疗，以下哪种药物无需调整剂量
    - A. 头孢拉定
    - B. 头孢克洛
    - C. 头孢哌酮
    - D. 头孢曲松
    - E. 头孢吡肟

11. 丙磺舒、阿司匹林、吲哚美辛、保泰松和磺胺类药可延长青霉素类药的血浆半衰期，是因为
    - A. 减少青霉素类的肝脏代谢
    - B. 减少青霉素类的蛋白结合
    - C. 减少青霉素类的肾小球滤过
    - D. 减少青霉素类的肾小管分泌
    - E. 减少青霉素类的胆汁排泄

12. 关于青霉素过敏的叙述，错误的是
    - A. 对一种青霉素类过敏者可能对其他青霉素类过敏
    - B. 对一种青霉素类过敏者可能对青霉胺或头孢菌素类过敏
    - C. 用青霉素类前必须详细询问用药史，是否有青霉素类、头孢菌素类或其他 β – 内酰胺类抗生素过敏史，或过敏性疾病史，有无易为患者所忽略的过敏反应症状
    - D. 青霉素类抗生素，静脉和口服给药，用药前均需做青霉素皮肤敏感性试验，阳性反应者禁用
    - E. 青霉素皮肤敏感性试验阴性者不会出现过敏反应

13. 可以与青霉素 G 混合的是
    - A. 生理盐水
    - B. 葡萄糖注射液
    - C. 维生素 C
    - D. 维生素 B 族
    - E. 林可霉素

14. 关于第一、二、三、四代头孢菌素类抗菌药物药

理作用的叙述，错误的是

A. 第三代头孢菌素对革兰阳性菌的抗菌活性最强

B. 第一代头孢菌素对革兰阴性杆菌的抗菌活性较第二、三代弱

C. 第二代头孢菌素对革兰阳性菌的抗菌活性较第一代略差或相仿，对革兰阴性菌的抗菌活性较第一代强，较第三代弱

D. 第二代头孢菌素对肾脏毒性较第一代小，第三代对肾脏基本无毒性，第四代无肾毒性

E. 第二代头孢菌素对革兰阴性菌的抗菌活性较第一代强，较第三代弱

15. 关于第一、二、三、四代头孢菌素类抗菌药物药理作用的叙述，错误的是

A. 第一代头孢菌素对青霉素酶稳定，但可被革兰阴性菌产生的 β - 内酰胺酶所破坏

B. 第二代头孢菌素对铜绿假单胞菌无效，对多种 β - 内酰胺酶较稳定

C. 第三代头孢菌素对革兰阴性菌有较强的抗菌作用，但对 β - 内酰胺酶不稳定

D. 第四代头孢菌素对革兰阳性菌、革兰阴性菌、厌氧菌显示广谱抗菌活性

E. 第四代头孢菌素与第三代相比，抗铜绿假单胞菌作用增强，对 β - 内酰胺酶稳定

16. 头孢菌素为时间依赖性抗菌药物，血浆半衰期较短，几乎无抗生素后效应，抗菌活性与细菌接触药物的时间长短密切相关，头孢菌素显示满意的杀菌效果需%T>MIC至少达到

A. 30% ~40%　　　　　B. 40% ~50%

C. 50% ~60%　　　　　D. 60% ~70%

E. 70% ~80%

17. 以下不引起"双硫仑样"反应的药物是

A. 头孢孟多　　　　　B. 头孢哌酮

C. 头孢曲松　　　　　D. 头孢氨苄

E. 头孢替安

18. 关于头孢菌素使用的叙述，错误的是

A. 头孢呋辛可导致高铁氰化物法血糖试验呈假阴性，硫酸铜法尿糖试验呈假阳性

B. 头孢克洛常见为排软便、腹泻等胃肠道反应，血清病样反应较其他口服抗生素多见

C. 服用相同剂量头孢克肟混悬液与片剂后血药浓度以前者为高

D. 头孢噻肟可引起中性粒细胞减少及罕见的中性

粒细胞缺乏症，快速静脉注射（＜60秒）可能引起致命性心律紊乱

E. 为减轻过敏反应，头孢曲松静脉给药时常与含钙的药品同时进行

19. 关于克拉维酸、舒巴坦、他唑巴坦的比较，错误的是

A. 舒巴坦的抑酶活性比克拉维酸低

B. 舒巴坦的稳定性比克拉维酸强

C. 他唑巴坦抑酶谱广度和活性都强于克拉维酸和舒巴坦

D. 均不能抑制 B 类金属碳青霉烯酶

E. 三者均可逆性地与酶结合

20. 成人使用舒巴坦的最大剂量为每日

A. 1g　　　　　　　　B. 2g

C. 3g　　　　　　　　D. 4g

E. 5g

21. 儿童使用舒巴坦的最大剂量为每日

A. 50mg/kg　　　　　B. 60mg/kg

C. 70mg/kg　　　　　D. 80mg/kg

E. 90mg/kg

22. 注射用头孢哌酮钠舒巴坦钠（2:1）的组成是

A. 头孢哌酮 1mg 与舒巴坦 0.5mg

B. 头孢哌酮 1mol 与舒巴坦 0.5mol

C. 头孢哌酮 1g 与舒巴坦 0.5g

D. 头孢哌酮 1U 与舒巴坦 0.5U

E. 头孢哌酮 1ml 与舒巴坦 0.5ml

23. 属于肾脱氢肽酶 I 特异性抑制剂的是

A. 克拉维酸　　　　　B. 舒巴坦

C. 他唑巴坦　　　　　D. 西司他丁

E. 阿维巴坦

24. 碳青霉烯类抗菌药物的抗菌谱不包括

A. 产 β - 内酰胺酶的流感嗜血杆菌

B. 铜绿假单胞菌

C. 厌氧菌

D. 革兰阳性菌

E. 耐甲氧西林葡萄球菌

25. 碳青霉烯类抗菌药物的作用特点不包括

A. 时间依赖性抗菌药物

B. 有一定的抗生素后效应

C. 当%T>MIC达到40% ~50%时，可显示满意的杀菌效果

D. 延长输注时间可增加药物疗效

E. 均可一天一次给药

26. 亚胺培南西司他丁一般不宜用于

   A. 社区获得性感染

   B. 对其他药物耐药的革兰阴性杆菌感染

   C. 严重需氧菌与厌氧菌混合性感染

   D. 病原菌未查明严重感染

   E. 免疫缺陷者感染

27. 关于美罗培南使用的叙述，正确的是

   A. 可一天一次给药

   B. 肝功能不全患者应用需调整剂量

   C. 癫痫等中枢神经系统不良反应发生率与亚胺培南相似

   D. 所致肾功能损害和恶心、呕吐等胃肠道反应较亚胺培南少

   E. 肾功能不全者不需要调整剂量

28. 美罗培南成人一日最大剂量不得超过

   A. 3g   B. 4g

   C. 5g   D. 6g

   E. 7g

29. 厄他培南不推荐用于中枢神经系统感染，是因为

   A. 在脑脊液中浓度较低

   B. 中枢神经系统不良反应严重

   C. 抗菌谱不能覆盖

   D. 中枢神经系统感染耐药现象严重

   E. 体内半衰期短

30. 与头霉素类抗菌药物抗菌谱相似的药物是

   A. 第一代头孢菌素类

   B. 第二代头孢菌素类

   C. 第三代头孢菌素类

   D. 第四代头孢菌素类

   E. 碳青霉烯类

31. 氨曲南的作用特点不包括

   A. 低毒，与青霉素类及头孢菌素类无交叉过敏

   B. 可用于治疗脑膜炎

   C. 时间依赖性抗菌药物

   D. 血浆半衰期较短

   E. 几乎无抗生素后效应

32. 可用于青霉素和头孢菌素类过敏者，与青霉素类没有交叉反应的 β - 内酰胺类药物是

   A. 头孢美唑   B. 头孢米诺

C. 拉氧头孢   D. 氟氧头孢

E. 氨曲南

33. 氨基糖苷类具有很强抗菌作用的是

   A. 需氧的革兰阴性杆菌

   B. 革兰阴性球菌

   C. 多数革兰阳性菌（金黄色葡萄球菌除外）

   D. 厌氧菌

   E. 嗜麦芽窄食单胞菌

34. 氨基糖苷类的作用特点是

   A. 口服给药可治疗全身性感染

   B. 只对繁殖期细菌有杀菌作用

   C. 在酸性环境中抗菌作用增强

   D. 日剂量一次给药可达到满意杀菌效果

   E. 无抗生素后效应

35. 关于氨基糖苷类和第三代头孢菌素类联合应用，错误是

   A. 联合应用治疗败血症、肺炎等革兰阴性杆菌引起的严重感染

   B. 两类药不能混入同一容器内

   C. 可在身体同一部位给药

   D. 治疗急性感染通常疗程不宜超过 7 ~ 14 日

   E. 联合应用治疗革兰阴性杆菌引起的严重脑膜炎

36. 属于浓度依赖性抗菌药物的是

   A. 头孢西丁   B. 拉氧头孢

   C. 庆大霉素   D. 氨曲南

   E. 氟氧头孢

37. 应用庆大霉素时可进行血药浓度监测，谷浓度不应超过

   A. 1μg/ml   B. 2μg/ml

   C. 3μg/ml   D. 4μg/ml

   E. 5μg/ml

38. 关于庆大霉素使用的叙述，错误的是

   A. 应定期检查尿常规、血尿素氮、血肌酐，注意患者听力变化或听力损害先兆

   B. 可静脉快速推注或静脉滴注给药

   C. 避免该药耳部滴用

   D. 与第一代注射用头孢菌素类合用时可能加重肾毒性

   E. 早产儿、新生儿、婴幼儿应尽量避免用氨基糖苷类

39. 对抗庆大霉素的神经 - 肌肉阻断作用可静脉使用

A. 钙盐   B. 镁盐

C. 钠盐   D. 钾盐

E. 铁盐

40. 关于红霉素使用的叙述，错误的是

    A. 主要由肝脏代谢，代谢物由肾脏排出

    B. 在明确需要的情况下可在妊娠期使用

    C. 老年人使用发生尖端扭转型室性心动过速的风险增加

    D. 重症肌无力病史的患者使用有病情加重的风险

    E. 肝病患者和妊娠期妇女不宜使用红霉素酯化物

41. 阿奇霉素治疗儿童肺炎，一日最大量不超过

    A. 100mg   B. 200mg

    C. 300mg   D. 400mg

    E. 500mg

42. 关于阿奇霉素使用的叙述，错误的是

    A. 治疗儿童中耳炎、肺炎时，阿奇霉素的疗程为5天

    B. 治疗儿童中耳炎、肺炎时，阿奇霉素首次剂量为后续剂量的3倍

    C. 阿奇霉素一天一次口服即可

    D. 若需服含铝或镁的抗酸药，阿奇霉素应在服用上述药物前1小时或后2小时给予

    E. 阿奇霉素可在妊娠期使用

43. 四环素类抗菌药物抗菌谱广，但无抗菌作用的是

    A. 立克次体   B. 支原体

    C. 铜绿假单胞菌   D. 衣原体

    E. 螺旋体

44. 关于四环素类抗菌药物使用的叙述，错误的是

    A. 可引起牙齿永久性变色，牙釉质发育不良，并抑制骨骼发育，8岁以下儿童禁用

    B. 四环素类（多西环素除外）与多价阳离子同时使用时，吸收降低

    C. 能很好地渗透进入组织与体液中，渗透能力依次为四环素>多西环素>米诺环素

    D. 四环素类药属于长PAE的时间依赖性抗菌药物

    E. 部分四环素类使用后，患者可能在日晒时有光敏现象

45. 林可霉素类抗菌药物无抗菌作用的是

    A. 厌氧菌   B. 革兰阳性球菌

    C. 肺炎链球菌   D. 肺炎支原体

E. 沙眼支原体

46. 治疗金黄色葡萄球菌引起的急慢性骨髓炎及关节感染的首选药是

    A. 大环内酯类   B. 头孢菌素类

    C. 氨基糖苷类   D. 林可霉素类

    E. 氨曲南

47. 与青霉素或万古霉素联合用于治疗因链球菌或葡萄球菌释放毒素导致的中毒性休克综合征的是

    A. 克林霉素   B. 克拉霉素

    C. 氨曲南   D. 阿奇霉素

    E. 庆大霉素

48. 与林可霉素类抗菌药物存在交叉耐药性的是

    A. 大环内酯类   B. 头孢菌素类

    C. 氨基糖苷类   D. 林可霉素类

    E. 碳青霉烯类

49. 林可霉素类药属于时间依赖性抗菌药物，为达到满意的杀菌效果%T > MIC应大于

    A. 20%   B. 30%

    C. 40%   D. 50%

    E. 60%

50. 糖肽类抗菌药物作用弱的病原体是

    A. 耐甲氧西林金黄色葡萄球菌

    B. 破伤风杆菌

    C. 革兰阴性菌

    D. 厌氧菌

    E. 炭疽杆菌

51. 对于MRSA感染，指南建议万古霉素的谷浓度为

    A. 1～5μg/ml   B. 5～10μg/ml

    C. 10～15μg/ml   D. 15～20μg/ml

    E. 20～25μg/ml

52. 与糖肽类合用可能掩盖耳鸣、头昏、眩晕等耳毒性症状的是

    A. 抗组胺药   B. 阿司匹林

    C. 布美他尼   D. 依他尼酸

    E. 多黏菌素类

53. 快速滴注可出现"红人综合征"的药物是

    A. 大环内酯类   B. 糖肽类

    C. 氨基糖苷类   D. 林可霉素类

    E. 碳青霉烯类

54. 酰胺醇类抗菌药物无作用的是

A. 脑膜炎球菌　　　　B. 立克次体

C. 螺旋体　　　　　　D. 支原体

E. 分枝杆菌

55. 因可降低线粒体内膜上铁螯合酶的活性，抑制血红蛋白的合成，骨髓中红细胞内空泡形成而引起再生障碍性贫血的药物是

A. 万古霉素　　　　　B. 氯霉素

C. 氨曲南　　　　　　D. 阿奇霉素

E. 庆大霉素

56. 大剂量可引起致死性的灰婴综合征的是

A. 万古霉素　　　　　B. 氯霉素

C. 氨曲南　　　　　　D. 阿奇霉素

E. 庆大霉素

57. 环丙沙星抗菌作用差的病原体是

A. 厌氧菌

B. 需氧革兰阴性杆菌

C. 产酶流感嗜血杆菌

D. 沙眼衣原体

E. 结核分枝杆菌

58. 对莫西沙星呈现耐药的病原体是

A. 肺炎链球菌

B. 流感和副流感嗜血杆菌

C. 卡他莫拉菌

D. 嗜麦芽窄食单胞菌

E. 甲氧西林耐药葡萄球菌

59. 喹诺酮类药可用于

A. 肝肾功能不全患者

B. 癫痫患者

C. 妊娠期妇女

D. 儿童

E. 60 岁以上患者

60. 呋喃唑酮仅用于

A. 社区获得性肺炎

B. 难以根除的幽门螺杆菌感染

C. 医院获得性肺炎

D. 中枢神经系统感染

E. 骨髓严重感染

61. 硝基咪唑类无活性的病原体是

A. 需氧菌

B. 阴道滴虫

C. 结肠小袋纤毛虫

D. 消化链球菌

E. 普雷沃菌

62. 甲硝唑、替硝唑可干扰丙氨酸氨基转移酶、乳酸脱氢酶、三酰甘油、己糖激酶等的检测结果，使其测定值

A. 升高约 5 倍　　　　B. 升高约 3 倍

C. 降低至约 1/3　　　 D. 降低至约 1/5

E. 降至零

63. 口服不易吸收，仅用于肠道感染的磺胺类抗菌药物是

A. 磺胺甲噁唑　　　　B. 磺胺嘧啶

C. 磺胺异噁唑　　　　D. 磺胺多辛

E. 柳氮磺吡啶

64. 关于磺胺类药物的使用，错误的是

A. 应用期间应多饮水，保持正常尿量，必要时可服酸化尿液的药物

B. 应注意检查血常规，如任何一种血细胞显著降低时，应停用

C. 葡萄糖 - 6 - 磷酸脱氢酶缺乏者应用本品可发生溶血

D. 新生儿及 2 月以下婴儿的应用属禁忌

E. 用药期间应定期进行尿常规和肾功能检查，尤其是肾功能不全患者

65. 复方磺胺甲噁唑的主要成分及含量是

A. 每片含磺胺甲噁唑 0.08g，甲氧苄啶 0.08g

B. 每片含磺胺甲噁唑 0.4g，甲氧苄啶 0.4g

C. 每片含磺胺甲噁唑 0.4g，甲氧苄啶 0.08g

D. 每片含磺胺甲噁唑 0.08g，甲氧苄啶 0.4g

E. 每片含磺胺甲噁唑 0.48g，甲氧苄啶 0.48g

66. 多黏菌素主要作用于

A. 革兰阴性杆菌　　　B. 革兰阳性菌

C. 厌氧菌　　　　　　D. 支原体

E. 衣原体

67. 多黏菌素的抗菌作用机制不包括

A. 致细胞膜通透性增加

B. 使细胞内外膜之间的成分交叉引起渗透不平衡，导致细菌膨胀溶解

C. 氧化应激反应导致羟自由基的积累，破坏细菌的 DNA

D. 阻碍细菌蛋白质合成

E. 中和内毒素

68. 关于多黏菌素的使用，错误的是
    A. 不建议多黏菌素单独应用，根据不同感染部位、不同病原菌及药敏情况联合其他抗菌药物
    B. 给药途径包括静脉、雾化吸入、脑室内或鞘内注射
    C. 多黏菌素 B 稳态血药浓度维持在 2～4mg/L，多黏菌素 E 稳态血药浓度维持在 2mg/L
    D. 多黏菌素的主要不良反应是肾毒性和神经毒性，以肾毒性最常见
    E. 肾功能不全患者多黏菌素 B 和多黏菌素 E 均需调整剂量

69. 关于利奈唑胺的使用，错误的是
    A. 可出现骨髓抑制，风险与疗程相关，停用后血象指标可恢复
    B. 具有单胺氧化酶抑制剂作用，避免食用含有大量酪氨酸的食品
    C. 有引起血压降低的潜在相互作用
    D. 有出现视力模糊的报道，应密切观察视觉症状的出现，必要时监测视觉功能
    E. 轻度及中度肝功能不全、肾功能不全者无需调整剂量

70. 关于替加环素的使用，错误的是
    A. 8 岁以下儿童禁用替加环素
    B. 肾功能不全或接受血液透析患者无需对替加环素进行剂量调整
    C. 替加环素抑制 CYP1A2、2C8、2C9、2C19、2D6 和 3A4 介导的药物代谢
    D. 替加环素是 P－gp 的底物
    E. 治疗前和治疗期间应监测肝功能检查、凝血参数、血液学参数、淀粉酶和脂肪酶

71. 一线抗结核药不包括
    A. 异烟肼　　　　　　　B. 利福平
    C. 吡嗪酰胺　　　　　　D. 乙胺丁醇
    E. 氟喹诺酮类

72. 目前抗结核药物中具有最强杀菌作用的合成抗菌药是
    A. 异烟肼　　　　　　　B. 利福平
    C. 吡嗪酰胺　　　　　　D. 乙胺丁醇
    E. 氟喹诺酮类

73. 服用异烟肼期间，易致周围神经炎的发生，这是因为体内缺乏
    A. 维生素 A　　　　　　B. 维生素 B_1

C. 维生素 B_6　　　　　D. 维生素 B_{12}
E. 维生素 K

74. 利福平抗结核的作用机制是
    A. 阻碍细菌细胞壁合成
    B. 抑制细菌蛋白质合成
    C. 抑制细菌 DNA 的合成和复制
    D. 抑制细菌的叶酸代谢
    E. 抑制细菌 RNA 的合成

75. 利福平的主要不良反应是
    A. 肝毒性　　　　　　　B. 过敏反应
    C. 消化道反应　　　　　D. 类流感样综合征
    E. 肾毒性

76. 服用利福平后尿、唾液、粪便、痰、汗液及泪液呈
    A. 淡黄或黄色　　　　　B. 蓝色
    C. 绿色　　　　　　　　D. 橙色
    E. 橘红或红棕色

77. 吡嗪酰胺最常见的不良反应是
    A. 肾脏损害　　　　　　B. 肝脏损害
    C. 痛风样关节炎　　　　D. 肺部损害
    E. 神经系统损害

78. 乙胺丁醇用于
    A. 13 岁以上儿童及成人
    B. 10 岁以上儿童及成人
    C. 8 岁以上儿童及成人
    D. 6 岁以上儿童及成人
    E. 3 岁以上儿童及成人

79. 乙胺丁醇发生率较高，每日剂量 25mg/kg 以上易发生的不良反应是
    A. 球后视神经炎　　　　B. 胃肠道反应
    C. 痛风样关节炎　　　　D. 过敏反应
    E. 肾脏损害

80. 两性霉素 B 去氧胆酸盐快速静脉滴注可导致低血压、低血钾、心律失常和休克，需缓慢避光静脉滴注，每次滴注时间需
    A. 2 小时或更长　　　　B. 3 小时或更长
    C. 4 小时或更长　　　　D. 5 小时或更长
    E. 6 小时或更长

81. 伊曲康唑与肝药酶的关系是
    A. 细胞色素 P450 3A4 酶系统的抑制剂
    B. 细胞色素 P450 3A4 酶系统的诱导剂

C. 伊曲康唑主要经 CYP 1A2 酶代谢

D. 伊曲康唑主要经 CYP 2C9 酶代谢

E. 伊曲康唑主要经 CYP 3A5 酶代谢

82. 妊娠期、哺乳期使用抗真菌药首选

A. 氟康唑   B. 两性霉素 B

C. 伊曲康唑   D. 卡泊芬净

E. 氟胞嘧啶

83. 最低抑菌浓度（MIC）的单位是

A. mol/L   B. mg/L

C. L/L   D. U/L

E. 个/升

84. 不属于浓度依赖性抗菌药物的是

A. 氨基糖苷类   B. 氟喹诺酮类

C. 硝基咪唑类   D. 多黏菌素

E. 林可霉素

85. 不属于时间依赖性抗菌药物的是

A. 青霉素类   B. 头孢菌素类

C. 达托霉素   D. 碳青霉烯类

E. 林可霉素

二、配伍选择题

[1~3 题共用备选答案]

A. 抗生素后效应

B. 最低抑菌浓度

C. 最低杀菌浓度

D. 抗菌谱

E. 最低毒性剂量

1. MIC 指的是

2. MBC 指的是

3. PAE 指的是

[4~8 题共用备选答案]

A. C_{max}/MIC B. AUC_{0-24}/MIC

C. $\%T > MIC$ D. 日剂量单次给药

E. 日剂量分多次（或）和延长滴注时间

4. 青霉素类的 PK/PD 指标是

5. 氨基糖苷类的最优 PK/PD 指标是

6. 喹诺酮类的最优 PK/PD 指标是

7. 为提高抗菌药物的疗效，浓度依赖性抗菌药物的给药方案是

8. 为提高抗菌药物的疗效，时间依赖性抗菌药物的给药方案是

[9~13 题共用备选答案]

A. 四环素类、大环内酯类、林可霉素类、利福平等

B. 氯霉素、磺胺类药、异烟肼、甲硝唑、氟康唑等

C. 某些第三代头孢菌素、乙胺丁醇、氨苄西林、青霉素 G 等

D. 红霉素等大环内酯类、氯霉素、喹诺酮类、利福平、甲氧苄啶等

E. 林可霉素类、磷霉素、复方磺胺甲噁唑

9. 在骨组织中有较高的浓度或可达治疗水平的抗菌药物有

10. 分泌至胆汁中的药物浓度较高的抗菌药物有

11. 可以透过正常血－脑屏障进入脑脊液中的抗菌药物有

12. 脑膜有炎症时可使用的，在脑脊液中的浓度可达有效水平的抗菌药物有

13. 痰液及支气管分泌液中的药物浓度较高的抗菌药物有

[14~18 题共用备选答案]

A. 主要经肝脏清除

B. 经肝、肾双途径清除

C. 主要经肾脏排泄

D. 主要经呼吸道排泄

E. 主要经皮肤排泄

14. 大环内酯类的主要清除途径是

15. 头孢哌酮的主要清除途径是

16. 氨基糖苷类的主要排泄途径是

17. 莫西沙星的主要清除途径是

18. 甲硝唑的主要清除途径是

[19~23 题共用备选答案]

A. 阿莫西林   B. 青霉素 V

C. 甲氧西林   D. 哌拉西林

E. 天然青霉素

19. 不耐酸、不耐青霉素酶，抗菌谱较窄的是

20. 属于耐酸的口服青霉素是

21. 属于耐青霉素酶类青霉素，对产青霉素酶的金黄色葡萄球菌有较好作用的是

22. 属于广谱青霉素，主要作用于对青霉素敏感的革兰阳性菌以及部分革兰阴性杆菌的是

23. 属于抗铜绿假单胞菌青霉素，对革兰阳性菌的作用较天然青霉素或氨基霉素为差，但对某些革兰阴性杆菌包括铜绿假单胞菌有抗菌活性的是

[24～26题共用备选答案]

  A. 高钠血症，并致心力衰竭

  B. 青霉素脑病

  C. 吉海反应（亦称赫氏反应）

  D. 周围神经炎

  E. 高钾血症或钾中毒反应

24. 应用青霉素治疗梅毒、钩端螺旋体病等疾病时可由于病原体死亡致症状（寒战、咽痛、心率加快）加剧，称为

25. 大量应用青霉素类钠盐可造成

26. 大剂量青霉素类药应用于婴儿、老年人和肾功能不全者时，患者出现肌肉阵挛、抽搐、昏迷等，此时是由于青霉素类药引起了

[27～30题共用备选答案]

  A. 血清半衰期短，在胸水、心包积液、腹水、滑膜液和尿液中可达到治疗浓度，胆汁浓度超过血清浓度（无胆道梗阻时），脑脊液中浓度低

  B. 对致病菌的杀菌效应和临床疗效取决于 C_{max}，而与作用时间关系不密切

  C. 在胸水、心包积液、腹水、滑膜液和尿液中可达到治疗浓度，胆汁浓度超过血清浓度（无胆道梗阻时），脑脊液中浓度低（头孢呋辛除外）

  D. 体内分布广泛，半衰期长，头孢吡肟有引发癫痫发作的风险，尤其是肾功能不全患者未适当降低剂量时

  E. 血浆半衰期长，体内分布广，组织穿透力强，在胸水、心包积液、腹水、滑膜液和尿液中可达到治疗浓度，胆汁浓度超过血清浓度（无胆道梗阻时），有一定量渗入脑脊液中

27. 第一代头孢菌素的作用特点是

28. 第二代头孢菌素的作用特点是

29. 第三代头孢菌素的作用特点是

30. 第四代头孢菌素的作用特点是

[31～33题共用备选答案]

  A. 肝素   B. 维生素C

  C. 丙磺舒   D. 乳糖

  E. 维库溴铵

31. 合用可使哌拉西林和他唑巴坦的消除半衰期分别上升21%和71%的是

32. 合用哌拉西林他唑巴坦时应注意监测出血与凝血功能的是

33. 合用哌拉西林他唑巴坦可增强对神经－肌肉接头的阻滞作用的是

[34～36题共用备选答案]

  A. 西司他丁   B. 亚胺培南

  C. 厄他培南   D. 美罗培南

  E. 克拉维酸

34. 对大多数肠杆菌科细菌和厌氧菌有活性，但对铜绿假单胞菌、不动杆菌及革兰阳性菌（尤其是肠球菌和耐青霉素肺炎球菌）的活性不及其他碳青霉烯类药物的是

35. 治疗可能引起中枢神经系统毒性，包括精神状态改变、肌阵挛和癫痫发作，故不应用于治疗脑膜炎的是

36. 可用于中、重度细菌性感染，半衰期长，可以一日1次给药的是

[37～41题共用备选答案]

  A. 头孢他啶   B. 头孢噻肟

  C. 氨曲南   D. 头孢美唑

  E. 拉氧头孢

37. 与氧头孢烯类药的抗菌活性相似的第三代头孢菌素是

38. 与氨曲南在结构上相似的头孢菌素类药是

39. 通过与敏感需氧革兰阴性菌细胞膜上 PBP3 的高度亲和而发挥杀菌作用，仅对需氧革兰阴性菌包括铜绿假单胞菌具有良好抗菌活性，对革兰阳性菌和厌氧菌作用差的是

40. 属于头霉素类抗菌药物的是

41. 属于氧头孢烯类抗菌药物的是

[42～45题共用备选答案]

  A. 红霉素   B. 克拉霉素

  C. 氨曲南   D. 阿奇霉素

  E. 庆大霉素

42. 易被胃酸破坏，口服吸收少，故临床一般服用其肠衣片或酯化物的是

43. 其缓释混悬液制剂应空腹服用的是

44. 其缓释片剂应与食物同服的是

45. 属于时间依赖性且短 PAE 的大环内酯类药是

[46～49题共用备选答案]

  A. 哌拉西林

  B. 维生素 B_{12} 和维生素 B_6

  C. 秋水仙碱

  D. 阿奇霉素

  E. 庆大霉素

46. 与氯霉素的抗菌作用机制相似，两者同用可发生拮抗，不宜联用的是

47. 因氯霉素抑制细菌蛋白质合成，对杀菌效果有干扰作用，应避免同用的是

48. 氯霉素可导致贫血或周围神经炎的发生，是因为其拮抗

49. 与氯霉素合用可增加毒性的抑制骨髓的药物是

[50～53题共用备选答案]
- A. 萘啶酸
- B. 吡哌酸
- C. 诺氟沙星
- D. 莫西沙星
- E. 庆大霉素

50. 属于第一代喹诺酮类药物的是

51. 属于第二代喹诺酮类药物的是

52. 属于第三代喹诺酮类药物的是

53. 属于第四代喹诺酮类药物的是

[54～61题共用备选答案]
- A. 阻碍细菌细胞壁合成
- B. 抑制细菌蛋白质合成
- C. 抑制细菌 DNA 的合成和复制
- D. 抑制细菌的叶酸代谢
- E. 破坏细菌的线粒体

54. 氨基糖苷类药的主要作用机制是

55. 大环内酯类药的主要作用机制是

56. 头孢菌素类药的主要作用机制是

57. 四环素类药的主要作用机制是

58. 林可霉素类的主要作用机制是

59. 糖肽类药的主要作用机制是

60. 酰胺醇类药的主要作用机制是

61. 喹诺酮类药的主要作用机制是

[62～69题共用备选答案]
- A. 细胞内膜 PBPs
- B. 核糖体的 30S 亚基
- C. 核糖体的 50S 亚基
- D. 细胞壁丙氨酰丙氨酸
- E. DNA 回旋酶或拓扑异构酶Ⅳ

62. 氨基糖苷类药的主要作用靶点是

63. 大环内酯类药的主要作用靶点是

64. 头孢菌素类药的主要作用靶点是

65. 四环素类的主要作用靶点是

66. 林可霉素类的主要作用靶点是

67. 糖肽类药的主要作用靶点是

68. 酰胺醇类药的主要作用靶点是

69. 喹诺酮类药的主要作用靶点是

[70～73题共用备选答案]
- A. 磺胺甲噁唑（SMZ）
- B. 替硝唑
- C. 甲氧苄啶（TMP）
- D. 莫西沙星
- E. 呋喃妥因

70. 可被细菌的黄素蛋白还原，其产生的活性产物可抑制乙酰辅酶 A 等多种酶，从而改变细菌的核糖体蛋白及其他大分子蛋白，导致细菌代谢紊乱并损伤其 DNA 的是

71. 被还原后的代谢物可抑制细菌的 DNA 代谢过程，促使细菌死亡，并可抑制阿米巴原虫的氧化还原反应，使原虫的氮链发生断裂的是

72. 作用于二氢叶酸合成酶，干扰叶酸合成的第一步的是

73. 选择性抑制二氢叶酸还原酶，作用于叶酸合成第二步的是

[74～76题共用备选答案]
- A. 利奈唑胺
- B. 磷霉素
- C. 美罗培南
- D. 万古霉素
- E. 替加环素

74. 可与催化肽聚糖合成的磷酸烯醇丙酮酸转移酶不可逆性结合，使该酶灭活，阻断细菌细胞壁的合成，从而导致细菌死亡的是

75. 与细菌核糖体 50S 亚单位结合，抑制 mRNA 与核糖体连接，阻止 70S 起始复合物的形成，从而抑制细菌蛋白质的合成的是

76. 与核糖体 30S 亚单位结合、阻止氨酰化 tRNA 分子进入核糖体 A 位而抑制细菌蛋白合成的是

[77～80题共用备选答案]
- A. 两性霉素 B
- B. 氟胞嘧啶
- C. 伊曲康唑
- D. 万古霉素
- E. 卡泊芬净

77. 抑制真菌中由细胞色素 P450 介导的 14α-甾醇去甲基化，从而抑制真菌细胞膜主要固醇类——麦角固醇的生物合成，损伤真菌细胞膜并改变其通透性，以致细胞内重要物质摄取受影响或流失而使真菌死亡的是

78. 通过与敏感真菌细胞膜上的甾醇（主要为麦角固醇）相结合，引起细胞膜的通透性改变，导致细胞内重要物质如钾离子、核苷酸和氨基酸等外漏，从而破坏细胞的正常代谢抑制其生长的是

79. 通过非竞争性抑制 β -（1，3）-D-糖苷合成酶，从而破坏真菌细胞壁糖苷的合成的是

80. 在真菌细胞内代谢后进入真菌的 RNA，抑制 DNA 和 RNA 的合成，导致真菌死亡的是

[81~83 题共用备选答案]

    A. 青霉素 G   B. 苄星青霉素

    C. 苯唑西林   D. 阿莫西林

    E. 哌拉西林他唑巴坦

81. 用于梅毒治疗，需深部肌内注射，每周 1 次，连用 2~3 周的抗菌药物是

82. 与克拉霉素和奥美拉唑合用组成幽门螺杆菌根除治疗方案的抗菌药物是

83. 以上可用于治疗铜绿假单胞菌肺炎的抗菌药物是

三、综合分析选择题

[1~2 题共用题干]

    患儿，女，10 岁，体重 35kg，因发热、咳嗽 10 日而入院。体温波动于 38.5℃~39.5℃ 之间，咳嗽为刺激性干咳，少痰，以清晨及夜间为著。于外院先后静点青霉素及头孢类抗生素共 6 日，病情无明显好转。查体：一般状态良，双肺呼吸音粗糙，余无阳性体征。血常规正常，结核菌素试验阴性，X 线胸片示右肺中叶大片状阴影。临床诊断考虑为支原体肺炎。

1. 可以选用的抗菌药物是

    A. 阿奇霉素   B. 莫西沙星

    C. 甲硝唑   D. 氟康唑

    E. 磺胺嘧啶

2. 使用该药物需连续注射

    A. 5 日   B. 7 日

    C. 10 日   D. 12 日

    E. 14 日

[3~4 题共用题干]

    患者，女，48 岁。5 年前患右上肺结核，痰菌阳性，经异烟肼、链霉素和乙胺丁醇治疗 6 个月，痰菌转阴，病灶明显吸收，自行停药，未再随访。近 1 个月来感乏力，2 日前起咳嗽、痰中带血就诊。X 线胸片示右上肺大片致密影，边缘不清，密度不均，高密度病灶部分隐约见有钙化。侧位病变位于肺上叶尖后段，呈团块状，约 4cm×4.5cm 大小，边界毛糙。家庭中近期有人患肺结核，考虑为肺结核复发，给予抗结核药物治疗。

3. 该患者系慢乙酰化型患者，需要减量的抗结核药是

    A. 异烟肼   B. 利福平

    C. 吡嗪酰胺   D. 乙胺丁醇

    E. 链霉素

4. 患者服药后便尿、唾液、汗液、痰液、泪液等排泄物呈橘红色，这是因为服用哪种抗结核药导致的

    A. 异烟肼   B. 利福平

    C. 吡嗪酰胺   D. 乙胺丁醇

    E. 对氨基水杨酸钠

[5~6 题共用题干]

    患儿，男，5 日。昨起拒食、反应差，今日皮肤明显黄染入院。体检：颈周、前胸多个小脓疱，心肺无异常，肝右肋下 2.5cm，脾肋下 1cm，诊断为新生儿败血症，给予头孢曲松治疗。

5. 药师认为该治疗方案不妥，原因是

    A. 新生儿肾功能未发育完全，不宜使用头孢曲松

    B. 新生儿肝功能未发育完全，不宜使用头孢曲松

    C. 新生儿出现明显皮肤黄染时，不宜使用头孢曲松

    D. 新生儿对头孢曲松不敏感

    E. 新生儿易对头孢曲松过敏

6. 患者分泌物涂片、血培养找到革兰阳性球菌，应换为以下哪种抗菌药物

    A. 头孢噻肟   B. 头孢他啶

    C. 阿莫西林   D. 头孢唑林

    E. 头孢哌酮

[7~8 题共用题干]

    药师在急诊药房值班时，接听病房咨询电话，得知一新入院耐甲氧西林金黄色葡萄球菌肺部感染的 7 岁儿童患者，出现高热、肺纹理加重，患儿肾功能正常。欲静脉滴注万古霉素。

7. 关于万古霉素的儿童日剂量，正确的是

    A. 5mg/kg   B. 15mg/kg

    C. 40mg/kg   D. 60mg/kg

    E. 80mg/kg

8. 患者可能发生与静脉滴注速度有关的不良反应是

    A. 高血压危象   B. 血糖异常

    C. 急性肝衰竭   D. 红人综合征

    E. 出血

四、多项选择题

1. 细菌发生耐药性的发生机制包括

    A. 钝化酶或灭活酶的形成

    B. 细菌细胞壁通透性改变

    C. 细菌细胞膜上存在的抗感染药物外排系统

D. 靶部位的改变

E. 代谢拮抗药的增加

2. 青霉素类药的作用特点包括

A. 血浆半衰期较短

B. 几乎无抗生素后效应

C. 给药剂量的75%由肾脏排出

D. 当%T>MIC达到40%~50%，可显示满意的杀菌效果

E. 青霉素给药方法一般为每隔6小时给药1次

3. 青霉素类药可达到治疗浓度的部位有

A. 胸腔液   B. 心包液

C. 腹腔液   D. 滑液

E. 胆汁

4. 主要经非肾途径清除，即使患者存在严重肾功能衰竭，也不需要调整剂量的青霉素类药有

A. 萘夫西林   B. 氨苄西林

C. 哌拉西林   D. 苯唑西林

E. 双氯西林

5. 属于β-内酰胺酶抑制剂的有

A. 克拉维酸   B. 舒巴坦

C. 他唑巴坦   D. 阿维巴坦

E. 西司他丁

6. 关于亚胺培南西司他丁使用的叙述，正确的有

A. 一般为静脉滴注给药，亦可肌内注射，严禁静脉注射给药

B. 对青霉素类及头孢菌素类过敏者可能对亚胺培南产生交叉过敏反应

C. 用作肌内注射时，以利多卡因稀释

D. 可用于中枢神经系统感染

E. 不推荐本品用于体重<30kg的肾功能不全儿童患者

7. 氨曲南的抗菌谱包括

A. 需氧革兰阴性菌   B. 革兰阳性菌

C. 厌氧菌   D. 铜绿假单胞菌

E. 大肠埃希菌

8. 以下可发生"双硫仑样"反应的药物有

A. 头孢美唑   B. 头孢替坦

C. 头孢米诺   D. 拉氧头孢

E. 氟氧头孢

9. 氨基糖苷类的PK/PD参数目标是

A. $C_{max}/MIC \geqslant 8 \sim 10$

B. $AUC/MIC \geqslant 100$

C. $\%T>MIC$达到30%~40%

D. $\%T>MIC$达到60%~70%

E. $AUC/MIC \geqslant 50$

10. 氨基糖苷类的不良反应包括

A. 耳毒性   B. 肾毒性

C. 心肌抑制   D. 血压下降

E. 过敏反应

11. 第二代大环内酯类的药理作用包括

A. 低浓度时为抑菌剂

B. 高浓度时可有杀菌作用

C. 胃动素作用

D. 免疫修饰作用

E. 抗炎作用

12. 红霉素可作为首选用药用于

A. 军团菌病感染

B. 支原体肺炎

C. 空肠弯曲菌肠炎

D. 肺炎链球菌感染

E. 铜绿假单胞菌感染

13. 红霉素可抑制的肝药酶有

A. CYP1A2   B. CYP2C9

C. CYP2D6   D. CYP3A4

E. CYP3A5

14. 喹诺酮类抗菌药物的不良反应包括

A. 胃肠道反应   B. 中枢神经系统症状

C. 过敏反应   D. Q-T间期延长

E. 血糖增高或降低

15. 硝基呋喃类药物的共同特点为

A. 对许多需氧革兰阳性球菌和革兰阴性杆菌均具有一定抗菌作用

B. 对铜绿假单胞菌无活性

C. 细菌对之不易产生耐药性

D. 口服吸收好，用于较重感染

E. 局部用药时，药物接触脓液后仍保持抗菌效能

16. 与磺胺类药物存在交叉过敏的药物有

A. 呋塞米   B. 砜类

C. 噻嗪类利尿药   D. 磺脲类

E. 碳酸酐酶抑制剂

17. 异烟肼的作用特点包括

A. 对繁殖期和静止期结核分枝杆菌均有强大杀灭作用

B. 活性受环境 pH 的影响

C. 仅对细胞内结核菌有杀灭作用

D. 结核菌对异烟肼易产生耐药性

E. 对结核分枝杆菌之外的细菌几乎无作用

18. 吡嗪酰胺有抗菌活性的情况是

A. 细胞外的结核菌

B. 中性环境中的结核菌

C. 巨噬细胞内及干酪病灶内的结核菌

D. 碱性环境中的结核菌

E. 静止期缓慢生长的结核菌

19. 限制两性霉素 B 使用的不良反应是

A. 输注相关不良反应

B. 肾功能损害

C. 低钾血症

D. 血液系统毒性反应

E. 消化系统反应

20. 伏立康唑既是底物，又是其抑制剂的肝药酶有

A. CYP1A2 　　　B. CYP2C9

C. CYP2C19 　　　D. CYP3A4

E. CYP3A5

第十章 抗病毒药

1. 静脉滴注阿昔洛韦后 2 小时后应给患者充足的水，目的是
   A. 保证血液中有足够的水分溶解药物
   B. 促进药物在肝脏的代谢
   C. 促进药物的重新分布
   D. 提高药物在血液中的溶解量
   E. 防止药物沉积于肾小管内

2. 膦甲酸钠不能与静脉滴注喷他脒联合使用，以免发生
   A. 低钙血症
   B. 高钙血症
   C. 低钾血症
   D. 高钾血症
   E. 低钠血症

3. 阿昔洛韦静脉滴注时，滴注时间应在
   A. 0.5 小时以上
   B. 1 小时以上
   C. 2 小时以上
   D. 3 小时以上
   E. 4 小时以上

4. 阿昔洛韦成人一日最高剂量按体重为
   A. 10mg/kg
   B. 20mg/kg
   C. 30mg/kg
   D. 40mg/kg
   E. 50mg/kg

5. 阿昔洛韦成人一日最高剂量按体表面积为
   A. $0.5g/m^2$
   B. $1.0g/m^2$
   C. $1.5g/m^2$
   D. $2.0g/m^2$
   E. $2.5g/m^2$

6. 更昔洛韦注射输液浓度建议不超过
   A. 10mg/ml
   B. 20mg/ml
   C. 30mg/ml
   D. 40mg/ml
   E. 50mg/ml

7. 膦甲酸钠治疗艾滋病患者巨细胞病毒性视网膜炎的维持剂量为 90～120mg/（kg·d），静滴时间不得少于
   A. 0.5 小时以上
   B. 1 小时以上
   C. 2 小时以上
   D. 3 小时以上
   E. 4 小时以上

8. 膦甲酸钠静脉滴注速度不得大于
   A. 0.1mg/（kg·min）
   B. 0.5mg/（kg·min）
   C. 1.0mg/（kg·min）
   D. 2.0mg/（kg·min）
   E. 3.0mg/（kg·min）

9. 可能通过阻止病毒包膜与细胞膜融合发挥作用，对 HSV、VZV、CMV 均有抑制作用，与阿昔洛韦等核苷类似物有协同作用，且不增加细胞毒性的 C22 烷醇是
   A. 伐更昔洛韦
   B. 昔多福韦
   C. 膦甲酸钠
   D. 福米韦生
   E. 多可沙诺

10. 丙磺舒可以使阿昔洛韦在体内蓄积，这是因为
    A. 促进阿昔洛韦的吸收
    B. 促进阿昔洛韦与脂肪组织的结合
    C. 抑制阿昔洛韦的代谢
    D. 促进阿昔洛韦的肝肠循环
    E. 抑制阿昔洛韦的肾小管主动排泄

11. 属于反义寡核核苷酸抑制病毒复制药，主要用于常规治疗无效或不能耐受的 AIDS 患者 CMV 性视网膜炎的是
    A. 喷昔洛韦
    B. 阿昔洛韦
    C. 昔多福韦
    D. 更昔洛韦
    E. 福米韦生

12. 关于阿糖腺苷使用的叙述，错误的是
    A. 即配即用，配得的输液不可冷藏以免析出结晶
    B. 注射部位疼痛，必要时可加盐酸利多卡因注射液解除疼痛症状
    C. 不可与含钙的输液配伍
    D. 可加入血液、血浆及蛋白质输液剂中使用
    E. 不宜与别嘌醇合用

13. 男性患者在接受更昔洛韦治疗后应采用避孕措施，该时间为
    A. 30 日
    B. 60 日
    C. 90 日
    D. 120 日
    E. 150 日

14. 以下属于选择性的流感病毒神经氨酸酶抑制剂的是
    A. 阿糖腺苷   B. 阿昔洛韦
    C. 更昔洛韦   D. 膦甲酸钠
    E. 奥司他韦

15. 以下不是前体药物的是
    A. 奥司他韦   B. 伐昔洛韦
    C. 伐更昔洛韦   D. 金刚烷胺
    E. 泛昔洛韦

16. 在使用减毒活流感疫苗后一段时间内不应服用奥司他韦，该时间是
    A. 1 周内   B. 2 周内
    C. 3 周内   D. 4 周内
    E. 5 周内

17. 在服用磷酸奥司他韦后一段时间内不应使用减毒活流感疫苗，该时间是
    A. 24 小时   B. 48 小时
    C. 72 小时   D. 96 小时
    E. 120 小时

18. 奥司他韦用于甲型和乙型流感治疗时，理想状态为
    A. 在流感症状开始 36 小时内就应开始治疗
    B. 在流感症状开始 48 小时内就应开始治疗
    C. 在流感症状开始 60 小时内就应开始治疗
    D. 在流感症状开始 72 小时内就应开始治疗
    E. 在流感症状开始 84 小时内就应开始治疗

19. 以下关于奥司他韦使用的叙述，错误的是
    A. 对患者的自我伤害和谵妄事件等异常行为进行密切监测
    B. 不推荐用于肌酐清除率小于 10ml/min 的患者
    C. 流感流行时期可服用奥司他韦取代流感疫苗
    D. 三价灭活流感疫苗可以在服用奥司他韦前后的任何时间使用
    E. 奥司他韦不推荐用于持续腹膜透析患者

20. 以下关于去羟肌苷使用的叙述，错误的是
    A. 注意外周神经病变，待神经中毒症状消退后患者仍能耐受减量的本品治疗
    B. 用药过量无已知的解毒药，但可以通过腹膜透析排出
    C. 同时服用含镁和铝的抗酸药物会加重不良反应
    D. 酮康唑和伊曲康唑需至少在服用本品前两小时服用
    E. 出现胰腺炎的临床征兆时应确诊是否是胰腺炎，被确诊后应停止使用

21. 关于阿巴卡韦超敏反应的说法，错误的是
    A. 出现超敏反应后再次开始阿巴卡韦治疗，可导致症状在数小时内迅速复发
    B. 超敏反应复发的程度通常重于最初发作
    C. 超敏反应复发时可能出现包括危及生命的低血压和死亡
    D. 出现过超敏反应患者重新服用本品时需在直接的医疗监护下进行
    E. 超敏反应是阿巴卡韦的罕见不良反应

22. 关于奈韦拉平使用的叙述，错误的是
    A. 最普遍的不良反应为皮疹
    B. 对伴有全身症状的高敏反应的皮疹患者，必须永久性停药
    C. 服用奈韦拉平不能再采用口服避孕药及其他激素法进行避孕
    D. 奈韦拉平不能与酮康唑同时用药
    E. 曾因服用本品引起肝炎而中断奈韦拉平治疗的患者可以在监护下重新服用

23. 服用茚地那韦时应保证足够的摄水量，每 24 小时至少饮水
    A. 0.5L   B. 1.0L
    C. 1.5L   D. 2.0L
    E. 2.5L

24. 拉米夫定与利福平合用时，两药的药动学变化是
    A. 促进拉米夫定的代谢
    B. 抑制拉米夫定的代谢
    C. 促进利福平的代谢
    D. 抑制利福平的代谢
    E. 无代谢上的相互影响

25. 核苷（酸）类抗肝炎药可导致肌酸激酶（creatine kinase，CK）升高，最为常见的药物是
    A. 拉米夫定（Lamivudine，LAM）
    B. 替比夫定（Telbivudine，LdT）
    C. 恩替卡韦（Entecavir，ETV）
    D. 阿德福韦酯（Adefovir，ADV）
    E. 替诺福韦酯（Tenofovir，TDF）

26. 单次皮下注射聚乙二醇干扰素 α2a 所诱导的 2，5 - OAS 血清活性可维持

A. 1 周以上　　　　　　B. 2 周以上

C. 3 周以上　　　　　　D. 4 周以上

E. 5 周以上

27. 聚乙二醇干扰素 α2a 可抑制的肝药酶是

　A. CYP1A2　　　　　　B. CYP2C9

　C. CYP2C19　　　　　D. CYP2D6

　E. CYP3A4

28. 利巴韦林最主要的不良反应是

　A. 味觉异常　　　　　　B. 溶血性贫血

　C. 听力异常　　　　　　D. 头痛

　E. 皮疹

29. 治疗慢性丙型肝炎药物索磷布韦维帕他韦中，维帕他韦是

　A. 非结构蛋白 5A（NS5A）抑制剂

　B. 非核苷类逆转录酶抑制药

　C. 蛋白酶抑制药

　D. 整合酶抑制剂

　E. 融合抑制剂

30. 关于索磷布韦维帕他韦使用的叙述，错误的是

　A. 用于初治和复治的非肝硬化及肝硬化患者，不需要联合使用利巴韦林

　B. 肝功能不全患者需调整给药剂量

　C. 轻度或中度肾功能损害患者无需调整剂量

　D. 头痛、疲劳和恶心是在接受 12 周药物治疗的患者中报告的最常见不良事件

　E. 开始治疗前对所有患者进行当前或既往乙型肝炎病毒（HBV）感染迹象检测

31. 主要用于预防和治疗危及生命或视觉的受巨细胞病毒感染的免疫缺陷病人，以及预防与巨细胞病毒感染有关的器官移植病人的药物是

　A. 拉米夫定　　　　　　B. 更昔洛韦

　C. 阿德福韦酯　　　　　D. 利巴韦林

　E. 奥司他韦

32. 属于细胞血凝素抑制剂的抗流感病毒药物是

　A. 利巴韦林　　　　　　B. 奥司他韦

　C. 博洛昔韦　　　　　　D. 法匹拉韦

　E. 阿比多尔

二、配伍选择题

[1~5 题共用备选答案]

　A. 喷昔洛韦　　　　　　B. 阿昔洛韦

　C. 昔多福韦　　　　　　D. 更昔洛韦

　E. 膦甲酸钠

1. 伐昔洛韦是前药，口服后在肝脏水解为

2. 泛昔洛韦是前药，口服后代谢为

3. 伐更昔洛韦是前药，口服后在肠道和肝脏中水解为

4. 羟甲基化的阿昔洛韦，更易磷酸化，且抗 CMV、EBV 活性为阿昔洛韦的 10～20 倍的是

5. 开环核苷酸类似物，在细胞胸苷激酶作用下转化为单磷酸酯、二磷酸酯和磷酸胆碱的生成物，对 CMV 的 DNA 聚合酶产生抑制的是

[6~10 题共用备选答案]

　A. 奥司他韦　　　　　　B. 阿昔洛韦

　C. 司他夫定　　　　　　D. 恩替卡韦

　E. 利巴韦林

6. 属于抗疱疹病毒药的是

7. 属于抗流感病毒药的是

8. 属于抗逆转录病毒药物的是

9. 属于核苷（酸）类抗肝炎病毒药的是

10. 属于治疗慢性丙型肝炎药物的是

[11~13 题共用备选答案]

　A. 可增加抗胆碱不良反应的危险

　B. 增加中枢神经系统毒性（建议避免合用）

　C. 增加肾毒性

　D. 增加锥体外系不良反应的风险

　E. 增加肝毒性

11. 金刚烷胺与甲氧氯普胺合用

12. 金刚烷胺和美金刚合用

13. 金刚烷胺与阿托品合用

[14~17 题共用备选答案]

　A. 一次 75mg，一日 2 次，共 5 日

　B. 一次 75mg，一日 1 次，至少 7 日

　C. 一次 30mg，一日 2 次，共 5 日

　D. 一次 45mg，一日 2 次，共 5 日

　E. 一次 60mg，一日 2 次，共 5 日

14. 奥司他韦在治疗成人和 13 岁以上青少年的流感时，推荐口服剂量是

15. 年龄 8 岁，体重 42kg 的儿童治疗流感时，奥司他韦的推荐口服剂量是

16. 用于与流感患者密切接触后的流感预防时的推荐剂量为

17. 年龄 3 岁，体重 13kg 的儿童治疗流感时，奥司他韦的推荐口服剂量是

[18～21 题共用备选答案]

    A. 核苷类逆转录酶抑制药

    B. 非核苷类逆转录酶抑制药

    C. 蛋白酶抑制药

    D. 整合酶抑制剂

    E. 融合抑制剂

18. 与 HIV－1 的逆转录酶直接结合并通过破坏该酶的催化位点来阻断 RNA 依赖和 DNA 依赖的 DNA 聚合酶的活性的是

19. 作用机制是抑制纯化的 HIV－1 和 HIV－2 蛋白酶，与蛋白酶的活性部位直接结合，是蛋白酶的竞争性抑制剂，这种竞争性结合阻碍了病毒颗粒成熟过程中病毒前体多蛋白的裂解过程，由此产生的不成熟的病毒颗粒不具有感染性，无法建立新一轮感染，该类药物是

20. 抑制 HIV 整合酶的催化活性，可防止感染早期 HIV 基因组共价插入或整合到宿主细胞基因组上，该类药物是

21. 抑制 HIV 的逆转录酶，导致链合成的终止并打断病毒复制的循环的药物是

[22～23 题共用备选答案]

    A. 核苷类逆转录酶抑制药

    B. 非核苷类逆转录酶抑制药

    C. 蛋白酶抑制药

    D. 整合酶抑制剂

    E. 融合抑制剂

22. 奈韦拉平属于

23. 茚地那韦属于

[24～28 题共用备选答案]

    A. 神经氨酸酶

    B. HIV－1 逆转录酶

    C. 脱氧核糖核酸聚合酶

    D. HIV－1 和 HIV－2 蛋白酶

    E. 整合酶

24. 替比夫定的作用靶点是

25. 阿昔洛韦的作用靶点是

26. 扎那米韦的作用靶点是

27. 奈韦拉平的作用靶点是

28. 茚地那韦的作用靶点是

[29～31 题共用备选答案]

    A. 拉米夫定（Lamivudine，LAM）

    B. 替比夫定（Telbivudine，LdT）

    C. 恩替卡韦（Entecavir，ETV）

    D. 阿德福韦酯（Adefovir，ADV）

    E. 替诺福韦酯（Tenofovir，TDF）

29. 对于妊娠期间首次诊断 CHB 的患者，可以使用的抗病毒药物是

30. 抗病毒治疗期间意外妊娠的患者，若正在服用恩替卡韦，可不终止妊娠，建议更换为

31. 若正在接受 IFNα 治疗的乙肝患者意外妊娠，建议向妊娠妇女和家属充分告知风险，由其决定是否继续妊娠，若决定继续妊娠则要换用

[32～34 题共用备选答案]

    A. 适用于呼吸道合胞病毒引起的病毒性肺炎与支气管炎，皮肤疱疹病毒感染

    B. 用于治疗慢性乙型肝炎，也可与利巴韦林联合使用治疗慢性丙型肝炎

    C. 治疗慢性乙肝成人和≥12 岁的儿童患者，也可与其他抗逆转录病毒药物联用，治疗成人 HIV 感染

    D. 用于治疗成人慢性丙型肝炎病毒（HCV）感染

    E. 用于有病毒复制证据以及有血清转氨酶（ALT 或 AST）持续升高或肝组织活动性病变证据的慢性乙型肝炎成人患者

32. 聚乙二醇干扰素 α2a 的适应证是

33. 利巴韦林的适应证是

34. 替诺福韦酯的适应证是

三、多项选择题

1. 阿糖腺苷注射用粉针的使用方法包括

    A. 肌内注射   B. 缓慢静脉注射

    C. 快速静脉推注   D. 快速滴注

    E. 口服

2. 膦甲酸钠静脉滴注时需要注意的事项为

    A. 使用期间必须密切监测肾功能

    B. 使用以前及使用期间患者应水化

    C. 可采用弹丸式静脉推注方式给药

    D. 可适当使用噻嗪类利尿药

    E. 静脉输液（5% 葡萄糖注射液或 0.9% 氯化钠注射液）量为 2.5L/d

3. 适应证包括治疗巨细胞病毒感染的抗疱疹病毒药有

    A. 阿糖腺苷   B. 阿昔洛韦

    C. 更昔洛韦   D. 膦甲酸钠

    E. 奥司他韦

4. 能够抑制甲型和乙型流感病毒的药物有
   A. 奥司他韦
   B. 金刚烷胺
   C. 金刚乙胺
   D. 奥司他韦羧酸盐
   E. 扎那米韦

5. 只能抑制亚洲甲型流感病毒的药物有
   A. 奥司他韦
   B. 金刚烷胺
   C. 金刚乙胺
   D. 阿比多尔
   E. 扎那米韦

6. 金刚烷胺、金刚乙胺常见的不良反应有
   A. 腹痛
   B. 头晕
   C. 高血压
   D. 体位性低血压
   E. 产后泌乳

7. 去羟肌苷治疗过程中可能会出现的不良反应包括
   A. 胰腺炎
   B. 乳酸性酸中毒
   C. 横纹肌溶解
   D. 视网膜改变
   E. 过敏样反应

8. 以下抗病毒药物在使用过程中，需关注 CYP3A4 相关情况的有
   A. 依非韦伦
   B. 利托那韦
   C. 茚地那韦
   D. 索磷布韦维帕他韦
   E. 奥司他韦

9. 以下属于核苷酸类抗肝炎病毒药物的有
   A. 拉米夫定
   B. 替比夫定
   C. 恩替卡韦
   D. 阿德福韦酯
   E. 替诺福韦酯

10. 核苷（酸）类抗肝炎病毒药物的不良反应包括
    A. 肌酸激酶升高
    B. 乳酸性酸中毒
    C. 肾小管功能障碍
    D. 软骨病
    E. 低磷血症

11. 聚乙二醇干扰素 α2a 的绝对禁忌证包括
    A. 妊娠或短期内有妊娠计划
    B. 精神病史、未能控制的癫痫
    C. 甲状腺疾病
    D. 未控制的糖尿病
    E. 未控制的自身免疫病

12. 聚乙二醇干扰素 α2a 不良反应包括
    A. 流感样综合征
    B. 骨髓抑制
    C. 精神异常
    D. 自身免疫病
    E. 视网膜病变

13. 丙型肝炎的抗病毒治疗方案特点有
    A. 全口服
    B. 高效
    C. 低耐药
    D. 耐受性好
    E. 疗程短

14. 避免与索磷布韦维帕他韦合用的药物有
    A. 圣·约翰草
    B. 卡马西平
    C. 苯巴比妥
    D. 胺碘酮
    E. 利福布汀

15. 阿昔洛韦的适应证包括
    A. 甲型流感
    B. 单纯疱疹
    C. 带状疱疹
    D. 免疫缺陷者水痘
    E. 急性视网膜坏死

第十一章　抗寄生虫药

一、最佳选择题

1. 以下不属于抗丝虫药的是
   - A. 乙胺嗪
   - B. 伊维菌素
   - C. 呋喃嘧酮
   - D. 三氯苯达唑
   - E. 阿苯达唑

2. 服用磺胺多辛的方式不正确的是
   - A. 餐前 1 小时服用
   - B. 餐后 2 小时服用
   - C. 餐中服用
   - D. 每次服药时饮水约 240ml
   - E. 成人每日尿量至少维持在 1200～1500ml

3. 成人使用乙胺嘧啶用于疟疾的预防，服用的时间是
   - A. 应于进入疫区前 1～2 日开始服用，一般宜服至离开疫区后 1～2 日
   - B. 应于进入疫区前 6～8 日开始服用，一般宜服至离开疫区后 6～8 日
   - C. 应于进入疫区前 1～2 周开始服用，一般宜服至离开疫区后 1～2 周
   - D. 应于进入疫区前 1～2 周开始服用，一般宜服至离开疫区后 6～8 周
   - E. 应于进入疫区前 6～8 周开始服用，一般宜服至离开疫区后 6～8 周

4. 使用伯氨喹的患者因缺乏葡萄糖 - 6 - 磷酸脱氢酶而发生的不良反应是
   - A. 头晕
   - B. 恶心
   - C. 急性溶血性贫血
   - D. 疲倦
   - E. 叶酸缺乏

5. 奎宁或氯喹可致 "金鸡纳" 反应的剂量为
   - A. 日剂量超过 0.1mg/d
   - B. 日剂量超过 1mg/d
   - C. 日剂量超过 0.1g/d
   - D. 日剂量超过 0.5g/d
   - E. 日剂量超过 1g/d

6. 磺胺多辛血浓度不应超过
   - A. 100μg/ml
   - B. 200μg/ml
   - C. 300μg/ml
   - D. 400μg/ml
   - E. 500μg/ml

7. 可以与磺胺多辛合用，增强抗疟作用的药物是
   - A. 乙胺嘧啶
   - B. 对氨基苯甲酸
   - C. 普鲁卡因
   - D. 苯佐卡因
   - E. 丁卡因

8. 乙胺嘧啶大剂量连续服用可出现缺乏
   - A. 烟酸
   - B. 叶酸
   - C. 维生素 C
   - D. 维生素 E
   - E. 维生素 K

9. 关于用于控制疟疾症状的抗疟药的描述，错误的是
   - A. 青蒿素对脑型疟有效
   - B. 青蒿素对疟原虫红内期杀灭作用
   - C. 奎宁对红外期无效
   - D. 奎宁长疗程可根治恶性疟
   - E. 奎宁可以中断疟疾传播

10. 哺乳期妇女服用吡喹酮后不宜喂乳的时间是
    - A. 3 日内
    - B. 4 日内
    - C. 5 日内
    - D. 6 日内
    - E. 7 日内

11. 吡喹酮不用于治疗
    - A. 血吸虫病
    - B. 肺吸虫病
    - C. 眼囊虫病
    - D. 姜片虫病
    - E. 绦虫病

12. 临床作为控制复发和阻止疟疾传播的首选药是
    - A. 磺胺多辛
    - B. 乙胺嘧啶
    - C. 双氢青蒿素
    - D. 伯氨喹
    - E. 奎宁

13. 关于乙胺嗪使用的叙述，错误的是
    - A. 在丝虫病流行区，可将乙胺嗪掺拌入食盐中制成药盐
    - B. 对儿童有蛔虫感染者可先服药治疗丝虫病
    - C. 重度罗阿丝虫感染者治疗后可发生脑病和视网膜出血
    - D. 活动性肺结核患者暂缓治疗
    - E. 严重心脏病、肝脏病、肾脏病患者暂缓治疗

14. 以下属于广谱驱虫药的是

A. 阿苯达唑　　　　　　B. 哌嗪

C. 噻嘧啶　　　　　　　D. 伊维菌素

E. 乙胺嗪

15. 以下抗寄生虫药的使用方法错误的是

　　A. 蛲虫病易自身重复感染，故在阿苯达唑治疗2周后应重复治疗一次

　　B. 阿苯达唑治疗蛲虫病一次即为一疗程，药片需用水吞服

　　C. 左旋咪唑驱蛔虫空腹或睡前顿服

　　D. 氯硝柳胺驱牛带绦虫和猪带绦虫应空腹吞服

　　E. 三氯苯达唑可以压碎后用果酱服用

16. 可用于治疗蛔虫和蛲虫感染的药物是

　　A. 林旦　　　　　　　B. 氯硝柳胺

　　C. 哌嗪　　　　　　　D. 甲硝唑

　　E. 环吡酮胺

二、配伍选择题

[1～5 题共用备选答案]

　　A. 磺胺多辛　　　　　B. 乙胺嘧啶

　　C. 双氢青蒿素　　　　D. 奎宁

　　E. 伯氨喹

1. 通过影响疟原虫红内期的超微结构，使其膜系结构发生变化，阻断疟原虫的营养摄取的药物是

2. 与疟原虫的 DNA 结合，形成复合物抑制 DNA 的复制和 RNA 的转录，从而抑制原虫的蛋白合成，还能降低疟原虫氧耗量，抵制疟原虫内的磷酸化酶而干扰其糖代谢的药物是

3. 干扰 DNA 的合成，能抑制线粒体的氧化作用，使疟原虫摄氧量显著减少的药物是

4. 二氢叶酸还原酶的抑制剂是

5. 二氢叶酸合成酶的抑制剂是

[6～10 题共用备选答案]

　　A. 蒿甲醚　　　　　　B. 乙胺嘧啶

　　C. 双氢青蒿素　　　　D. 奎宁

　　E. 伯氨喹

6. 主要用于根治间日疟和控制疟疾传播的药物是

7. 主要用于疟疾的预防，也可用于治疗弓形虫病的药物是

8. 用于治疗耐氯喹和耐多种药物虫株所致的恶性疟，也可用于治疗间日疟的药物是

9. 适用于各种类型疟疾的症状控制，尤其是对抗氯喹恶性及凶险型疟疾有较好疗效的药物是

10. 适用于各型疟疾，但主要用于抗氯喹恶性疟治疗和凶险型恶性疟的急救的药物是

[11～15 题共用备选答案]

　　A. 阿苯达唑　　　　　B. 哌嗪

　　C. 甲苯咪唑　　　　　D. 左旋咪唑

　　E. 噻嘧啶

11. 可阻断虫体对多种营养和葡萄糖的摄取，导致虫体糖原耗竭，致使寄生虫无法生存和繁殖的广谱驱虫药是

12. 通过与寄生虫肠细胞微管蛋白特异性结合而干扰其细胞微管形成，可使寄生虫肠道超微结构退化，从而破坏寄生虫对葡萄糖的吸收及消化功能，最终导致寄生虫死亡的药物是

13. 可选择性地抑制虫体肌肉中的琥珀酸脱氢酶，使延胡索酸不能还原为琥珀酸，从而影响虫体肌肉的无氧代谢，减少能量产生，同时当虫体与之接触时，能使神经肌肉去极化，肌肉发生持续收缩而致麻痹的药物是

14. 在虫体神经－肌肉接头处发挥抗胆碱作用，阻断乙酰胆碱对蛔虫肌肉的兴奋作用，或改变虫体肌肉细胞膜对离子的通透性，影响神经自发冲动的传递；亦可抑制琥珀酸盐的产生，减少能量的供应，从而阻断神经－肌肉接头处，使冲动不能下达，使蛔虫从寄生的部位脱开，随肠蠕动而排出体外的药物是

15. 具明显的烟碱样作用，使蛔虫产生痉挛，并能持久抑制胆碱酯酶，使虫体肌张力增加而不能自主活动，安全排出体外的药物是

[16～20 题共用备选答案]

　　A. 甲苯咪唑（或阿苯达唑）

　　B. 甲硝唑（或替硝唑）

　　C. 伯氨喹

　　D. 左旋咪唑

　　E. 双碘喹啉

16. 临床作为控制复发和阻止疟疾传播的首选药是

17. 蛔虫病、蛲虫病的首选药是

18. 钩虫病和鞭虫病的首选药是

19. 治疗阴道滴虫病的首选药是

20. 治疗肠内阿米巴、无症状的肠阿米巴（带包囊状态）的首选药是

[21～24 题共用备选答案]

　　A. 三苯双脒　　　　　B. 葡萄糖酸锑钠

　　C. 伯氨喹　　　　　　D. 氯硝柳胺

E. 双碘喹啉

21. 通过抑制肠内共生性细菌，间接作用于肠内阿米巴的药物是

22. 用于黑热病病因治疗的药物是

23. 对钩虫皮下组织的超微结构破坏严重，导致细胞核消失或破坏、线粒体消失，对其肠管中心层线粒体等结构均有破坏，产生驱虫作用的药物是

24. 抑制绦虫细胞内线粒体的氧化磷酸化过程，高浓度时可抑制虫体呼吸并阻断对葡萄糖的摄取，从而使之发生变质的是

三、多项选择题

1. 主要用于控制疟疾症状的抗疟药包括
   A. 蒿甲醚　　　　　B. 乙胺嘧啶
   C. 双氢青蒿素　　　D. 奎宁
   E. 伯氨喹

2. 以下情况伯氨喹效果较好的有
   A. 间日疟　　　　　B. 三日疟
   C. 恶性疟　　　　　D. 卵形疟组织期
   E. 红内期虫体

3. 双氢青蒿素的用法用量包括
   A. 口服，一日1次
   B. 连用五日或七日
   C. 首次加倍
   D. 成人一日60mg
   E. 儿童按年龄递减

4. 氨苯砜综合征的表现有
   A. 发热　　　　　　B. 淋巴结肿大
   C. 肝功能损害　　　D. 肾功能损害
   E. 单核细胞增多

5. 氨苯砜使用时应随访的检查包括

A. 血常规
B. 葡萄糖-6-磷酸脱氢酶测定
C. 肝功能试验
D. 肾功能测定
E. 心脏功能测定

6. 吡喹酮对虫体的主要药理作用包括
   A. 使虫体肌肉发生强直性收缩而产生痉挛性麻痹
   B. 使虫体皮层损害与影响宿主免疫功能
   C. 使虫体表膜去极化，皮层碱性磷酸酶活性明显降低，致使葡萄糖的摄取受抑制，内源性糖原耗竭
   D. 可抑制虫体核酸的合成
   E. 可抑制虫体蛋白质的合成

7. Mazzotti反应的表现包括
   A. 发热　　　　　　B. 心动过速
   C. 低血压　　　　　D. 淋巴结炎
   E. 眼部炎症反应

8. 乙胺嗪可根治的丝虫病有
   A. 班氏丝虫　　　　B. 马来丝虫
   C. 罗阿丝虫　　　　D. 盘尾丝虫
   E. 肺吸虫

9. 氯硝柳胺用以治疗猪肉绦虫时在服药前和服药后需要加用的药物有
   A. 镇吐药　　　　　B. 质子泵抑制剂
   C. 西咪替丁　　　　D. 硫酸镁
   E. 氢氧化铝

10. 以下抗寄生虫药中，抑制虫体对葡萄糖吸收的药物有
    A. 哌嗪　　　　　　B. 噻嘧啶
    C. 阿苯达唑　　　　D. 甲苯达唑
    E. 吡维胺

第十二章　抗肿瘤药

一、最佳选择题

1. 以下属于破坏 DNA 抗生素的是
   - A. 卡莫司汀
   - B. 博来霉素
   - C. 环磷酰胺
   - D. 伊立替康
   - E. 奥沙利铂

2. 以下不属于拓扑异构酶抑制剂的药物是
   - A. 伊立替康
   - B. 羟喜树碱
   - C. 依托泊苷
   - D. 替尼泊苷
   - E. 塞替派

3. 关于环磷酰胺的使用叙述，错误的是
   - A. 腔内给药可以直接作用
   - B. 最好临时配制
   - C. 肝肾功能损害患者剂量应减少至治疗量的 $1/3 \sim 1/2$
   - D. 静脉给药时可以使用生理盐水进行配制
   - E. 可以肌内注射

4. 塞替派的使用方式不包括
   - A. 口服给药
   - B. 肌内注射
   - C. 静脉注射
   - D. 腔内注射
   - E. 局部灌注

5. 与顺铂、卡铂相比，奥沙利铂的特点不包括
   - A. 作用位点一致
   - B. 有更强的细胞毒作用
   - C. 15 分钟内完成全部 DNA 的结合
   - D. 不引起贫血
   - E. 与顺铂、卡铂具有交叉耐药性

6. 奥沙利铂的神经毒性是剂量依赖性的，部分患者可导致永久性感觉异常和功能障碍，该累积量为
   - A. 超过 $100mg/m^2$
   - B. 超过 $200mg/m^2$
   - C. 超过 $300mg/m^2$
   - D. 超过 $500mg/m^2$
   - E. 超过 $800mg/m^2$

7. 铂类化合物治疗期间，需要每周检查的项目是
   - A. 肝功能
   - B. 肾功能
   - C. 全血计数
   - D. 血钙
   - E. 听神经功能

8. 奥沙利铂治疗过程中，应推迟下一周期用药的白细胞或血小板数值是
   - A. 白细胞计数 $\leq 4 \times 10^9/L$ 或血小板计数 $\leq 150 \times 10^9/L$
   - B. 白细胞计数 $\leq 3.5 \times 10^9/L$ 或血小板计数 $\leq 120 \times 10^9/L$
   - C. 白细胞计数 $\leq 3 \times 10^9/L$ 或血小板计数 $\leq 100 \times 10^9/L$
   - D. 白细胞计数 $\leq 2.5 \times 10^9/L$ 或血小板计数 $\leq 75 \times 10^9/L$
   - E. 白细胞计数 $\leq 2 \times 10^9/L$ 或血小板计数 $\leq 50 \times 10^9/L$

9. 以下属于破坏 DNA 的烷化剂的是
   - A. 依托泊苷
   - B. 阿糖胞苷
   - C. 白消安
   - D. 甲氨蝶呤
   - E. 氟尿嘧啶

10. 作用机制与烷化剂相同的药物是
    - A. 丝裂霉素
    - B. 博来霉素
    - C. 依托泊苷
    - D. 伊立替康
    - E. 奥沙利铂

11. 化学结构的左边部分含有多个少见的氨基酸、糖及嘧啶环、咪唑，右边部分含有平面的二噻唑环。在与 DNA 作用时，左边的部分和金属铁离子（二价铁）形成螯合物，从而激活药物，其右边部分的平面二噻唑环与 DNA 的小沟中特定的部分结合，导致 DNA 裂解，达到治疗肿瘤的目的。该药物是
    - A. 丝裂霉素
    - B. 博来霉素
    - C. 依托泊苷
    - D. 伊立替康
    - E. 奥沙利铂

12. 使用环磷酰胺化疗，以下检查结果可能升高的是
    - A. 白细胞计数
    - B. 血小板计数
    - C. 血红蛋白
    - D. 血尿酸
    - E. 血清胆碱酯酶

13. 处于缓解期的白血病患者，使用依托泊苷化疗结束后接种活疫苗的间隔至少是
    - A. 1 个月
    - B. 2 个月

C. 3 个月　　　　　　　　D. 4 个月

E. 5 个月

14. 合用伊立替康可减弱作用效果的是

A. 顺铂　　　　　　　　B. 依托泊苷

C. 琥珀胆碱　　　　　　D. 米库氯铵

E. 洛莫司汀

15. 依托泊苷注射液不得用于儿童肌内注射，这是因为含有

A. 甲醇　　　　　　　　B. 乙醇

C. 乙酸　　　　　　　　D. 苯甲醇

E. 乙酸乙酯

16. 依托泊苷注射液的给药方式是

A. 静脉注射　　　　　　B. 静脉滴注

C. 胸腔注射　　　　　　D. 腹腔注射

E. 鞘内注射

17. 静脉使用羟喜树碱时，注射液稀释可以使用

A. 0.9% 氯化钠注射液

B. 5% 葡萄糖注射液

C. 10% 葡萄糖注射液

D. 果糖注射液

E. 注射用水

18. 依托泊苷需用生理盐水稀释，浓度不超过 0.25mg/ml，静脉滴注时间不少于

A. 20～30 分钟　　　　B. 30～60 分钟

C. 60～90 分钟　　　　D. 90～120 分钟

E. 120～150 分钟

19. 抗代谢药不包括

A. 二氢叶酸还原酶抑制剂

B. 胸腺核苷合成酶抑制剂

C. 嘌呤核苷合成酶抑制剂

D. 核苷酸还原酶抑制剂

E. 拓扑异构酶抑制剂

20. 属于二氢叶酸还原酶抑制剂的是

A. 甲氨蝶呤　　　　　　B. 氟尿嘧啶

C. 巯嘌呤　　　　　　　D. 羟基脲

E. 阿糖胞苷

21. 属于 DNA 多聚酶抑制剂的是

A. 培美曲塞　　　　　　B. 卡培他滨

C. 硫鸟嘌呤　　　　　　D. 羟基脲

E. 吉西他滨

22. 以下不属于干扰核酸生物合成的药物是

A. 甲氨蝶呤　　　　　　B. 培美曲塞

C. 表柔比星　　　　　　D. 卡培他滨

E. 吉西他滨

23. 氟尿嘧啶与甲氨蝶呤合用可产生协同作用，用法是

A. 二者同时给药

B. 先给予甲氨蝶呤，4～6 小时后再给予氟尿嘧啶

C. 先给予甲氨蝶呤，10～12 小时后再给予氟尿嘧啶

D. 先给予氟尿嘧啶，4～6 小时后再给予甲氨蝶呤

E. 先给予氟尿嘧啶，10～12 小时后再给予甲氨蝶呤

24. 氟尿嘧啶与四氢叶酸合用时，可降低氟尿嘧啶毒性，提高氟尿嘧啶疗效，用法是

A. 分开给药，顺序任意

B. 先给予四氢叶酸，再给予氟尿嘧啶

C. 先给予氟尿嘧啶，再给予四氢叶酸

D. 二者放入同一容器同时静脉滴注

E. 二者从不同静脉通道同时静脉滴注

25. 可能降低甲氨蝶呤血浆药物浓度的药物是

A. 磺胺类　　　　　　　B. 丙磺舒

C. 碳酸氢钠　　　　　　D. 顺铂

E. 巯嘌呤

26. 别嘌醇可以

A. 加重氟尿嘧啶所引起的骨髓功能抑制

B. 有可能改进氟尿嘧啶的治疗指数

C. 促进巯嘌呤的代谢

D. 减轻巯嘌呤的毒性

E. 降低巯嘌呤的疗效

27. 氟尿嘧啶治疗期间，可以

A. 饮酒　　　　　　　　B. 服用阿司匹林

C. 放疗　　　　　　　　D. 鞘内注射给药

E. 腹腔内注射给药

28. 甲氨蝶呤大剂量疗法静脉滴注时间

A. 无限制

B. 不宜少于 3 小时

C. 不宜超过 3 小时

D. 不宜少于 6 小时

E. 不宜超过 6 小时

29. 培美曲塞联合顺铂用于治疗恶性胸膜间皮瘤，关于该方案的表述，错误的是
   A. 培美曲塞推荐剂量为每21天 $500mg/m^2$
   B. 培美曲塞滴注10分钟
   C. 顺铂的推荐剂量为 $75mg/m^2$
   D. 顺铂滴注超过2小时
   E. 顺铂给药结束30分钟后再给予培美曲塞滴注

30. 替吉奥胶囊停药后，如需要服用其他的氟尿嘧啶类抗肿瘤药或氟胞嘧啶抗真菌药，需要的洗脱期为
   A. 至少3日   B. 至少5日
   C. 至少7日   D. 至少10日
   E. 至少14日

31. 多柔比星的给药方式不包括
   A. 静脉滴注   B. 动脉注射
   C. 浆膜腔内给药   D. 膀胱灌注
   E. 鞘内注射

32. 多柔比星用药后1~2日可出现
   A. 红色尿   B. 橙色尿
   C. 黄色尿   D. 绿色尿
   E. 蓝色尿

33. 以下是细胞周期特异性药物的是
   A. 柔红霉素   B. 奥沙利铂
   C. 甲氨蝶呤   D. 氟尿嘧啶
   E. 长春新碱

34. 以下不属于抑制蛋白质合成与功能的药物的是
   A. 长春新碱   B. 多西他赛
   C. 高三尖杉酯碱   D. 博来霉素
   E. 门冬酰胺酶

35. 长春新碱的剂量限制性毒性是
   A. 神经毒性   B. 骨髓抑制
   C. 消化道反应   D. 脱发
   E. 心脏毒性

36. 紫杉醇注射液的剂量相关性毒性是
   A. 神经毒性   B. 骨髓抑制
   C. 消化道反应   D. 脱发
   E. 心脏毒性

37. 调节体内激素平衡从而治疗肿瘤的常用药物不包括
   A. 甲羟孕酮酯   B. 他莫昔芬
   C. 托瑞米芬   D. 氟他胺

   E. 多西他赛

38. 属于抗雄激素类，可用于晚期前列腺癌治疗的药品是
   A. 他莫昔芬   B. 托瑞米芬
   C. 氟他胺   D. 己烯雌酚
   E. 甲羟孕酮

39. 以下不属于抗雌激素类药物的是
   A. 他莫昔芬   B. 托瑞米芬
   C. 来曲唑   D. 氟他胺
   E. 阿那曲唑

40. 吉非替尼、厄洛替尼、伊马替尼、舒尼替尼的主要代谢酶是
   A. CYP1A1   B. CYP1A2
   C. CYP2C9   D. CYP3A4
   E. CYP3A5

41. 厄洛替尼、奥希替尼、克唑替尼、伊马替尼、舒尼替尼的主要排泄途径是
   A. 胆汁排泄   B. 粪便排泄
   C. 尿液排泄   D. 汗液排泄
   E. 呼气排泄

42. 吉非替尼、厄洛替尼、阿法替尼、奥希替尼、克唑替尼均可能出现的严重不良反应是
   A. 皮疹   B. 腹泻
   C. 间质性肺炎   D. Q-T间期延长
   E. 出血

43. 服用伊马替尼的时间是
   A. 进餐时   B. 睡前
   C. 餐后2小时   D. 餐前1小时
   E. 清晨

44. 作用于血管内皮生长因子的药物是
   A. 贝伐珠单抗   B. 曲妥珠单抗
   C. 利妥昔单抗   D. 西妥昔单抗
   E. 厄洛替尼

45. 单克隆抗体的常见不良反应是
   A. 过敏样反应   B. 心脏毒性
   C. 骨髓抑制   D. 肝毒性
   E. 神经毒性

46. 属于免疫检查点抑制剂的是
   A. 贝伐珠单抗   B. 曲妥珠单抗
   C. 利妥昔单抗   D. 西妥昔单抗
   E. 帕博利珠单抗

47. 属于程序性细胞死亡蛋白 – 1（PD – 1）抑制剂的抗肿瘤药物是

    A. 干扰素

    B. 白介素

    C. 纳武利尤单抗

    D. 贝伐珠单抗

    E. 利妥昔单抗

二、配伍选择题

[1 ~ 4 题共用备选答案]

    A. 氟康唑   B. 别嘌醇

    C. 西咪替丁   D. 丙烯醛

    E. 尿激酶

1. 对环磷酰胺的代谢、活性和毒性均有影响的肝药酶诱导剂是

2. 塞替派可增加血尿酸水平，为控制高尿酸血症可给予

3. 与塞替派同时应用，可增加塞替派治疗膀胱癌疗效的药物是

4. 使用异环磷酰胺及大剂量环磷酰胺时会出现出血性膀胱炎，这是由于其体内的代谢物为

[5 ~ 6 题共用备选答案]

    A. 顺铂   B. 卡铂

    C. 奥沙利铂   D. 草酸铂

    E. 奈达铂

5. 非小细胞肺癌、头颈部及食管癌、胃癌、卵巢癌、膀胱癌、恶性淋巴瘤、骨肉瘤及软组织肉瘤等实体瘤的常用药是

6. 胃肠道癌的常用药，是结直肠癌首选药之一的是

[7 ~ 10 题共用备选答案]

    A. 顺铂   B. 卡铂

    C. 奥沙利铂   D. 环磷酰胺

    E. 替莫唑胺

7. 以上药物中胃肠道不良反应最重的铂类化合物是

8. 以上药物中胃肠道不良反应最轻的铂类化合物是

9. 以上药物中肾毒性最重的铂类化合物是

10. 以上药物中肾毒性最轻的铂类化合物是

[11 ~ 14 题共用备选答案]

    A. 顺铂   B. 卡铂

    C. 奥沙利铂   D. 环磷酰胺

    E. 替莫唑胺

11. 以上药物中骨髓抑制反应最重的铂类化合物是

12. 以上药物中骨髓抑制反应最轻的铂类化合物是

13. 以上药物中神经毒性最重的铂类化合物是

14. 以上药物中神经毒性最轻的铂类化合物是

[15 ~ 19 题共用备选答案]

    A. 顺铂   B. 卡铂

    C. 奥沙利铂   D. 环磷酰胺

    E. 替莫唑胺

15. 以上药物中直接用生理盐水或 5% 葡萄糖注射液稀释即可静脉滴注的铂类化合物是

16. 以上药物中需先用 5% 葡萄糖注射液 10 ~ 20ml 溶解，再用 5% 葡萄糖溶液稀释至 0.5mg/ml，需要避光输注的铂类化合物是

17. 以上药物中需先用注射用水或 5% 葡萄糖注射液 10 ~ 20ml 溶解，加入 5% 葡萄糖注射液 250 ~ 500ml 静滴 2 小时的铂类化合物是

18. 以上药物中不要与氯化钠和碱性溶液混合或通过同一条静脉同时给药的铂类化合物是

19. 以上药物中对甘露醇，或包含甘露醇的制剂过敏者不能使用的铂类化合物是

[20 ~ 24 题共用备选答案]

    A. 丙磺舒   B. 呋塞米

    C. 苯海拉明   D. 甲氨蝶呤

    E. 氟尿嘧啶

20. 顺铂所致肾损害会延缓药物的排泄而导致肾毒性增加，该药物是

21. 与顺铂合用，致高尿酸血症的药物是

22. 可掩盖顺铂所致的耳鸣、眩晕等症状的药物是

23. 与顺铂合用，可增加顺铂耳毒性的药物是

24. 与奥沙利铂不能混合或通过同一静脉途径给药，但具有协同抗肿瘤作用的药物是

[25 ~ 28 题共用备选答案]

    A. 维生素 B_6 B. 他莫昔芬

    C. 多柔比星   D. 维生素 D

    E. 顺铂

25. 配伍后静脉应用，可显著降低丝裂霉素疗效的维生素是

26. 与丝裂霉素合用，可增加溶血性尿毒症发生危险的药物是

27. 与丝裂霉素合用，可增加心脏毒性的药物是

28. 因具有肾毒性，降低肾小球滤过率，影响博来霉素清除的药物是

[29 ~ 33 题共用备选答案]

    A. 1 ~ 2 小时   B. 3 ~ 4 小时

C. 2～3 日 D. 28～42 日

E. 42～56 日

使用破坏 DNA 的抗生素进行化疗后

29. 白细胞减少常发生于用药后

30. 白细胞计数一般恢复于

31. 恶心、呕吐发生于给药后

32. 呕吐停止的时间是

33. 恶心可持续

[34～38 题共用备选答案]

A. 奥沙利铂 B. 环磷酰胺

C. 博来霉素 D. 依托泊苷

E. 伊立替康

34. 与细胞中 DNA 发生共价结合，使其丧失活性或使 DNA 分子发生断裂，导致肿瘤细胞死亡的是

35. 与 DNA 结合，破坏其结构与功能，使肿瘤细胞 DNA 复制停止，阻碍细胞分裂的是

36. 右边部分的平面二噻唑环与 DNA 的小沟中特定的部分结合，导致 DNA 裂解的是

37. 属于拓扑异构酶Ⅰ抑制剂的是

38. 属于拓扑异构酶Ⅱ抑制剂的是

[39～41 题共用备选答案]

A. 羟喜树碱 B. 替尼泊苷

C. 博来霉素 D. 依托泊苷

E. 伊立替康

39. 小细胞肺癌化疗首选药是

40. 脑瘤的首选药是

41. 不溶于水，微溶于有机溶剂的是

[42～46 题共用备选答案]

A. 甲氨蝶呤 B. 氟尿嘧啶

C. 巯嘌呤 D. 羟基脲

E. 阿糖胞苷

42. 属于胸腺核苷合成酶抑制剂的是

43. 属于嘌呤核苷合成酶抑制剂的是

44. 属于二氢叶酸还原酶抑制剂的是

45. 属于核苷酸还原酶抑制剂的是

46. 属于 DNA 多聚酶抑制剂的是

[47～51 题共用备选答案]

A. 糖皮质激素 B. 门冬酰胺酶

C. 维生素 C D. 阿糖胞苷

E. 长春新碱

47. 同用可降低细胞对甲氨蝶呤敏感性的是

48. 合用可消除甲氨蝶呤化疗引起的恶心的是

49. 合用可增加细胞摄取甲氨蝶呤的是

50. 与甲氨蝶呤长期联用时可引起膀胱移行细胞癌的是

51. 阻止甲氨蝶呤向细胞外转运的药物是

[52～53 题共用备选答案]

A. 维生素 B_1 B. 维生素 B_6

C. 维生素 B_{12} D. 叶酸

E. 烟酸

52. 第一次给予培美曲塞治疗开始前 7 日至少用 5 次，整个治疗周期一直服用，在最后 1 次培美曲塞给药后 21 日可停服的维生素是

53. 患者需在第一次培美曲塞给药前 7 日内肌内注射，以后每 3 个周期肌内注射一次（可与培美曲塞用药在同一日进行）的维生素是

[54～58 题共用备选答案]

A. 400～500mg/m² B. 450～550mg/m²

C. <800mg/m² D. 900～1000mg/m²

E. 2000mg/m²

54. 柔红霉素的心脏毒性最大累积剂量是

55. 多柔比星的心脏毒性最大累积剂量是

56. 表柔比星（未用过多柔比星）的心脏毒性最大累积剂量是

57. 吡柔比星的心脏毒性最大累积剂量是

58. 阿克拉阿霉素（用过多柔比星）的心脏毒性最大累积剂量是

[59～63 题共用备选答案]

A. 吡柔比星 B. 表柔比星

C. 柔红霉素 D. 阿克拉阿霉素

E. 多柔比星

59. 对实体瘤疗效不如多柔比星和表柔比星，主要用于急性白血病的第一代蒽环类抗肿瘤药物是

60. 对于急性白血病在一线耐药时使用，作为二线用药。恶性淋巴瘤在 HD 及 NHL 的首选药之一的药物是

61. 多柔比星的异构体，适应证同多柔比星，疗效相等或略高，但对心脏毒性及脱发都明显低于多柔比星的是

62. 适应证与多柔比星基本相同，抗菌谱较广，膀胱灌注对泌尿系肿瘤也有良好疗效的第二代蒽环类抗肿瘤药物是

63. 具有亲脂性，易迅速进入细胞并维持较高浓度，有疗效高、心脏毒性低，可口服的优点的第二代蒽环类抗肿瘤药物是

[64~65题共用备选答案]

    A. 氧烯洛尔   B. 对乙酰氨基酚

    C. 放线菌素D   D. 肝素

    E. 头孢菌素

64. 与柔红霉素合用，可能增加心脏毒性的是

65. 与多柔比星呈现交叉耐药性的是

[66~69题共用备选答案]

    A. 柔红霉素   B. 高三尖杉酯碱

    C. L-门冬酰胺酶   D. 紫杉醇

    E. 奥沙利铂

66. 直接作用于DNA或嵌入DNA，干扰DNA的模板功能，干扰转录过程，阻止mRNA形成的是

67. 促进微管聚合，同时抑制微管的解聚，从而使纺锤体失去正常功能，细胞有丝分裂停止的是

68. 影响氨基酸供应，使肿瘤细胞缺乏重要氨基酸，生长受到抑制的是

69. 抑制蛋白质合成的起始阶段，并使核糖体分解的是

[70~72题共用备选答案]

    A. 柔红霉素   B. 高三尖杉酯碱

    C. L-门冬酰胺酶   D. 长春新碱

    E. 奥沙利铂

70. 属于微管蛋白活性抑制药的是

71. 属于干扰核糖体功能的药物是

72. 属于影响氨基酸供应的药物是

[73~74题共用备选答案]

    A. 铂类药物   B. 高三尖杉酯碱

    C. 聚氧乙基蓖麻油   D. 长春新碱

    E. 生理盐水

73. 与长春新碱同用，可能增强第Ⅷ对脑神经障碍的药物是

74. 导致紫杉醇使用过程中发生过敏反应的赋形剂是

[75~78题共用备选答案]

    A. 聚氯乙烯塑料

    B. 地塞米松20mg

    C. 西咪替丁300mg

    D. 苯海拉明50mg

    E. 聚丙烯

75. 为预防紫杉醇注射液的过敏反应，在治疗前12小时及6小时应口服

76. 为预防紫杉醇注射液的过敏反应，治疗前30~60分钟应肌内注射

77. 为预防紫杉醇注射液的过敏反应，治疗前30~60分钟应静脉注射

78. 紫杉醇注射液接触聚输液器、导管或器械材料不应该是

[79~82题共用备选答案]

    A. 雌激素类   B. 孕激素类

    C. 抗雌激素类   D. 抗雄激素类

    E. 糖皮质激素类

79. 他莫昔芬属于

80. 氟他胺属于

81. 炔雌醇属于

82. 甲地孕酮属于

[83~85题共用备选答案]

    A. 炔雌醇   B. 他莫昔芬

    C. 阿那曲唑   D. 丙酸睾酮

    E. 氟他胺

83. 属于雌激素受体阻断剂的抗肿瘤药是

84. 属于雄激素类的抗肿瘤药是

85. 属于芳香氨酶抑制剂的抗肿瘤药是

[86~90题共用备选答案]

    A. 依西美坦   B. 他莫昔芬

    C. 氟维司群   D. 来曲唑

    E. 氟他胺

86. 主要用于复发转移乳腺癌、乳腺癌术后转移的辅助治疗和子宫内膜癌的治疗的药物是

87. 主要用于雌激素或孕激素受体阳性的绝经后早期乳腺癌患者的辅助治疗，或已经接受他莫昔芬辅助治疗5年的、绝经后、雌激素或孕激素受体阳性早期乳腺癌患者的辅助治疗，治疗绝经后（自然绝经或人工诱导绝经）、雌激素受体阳性、孕激素受体阳性或受体状况不明的晚期乳腺癌患者，此药物是

88. 主要用于经他莫昔芬辅助治疗2~3年后，绝经后雌激素受体阳性的妇女的早期浸润性乳腺癌的辅助治疗，直至完成总共5年的辅助内分泌治疗，以及经他莫昔芬治疗后，其病情仍有进展的自然或人工绝经后妇女的晚期乳腺癌，该药物是

89. 用于以前未经治疗或对激素控制疗法无效或失效的晚期前列腺癌患者，它可被单独使用（睾丸切除或不切除）或与促黄体生成激素释放激素（luteinizing hormone releasing hormone, LHRH）激动剂合用，该药物是

90. 主要用于在抗雌激素辅助治疗后或治疗过程中复

发的，或是在抗雌激素治疗中进展的绝经后（包括自然绝经和人工绝经）雌激素受体阳性的局部晚期或转移性乳腺癌，该药物是

[91～93 题共用备选答案]

    A. 吉非替尼   B. 曲妥珠单抗
    C. 伊马替尼   D. 舒尼替尼
    E. 贝伐珠单抗

91. 属于表皮生长因子受体（EGFR）酪氨酸激酶抑制剂的是

92. 属于 Bcr/Abl 酪氨酸激酶抑制剂的是

93. 属于血管内皮生长因子受体（VEGFR）酪氨酸激酶抑制剂的是

[94～98 题共用备选答案]

    A. 主要用于表皮生长因子受体（EGFR）基因具有敏感突变的局部晚期或转移性非小细胞肺癌（NSCLC）患者的治疗
    B. 主要用于治疗慢性粒细胞白血病（CML）急变期、加速期或 α-干扰素治疗失败后的慢性期患者，以及不能手术切除或发生转移的恶性胃肠道间质肿瘤（GIST）患者
    C. 主要用于人表皮生长因子受体-2 过度表达的转移性乳腺癌
    D. 主要用于复发或耐药的滤泡性中央型淋巴瘤、未经治疗的 CD20 阳性Ⅲ～Ⅳ期滤泡性非霍奇金淋巴瘤以及 CD20 阳性弥漫大 B 细胞性非霍奇金淋巴瘤
    E. 主要用于转移性结直肠癌和晚期、转移性或复发性非小细胞肺癌

94. 厄洛替尼的适应证是

95. 伊马替尼的适应证是

96. 贝伐珠单抗的适应证是

97. 利妥昔单抗的适应证是

98. 曲妥珠单抗的适应证是

三、综合分析选择题

[1～2 题共用题干]

阅读以下资料，回答问题。

细胞周期（cell cycle）是指细胞从一次分裂完成开始到下一次分裂结束所经历的全过程，分为间期与分裂期两个阶段。细胞周期内有两个阶段最为重要：$G_1～S$ 期和 $G_2～M$ 期；这两个阶段正处在复杂活跃的分子水平变化的时期，容易受环境条件的影响，如果能够人为的进行调控，将对深入了解生物的生长发育

和控制肿瘤生长等有重要意义。

（一）间期

间期又分为三期，即 DNA 合成前期（G_1 期）、DNA 合成期（S 期）与 DNA 合成后期（G_2 期）。

1. G_1 期从有丝分裂到 DNA 复制前的一段时期，又称合成前期，此期主要合成 RNA 和核糖体。该期特点是物质代谢活跃，迅速合成 RNA 和蛋白质，细胞体积显著增大。这一期的主要意义在于为下阶段 S 期的 DNA 复制作好物质和能量的准备。

G_1 期细胞体积逐渐增大，制造 RNA（包括 tRNA，mRNA，rRNA 以及核糖体等）。RNA 的合成又导致结构蛋白和酶蛋白的形成，这些酶又控制着形成新细胞成分的代谢活动。G_1 又分为 G_1 早期和 G_1 晚期两个阶段；细胞在 G_1 早期中合成各种在 G_1 期内所特有的 RNA 和蛋白质，而在 G_1 晚期至 S 期则转为合成 DNA 复制所需要的若干前体物和酶分子，包括胸腺嘧啶激酶、胸腺嘧啶核苷酸激酶、脱氧胸腺嘧啶核苷酸合成酶等，特别是 DNA 聚合酶急剧增高。这些酶活性的增高对于充分利用核酸底物在 S 期合成 DNA 是不可少的条件。

细胞进入 G_1 期后，并不是毫无例外地都进入下一期继续增殖，在此时可能会出现三种不同前景的细胞。①增殖细胞：这种细胞能及时从 G_1 期进入 S 期，并保持旺盛的分裂能力，例如消化道上皮细胞及骨髓细胞等。②暂不增殖细胞或休止细胞，这类细胞进入 G_1 期后不立即转入 S 期，在需要时（如损伤、手术等）才进入 S 期继续增殖，例如肝细胞及肾小管上皮细胞等。③不增殖细胞，此种细胞进入 G_1 期后，失去分裂能力，终身处于 G_1 期，最后通过分化、衰老直至死亡。例如高度分化的神经细胞、肌细胞及成熟的红细胞等。

2. S 期 即 DNA 合成期，在这一阶段完成 DNA 的合成以及合成与 DNA 组装构成染色质等有关的组蛋白。DNA 含量在此时期增加一倍。S 期终结时，每一染色体复制成两个染色单体。生成的两个子代 DNA 分子与原来 DNA 分子的结构完全相同。一个人体细胞核直径 10～20mm，其中 DNA 含量为 10g，如拉成一根 DNA 链，长度可达 3m。哺乳类动物细胞 S 期一般为 6～8 小时。DNA 的复制能在几小时内完成，主要是由于 DNA 链分成许多的复制单位（复制子）（可多达 10000 个左右），它们可在 S 期的不同时间分别复制。另外，在 S 期内还有组蛋白的合成——组蛋白基因在 $G_1～S$ 期之间活化，组蛋白 mRNA 的转录增大，并在整个 S 期内连续进行。已合成的组蛋白使新

合成的 DNA 很快转为核组蛋白复合体。

3. G_2 期 DNA 合成后期，是有丝分裂的准备期。在这一时期，DNA 合成终止，形成 DNA 完整结构，大量合成 RNA 及蛋白质，包括微管蛋白和促成熟因子等。

G_2 期是 DNA 复制结束和开始有丝分裂之间的间隙，在这期间细胞合成某些蛋白质和 RNA 分子，为进入有丝分裂提供物质条件。用放射标记的 RNA 前体和蛋白质前体示踪，表明 G_2 期进行着强烈的 RNA 和蛋白质的合成。假如破坏这些合成过程，细胞就不能过渡到 M 期。G_2 期合成的是染色体浓缩以及形成有丝分裂器所需的成分。有人认为 G_2 期继续完成从 S 期就开始的微管蛋白的合成，为 M 期纺锤丝的组装提供原料。在 G_2 晚期开始合成有丝分裂因子。在某些缺少 G_1 期细胞中，G_2 期更为复杂，还要担负起其他细胞 G_1 期中所要完成的事件。也有少数情况，S 期结束后立即开始有丝分裂，而不存在 G_2 期。

（二）分裂期

M 期：细胞分裂期。有丝分裂时期，是细胞形态结构发生急速变化的时期，包括一系列核的变化、染色质的浓缩、纺锤体的出现，以及染色体精确均等地分配到两个子细胞中的过程，使分裂后的细胞保持遗传上的一致性。M 期虽是形态变化最为显著的时期，但其呼吸作用反而降低，蛋白质合成明显下降，RNA 合成及其他代谢周转停止，这是由于有丝分裂期所需要的能量和其他基本物质均在间期内合成和贮备好了有关。

细胞的有丝分裂（mitosis）需经前、中、后、末期，是一个连续变化过程，由一个母细胞分裂成为两个子细胞。一般需 1~2 小时。

1. 前期（prophase）染色质丝高度螺旋化，逐渐形成染色体（chromosome）。染色体短而粗，强嗜碱性。两个中心体向相反方向移动，在细胞中形成两极；而后以中心粒随体为起始点开始合成微管，形成纺锤体。随着核仁相随染色质的螺旋化，核仁逐渐消失。核被膜开始瓦解为离散的囊泡状内质网。

2. 中期（metaphase）细胞变为球形，核仁与核被膜已完全消失。染色体均移到细胞的赤道平面，从纺锤体两极发出的微管附着于每一个染色体的着丝点上。从中期细胞可分离得到完整的染色体群，共 46 个，其中 44 个为常染色体，2 个为性染色体。男性的染色体组型为 44＋XY，女性为 44＋XX。分离的染色体呈短粗棒状或发夹状，均由两个染色单体借狭窄的着丝点连接构成。

3. 后期（anaphase）由于纺锤体微管的活动，着丝点纵裂，每一染色体的两个染色单体分开，并向相反方向移动，接近各自的中心体，染色单体遂分为两组。与此同时，细胞被拉长，并由于赤道部细胞膜下方环行微丝束的活动，该部缩窄，细胞遂呈哑铃形。

4. 末期（telophase）染色单体逐渐解螺旋，重新出现染色质丝与核仁；内质网囊泡组合为核被膜；细胞赤道部缩窄加深，最后完全分裂为两个 2 倍体的子细胞。

（三）细胞周期运行

以有丝分裂方式增殖的细胞从一次分裂结束到下一次分裂结束所经历的过程。这一过程周而复始。细胞生命活动大部分时间是在间期度过的，如大鼠角膜上皮细胞的细胞周期内，间期占 14000 分钟。分裂期仅占 70 分钟。细胞周期各阶段都有复杂的生化变化。间期是细胞合成 DNA、RNA、蛋白质和各种酶的时期，是为细胞分裂准备物质基础的主要阶段。

在一个增殖的细胞群中，所有细胞并非是同步增殖的，它们在细胞周期运行中，可能有四种命运：①细胞经 M 期又开始第二次周期；②停止于 G_2 期，称为 G_2 期细胞（R_2），它受某种刺激后可进入周期；③停止在 G_1 期，称为休止细胞或 G_0 期细胞，这类细胞受某种刺激后仍能进入周期，继续进行有丝分裂；细胞周期的调节主要是通过 G_1 期的阻留而实现的，G_0 期即指细胞处于阻留的状态。细胞通过 M 期一分为二，有的可继续分裂进行周期循环，有的转入 G_0 期；④丧失生命力近于死亡的细胞，称为丢失细胞，或称不再分裂的细胞。继续分裂的细胞沿着细胞周期从一个有丝分裂期到下一个分裂期。不再分裂的细胞离开了细胞周期不再分裂，最终死亡。

（四）抗肿瘤药物分类

细胞周期非特异性药物（cell cycle nonspecific agents，CCNSA）是指对处于细胞增殖周期中的各期（G_1、S、G_2、M）或是休止期的细胞（G_0 期）均具有杀灭作用的药物。它们大多能与细胞中的 DNA 结合，阻断其复制。从而表现其杀伤细胞的作用。

细胞周期特异性药物（cell cycle specific agents，CCSA）是指那些能作用于细胞增殖的整个或大部分周期时相的药物。由于 S 期是 DNA 合成的主要时期，M 期是细胞分裂的主要时期，因此大多数 CCSA 都针对于这两个时期，可分为：①S 期特异性药物，作用机制为抑制 DNA 合成，抑制拓扑异构酶的药物；②G_2 期特异性药物，主要为破坏 DNA 结构（在 S 期 DNA 合成之后）的药物；③M 期特异性药物，作用机制主要为抑制微管发挥作用的药物。

1. 长春碱类作用机制为与微管蛋白结合，抑制微管聚合，从而使纺锤丝不能形成，细胞有丝分裂停止于中期，属细胞周期特异性药物。长春碱类药物主要作用于
   A. G_0 期细胞　　　　　B. G_1 期细胞
   C. S 期细胞　　　　　　D. G_2 期细胞
   E. M 期细胞

2. 根据以下药物的作用机制，结合上面资料的内容，判断以下药物属于细胞周期非特异性药物的是
   A. 博来霉素的化学结构的左边部分含有多个少见的氨基酸、糖及嘧啶环、咪唑，右边部分含有平面的二噻唑环。在与 DNA 作用时，左边的部分和金属铁离子（二价铁）形成螯合物，从而激活博来霉素，其右边部分的平面二噻唑环与 DNA 的小沟中特定的部分结合，破坏已经合成的 DNA 结构，导致 DNA 裂解，达到治疗肿瘤的目的
   B. 柔红霉素直接作用于 DNA 或嵌入 DNA，干扰 DNA 的模板功能从而干扰转录过程，阻止 mRNA 的形成
   C. 依托泊苷通过抑制拓扑异构酶而发挥细胞毒作用，使 DNA 不能复制，造成不可逆的 DNA 链破坏，从而导致肿瘤细胞凋亡
   D. 多西他赛能促进微管聚合，同时抑制微管的解聚，从而使纺锤体失去正常功能，细胞有丝分裂停止
   E. 甲氨蝶呤主要抑制二氢叶酸还原酶而使二氢叶酸不能还原成有生理活性的四氢叶酸（体内合成嘌呤核苷酸和嘧啶脱氧核苷酸的重要辅酶），从而使嘌呤核苷酸和嘧啶核苷酸的生物合成过程中一碳基团的转移作用受阻，导致 DNA 的生物合成受到抑制

四、多项选择题

1. 肿瘤细胞对产生烷化剂耐药性的可能机制有
   A. 自身 DNA 修复功能
   B. 限制化疗药进入细胞
   C. 增加化疗药从细胞中排出
   D. 细胞内灭活药物
   E. DNA 受损后缺乏细胞凋亡机制

2. 使用环磷酰胺需要定期监测的项目有
   A. 白细胞计数及分类
   B. 血小板计数

C. 肾功能
D. 肝功能
E. 血尿酸水平

3. 替莫唑胺的不良反应包括
   A. 疲劳　　　　　　　B. 不可逆不育
   C. 再生障碍贫血　　　D. 嗜睡
   E. 兴奋

4. 使用铂类化合物治疗前后，治疗期间和每一疗程之前，应做的检查包括
   A. 肝功能　　　　　　B. 肾功能
   C. 全血计数　　　　　D. 血钙
   E. 听神经功能

5. 使用奥沙利铂时，为减低神经毒性可采取的措施有
   A. 静脉滴注期间不可食用冷食
   B. 静脉滴注期间不可饮用冷水
   C. 口服维生素 B_1
   D. 口服维生素 B_6
   E. 口服维生素烟酰胺

6. 顺铂的给药方式包括
   A. 静脉给药　　　　　B. 动脉给药
   C. 皮下给药　　　　　D. 肌内注射
   E. 腔内给药

7. 可与博来霉素联合应用组成治疗非霍奇金淋巴瘤的 M－Ba－cod 方案，但可能发生急性可逆性肺部反应，该方案包含的药物还有
   A. 甲氨蝶呤　　　　　B. 环磷酰胺
   C. 氯丙嗪　　　　　　D. 地塞米松
   E. 萝芙木

8. 博来霉素的给药方式包括
   A. 静脉给药　　　　　B. 动脉给药
   C. 皮下给药　　　　　D. 肌内注射
   E. 口服给药

9. 伊立替康禁用于
   A. 慢性肠炎
   B. 肠梗阻
   C. 胆红素超过正常值上限 1.5 倍
   D. 严重骨髓功能衰竭
   E. 妊娠及哺乳期妇女

10. 以下细胞毒药，骨髓抑制反应不明显的有
    A. 环磷酰胺　　　　　B. 替莫唑胺
    C. 塞替派　　　　　　D. 长春新碱

E. 博来霉素

11. 卡培他滨禁用于
    A. 对氟嘧啶过敏患者
    B. 二氢嘧啶脱氢酶缺陷患者
    C. 严重肾功能不全患者
    D. 正在使用索立夫定或其类似物（如溴夫定）患者
    E. 对卡培他滨或其任何成分过敏患者

12. 甲氨蝶呤大剂量疗法时需要注意的事项有
    A. 有肾病史或发现肾功能异常时禁用
    B. 准备好解救药亚叶酸钙
    C. 充分进行液体补充
    D. 充分碱化尿液
    E. 具备随时监测其血浆药物浓度的能力

13. 多柔比星与甲氨蝶呤的药物相互作用包括
    A. 配伍使用时，多柔比星一次性剂量与总剂量均应酌减
    B. 二者呈现交叉耐药性
    C. 合用具有良好的协同作用
    D. 二者不呈现交叉耐药性
    E. 合用具有拮抗作用

14. 与多柔比星不呈现交叉耐药性，且合用具有良好协同作用的药物有
    A. 甲氨蝶呤   B. 环磷酰胺
    C. 氟尿嘧啶   D. 长春新碱

E. 亚硝脲类药

15. 蒽醌类抗肿瘤抗生素的毒性主要是
    A. 胃肠道反应   B. 肾毒性
    C. 骨髓移植   D. 肝毒性
    E. 心脏毒性

16. 与紫杉醇注射液及紫杉醇脂质体相比，白蛋白结合型紫杉醇的优势包括
    A. 临床疗效最优
    B. 要求的持续滴注时间最短
    C. 无需预防用药
    D. 过敏反应、血液毒性、消化道毒性及神经毒性发生率最低
    E. 无需特殊输液器

17. 用于非小细胞肺癌的酪氨酸激酶抑制剂有
    A. 吉非替尼   B. 厄洛替尼
    C. 伊马替尼   D. 贝伐珠单抗
    E. 利妥昔单抗

18. 单克隆抗体的药代动力学特性有
    A. 很少或几乎不受肾功能损害的影响
    B. 很少或几乎不受肝功能损害的影响
    C. 由血液扩散入组织有限
    D. 半衰期较长
    E. 通过非特异性途径分解，清除作用主要通过受体介导

第十三章 抗过敏药

一、最佳选择题

1. 关于抗组胺药的作用机制,说法不正确的是
   A. 组胺是引起Ⅰ型变态反应的主要递质
   B. H_1 受体是抗过敏药最主要的作用靶点
   C. 抗组胺药通常是指抗过敏用途的 H_1 抗组胺药
   D. 抗组胺药与组胺受体的活性构象亲和力更强
   E. 根据受体理论,目前新定义为组胺受体反向激动剂

2. 根据作用机制,左西替利嗪属于
   A. 组胺受体反向激动剂
   B. 肥大细胞膜稳定剂
   C. 白三烯受体拮抗剂
   D. 血栓素 A_2 受体拮抗剂
   E. 生物制品

3. 葡萄糖酸钙抗过敏的机制是
   A. 阻滞过敏反应介质
   B. 竞争性地阻断白三烯的作用
   C. 增加毛细血管的致密度,降低通透性
   D. 对免疫功能的非特异性抑制作用
   E. 拮抗血栓素 A_2 引起的支气管收缩以及气道高反应性

4. 皮试或划痕试验前,需提前停用抗组胺药,按说明书规定,氯雷他定和西替利嗪需停用的天数分别是
   A. 1,2   B. 2,3
   C. 2,1   D. 3,2
   E. 3,5～7

5. 以下不属于第一代抗组胺药不良反应的是
   A. 抑制中枢神经
   B. 口干、便秘、排尿困难、散瞳、视物模糊
   C. 心律失常
   D. 高血压
   E. 眼压升高

6. 根据国际酒精药品和交通安全委员会(ICADTS)分类,以下属于第Ⅲ类抗组胺药物的是
   A. 氯苯那敏   B. 美克洛嗪
   C. 氮䓬斯汀   D. 依巴斯汀

   E. 苯海拉明

7. 二代抗组胺药中,无明显镇静作用,说明书未规定服药期间不能驾车或从事精密操作的是
   A. 氯雷他定   B. 西替利嗪
   C. 氮䓬斯汀   D. 奥洛他定
   E. 依美斯汀

8. 患者,男,11岁,体重35kg,因过敏性鼻炎遵医嘱服用氯雷他定,正确的用法用量为
   A. 一日1次,一次5mg
   B. 一日2次,一次5mg
   C. 一日1次,一次10mg
   D. 一日2次,一次10mg
   E. 12岁以下儿童禁用氯雷他定

二、配伍选择题

[1～4题共用备选答案]
   A. 孟鲁司特   B. 色甘酸钠
   C. 苯海拉明   D. 地氯雷他定
   E. 塞曲司特

1. 属于第一代抗组胺药的是
2. 属于第二代抗组胺药的是
3. 属于肥大细胞稳定剂的是
4. 属于白三烯受体拮抗剂的是

[5～6题共用备选答案]
   A. 氯雷他定   B. 多塞平
   C. 异丙嗪   D. 酮替酚
   E. 塞曲司特

5. 可用于围手术期镇静、镇痛和止吐的抗组胺药物是
6. 可用于治疗抑郁症及焦虑性神经症的抗组胺药物是

[7～8题共用备选答案]
   A. 氯雷他定   B. 西替利嗪
   C. 苯海拉明   D. 氯苯那敏
   E. 依美斯汀

7. 属于二代抗组胺药,妊娠前3个月禁用的是
8. 以上抗组胺药,妊娠期间可安全用于局部的是

三、多项选择题

1. 常用的抗过敏药物包括

A. 抗组胺药

B. 肥大细胞膜稳定剂

C. 白三烯受体拮抗剂

D. 糖皮质激素

E. 钙剂血栓素 A_2 受体拮抗剂和生物制品

2. 以下属于哌啶类二代抗组胺药的有

A. 赛庚啶　　　　B. 氯雷他定

C. 左西替利嗪　　D. 依巴斯汀

E. 孟鲁司特

3. 以下抗组胺药可局部给药的有

A. 酮替芬　　　　B. 左卡巴斯汀

C. 氮䓬斯汀　　　D. 苯海拉明

E. 赛庚啶

4. 抗组胺药是治疗以下哪些疾病的核心药物和一线药物

A. 变应性鼻炎

B. 过敏性结膜炎

C. 慢性荨麻疹

D. 哮喘

E. 非过敏性血管性水肿

第十四章　糖类、盐类、酸碱平衡调节药与营养药

一、最佳选择题

1. 一般补钾浓度不超过
    A. 45pmol/L
    B. 45nmol/L
    C. 45μmol/L
    D. 45mmol/L
    E. 45mol/L

2. 人红细胞中二磷酸果糖的浓度为
    A. 1～3μg/ml
    B. 6～10μg/ml
    C. 15～20μg/ml
    D. 50～60μg/ml
    E. 80～100μg/ml

3. 一般补钾速度不超过
    A. 0.75mg/min
    B. 0.75mg/h
    C. 0.75g/min
    D. 0.75g/h
    E. 0.75g/d

4. 注射用二磷酸果糖5～10g稀释于5%～10%葡萄糖注射液100ml中，滴速应控制在
    A. 10～40mg/min
    B. 60～100mg/min
    C. 100～300mg/min
    D. 400～1000mg/min
    E. 1500～2000mg/min

5. 一般补钾速度不超过
    A. 10mmol/min
    B. 10mmol/h
    C. 10mol/min
    D. 10mol/h
    E. 10mmol/d

6. 以下不是二磷酸果糖适应证的是
    A. 心绞痛
    B. 心肌梗死
    C. 心力衰竭
    D. 低磷血症
    E. 乳酸中毒

7. 成人人体每天水分生理需要量是
    A. 1000～1500ml
    B. 1500～2000ml
    C. 2000～2500ml
    D. 2500～3000ml
    E. 3000～3500ml

8. 一般补钾浓度不超过
    A. 3.4pg/L
    B. 3.4ng/L
    C. 3.4μg/L
    D. 3.4mg/L
    E. 3.4g/L

9. 二磷酸果糖注射液每日的最大剂量是
    A. 5g
    B. 10g
    C. 15g
    D. 20g
    E. 25g

10. 葡萄糖和胰岛素一起静脉滴注，可以用来治疗的是
    A. 高钠血症
    B. 低钠血症
    C. 高钾血症
    D. 低钾血症
    E. 低镁血症

11. 葡萄糖可诱发或加重强心苷类中毒，这是因为
    A. 血钠降低
    B. 血钾降低
    C. 血钙降低
    D. 血镁降低
    E. 血磷降低

12. 用于体内缺钾引起严重快速室性异位心律失常时，静脉滴注钾盐浓度可升高至
    A. 0.5%～1%
    B. 1%～2%
    C. 2%～3%
    D. 3%～4%
    E. 4%～5%

13. 成人口服氯化钾一天最大剂量为
    A. 3g
    B. 6g
    C. 9g
    D. 12g
    E. 15g

14. 以下药物可以静脉推注的是
    A. 浓氯化钠注射液
    B. 0.9%氯化钠注射液
    C. 二磷酸果糖注射液
    D. 氯化钾注射液
    E. 门冬氨酸钾镁注射液

15. 以下关于氯化钙注射液使用的叙述，错误的是
    A. 低钾血症等电解质紊乱时应先纠正低血钾，再纠正低血钙
    B. 不推荐用于心搏骤停

C. 氯化钙最好通过中心导管给予

D. 氯化钙可通过皮下或肌内注射

E. 静脉注射时以10%～25%葡萄糖注射液稀释后
缓慢注射，速度不宜超过50mg/min

16. 乳酸钠注射液静脉滴注时以80～240ml稀释于5%
葡萄糖注射液500～2000ml（5倍溶剂）中，使溶
液成为1.87%的等渗液。为避免发生碱中毒、低
钾血症或低钙血症，滴速不宜超过

A. 100ml/h　　　　　B. 200ml/h

C. 300ml/h　　　　　D. 400ml/h

E. 500ml/h

17. 以下属于脂溶性维生素的是

A. 维生素B_2　　　　B. 维生素C

C. 维生素D　　　　　D. 烟酸

E. 叶酸

18. 维生素K参与合成的凝血因子不包括

A. 凝血因子Ⅱ

B. 凝血因子Ⅶ

C. 凝血因子Ⅷ

D. 凝血因子Ⅸ

E. 凝血因子Ⅹ

19. 烟酸当用量超过作为维生素作用的剂量时，具有
明显的调节血脂作用。以下物质中，烟酸可促进
升高的是

A. 极低密度脂蛋白

B. 胆固醇

C. 三酰甘油

D. 低密度脂蛋白

E. 高密度脂蛋白

20. 华法林过量解救时可用的维生素是

A. 维生素B_2　　　　B. 维生素A

C. 维生素D　　　　　D. 维生素E

E. 维生素K

21. 大量服用维生素B_2后尿液的颜色是

A. 红色　　　　　　　B. 黄色

C. 绿色　　　　　　　D. 蓝色

E. 粉色

22. 妊娠期对维生素A需要量较多，但一日不宜超过

A. 2000U　　　　　　B. 3000U

C. 4000U　　　　　　D. 5000U

E. 6000U

23. 用于异烟肼中毒解毒的维生素是

A. 维生素B_1　　　　B. 维生素B_2

C. 维生素B_6　　　　D. 维生素E

E. 维生素K

24. 关于维生素的使用，错误的是

A. 维生素B_1不宜静脉注射

B. 维生素C以餐后服用为宜

C. 长期服用维生素A应随访监测暗适应试验

D. 大量应用维生素E可致血清胆固醇及三酰甘油
升高

E. 维生素B_1和维生素B_6均可使尿胆原试验呈假
阳性

25. 以下维生素在注射前需要进行皮肤敏感试验的是

A. 维生素B_1　　　　B. 维生素B_2

C. 维生素B_6　　　　D. 维生素E

E. 维生素K

26. 肠内营养乳剂（TPF-D）适用的人群是

A. 高血压患者　　　　B. 糖尿病患者

C. 冠心病患者　　　　D. 手术后患者

E. 高血脂患者

27. 以肠内营养乳剂（TPF-D）作为唯一营养来源的
患者，推荐剂量为一日

A. 10ml/kg　　　　　B. 20ml/kg

C. 30ml/kg　　　　　D. 40ml/kg

E. 50ml/kg

28. 肠内营养乳剂（TPF-D）不含有的物质是

A. 牛奶蛋白　　　　　B. 维生素A

C. 维生素K　　　　　D. 碳水化合物

E. 膳食纤维

29. 肝性脑病Ⅲ级及Ⅳ级患者建议使用的氨基酸是

A. 芳香族氨基酸

B. 脂肪族氨基酸

C. 杂环氨基酸

D. 支链氨基酸

E. 高Fischer比（支链氨基酸/芳香氨基酸）配方
的氨基酸注射液

30. 1g葡萄糖可提供的热量约

A. 1kcal　　　　　　B. 2kcal

C. 3kcal　　　　　　D. 4kcal

E. 5kcal

31. 1g脂肪可提供的热量约

A. 6kcal　　　　　　B. 7kcal

C. 8kcal　　　　　　D. 9kcal

E. 10kcal

32. 为要保证氨基酸的充分及安全利用，以下措施错误的是

　　A. 静脉使用谷氨酰胺时将其制成二肽即丙氨酰谷氨酰胺单独添加

　　B. 给予足够的非蛋白热量

　　C. 氨基酸注射液需要现用现配

　　D. 大量应用氨基酸复方制剂时适量加入 5% 碳酸氢钠注射液

　　E. 保证一般患者的热氮比为 150kcal : 1g 氮

33. 合并严重肝脏疾病的代谢性碱中毒患者，在应用螺内酯后应用精氨酸可出现严重并可致命的

　　A. 高钠血症　　　　B. 高钙血症

　　C. 高氯血症　　　　D. 高镁血症

　　E. 高钾血症

34. 复方氨基酸注射液（6AA）静脉滴注时

　　A. 与等量 10% 葡萄糖注射液稀释后缓慢静脉滴注

　　B. 与等量 5% 葡萄糖注射液稀释后缓慢静脉滴注

　　C. 与等量 0.9% 氯化钠注射液稀释后缓慢静脉滴注

　　D. 与等量注射用水稀释后缓慢静脉滴注

　　E. 无需稀释，缓慢静脉滴注

35. 完全禁食患者的脂肪乳剂应当不低于

　　A. 0.1g/（kg·d）

　　B. 0.2g/（kg·d）

　　C. 0.3g/（kg·d）

　　D. 0.4g/（kg·d）

　　E. 0.5g/（kg·d）

36. 以下关于中/长链脂肪乳注射液（C8～24）使用的说法，错误的是

　　A. 可与葡萄糖和氨基酸溶液经外周或中心静脉输入

　　B. 含脂肪乳剂的混合输注液的输注时间不少于 16 小时

　　C. 可将氯化钾加入同一瓶内混合输入

　　D. 患者第一天的治疗剂量不宜超过 250ml

　　E. 应同时使用糖类输液，糖类输液提供的能量应不少于 40%

二、配伍选择题

[1～5 题共用备选答案]

　　A. 低钾、低钠及低磷血症

　　B. 碱性药物、钙剂

　　C. 局部肿痛、静脉炎

　　D. 乳酸中毒

　　E. 尿潜血、血色素尿、血尿、高钠血症、低钾血症

1. 高浓度葡萄糖注射液外渗可致

2. 长期单纯补给葡萄糖时易出现

3. 二磷酸果糖的不良反应偶见

4. 大剂量和快速静脉滴注二磷酸果糖时可出现

5. 二磷酸果糖的配伍禁忌包括

[6～10 题共用备选答案]

　　A. 可予 10%～25% 葡萄糖注射液滴注，每日 100g 葡萄糖即可控制病情

　　B. 应用高渗透压的 25%～50% 葡萄糖注射液滴注，常与 20% 甘露醇注射液联合应用

　　C. 一般采用 50% 葡萄糖注射液 20～40ml，快速静脉注射

　　D. 一般可给予 10%～25% 葡萄糖注射液静脉滴注，并同时补充体液

　　E. 应用 5%～25% 葡萄糖注射液滴注，加入适量胰岛素，于 3～4 小时滴毕

6. 用于饥饿性酮症严重者的治疗方案是

7. 用于高钾血症的治疗方案是

8. 用于组织脱水的治疗方案是

9. 用于降低眼内压的治疗方案是

10. 患者因某些原因进食减少或不能进食时

[11～12 题共用备选答案]

　　A. 每 0.5～1g 葡萄糖加入胰岛素 1U

　　B. 每 2～4g 葡萄糖加入胰岛素 1U

　　C. 每 5～10g 葡萄糖加入胰岛素 1U

　　D. 每 20～30g 葡萄糖加入胰岛素 1U

　　E. 每 50～100g 葡萄糖加入胰岛素 1U

11. 葡萄糖和胰岛素一起静脉滴注用于静脉营养治疗时

12. 葡萄糖和胰岛素一起静脉滴注用于高钾血症时

[13～17 题共用备选答案]

　　A. 用于代谢性酸中毒，碱化体液或尿液；用于高钾血症或普鲁卡因胺引起的心律失常伴有酸血症者

　　B. 用于各种原因所致的低渗性、等渗性和高渗性失水，高渗性非酮症糖尿病昏迷，低氯性代谢性碱中毒。用作部分注射液的溶剂。外用可冲洗眼部、伤口等。浓氯化钠主要用于各种原因所致的水中毒及严重的

低钠血症

C. 用于低钾血症、低钾及洋地黄中毒引起的心律失常，心肌代谢障碍所致的心绞痛、心肌梗死、心肌炎后遗症，慢性心功能不全，急性黄疸性肝炎、肝细胞功能不全和急、慢性肝炎的辅助治疗

D. 用于心肌缺血引起的各种症状，如心绞痛、心肌梗死和心力衰竭，慢性疾病（酒精中毒、长期营养不良、慢性呼吸衰竭）中出现的低磷血症

E. 用于防治低钾血症，治疗洋地黄中毒引起的频发性、多源性早搏或快速心律失常

13. 乳酸钠的适应证是

14. 门冬氨酸钾镁的适应证是

15. 氯化钾的适应证是

16. 氯化钠的适应证是

17. 二磷酸果糖的适应证是

[18 ~ 19 题共用备选答案]

A. 立即停用，并应用氯化钠注射液作局部冲洗，局部给予氢化可的松、1%利多卡因注射液注射，热敷或抬高患肢

B. 及时应用 0.5% 普鲁卡因注射液作局部封闭

C. 无需处理

D. 及时应用 5% 葡萄糖注射液冲洗

E. 及时应用生理盐水冲洗

18. 乳酸钠注射液遗漏于血管外时，应

19. 若氯化钙静脉注射时药液漏出血管外，应

[20 ~ 23 题共用备选答案]

A. 维生素 B_1 B. 维生素 B_2

C. 维生素 B_6 D. 维生素 C

E. 烟酸

20. 被人体吸收后，转变为有生物活性的硫胺焦磷酸酯，是脱羧辅酶的组成部分，该维生素是

21. 具有两种衍生物（吡哆醛和吡哆胺），具有同等作用，在体内可以相互转化的维生素是

22. 在红细胞内转化为磷酸吡哆醛的维生素是

23. 在人体内以黄素单核苷酸和黄素腺嘌呤二核苷酸形式存在，为氧化还原酶的辅酶，该维生素是

[24 ~ 28 题共用备选答案]

A. 在体内转化后，活性成分是脱羧辅酶的组成部分，参与维持正常的糖代谢及神经、心脏系统功能

B. 为氧化还原酶的辅酶，广泛参与细胞氧化还原系统传递氢的反应，促进脂肪、糖及蛋白质的代谢

C. 作为人体不可缺乏的辅酶，可参与氨基酸、碳水化合物及脂肪的正常代谢；并可刺激白细胞的生长，是形成血红蛋白所需要的物质

D. 为抗体及胶原形成，组织修补（包括某些氧化还原作用），苯丙氨酸、酪氨酸、叶酸的代谢，铁、碳水化合物的利用，脂肪、蛋白质的合成，维持免疫功能，维持血管壁的完整性，促进非血红素铁吸收等所必需

E. 在体内转化后，发挥药理作用，是辅酶 I 和辅酶 II 的组成部分，参与体内脂质代谢、组织呼吸的氧化过程和糖原分解的过程

24. 维生素 B_1 的作用是

25. 维生素 B_2 的作用是

26. 维生素 B_6 的作用是

27. 维生素 C 的作用是

28. 烟酸的作用是

[29 ~ 33 题共用备选答案]

A. 是物质代谢过程中催化"一碳单位"转移反应的辅酶组成成分，在叶酸还原酶的催化下，以还原型磷酸烟酰胺腺嘌呤二核苷酸（NADPH）为供氢体，经过还原反应，形成四氢叶酸

B. 对视网膜的功能起着重要作用，对上皮组织的生长和分化显然是必需的，也为骨骼生长、生殖和胚胎发育所需要

C. 能促进小肠对钙的吸收，其代谢活性物促进肾小管重吸收磷和钙，提高血钙、血磷浓度或维持及调节血浆钙、磷正常浓度

D. 能促进生殖力，能促进性激素分泌，使男性精子活力和数量增加；女性雌激素浓度增高，提高生育能力，预防流产

E. 是肝脏合成凝血酶原（因子 II）的必需物质，并参与凝血因子 VII、IX、X 以及蛋白 C 和蛋白 S 的合成

29. 维生素 K 的作用是

30. 维生素 A 的作用是

31. 维生素 E 的作用是

32. 维生素 D 的作用是

33. 叶酸的作用是

[34～38题共用备选答案]

    A. 神经系统反应（干性脚气病）

    B. 咽喉炎和口角炎

    C. 皮肤（眼、鼻和口部皮肤脂溢样皮肤损害）和神经系统（周围神经炎）损害

    D. 坏血病、牙龈出血

    E. 糙皮病

34. 缺乏维生素 C 会导致

35. 缺乏烟酸会导致

36. 缺乏维生素 B_1 会导致

37. 缺乏维生素 B_2 会导致

38. 缺乏维生素 B_6 会导致

[39～43题共用备选答案]

    A. 巨幼细胞贫血

    B. 佝偻病

    C. 孕育异常

    D. 夜盲症

    E. 出血

39. 缺乏维生素 A 会导致

40. 缺乏维生素 D 会导致

41. 缺乏维生素 E 会导致

42. 缺乏维生素 K 会导致

43. 缺乏叶酸会导致

[44～48题共用备选答案]

    A. 复方氨基酸注射液（18AA）

    B. 复方氨基酸注射液（9AA）

    C. 复方氨基酸注射液（6AA）

    D. 赖氨酸注射液

    E. 丙氨酰谷氨酰胺注射液

44. 属于平衡型氨基酸制剂的是

45. 用于肝病的氨基酸制剂的是

46. 用于颅脑损伤的氨基酸制剂的是

47. 免疫调节型氨基酸注射液的是

48. 用于肾病的氨基酸制剂的是

[49～51题共用备选答案]

    A. 滴速 20～30 滴/分

    B. 不超过 15 滴/分

    C. 不超过 40 滴/分

    D. 滴速 80～100 滴/分

    E. 不超过 60 滴/分

49. 进行透析的急、慢性肾衰竭患者静脉滴注复方氨基酸注射液（9AA），滴速为

50. 12% 复方氨基酸注射液（18AA）的静脉滴速为

51. 复方氨基酸注射液（6AA）与等量 10% 葡萄糖注射液稀释后缓慢静脉滴注，滴速为

[52～54题共用备选答案]

    A. 1～3ml/kg

    B. 0.25～0.5ml/kg

    C. 0.75～1.0ml/kg

    D. 5～10ml/kg

    E. 15～20ml/kg

52. 中/长链脂肪乳注射液（C8～24）在成人最初 30 分钟内输入速度不应超过每小时

53. 中/长链脂肪乳注射液（C8～24）在成人最初 30 分钟内输入无不良反应，可将速度增至每小时

54. 除非另外规定或根据能量需要而定外，建议中/长链脂肪乳注射液（C8～24）成人用量为按一天 1～2g 脂肪/kg，相当于本品按一天

三、综合分析选择题

[1～2题共用题干]

    患者女，7 岁，体重 23kg，查血清钠浓度为 152mmol/L，诊断为高渗性失水。

    相关资料：氯化钠注射液用于高渗性失水；所需补液总量（L）＝［血钠浓度（mmol/L）－142］/血钠浓度（mmol/L）×0.6×体重（kg），第 1 日补给半量，余量在以后 2～3 日内补给，并根据心、肺、肾功能酌情调节。

1. 该患者第 1 日需要补充的液体量是

    A. 150ml   B. 250ml

    C. 350ml   D. 450ml

    E. 550ml

2. 在治疗开始的 48 小时内，血 Na^+ 浓度每小时下降不超过

    A. 0.1mmol/L   B. 0.5mmol/L

    C. 1.0mmol/L   D. 1.5mmol/L

    E. 2.0mmol/L

四、多项选择题

1. 葡萄糖的作用包括

    A. 治疗低血糖症

    B. 补充热量

    C. 组织脱水剂

    D. 治疗高钾血症

    E. 维持和调节腹膜透析液渗透压

2. 药理剂量的二磷酸果糖可作用于细胞膜，产生的作

用包括
A. 减少机械创伤引起的红细胞溶血和抑制化学刺激引起的氧自由基的产生
B. 加强细胞内高能基团的重建作用，保持红细胞的韧性
C. 改善心肌缺血
D. 加强呼吸肌强度
E. 促进细胞对循环中钾的摄取

3. 葡萄糖的禁忌证包括
A. 糖尿病酮症酸中毒未控制者
B. 葡萄糖-半乳糖吸收不良者
C. 高血糖非酮症性高渗状态者
D. 高磷血症者
E. 肾衰竭者

4. 二磷酸果糖的禁忌证包括
A. 糖尿病酮症酸中毒未控制者
B. 葡萄糖-半乳糖吸收不良者
C. 高血糖非酮症性高渗状态者
D. 高磷血症者
E. 肾衰竭者

5. 关于葡萄糖的临床应用注意事项，正确的有
A. 应用高渗葡萄糖注射液时选用大静脉滴注
B. 胃大部分切除患者作口服糖耐量试验时应改为静脉葡萄糖试验
C. 水肿及严重肾功能不全、肝硬化腹水者应控制输注量
D. 心功能不全者应该控制输注量和滴速
E. 1型糖尿病患者应用高浓度葡萄糖时偶有发生高钾血症

6. 以下使用方法正确的有
A. 50%葡萄糖注射液20~40ml，快速静脉注射
B. 25%~50%葡萄糖注射液静脉滴注
C. 10%二磷酸果糖注射液50ml静脉滴注
D. 10%二磷酸果糖注射液5ml肌内注射
E. 10%二磷酸果糖注射液10ml静脉注射

7. 静脉滴注氯化钾时，儿童剂量为一日
A. 0.22g/kg
B. 3.0mmol/kg
C. 3.0g/m^2
D. 3.4g/kg
E. 10mmol/m^2

8. 氯化钙的适应证包括
A. 解救镁盐中毒
B. 甲状旁腺功能亢进症术后的"骨饥饿综合征"
C. 过敏性疾病
D. 作为强心剂，用于心脏复苏
E. 高镁血症

9. 乳酸钠注射液使用中需要注意的情况有
A. 不宜应用0.9%氯化钠注射液稀释
B. 不宜用于嗜酒者
C. 不宜用于服用双胍类药糖尿病患者
D. 肝功能不全者应慎用
E. 在治疗高钾血症时，若患者存在QRS波增宽时，应在心电图监护下应用

10. 以下是水溶性维生素的有
A. 维生素B$_1$
B. 维生素C
C. 维生素A
D. 叶酸
E. 维生素E

11. 应用广谱抗菌药物（头孢菌素类）后，体内可能缺乏的维生素有
A. 维生素A
B. 维生素B
C. 维生素D
D. 维生素E
E. 维生素K

12. 维生素C的作用包括
A. 氧化作用
B. 抗组胺作用
C. 促进去铁胺对铁的螯合
D. 刺激骨髓造血功能
E. 阻止致癌物质亚硝胺生成的作用

13. 对于同型半胱氨酸水平升高的高血压患者，建议补充的维生素有
A. 维生素B$_1$
B. 维生素B$_6$
C. 维生素B$_{12}$
D. 烟酸
E. 叶酸

14. 人体对维生素E的需求大量增加的情况包括
A. 食物中硒摄入不足
B. 食物含有大量不饱和脂肪酸
C. 食物中维生素A摄入不足
D. 缺铁性贫血者
E. 维生素K缺乏者

15. 关于肠内营养粉剂（TP）的使用，正确的有
A. 适用于成人、4岁及以上的儿童
B. 口服时制备250ml服用量，在杯中加入200ml凉水。缓慢地搅拌下加入55.8g，搅拌直到

溶解

C. 冲调好的本品应该立即服用或加盖冰箱保存，在 24 小时内服完

D. 粉剂打开后应该在 3 周内用完

E. 忌用于对半乳糖血症及牛乳或大豆蛋白过敏者

16. 以下关于条件必需氨基酸的叙述，正确的有

A. 酪氨酸对于早产儿是必需氨基酸

B. 酪氨酸对于肾病患者是必需氨基酸

C. 半胱氨酸对于肝病患者是必需氨基酸

D. 半胱氨酸对于早产儿及足月儿都是必需氨基酸

E. 组氨酸对于处于生长发育期的婴儿是必需氨基酸

第十五章　生殖系统用药、性激素及计划生育用药

一、最佳选择题

1. 黄体酮可用于
   - A. 月经失调
   - B. 未明确诊断的阴道出血患者
   - C. 妊娠期疱疹
   - D. 糖尿病患者
   - E. 偏头痛患者

2. 可以增强退乳药溴隐亭作用效果的合用药物是
   - A. 氟哌啶醇
   - B. 甲氧氯普胺
   - C. 红霉素
   - D. 利血平
   - E. 法莫替丁

3. 以下使用雌激素类药物的方法错误的是
   - A. 男性患者采用周期性治疗，即用药 3 周后停药 1 周
   - B. 女性子宫切除后患者采用周期性治疗，即用药 3 周后停药 1 周
   - C. 有子宫的女性在周期的最后 5 ~ 7 日加用孕激素
   - D. 应用最低有效量，时间尽可能缩短，以减少可能发生的不良反应
   - E. 长期或大量使用雌激素者，当停药或减量时须逐步减量

4. 以下患者可以使用戊酸雌二醇的是
   - A. 已知或怀疑患有乳腺癌者
   - B. 晚期前列腺癌者
   - C. 血栓栓塞者
   - D. 有胆汁淤积性黄疸史者
   - E. 未明确诊断的阴道不规则流血者

5. 孕激素的作用不包括
   - A. 使增殖期子宫内膜变为分泌期
   - B. 抑制排卵
   - C. 子宫内膜腺癌和乳腺癌组织萎缩坏死
   - D. 保胎
   - E. 使宫颈黏液变稀，利于精子穿透

6. 肌内注射甲羟孕酮后血药浓度达到峰值的时间是

   - A. 2 ~ 3 分钟
   - B. 2 ~ 3 小时
   - C. 2 ~ 3 日
   - D. 2 ~ 3 周
   - E. 2 ~ 3 月

7. 肌内注射甲羟孕酮 150mg 后，血中无法检出药物需要的时间是
   - A. 6 ~ 9 分钟
   - B. 6 ~ 9 小时
   - C. 6 ~ 9 日
   - D. 6 ~ 9 周
   - E. 6 ~ 9 个月

8. 黄体生成素和雌二醇均受到抑制而阻止排卵时，血中醋酸甲羟孕酮水平需要超过
   - A. 0. 1pg/ml
   - B. 0. 1ng/ml
   - C. 0. 1μg/ml
   - D. 0. 1mg/ml
   - E. 0. 1g/ml

9. 地屈孕酮完全从体内清除的时间是
   - A. 6 小时
   - B. 12 小时
   - C. 24 小时
   - D. 48 小时
   - E. 72 小时

10. 属于全合成雌激素的是
    - A. 雌二醇
    - B. 戊酸雌二醇
    - C. 雌三醇
    - D. 炔雌醇
    - E. 己烯雌酚

11. 退乳药溴隐亭的临床应用注意不包括
    - A. 治疗期间禁止妊娠
    - B. 消化道溃疡患者慎用
    - C. 用于治疗闭经或乳溢，可产生短期疗效，但不宜久用
    - D. 口服后个体差异较大
    - E. 口服吸收迅速，但吸收不完全

12. 以下诊断不受雌激素干扰的是
    - A. 美替拉酮试验反应
    - B. 磺溴酞钠试验
    - C. 用血清蛋白结合碘测试 T_4
    - D. 用血清蛋白结合碘测试 T_3
    - E. 用血清蛋白结合碘测试 TSH

13. 溴隐亭可用于
    A. 严重精神病　　　　B. 周围血管性疾病
    C. 心肌梗死　　　　　D. 妊娠期妇女
    E. 肢端肥大症

14. 关于短效口服避孕药的使用，错误的是
    A. 用作探亲避孕药时每日同一时间口服
    B. 用作探亲避孕药时漏服后无需补服
    C. 紧急避孕药不应与米非司酮混淆使用
    D. 单用孕激素可用作探亲避孕药
    E. 去氧孕烯和孕二烯酮优于左炔诺孕酮

15. 以下可以通过改变剂型，做为长效避孕药使用的短效避孕药物是
    A. 左炔诺孕酮　　　　B. 孕二烯酮
    C. 氯地孕酮　　　　　D. 去氧孕烯
    E. 地屈孕酮

16. 双炔失碳酯需服满的片数是
    A. 6 片　　　　　　　B. 7 片
    C. 12 片　　　　　　 D. 14 片
    E. 21 片

17. 以下避孕药无孕激素活性的是
    A. 孕二烯酮　　　　　B. 去氧孕烯
    C. 左炔诺孕酮　　　　D. 双炔失碳酯
    E. 复方孕二烯酮

18. 关于左炔诺孕酮使用的描述，错误的是
    A. 作为紧急避孕药时，越早服用越好，可在月经周期任何时间服用
    B. 可能使下次月经提前或延迟，如逾期一周仍未来潮，应检查以排除妊娠
    C. 宫内节育系统可作为年轻未产妇的首选方法
    D. 硅胶棒不宜用于产后或流产后尚未恢复正常月经者
    E. 若患者出现偏头痛，应考虑取出宫内节育系统

19. 以下避孕药不受月经周期限制的是
    A. 孕二烯酮　　　　　B. 去氧孕烯
    C. 左炔诺孕酮　　　　D. 双炔失碳酯
    E. 复方孕二烯酮

20. 羟孕酮与戊酸雌二醇配伍作长效注射避孕药，每月需肌内注射次数
    A. 1 次　　　　　　　B. 2 次
    C. 3 次　　　　　　　D. 4 次
    E. 5 次

21. 一般来讲，复方己酸羟孕酮注射液的注射时间与剂量是
    A. 第一次于月经来潮第 5 日注射 1 支
    B. 第一次于月经来潮后 10~12 日注射 2 支
    C. 第二次及以后于月经来潮第 5 日每月注射 1 支
    D. 第二次及以后于月经来潮后 10~12 日每月注射 1 支
    E. 第二次及以后于月经来潮后 10~12 日每月注射 2 支

22. 米非司酮与前列腺素药物序贯合并使用，用于确诊为早孕者，停经时间不应超过
    A. 14 日　　　　　　　B. 21 日
    C. 35 日　　　　　　　D. 42 日
    E. 49 日

23. 关于棉酚的活性成分，叙述正确的是
    A. 左旋棉酚为活性成分，右旋棉酚无效
    B. 左旋棉酚无效，右旋棉酚为活性成分
    C. 左旋棉酚和右旋棉酚均有活性
    D. 左旋棉酚是右旋棉酚活性的 2 倍
    E. 右旋棉酚是左旋棉酚活性的 2 倍

24. 关于棉酚的使用，叙述错误的是
    A. 临床上男性服药 4 个月后均出现无精子或极少精子
    B. 停药后药效可持续 1~2 周
    C. 每日口服，一次 1 片，晚饭后服用
    D. 30 日为一个疗程，常规为 ≤6 疗程
    E. 长期服用本品应注意检测血钾及心电图

25. 雄激素经雌激素受体发挥的药理作用不包括
    A. 促进生殖器官的生长发育
    B. 抑制皮脂腺增生和分泌
    C. 增加骨骼肌生长
    D. 对正常造血细胞有兴奋作用
    E. 促进喉结的生长并致声音变得低沉

26. 雄激素可降低的体内物质是
    A. 天门冬氨酸氨基转移酶（AST）
    B. 高密度脂蛋白（HDL）
    C. 低密度脂蛋白（LDL）
    D. 乳酸脱氢酶（LDH）
    E. 碱性磷酸酶（ALP）

27. 可抑制阴茎组织中 α 肾上腺素能活性，舒张海绵体平滑肌和扩张阴茎动脉血管加速血流，用来治疗勃起功能障碍的药物是

A. 前列地尔　　　　　B. 酚妥拉明

C. 罂粟碱　　　　　　D. 雄激素及其衍生物

E. 西地那非

28. 目前治疗勃起功能障碍最常用的药物是

    A. 前列地尔

    B. 酚妥拉明

    C. 罂粟碱

    D. 雄激素及其衍生物

    E. 5型磷酸二酯酶（PDE-5）抑制剂

29. 5型磷酸二酯酶抑制剂不用于

    A. 因糖尿病导致的勃起功能障碍患者

    B. 因脊髓损伤导致的勃起功能障碍患者

    C. 因经尿道前列腺切除术导致的勃起功能障碍患者

    D. 女性性欲减退症

    E. 肺动脉高压

30. 5型磷酸二酯酶抑制剂禁用于使用以下哪个药物的患者

    A. 西咪替丁　　　　　B. 红霉素

    C. 硝酸异山梨酯　　　D. 伊曲康唑

    E. 利托那韦

31. 西地那非服用的时间是

    A. 在性生活前10分钟左右服用

    B. 在性生活前30分钟服用

    C. 在性生活前1小时左右服用

    D. 在性生活前2小时左右服用

    E. 在性生活前3小时左右服用

32. 患者使用聚甲酚磺醛栓治疗时，药师交待以下注意事项错误的是

    A. 阴道用药时，会发生大片白色坏死组织脱落，为治疗后正常现象

    B. 月经期间暂停治疗

    C. 可以在局部同时合用其他药物

    D. 有刺激性，注意避免接触到眼睛

    E. 妊娠期间不宜阴道局部用药

二、配伍选择题

[1~4题共用备选答案]

    A. 雌二醇　　　　　　B. 雌三醇

    C. 炔雌醇　　　　　　D. 戊酸雌二醇

    E. 己烯雌酚

1. 活性最弱的天然雌激素是

2. 活性最强的天然雌激素是

3. 因能沉积于注射局部，缓慢吸收，故有长效作用的是

4. 根据天然雌激素的结构特征，合成结构较简单的同型物，且口服有效，作用强，但不良反应多的是

[5~6题共用备选答案]

    A. A级　　　　　　　B. B级

    C. C级　　　　　　　D. D级

    E. X级

5. 黄体酮，美国FDA妊娠期用药安全性分级为口服给药

6. 甲羟孕酮，美国FDA妊娠期用药安全性分级为肠道外给药

[7~10题共用备选答案]

    A. 一般一日20mg，待疼痛及出血停止后减为一日10mg

    B. 自妊娠开始，一次5~10mg，一周2~3次

    C. 一日10mg，连用5~10日。如在用药期间月经来潮，应立即停药。

    D. 在预计月经来潮前8~10日，每日肌内注射，一日10mg，共6~8日

    E. 与雌激素联合应用，一日100mg，连续使用25日。如尚未绝经，于月经第5日开始用雌激素；使用14日后加用黄体酮胶囊，一日200~300mg，共用12日

7. 黄体酮肌内注射用于先兆流产的用法用量是

8. 黄体酮肌内注射用于功能失调性子宫出血的用法用量是

9. 黄体酮肌内注射用于闭经的用法用量是

10. 黄体酮肌内注射用于习惯性流产史者的用法用量是

[11~15题共用备选答案]

    A. 口服，一日4~8mg，连服5~10日

    B. 口服，一次10~20mg，每4~8小时一次，连用2~3日；止血后每隔3日递减1/3剂量，直至维持量每日100mg，连续用药至血止后21日停药

    C. 于月经后半周期（撤药性出血的第16~25日）开始口服，一次10mg，一日1次，连用10~14日，酌情应用3~6个周期

    D. 一日30mg，连服6个月

    E. 一次100mg，一日3次；或一次口服500mg，一日1~2次

11. 甲羟孕酮口服用于功能性闭经的用法用量是

12. 甲羟孕酮口服用于功能失调性子宫出血（功血）止血的用法用量是

13. 甲羟孕酮口服用于功能失调性子宫出血调整月经周期的用法用量是

14. 甲羟孕酮口服用于子宫内膜异位症的用法用量是

15. 甲羟孕酮口服用于子宫内膜癌的用法用量是

[16～20 题共用备选答案]

    A. 月经周期第 5～25 日服用，一次 10mg，一日 2 次

    B. 一次 10mg，一日 2 次，直至妊娠 20 周

    C. 起始剂量为一次 40mg，随后每 8 小时服 10mg，直至症状消失

    D. 月经周期第 11～25 日，一次 10mg，一日 2 次

    E. 月经周期第 1～25 日，每日服雌二醇 1 次。月经周期第 11～25 日，联合用本品，一次 10mg，一日 2 次

16. 地屈孕酮口服用于痛经的用法用量是

17. 地屈孕酮口服用于先兆流产的用法用量是

18. 地屈孕酮口服用于习惯性流产的用法用量是

19. 地屈孕酮口服用于闭经的用法用量是

20. 地屈孕酮口服用于经前期紧张综合征的用法用量是

[21～22 题共用备选答案]

    A. 聚甲酚磺醛　　　　　B. 干扰素 α2a

    C. 地屈孕酮　　　　　　D. 甲羟孕酮

    E. 黄体酮

21. 对坏死或病变组织有选择性凝固和排除作用，能使病变组织易于脱落，使局部收敛止血，促进组织再生和上皮重新覆盖的高酸性物质是

22. 具有广谱抗病毒、免疫调节及抗肿瘤功能的是

[23～27 题共用备选答案]

    A. 促性腺激素释放激素类似物

    B. 短效口服避孕药

    C. 促性腺激素

    D. 雌激素类

    E. 孕激素类

23. 戈那瑞林属于

24. 绒促性素属于

25. 左炔诺孕酮与炔雌醇组成复方制剂作为

26. 地屈孕酮属于

27. 戊酸雌二醇属于

[28～32 题共用备选答案]

    A. 戈那瑞林　　　　　　B. 溴隐亭

    C. 绒促性素　　　　　　D. 双炔失碳酯

    E. 孕二烯酮

28. 对女性能促进和维持黄体功能使黄体合成孕激素，对男性能使垂体功能不足者的睾丸产生雄激素，促使睾丸下降和男性第二性征的发育，从妊娠期妇女尿中提取的促性腺激素类药物是

29. 注射给药后使垂体释放黄体生成素（LH）和卵泡刺激素（FSH）增加，约两周后，因降调节作用，垂体进入不应期，垂体释放黄体生成素和卵泡刺激素明显减少，使卵巢内卵泡发育受抑制，雌激素降低到去势水平，停药后可恢复。此药物是

30. 选择性地激动多巴胺（DA）受体，可激动垂体细胞的多巴胺受体，使垂体催乳激素及生长激素释放减少；作为催乳激素的抑制剂，可制止生理性泌乳及伴随的闭经或不排卵。此药物是

31. 具有较强的抗早孕、抗着床以及使宫颈黏液变稠作用的药物是

32. 具有抗着床作用的避孕药，并无孕激素活性的药物是

[33～37 题共用备选答案]

    A. 单方制剂用作紧急避孕药，即在无防护措施或其他避孕方法偶然失误时使用：在房事后 72 小时内服一片（粒），如为 0.75mg，需隔 12 小时后再服 1 次

    B. 口服。从月经周期第 1 日开始，一日 1 片，连服 21 日；停药 7 日后，在第 8 日起开始服新的一盒药物

    C. 育龄女性须在月经开始的 7 日内放入，更换新的系统可以在周期的任何时间进行。该系统也可在妊娠早期流产后立即放置

    D. 于月经周期的 1～5 日，局麻下在上臂或股内侧做一长 2～3mm 的切口后，用埋植针将药物呈扇形植入皮下，每人每次 6 支

    E. 口服。每次房事后立即 1 片，但第一次房事后次日晨需加服 1 片；以后一日最多 1 片，每月不少于 12 片。如果探亲结束时还未服完 12 片，则需一日 1 片，直至服满 12 片

33. 左炔诺孕酮口服时的用法用量是

34. 左炔诺孕酮宫内节育系统的用法用量是

35. 左炔诺孕酮硅胶棒的用法用量是

36. 去氧孕烯的用法用量是

37. 孕二烯酮的用法用量是

[38～40题共用备选答案]

 A. 甲羟孕酮和炔雌醇

 B. 炔雌醇

 C. 维生素 B$_6$

 D. 去氧孕烯

 E. 孕二烯酮

38. 复方左炔诺孕酮片、去氧孕烯炔雌醇片、复方孕二烯酮片均含有的成分是

39. 对服用双炔失碳酯后月经周期延长或闭经者，可加服

40. 为克服服药初期的类早孕反应，双炔失碳酯肠溶片成分中增加了

[41～45题共用备选答案]

 A. 短效口服避孕药

 B. 长效避孕药

 C. 事后避孕药

 D. 阴道杀精药

 E. 其他妇科用药

41. 去氧孕烯属于

42. 米非司酮属于

43. 羟孕酮属于

44. 壬苯醇醚属于

45. 醋酸棉酚属于

[46～49题共用备选答案]

 A. 增加剂量，重复注射复方己酸羟孕酮注射液1次

 B. 每天服炔雌醇 0.0125～0.025mg，直至下次注射日期为止。但若已接近下次注射日期者，可不必处理

 C. 注射后10日开始加服复方炔诺酮片或复方甲地孕酮片，一日1～2片，连用4～6日

 D. 可口服复方炔诺酮片或复方甲地孕酮片4日。出血停止后一周，注射本品1支，于注射第11日，口服复方炔诺酮片或复方甲地孕酮片，一日1～2片，连服4日，可预防出血

 E. 口服复方炔诺酮片或复方甲地孕酮片，一日1～2片，连服4日，即可止血。在下次经前7日依同法连服4日，可预防出血，如此应用3个月后停用。如再出血，可依上法再用

46. 复方己酸羟孕酮注射液注射后，若出现经期延长，已出血较多日期时，可

47. 复方己酸羟孕酮注射液注射后，若出现月经后出血，可

48. 复方己酸羟孕酮注射液注射后，若出现月经周期缩短，可

49. 复方己酸羟孕酮注射液注射后，若出现注射后长期出血不止，可

[50～54题共用备选答案]

 A. 2～3 日   B. 3～4 日

 C. 8～15 日 D. 2 小时

 E. 6 小时

米非司酮与前列腺素药物序贯合并使用，可用于终止停经49日内的妊娠，治疗过程为

50. 空腹或进食2小时后口服米非司酮，25～50mg，一日2次，连服

51. 每次服用米非司酮后禁食

52. 口服米索前列醇 600μg 的时间是

53. 口服米索前列醇后，卧床休息1～2小时，在门诊观察

54. 用药后应去原治疗单位复诊，确定流产效果，复诊的时间是

[55～59题共用备选答案]

 A. 2 小时   B. 2～10 小时

 C. 至少24 小时 D. 10 分钟

 E. 即可生效

55. 壬苯醇醚薄膜作用保持时间

56. 壬苯醇醚栓剂作用维持时间是

57. 壬苯醇醚栓剂生效时间是

58. 含壬苯醇醚海绵作用维持时间是

59. 含壬苯醇醚海绵作用生效时间是

[60～63题共用备选答案]

 A. 30 分钟内 B. 6～8 小时内

 C. 2～3 小时内 D. 10 分钟

 E. 60 分钟内

60. 壬苯醇醚薄膜放入阴道深处应于房事前

61. 壬苯醇醚栓剂放入阴道深处应于房事前

62. 若放入壬苯醇醚薄膜后未进行房事，再进行房事时必须再次放药，此时间间隔是

63. 使用壬苯醇醚薄膜，房事后不要冲洗阴道的时间段是

[64～68题共用备选答案]

 A. 缩宫素   B. 麦角新碱

 C. 地诺前列酮 D. 普拉睾酮

 E. 垂体后叶素

64. 用于引产、催产、产后及流产后因宫缩无力或缩复不良而引起的子宫出血的药物是

65. 从动物脑神经垂体中提取，其成分除含有催产素外，还因含加压素量较多，故现产科已少用的药物是

66. 作用强而持久，不仅对子宫底，而且对子宫颈部都有很强的收缩作用，剂量稍大即产生强直性收缩，不适用于催产或引产，主要用于产后子宫出血或子宫复原不佳的是

67. 能选择性地兴奋子宫平滑肌，使其产生节律性收缩，并软化和扩张子宫颈，促使宫口开全和胎儿娩出，临床用于中期引产、足月妊娠引产及治疗性流产的药物是

68. 有松弛子宫颈管，促进宫颈成熟，使宫口开大，缩短分娩时间，提高引产成功率等作用的药物是

[69～71 题共用备选答案]

    A. 25mg   B. 50mg

    C. 100mg   D. 150mg

    E. 200mg

69. 18 岁以上成人服用西地那非的首次剂量推荐为

70. 18 岁以上成人 24 小时内服用西地那非最多 1 次，单剂量最多为

71. 年龄 65 岁以上的适宜起始剂量是

三、综合分析选择题

[1～3 题共用题干]

左炔诺孕酮炔雌醇（三相）片说明书的部分内容节选如下，请结合问题作答。

【成分】本品为复方制剂，棕色片：每片含左炔诺孕酮 0.05mg 与炔雌醇 0.03mg；白色片：每片含左炔诺孕酮 0.075mg 与炔雌醇 0.04mg；黄色片：每片含左炔诺孕酮 0.125mg 与炔雌醇 0.03mg。

辅料：①片芯，一水乳糖，玉米淀粉，聚维酮 25000，滑石粉，硬脂酸镁；②包衣，蔗糖，聚维酮 700000，聚乙二醇 6000，碳酸钙，滑石粉，甘油 85%，二氧化钛（E171），黄色氧化铁（E172），红色氧化铁（E172），蒙醇蜡。

【适应证】用于女性口服避孕。

【用法用量】口服。首次服药从月经的第 3 日开始，每晚 1 片，连续 21 日，先服棕色片 6 日，继服白色片 5 日，最后服黄色片 10 日。以后各服药周期均于停药第 8 日按上述顺序重复服用。不得漏服。若停药 7 日，连续两月闭经者，应咨询医师。

【不良反应】常见的有恶心、呕吐、头痛、乳房痛、月经间期少量出血；较少见的有抑郁、皮疹及不能耐受隐形眼镜；较严重的不良反应尚有血栓形成、高血压、肝病、黄疸以及过敏反应等。

【禁忌】下列情况禁用：乳腺癌、生殖器官癌、肝功能异常或近期有肝病或黄疸史、阴道异常出血、镰状细胞性贫血、深静脉血栓形成、脑血管意外、高血压、心血管病、高脂血症、肾功能不全、严重糖尿病、精神抑郁症及哺乳期妇女。

【注意事项】

（1）开始服药前请咨询医师。包括体检，采集完整的个人和家庭病史，特别注意检查血压。

（2）服用本品时应当每年进行体检，在体检过程中向医师说明正在服用本品。

（3）必须按规定方法服药，若漏服药不仅可发生突破性出血，还可导致避孕失败。一旦发生漏服，除按规定服药外，应在 24 小时内加服 1 片。

（4）出现下列症状时应停药：怀疑妊娠、血栓栓塞、听力或视觉障碍，高血压、肝功能异常、精神抑郁、缺血性心脏病、胸部锐痛或突然气短、偏头痛、乳腺肿块、癫痫发作次数增加、严重腹痛或腹胀、皮肤黄染或全身瘙痒等。

（5）吸烟可使服用本品的妇女发生心脏病和中风的危险性增加，尤其是 35 岁以上的（包含 35 岁）妇女，故服药期间应戒烟。

（6）如有妊娠计划，应停药并采取其他避孕措施，直到出现第一个月经周期后再妊娠。

（7）如服用过量或出现严重不良反应，应立即就医。

（8）对本品过敏者禁用，过敏体质者慎用。

（9）本品性状发生改变时禁止使用。

（10）请将本品放在儿童不能接触的地方。

（11）如正在使用其他药品，使用本品前请咨询医师或药师。

【药物相互作用】

（1）可使本品避孕效果降低的药物：抗菌药尤其是广谱抗菌药、药酶诱导剂如利福平、苯巴比妥、苯妥英钠等，应避免同时服用。

（2）本品影响其他药物的疗效，使其作用减弱的有抗高血压药、抗凝血药以及降血糖药，使其疗效增强的有三环类抗抑郁药。

（3）如与其他药物同时使用可能会发生药物相互作用，详情请咨询医师或药师。

【包装】左炔诺孕酮炔雌醇（三相）片被置于由

聚氯乙烯透明膜和铝箔组成的水泡眼包装内（边缘热封）。水泡眼包装含 21 片。

1. 该药品 1 盒中含有左炔诺孕酮与炔雌醇的总量分别为

    A. 左炔诺孕酮 0.25mg，炔雌醇 0.1mg

    B. 左炔诺孕酮 1.75mg，炔雌醇 0.73mg

    C. 左炔诺孕酮 1.575mg，炔雌醇 0.69mg

    D. 左炔诺孕酮 1.925mg，炔雌醇 0.68mg

    E. 左炔诺孕酮 1.95mg，炔雌醇 0.69mg

2. 患者同时服用的其他药物中，疗效增强的是

    A. 卡托普利　　　　　B. 华法林

    C. 氨氯地平　　　　　D. 阿米替林

    E. 格列齐特

3. 如计划妊娠，应停药并采取其他避孕措施，直到出现第几个月经周期后再怀孕

    A. 第一个　　　　　　B. 第二个

    C. 第三个　　　　　　D. 第四个

    E. 第五个

四、多项选择题

1. 长期服用雌激素者需定期检查

    A. 血压

    B. 肝功能

    C. 阴道脱落细胞

    D. 每 6~12 个月体检 1 次或遵医嘱

    E. 每年 1 次宫颈防癌刮片

2. 可以吸收雌激素的部位包括

    A. 皮肤　　　　　　　B. 黏膜

    C. 皮下　　　　　　　D. 肌肉

    E. 胃肠道

3. 口服有效的雌激素类药包括

    A. 雌二醇　　　　　　B. 微粒化雌二醇

    C. 炔雌醇　　　　　　D. 己烯雌酚

    E. 黄体酮

4. 与雌激素类药物合用，可降低药物作用的有

    A. 抗凝药　　　　　　B. 三环类抗抑郁药

    C. 抗高血压药　　　　D. 钙剂

    E. 他莫昔芬

5. 合用可减低雌激素的效应的药物有

    A. 卡马西平　　　　　B. 苯巴比妥

    C. 苯妥英钠　　　　　D. 扑米酮

    E. 利福平

6. 关于黄体酮的药动学，正确的有

    A. 口服后迅速从胃肠道吸收

    B. 在肝内很快失活

    C. 肌内注射后迅速吸收

    D. 在肝内代谢

    E. 代谢产物与葡萄糖醛酸结合随粪便排出

7. 长期给予孕激素类药物时，需要注意的包括

    A. 检查肾功能

    B. 乳房检查

    C. 应按 28 日周期计算孕激素的用药日期

    D. 不宜吸烟

    E. 检查肝功能

8. 使用孕激素类药物，可出现的不良反应包括

    A. 肠道反应，纳差较常见

    B. 体重增加较常见

    C. 长期应用可引起肝功能异常

    D. 甲羟孕酮治疗肿瘤，剂量过大时可出现类库欣（Cushing）综合征

    E. 孕激素依赖性肿瘤大小的增加

9. 聚甲酚磺醛的适应证包括

    A. 治疗宫颈慢性炎症、柱状上皮外移（糜烂）

    B. 阴道感染（细菌性阴道炎、滴虫性阴道炎和念珠菌性外阴阴道炎）的治疗

    C. 宫颈取活检或息肉后止血

    D. 外科皮肤伤口或肢体溃疡的局部治疗

    E. 外阴尖锐湿疣的治疗

10. 临床常用于退乳的药物有

    A. 溴隐亭　　　　　　B. 甲麦角林

    C. 雌二醇　　　　　　D. 己烯雌酚

    E. 聚甲酚磺醛

11. 目前常用的短效口服避孕药成分可能包括

    A. 炔诺酮　　　　　　B. 炔诺孕酮

    C. 左炔诺孕酮　　　　D. 甲地孕酮

    E. 炔雌醇

12. 左炔诺孕酮单方制剂用作紧急避孕药，在无防护措施或其他避孕方法偶然失误时的使用方法是

    A. 若为每片 1.5mg 规格，在房事后 72 小时内服一片（粒）

    B. 若为每片 1.5mg 规格，在房事后 72 小时内服一片（粒），隔 12 小时后再服 1 次

C. 若为每片 0.75mg 规格, 在房事后 72 小时内服一片 (粒)

D. 若为每片 0.75mg 规格, 在房事后 72 小时内服一片 (粒), 隔 12 小时后再服 1 次

E. 无论何种规格, 均应在房事后 72 小时内服一片 (粒), 隔 12 小时后再服 1 次

13. 与以下药物同时口服, 可能影响左炔诺孕酮避孕效果的有
    A. 苯巴比妥
    B. 大环内酯类抗生素
    C. 咪唑类抗真菌药
    D. 西咪替丁
    E. 奈韦拉平

14. 服用双炔失碳酯初期, 常见恶心、呕吐、头晕、乏力、嗜睡等类早孕反应, 可服用
    A. 维生素 A
    B. 维生素 B_6
    C. 维生素 C
    D. 维生素 D
    E. 维生素 K

15. 米非司酮与前列腺素药物序贯合并使用的禁忌证包括
    A. 青光眼
    B. 哮喘
    C. 带宫内节育器妊娠
    D. 怀疑异位妊娠
    E. 年龄超过 35 岁的吸烟妇女

16. 米非司酮与前列腺素药物序贯合并使用, 用于终

止停经 49 日内的妊娠, 服药时需要具备的条件有
    A. 具有急诊条件
    B. 具有刮宫手术条件
    C. 具有输液条件
    D. 具有输血条件
    E. 无特殊条件要求

17. 以下药物中属于抗早产药物的有
    A. 利托君
    B. 卡贝缩宫素
    C. 硫酸镁
    D. 甲麦角新碱
    E. 地诺前列酮

18. 雄激素及睾酮衍生物的治疗作用包括
    A. 男性雄激素替代治疗
    B. 作为生长刺激剂使用
    C. 衰老的治疗
    D. 血管性水肿
    E. 男性原发性 (特发性) 不育症

19. 雄激素可增强以下哪些药物的作用效果
    A. 双香豆素类
    B. 口服降糖药
    C. 胰岛素
    D. 环孢素 A
    E. 盐皮质激素

20. 5 型磷酸二酯酶抑制剂的不良反应包括
    A. 高血压
    B. 阴茎异常勃起
    C. 视觉障碍
    D. 胃 – 食管反流
    E. 消化不良

第十六章　眼科、耳鼻喉科用药

一、最佳选择题

1. 全身使用，治疗青光眼的碳酸酐酶抑制剂是
   A. 布林佐胺　　　　　B. 醋甲唑胺
   C. 溴莫尼定　　　　　D. 安普乐定
   E. 美替洛尔

2. 既有抑菌作用，又可以收缩鼻黏膜血管的鼻部用药是
   A. 左氧氟沙星滴鼻液
   B. 呋麻滴鼻液
   C. 羟甲唑啉鼻喷剂
   D. 麻黄碱滴鼻液
   E. 赛洛唑啉滴鼻液

3. 更昔洛韦眼用抗感染凝胶作用最强的病毒是
   A. 巨细胞病毒
   B. 1 型单纯疱疹病毒
   C. 2 型单纯疱疹病毒
   D. 水痘 - 带状疱疹病毒
   E. EB 病毒

4. 阿昔洛韦滴眼液在低温条件下易析出结晶，以下处理最恰当的是
   A. 可直接使用
   B. 放置在温水中使其溶解后再使用
   C. 弃之不用
   D. 加入生理盐水溶解
   E. 加入 5% 葡萄糖注射液溶解

5. 庆大霉素氟米龙滴眼液的使用时间不应超过
   A. 3 日　　　　　　　B. 1 周
   C. 2 周　　　　　　　D. 3 周
   E. 4 周

6. 以下有关常用眼科抗感染及抗炎制剂的叙述，错误的是
   A. 妥布霉素滴眼液可与眼膏合用，即白天使用滴眼液，晚上使用眼膏
   B. 庆大霉素氟米龙滴眼液使用前先用力摇匀
   C. 大剂量长期（超过 3 个月）使用氯霉素滴眼液可引起视神经炎或视神经乳头炎
   D. 夫西地酸滴眼液用于急性细菌性结膜炎治疗需要持续到症状消除后 2 日

E. 重组人干扰素 α2b 滴眼液治疗时一般 2 周为一疗程

7. 使用毛果芸香碱滴眼液出现流涎、出汗、恶心、呕吐、腹泻等毒性反应，进行对抗治疗使用的药物是
   A. 噻吗洛尔　　　　　B. 安普乐定
   C. 阿托品　　　　　　D. 曲伏噻吗
   E. 卡波姆

8. 可用于治疗季节性及常年性过敏性鼻炎的预防和治疗的 H_1 受体阻断剂是
   A. 西地碘　　　　　　B. 羟甲唑啉
   C. 度米芬　　　　　　D. 左卡巴斯汀
   E. 氨溴索

9. 可用于治疗沙眼的眼科抗感染药是
   A. 妥布霉素滴眼液
   B. 红霉素眼膏
   C. 夫西地酸滴眼液
   D. 庆大霉素氟米龙滴眼液
   E. 阿昔洛韦滴眼液

二、配伍选择题

[1~5 题共用备选答案]
   A. 碘苷　　　　　　　B. 托吡卡胺
   C. 康柏西普　　　　　D. 丙美卡因
   E. 羟丙甲纤维素

1. 可用于眼部抗病毒的药物是
2. 可用于眼科局部麻醉药的是
3. 可用于散瞳药的抗胆碱药是
4. 可用于治疗干眼症的药物是
5. 可用于治疗视网膜黄斑变性的药物是

[6~10 题共用备选答案]
   A. 前列腺素衍生物
   B. 碳酸酐酶抑制剂
   C. α_2 受体激动剂
   D. 拟胆碱药
   E. β 受体阻断剂

6. 降眼压药毛果芸香碱属于
7. 降眼压药噻吗洛尔属于
8. 降眼压药溴莫尼定属于

9. 降眼压药拉坦前列素属于

10. 降眼压药布林佐胺属于

[11～14 题共用备选答案]

    A. 前列腺素衍生物

    B. 碳酸酐酶抑制剂

    C. α_2 受体激动剂

    D. 拟胆碱药

    E. β 受体拮抗剂

11. 选择性直接作用于 M 胆碱受体，引起缩瞳，眼压下降，并有调节痉挛等作用的是

12. 减少睫状体的房水生成的是

13. 促进房水流出和减少房水生成的是

14. 通过影响葡萄膜巩膜通道促进房水流出的是

[15～17 题共用备选答案]

    A. 雷珠单抗

    B. 碳酸酐酶抑制剂

    C. 表皮生长因子

    D. 玻璃酸钠

    E. β 受体拮抗剂

15. 竞争性地抑制血管内皮生长因子（VEGF）与受体的结合，从而抑制内皮细胞增殖和血管新生的是

16. 促进角膜上皮细胞的再生，缩短受损角膜愈合时间的是

17. 成分黏度高，保湿性好，可用来治疗干眼症的高分子聚合材料是

[18～22 题共用备选答案]

    A. 麻黄碱   B. 羟甲唑啉

    C. 左卡巴斯汀   D. 复方薄荷油

    E. 度米芬

18. 可用于鼻部血管收缩的肾上腺素 α_1 受体激动药是

19. 可用于鼻部血管收缩的肾上腺素 α 受体激动药是

20. 可用于鼻用抗过敏的 H_1 受体拮抗药是

21. 可用作鼻黏膜保护的药物是

22. 可用于咽喉部的季铵盐类阳离子型表面活性广谱杀菌药是

[23～25 题共用备选答案]

    A. 普鲁卡因   B. 西地碘

    C. 利多卡因   D. 布地奈德

    E. 丁卡因

23. 用于浸润麻醉、神经阻滞的局部麻醉药是

24. 用于腔道（如消化道插管镜检的）表面麻醉和润滑的局部麻醉药是

25. 用于表面麻醉、阻滞麻醉的局部麻醉药是

[26～29 题共用备选答案]

    A. 滴药后 10～15 分钟开始降眼压，持续 4～8 小时，故应每日滴眼 3～4 次

    B. 推荐每晚 1 次，一次 1 滴。剂量不能超过一日 1 次

    C. 一次 1～2 滴，一日 6 次，一般 2 周为 1 疗程

    D. 在泪囊旁滴入 1 滴，一日 3～5 次或更多，在入睡前大约 30 分钟时使用

    E. 滴入眼睑内，一次 2 滴，每 2 小时 1 次

26. 曲伏前列素滴眼液的用法用量是

27. 毛果芸香碱滴眼液的用法用量是

28. 更昔洛韦眼用抗感染凝胶的用法用量是

29. 重组人干扰素 α2b 滴眼液的用法用量是

三、多项选择题

1. 以下属于复方制剂降眼压药的有

    A. 拉坦噻吗

    B. 曲伏噻吗

    C. 贝美素噻吗洛尔

    D. 布林佐胺噻吗洛尔

    E. 复方托吡卡胺

2. 以下关于常用治疗干眼症、视网膜黄斑变性及其他眼用制剂的叙述，正确的有

    A. 雷珠单抗注射液经玻璃体内注射给药，每月 1 次给药，连续注射 3 次后，根据定期评估，减少给药次数

    B. 丙美卡因滴眼液在眼科检查操作前 1～2 滴，或者 1～2 滴/5～10 分钟

    C. 硫酸阿托品眼用凝胶可用于青光眼及前列腺肥大者散瞳

    D. 雷珠单抗注射液注射后 60 分钟内眼压升高，需监测眼内压和眼内炎，可引起短暂的视觉障碍

    E. 卡波姆滴眼液一次 1 滴，依病情轻重程度，每日 3～5 次或更多次，于白天和睡觉前使用，或遵医嘱

3. 毛果芸香碱滴眼液的适应证包括

    A. 治疗原发性青光眼，包括开角型与闭角型青光眼

    B. 用于激光虹膜造孔术前使虹膜伸展便于激光打孔

    C. 用于眼科手术后或应用扩瞳剂后，以抵消睫状肌麻痹剂或散瞳药的作用

    D. 注射液可用于白内障人工晶状体植入手术中缩瞳

    E. 干眼症用药

第十七章　皮肤及外用药

一、最佳选择题

1. 唯一可用于治疗深部和皮下真菌感染的多烯类药物是
   - A. 两性霉素 B
   - B. 制霉菌素
   - C. 灰黄霉素
   - D. 氟康唑
   - E. 特比萘芬

2. 林旦治疗成人疥疮时，用药后需洗浴，将药液彻底洗去，洗浴的时间是
   - A. 用药 3 小时后
   - B. 用药 6 小时后
   - C. 用药 9 小时后
   - D. 用药 12 小时后
   - E. 用药 24 小时后

3. 炎性痤疮首选外用抗菌用药是
   - A. 壬二酸
   - B. 红霉素
   - C. 林可霉素
   - D. 夫地西酸
   - E. 过氧苯甲酰

4. 成人使用林旦，一次用药量不超过
   - A. 30g
   - B. 60g
   - C. 90g
   - D. 120g
   - E. 150g

5. 林旦治疗儿童疥疮时，用药后需洗浴，将药液彻底洗去，洗浴的时间是
   - A. 用药 3 小时后
   - B. 用药 6 小时后
   - C. 用药 9 小时后
   - D. 用药 12 小时后
   - E. 用药 24 小时后

6. 关于林旦使用的叙述，错误的是
   - A. 哺乳期妇女停药 1 日后可哺乳
   - B. 密切接触者均应同时接受治疗
   - C. 药品不应与碱性物质或铁器接触
   - D. 洗去药物时水温不要过热，以免促进药物吸收
   - E. 涂药前勿用热水和肥皂洗澡，以免增加吸收

7. 林旦及克罗米通治疗疥疮应涂抹的部位是
   - A. 全身所有地方
   - B. 四肢
   - C. 患处
   - D. 自颈部以下全身各部位

   - E. 胸、腹、背部

8. 林旦外用于虱病，将药物涂于干燥头发和头皮上，保留时间是
   - A. 3 ~ 5 分钟
   - B. 10 ~ 15 分钟
   - C. 30 ~ 60 分钟
   - D. 2 ~ 3 小时
   - E. 5 ~ 6 小时

9. 局部应用杀灭疥虫药中，疗效最佳的是
   - A. 克罗米通
   - B. 苯甲酸苄酯
   - C. 林旦乳膏
   - D. 硫黄软膏
   - E. 红霉素软膏

10. 关于过氧苯甲酰的使用，描述错误的是
    - A. 成人局部外用前，病变部位禁用肥皂洗净
    - B. 不宜用在有毛发的部位
    - C. 避免用药部位过度日光照晒
    - D. 皮肤急性炎症者禁用
    - E. 皮肤破溃者禁用

11. 长期大量使用，可能对肝、肾功能及中枢神经系统造成损害，诱发癫痫的局部应用杀灭疥虫药是
    - A. 克罗米通
    - B. 苯甲酸苄酯
    - C. 林旦乳膏
    - D. 硫黄软膏
    - E. 红霉素软膏

12. 制霉菌素治疗念珠菌病，局部用药后达最大效应的时间是
    - A. 1 ~ 2 小时
    - B. 3 ~ 6 小时
    - C. 10 ~ 20 小时
    - D. 24 ~ 72 小时
    - E. 1 周

13. 以下适应证与其他四个药物不同的是
    - A. 制霉菌素
    - B. 克霉唑
    - C. 联苯苄唑
    - D. 特比萘芬
    - E. 环吡酮胺

14. 儿童使用强效激素制剂，连续使用不应超过
    - A. 1 周
    - B. 2 周
    - C. 3 周
    - D. 4 周
    - E. 5 周

15. 婴儿不可以使用的皮肤用糖皮质激素是
    - A. 糠酸莫米松
    - B. 丁酸氢化可的松

C. 曲安奈德　　　　　D. 卤米松

E. 环吡酮胺

16. 2岁以下婴幼儿连续使用卤米松不能超过

A. 3日　　　　　　　B. 5日

C. 7日　　　　　　　D. 10日

E. 14日

17. 2岁以下婴儿使用卤米松，治疗面积不超过体表面积

A. 5%　　　　　　　B. 10%

C. 15%　　　　　　　D. 20%

E. 25%

18. 关于甲氧沙林的使用，错误的是

A. 需同时与长波紫外线（UVA）合用

B. 禁用于12岁以下儿童

C. 光照时应戴墨镜并遮盖正常皮肤

D. 口服时不应与食物或牛奶同服

E. 妊娠期妇女禁用

19. 地蒽酚可将皮肤、头发、衣服、床单、浴缸等染成

A. 红色　　　　　　　B. 橙色

C. 黄色　　　　　　　D. 绿色

E. 蓝色

20. 卡泊三醇禁用于

A. 高钙血症患者　　　B. 低钙血症患者

C. 高钠血症患者　　　D. 低钠血症患者

E. 低钾血症患者

21. 使用阿维A酯患者停药后，妊娠需要等待

A. 1年　　　　　　　B. 2年

C. 3年　　　　　　　D. 4年

E. 5年

22. 关于他扎罗汀治疗银屑病的叙述，错误的是

A. 不用于18岁以下银屑病患者

B. 成人每晚（睡前半小时）1次，一般12周，使用面积应不超过20%体表面积

C. 育龄期妇女用药前2周，应进行血清或尿液妊娠试验

D. 对严重的银屑病效果显著

E. 局部用他扎罗汀过量，可引起皮肤剥离

23. 关于消毒防腐药的作用特点，错误的是

A. 70%~75%乙醇比90%的杀菌效果要高

B. 苯酚的甘油剂和油溶液比水溶液杀菌效果要高

C. 苯甲酸在微酸性环境下比在碱性环境中有效

D. 三氯叔丁醇制剂的pH不能超过5

E. 重金属盐类药物在病变部位有大量脓血等蛋白质分泌物时杀菌效能会减弱

24. 过氧乙酸需要随用随配，若为二元瓶装，配制方法是

A. 可将AB液混合摇匀后放置，在10~20小时内使用

B. 可将AB液混合摇匀后放置，在10~20小时后使用

C. 可将AB液混合摇匀后放置，在24~48小时内使用

D. 可将AB液混合摇匀后放置，在24~48小时后使用

E. 可将AB液混合摇匀后即可使用

25. 有关聚维酮碘使用的描述，错误的是

A. 使用后需用乙醇脱碘

B. 临床应用的毒性监测参数为蛋白结合率、肾功能、电解质

C. 对新生儿应每7~10日测定T_4和TSH

D. 与过氧化氢混合可引起爆炸

E. 用无离子水稀释本品

二、配伍选择题

[1~5题共用备选答案]

A. 粉剂、洗剂、溶液湿敷

B. 乳膏剂、软膏剂、凝胶剂

C. 硬膏剂、软膏剂、乳膏剂、凝胶剂、涂膜剂

D. 糊剂、油剂

E. 醑剂、洗剂、乳膏剂、搽剂

1. 疾病为急性期，皮肤出现红斑、丘疹、丘疱疹，无糜烂及渗出，可用的剂型为

2. 疾病为亚急性，皮肤有少许渗出，可用的剂型为

3. 疾病为亚急性，皮肤无渗出，可用的剂型为

4. 疾病为慢性，皮肤出现局限性肥厚皮损，可用的剂型为

5. 疾病为慢性期，皮肤出现单纯瘙痒而无原发皮损，可用的剂型为

[6~9题共用备选答案]

A. 接触皮肤后转化为硫化氢和五硫磺酸而产生杀虫、杀菌（细菌和真菌）作用

B. 在高浓度时杀菌，在低浓度时抑菌，主要是可逆性地与异亮氨酸转移RNA合成酶结合阻

止异亮氨酸渗入，终止细胞内含异亮氨酸的蛋白质合成而起作用

C. 对疥螨有杀灭作用，机制可能是作用于疥螨神经系统使其麻痹而死亡

D. 与疥虫和虱体体表接触后，透过体壁进入体腔和血液，引起神经系统麻痹而致死

E. 作用于寄生虫的线粒体，使能量供应障碍

6. 升华硫的作用机制是

7. 林旦的作用机制是

8. 克罗米通的作用机制是

9. 莫匹罗星的作用机制是

[10~13题共用备选答案]

A. 口服异维A酸+/-过氧苯甲酰/外用抗生素

B. 口服抗生素＋外用维A酸+/-过氧苯甲酰+/-外用抗生素

C. 外用维A酸＋过氧苯甲酰+/-外用抗生素或过氧苯甲酰＋外用抗生素

D. 口服异维A酸、红蓝光、光动力、激光疗法、水杨酸或复合酸、中医药

E. 外用维A酸

根据《中国痤疮治疗指南（2019修订版）》

10. 痤疮轻度（Ⅰ级），表现为粉刺，其一线治疗方案是

11. 痤疮中度（Ⅱ级），表现为炎性丘疹，其一线治疗方案是

12. 痤疮中重度（Ⅲ级），表现为丘疹、脓疱，其一线治疗方案是

13. 痤疮重度（Ⅳ级），表现为结节、囊肿，其一线治疗方案是

[14~17题共用备选答案]

A. 一种氧化剂，皮肤外用后，能缓慢释放出新生态氧，氧化细菌的蛋白质

B. 调节表皮细胞的有丝分裂和表皮的细胞更新，使病变皮肤的增生和分化恢复正常

C. 可逆性地与异亮氨酸转移RNA合成酶结合

D. 通过使毛囊上皮细胞分化正常化，减少微粉刺形成；可抑制多形核白细胞的趋化反应，以缓解细胞介导的痤疮炎性反应

E. 能显著减少皮肤细菌和滤泡内丙酸杆菌类细菌的生长；并竞争性抑制产生二氢睾酮的酶过程，减少二氢睾酮因素所诱发的皮肤油脂过多，使皮肤表面脂质的游离脂肪酸含量下降

14. 维A酸的作用机制是

15. 过氧苯甲酰的作用机制是

16. 阿达帕林的作用机制是

17. 壬二酸的作用机制是

[18~22题共用备选答案]

A. 抗生素类　　　B. 唑类
C. 丙烯胺类　　　D. 吗啉类
E. 吡啶酮类

18. 制霉菌素属于

19. 特比萘芬属于

20. 阿莫罗芬属于

21. 环吡酮胺属于

22. 伊曲康唑属于

[23~25题共用备选答案]

A. 制霉菌素　　　B. 特比萘芬
C. 阿莫罗芬　　　D. 环吡酮胺
E. 伊曲康唑

23. 角鲨烯环氧酶的非竞争性、可逆性抑制剂是

24. 通过干扰真菌细胞膜麦角固醇的合成导致真菌死亡的是

25. 高浓度使细胞膜的渗透性增加，钾离子和其他内容物漏出，细胞死亡的是

[26~30题共用备选答案]

A. 弱效　　　B. 中效
C. 强效　　　D. 超强效
E. 无效

26. 1.0%醋酸氢化可的松制剂的作用强度是

27. 0.025%哈西奈德制剂的作用强度是

28. 0.1%哈西奈德制剂的作用强度是

29. 0.1%丁酸氢化可的松的作用强度是

30. 0.025%氟轻松制剂的作用强度是

[31~33题共用备选答案]

A. 补骨脂素及其衍生物
B. 重金属元素及其化合物
C. 肾上腺皮质激类
D. 其他光敏剂
E. 免疫抑制剂

31. 甲氧沙林属于

32. 三甲沙林属于

33. 呋喃香豆素类化合物属于

[34~36题共用备选答案]

A. 与维A酸细胞核受体有较高亲和力
B. 能抑制皮肤角质形成细胞的过度增生和诱导

其分化，从而使银屑病表皮细胞的增生和分化得到纠正

  C. 通过角蛋白表达正常化，促进角朊细胞末端分化

  D. 可抑制表皮细胞的有丝分裂，使皮肤增生速率恢复正常

  E. 抑制细胞代谢酶代谢，使酶失去活性，降低增生表皮的有丝分裂，使表皮细胞增殖恢复正常

34. 卡泊三醇治疗银屑病药的作用机制是

35. 煤焦油治疗银屑病药的作用机制是

36. 地蒽酚治疗银屑病药的作用机制是

[37～41 题共用备选答案]

  A. 尿素   B. 水杨酸

  C. 皮质激素   D. 脂溶性胺

  E. 焦油

37. 与地蒽酚合用，可减轻地蒽酚刺激性，缩短皮损的清除期，但银屑病复发率高，引起脓疱型银屑病反跳，应慎合用的药物是

38. 合用可增加地蒽酚透皮吸收，可降低地蒽酚使用浓度而减轻其皮肤刺激的药物是

39. 可防止地蒽酚氧化为蒽酮而保护了其药理作用的药物是

40. 可促进地蒽酚氧化失活，可抑制角质层中其引起的炎症反应的药物是

41. 合用可减少地蒽酚的刺激性，且不影响本品的抗银屑病活性的药物是

[42～46 题共用备选答案]

  A. 1:100 液   B. 1:200 液

  C. 1:500 液   D. 1:1000 液

  E. 1:100000 液

42. 用过氧乙酸溶液进行空气消毒，所用溶液为

43. 用过氧乙酸溶液进行一般患者诊后洗手，所用溶液为

44. 用过氧乙酸溶液进行肺结核患者的器皿消毒，所用溶液为

45. 用过氧乙酸溶液进行一般垃圾废物消毒，所用溶液为

46. 用过氧乙酸溶液进行生活污水处理，所用溶液为

[47～51 题共用备选答案]

  A. 0.05%～0.1%，擦拭，作用 3～5 分钟

  B. 0.25%～0.5%，擦洗 3 分钟

  C. 0.025%，冲洗 3～5 分钟

  D. 0.25%～0.5%，局部擦拭 2 遍，作用 2 分钟

  E. 0.05%，浸泡 30 分钟

47. 聚维酮碘用于外科手术洗手的用法用量是

48. 聚维酮碘用于手术部位及注射部位的皮肤消毒的用法用量是

49. 聚维酮碘用于口腔黏膜及创口黏膜创面消毒的用法用量是

50. 聚维酮碘用于阴道黏膜及伤口黏膜创面消毒的用法用量是

51. 聚维酮碘用于细菌繁殖体污染物品消毒的用法用量是

[52～56 题共用备选答案]

  A. 聚维酮碘   B. 氯己定

  C. 过氧乙酸   D. 依沙吖啶

  E. 戊二醛

52. 为酸性强氧化性消毒药，遇有机物释放出新生态氧起氧化作用，能杀灭病毒、细菌、真菌、芽孢等各种病原微生物的消毒防腐药是

53. 是碘与表面活性剂聚乙烯吡咯烷酮经反应生成的复合物。含有效碘 9%～12%。从载体中释出碘，可直接卤化菌体蛋白质，与细菌蛋白质的氨基酸结合，破坏菌体的蛋白质和酶，使微生物代谢功能发生障碍而死亡的广谱强效杀菌药是

54. 为阳离子表面活性剂，有广谱杀菌、抑菌作用，吸附在细菌胞壁后，改变其表面结构和渗透平衡，使胞浆内成分渗漏，高浓度时可使胞浆凝固，抑制细胞壁修复而呈杀菌作用，且不易产生耐药性的消毒防腐药是

55. 碱性溶液具有较好杀菌作用，主要依靠醛基，作用于具体蛋白的巯基、羟基、羧基和氨基，使之烷基化，引起蛋白凝固，造成细菌死亡的消毒防腐药是

56. 为碱性染料，能抑制革兰阳性菌和少数革兰阴性菌繁殖，对人无害、无刺激的消毒防腐药是

三、多项选择题

1. 外用药物时的注意事项有

  A. 正确掌握用药方法

  B. 药物浓度要适当

  C. 用药要考虑患者的年龄、性别、皮损部位

  D. 注意用药部位和个体差异

  E. 用药量要适当

2. 林旦的禁忌证有

  A. 对本药过敏者

  B. 有癫痫病史/中枢神经系统器质性病变者

C. 妊娠及哺乳期妇女

D. 60 岁以上的老年人

E. 2 岁以下儿童

3. 升华硫在 5%~15% 或更高浓度时，具有的作用是

A. 角化促成 　　　B. 杀虫

C. 杀菌 　　　D. 角质剥脱

E. 脱脂

4. 儿童使用硫黄软膏的注意事项包括

A. 4 岁以下者最好先用 2.5% 软膏

B. 涂药前先用肥皂洗净全身皮肤

C. 破损处可以涂药

D. 涂药后再用滑石粉薄撒一层

E. 疗程结束后彻底换洗衣被

5. 以下属于痤疮治疗药中的抗角化药的是

A. 过氧苯甲酰 　　　B. 壬二酸

C. 维 A 酸 　　　D. 异维 A 酸

E. 阿达帕林

6. 以下禁忌证正确的有

A. 非抗生素类抗菌药禁用于过敏者及皮肤急性炎症或破溃者

B. 抗角化药禁用于药物过敏者、妊娠及哺乳期妇女

C. 眼部、急性或亚急性皮炎、湿疹类皮肤病患者禁用维 A 酸

D. 维生素 A 过量者禁用异维 A 酸

E. 高脂血症患者禁用异维 A 酸

7. 以下关于痤疮治疗药的药物相互作用的叙述，正确的有

A. 异维 A 酸应避免和四环素同用

B. 阿达帕林不宜同维 A 酸合用

C. 维 A 酸与皮质激素、抗生素等合用可增强药效

D. 过氧苯甲酰与药用肥皂合用，可增加刺激或干燥的反应

E. 维 A 酸与过氧苯甲酰同时、同部位外用有配伍禁忌

8. 严重痤疮治疗时，以下合用正确的有

A. 过氧苯甲酰与抗生素合用

B. 过氧苯甲酰与维 A 酸制剂合用

C. 过氧苯甲酰与硫黄 – 水杨酸制剂合用

D. 阿达帕林与乙醇合用

E. 阿达帕林与水杨酸制剂合用

9. 维 A 酸应用时需避免的情况有

A. 哺乳期 　　　B. 妊娠期

C. 酒渣鼻患者 　　　D. 皮肤皱褶部位

E. 光疗照射

10. 克霉唑的作用机制包括

A. 直接作用于真菌细胞膜，破坏细胞膜脂质结构及功能

B. 影响真菌细胞膜麦角甾醇的生物合成，使真菌细胞膜的通透性发生改变，使细胞重要内容物漏失

C. 作用于真菌细胞壁，主要影响壳多糖、葡聚糖、甘露聚糖和甘露聚糖 – 蛋白质复合体

D. 干扰真菌的核酸合成及功能

E. 抑制氧化酶和过氧化酶的活性，导致过氧化氢在细胞内过度聚积，引起真菌亚细胞结构变性和细胞坏死

11. 皮肤用糖皮质激素的禁忌证包括

A. 皮肤溃疡部位

B. 皮肤萎缩部位

C. 有明显细菌感染的疾病

D. 有明显真菌感染的疾病

E. 有明显病毒感染的疾病

12. 使用白癜风治疗药物增色素药时，不宜食用

A. 胡萝卜 　　　B. 芹菜

C. 香菜 　　　D. 无花果

E. 酸橙

13. 聚维酮碘的作用包括

A. 对细菌有效 　　　B. 对病毒有效

C. 对真菌有效 　　　D. 对原虫无效

E. 对芽孢有效

14. 对芽孢有效的消毒防腐药有

A. 聚维酮碘 　　　B. 氯己定

C. 戊二醛 　　　D. 依沙吖啶

E. 硼酸

下篇
试题答案与解析

一、最佳选择题

1. B 本题考查精神与中枢神经系统疾病用药的适应证。（1）**地西泮**的适应证：用于焦虑、镇静催眠、抗癫痫和抗惊厥，并缓解炎症所引起的反射性肌肉痉挛等；也可用于治疗惊厥症及紧张性头痛及家族性、老年性和特发性震颤，或手术麻醉前给药。（2）**佐匹克隆**的适应证：用于各种失眠症。（3）**卡马西平**的适应证：用于治疗癫痫、躁狂症、三叉神经痛、神经源性尿崩症、糖尿病神经病变引起的疼痛；预防或治疗躁狂－抑郁症。（4）**氟西汀**的适应证：用于抑郁症、强迫症以及神经性贪食症。（5）**吗啡**注射液及普通片适用于其他镇痛药无效的急性锐痛，如严重创伤、战伤、烧伤、晚期癌症等疼痛；心肌梗死而血压尚正常者，可使患者镇静，并减轻患者负担；用于心源性哮喘可使肺水肿症状暂时有所缓解；麻醉和手术前给药可保持患者镇静进入嗜睡；不能单独用于内脏绞痛，应与阿托品等有效解痉药合用；吗啡缓、控释片主要用于重度癌痛患者的镇痛。故正确答案为 B。

2. B 本题考查唑吡坦的作用特点。含有咪唑并吡啶结构的唑吡坦为 γ－氨基丁酸 A 型（GABA$_A$）受体激动剂，**仅具有镇静催眠作用，而无抗焦虑、肌肉松弛和抗惊厥等作用**。口服后消化道吸收迅速，血浆蛋白结合率高，主要经肝脏代谢，经肾脏排出。故正确答案为 B。

3. E 本题考查镇静与催眠药的药物相互作用。醛类相互作用：（1）水合氯醛和Ⅲ类及Ⅰ类抗心律失常药、抗精神病药、三环类抗抑郁药（如阿米替林）、吩噻嗪类药（如氯丙嗪），以及其他可**延长 Q－T 间期的药物**合用，可增加心脏毒性，Q－T 间期延长、峰值扭转、心脏停搏发生的风险；还可增强本药的中枢抑制作用。（2）中枢神经系统抑制药、中枢抑制性抗高血压药可乐定、三环类抗抑郁药、硫酸镁、单胺氧化酶抑制药增强本药的**中枢抑制作用**。（3）联合呋塞米可导致出汗、潮热、高血压、心悸亢进。（4）与乙醇合用可使**镇静作用增强**。（5）与酸性药物合用可使此类药物作用增强。褪黑素类相互作用：（1）**雷美替胺由 CYP1A2 系统代谢**，少部分也通过 CYP2C9 及

CYP3A4 系统代谢。氟伏沙明是 CYP1A2 系统的强效抑制剂，不应与雷美替胺合用，因为会明显升高雷美替胺的血清浓度。**CYP1A2 系统抑制剂（如环丙沙星）**，CYP2C9 系统或 CYP3A4 系统的抑制剂也可能增加雷美替胺毒性风险。（2）**CYP 系统诱导剂利福平**可能降低雷美替胺的疗效。故正确答案为 E。

4. D 本题考查苯巴比妥类和苯二氮䓬类药物的作用特点。巴比妥类药物引起中枢神经系统非特异性抑制作用，中等剂量可起麻醉作用，大剂量时出现昏迷，甚至死亡。苯二氮䓬类为苯二氮䓬受体激动剂，可引起中枢神经系统不同部位的抑制，随着用量的加大，临床表现可自轻度的镇静到催眠甚至昏迷。巴比妥类药物口服后容易从胃肠道吸收，主要经由肝脏转化和肾脏排出。苯二氮䓬类药物口服 1~2 小时内从胃肠道吸收，主要经肾脏排泄。**药物进入脑组织的快慢取决于药物的脂溶性，脂溶性高的药物出现中枢抑制作用快，脂溶性低的药物中枢抑制作用起效慢**。故正确答案为 D。

5. A 本题考查唑吡坦的作用特点。唑吡坦为 γ－氨基丁酸 A 型（GABAA）受体激动剂，含有咪唑并吡啶结构，**仅具有镇静催眠作用，而无抗焦虑、肌肉松弛和抗惊厥等作用**。故正确答案为 A。

6. A 本题考查镇静与催眠药物的临床用药评价。**水合氯醛长期用药可产生依赖性及耐受性，突然停药可引起神经质、幻觉、烦躁、异常兴奋、谵妄、震颤等严重撤药综合征**。使用苯二氮䓬类药物时不应饮酒，因为在合用中枢神经系统抑制物质时，都有发生过度镇静和呼吸抑制的风险。与非苯二氮䓬类或苯二氮䓬类药物相比，雷美替胺的副作用较少，没有戒断反应和反跳性失眠。故正确答案为 A。

7. C 本题考查地西泮的适应证。地西泮用于焦虑、镇静催眠、抗癫痫和抗惊厥，并缓解炎症所引起的反射性肌肉痉挛等；也可用于治疗惊厥症、紧张性头痛及家族性、老年性和特发性震颤，或手术麻醉前给药。故正确答案为 C。

8. D 本题考查地西泮的注意事项。服用地西泮可使严重的**精神抑郁者病情加重**，甚至产生自杀倾向，因地西泮可能有抗胆碱效应，可使伴呼吸困难的**重症肌无力患者的病情加重**，急性或隐性闭角型青光

眼发作，对伴有严重慢性阻塞性肺部病变者，可加重通气衰竭。故正确答案为 D。

9. D 本题考查唑吡坦的作用特点与典型不良反应。唑吡坦为 γ – 氨基丁酸 A 型（GABAA）受体激动剂，仅具有镇静催眠作用，而无抗焦虑、肌肉松弛和抗惊厥等作用。常见不良反应为共济失调、精神紊乱，尤以老年患者居多。故正确答案为 D。

10. A 本题考查唑吡坦的适应证。唑吡坦首选用于治疗偶发失眠和暂时失眠患者。故正确答案为 A。

11. E 本题考查镇静与催眠药的分类。水合氯醛属于醛类中枢镇静催眠药，扎来普隆、唑吡坦、佐匹克隆属于环吡咯酮类及其他非苯二氮䓬类中枢镇静催眠药，雷美替胺属于褪黑素类中枢镇静催眠药。故正确答案为 E。

12. D 根据巴比妥类药物药代动力学特点，分为长效：苯巴比妥、巴比妥；中效：戊巴比妥、异戊巴比妥；短效：司可巴比妥；超短效：硫喷妥钠。

13. E 本题考查苯二氮䓬类药物的药物相互作用。苯二氮䓬类药物与易成瘾和其他可能成瘾药物合用，成瘾危险性增加。苯巴比妥、吗啡、艾司唑仑和水合氯醛均为易成瘾药物。故正确答案为 E。

14. B 本题考查镇静与催眠药的作用特点。巴比妥类中脂溶性高的药物出现中枢抑制作用快，如异戊巴比妥；脂溶性低的药物中枢抑制作用起效慢，如苯巴比妥。苯二氮䓬类药物包括半衰期长的地西泮、氟西泮等及半衰期相较地西泮短的氯硝西泮、劳拉西泮、阿普唑仑等。佐匹克隆属于环吡咯酮类。故正确答案为 B。

15. E 本题考查巴比妥类药物的典型不良反应。巴比妥类药常见嗜睡、精神依赖性、步履蹒跚、肌无力等"宿醉"现象。长期应用后可发生药物依赖性，表现为强烈要求继续应用或增加剂量，或出现心因性依赖、戒断综合征。巴比妥类药可能导致过敏，患者易出现皮疹，严重者可能发生剥脱性皮疹和史蒂文斯 – 约翰逊综合征，巴比妥类药物有交叉过敏特点，需确定患者是否对该类药过敏，一旦发现应立即停药。静脉注射巴比妥类药，特别是快速给药时，容易出现呼吸抑制、暂停，支气管痉挛、瞳孔缩小、心律失常、体温降低甚至昏迷。故正确答案为 E。

16. C 本题考查苯二氮䓬类药物的临床用药评价。老年人对此类药物较为敏感，服用本类药物后，可产生过度镇静、肌肉松弛作用，觉醒后可发生震颤、颤抖、思维迟缓、运动障碍、认知功能障碍、步履蹒跚、肌无力等"宿醉"现象。故正确答案为 C。

17. A 本题考查镇静与催眠药的药物相互作用。

巴比妥类为肝药酶诱导剂，可提高肝药酶活性，长期用药不但加速自身代谢，还可加速其他药物代谢。故正确答案为 A。

18. E 本题考查佐匹克隆的作用特点。佐匹克隆口服后吸收迅速，生物利用度约80%，血浆蛋白结合率低，重复给药无蓄积作用，以代谢产物形式主要经由肾脏排泄。故正确答案为 E。

19. B 褪黑素类代表药为雷美替胺，系褪黑素受体激动药，对褪黑素受体有高亲和力，褪黑素受体被内源性褪黑素激活后参与了正常睡眠 – 觉醒周期生理节律的维持，雷美替胺结合视交叉上核表达的褪黑素受体，其亲和力远高于褪黑素本身。

20. A 本题考查苯二氮䓬类药物的药物相互作用。与西咪替丁合用，可抑制由肝脏转化苯二氮䓬类药物的中间代谢产物，使后者清除减慢，血浆药物浓度升高，但对劳拉西泮无影响。故正确答案为 A。

21. A 本题考查镇静催眠药的临床用药评价。对焦虑型、夜间醒来次数较多或早醒者可选用氟西泮，其起效快，作用时间长，近似生理睡眠，醒后无不适感。地西泮也属于长效药，但目前临床不常用于治疗失眠，因为其作用持续时间长并且可以导致活性代谢物蓄积。巴比妥类药物由于不良反应和相互作用较多，不推荐常规应用巴比妥类药物治疗失眠。原发性失眠首选非苯二氮䓬类药物，为改善起始睡眠（难以入睡）和维持睡眠质量（夜间觉醒或早间觉醒过早），可选服唑吡坦、佐匹克隆。对入睡困难者首选扎来普隆，该药起效快，保持近似生理睡眠，醒后无不适感，但扎来普隆不适合长期使用。雷美替胺能有效治疗以睡眠诱导困难为特征的慢性和一过性失眠症，缩短持续睡眠平均潜伏期。通常用于失眠的短期治疗。雷美替胺对入睡困难型失眠比睡眠维持型失眠更有效。故正确答案为 A。

22. B 本题考查乙内酰脲类抗癫痫药物的药理作用与作用机制。苯妥英钠属于乙内酰脲类抗癫痫药物，此类药物通过减少 Na^+ 内流而使神经细胞膜稳定，限制 Na^+ 通道介导的发作性放电的扩散。故正确答案为 B。

23. E 本题考查苯妥英钠的不良反应。苯妥英钠的不良反应与血浆药物浓度密切相关，血浆浓度超过 $20\mu g/ml$ 时出现眼球震颤，超过 $30\mu g/ml$ 时出现共济失调，超过 $40\mu g/ml$ 会出现严重不良反应，如嗜睡、昏迷。故正确答案为 E。

24. E 本题考查抗癫痫药的分类。抗癫痫药从结构上区分包括：二苯并氮䓬类（卡马西平）；乙内酰脲类（苯妥英钠）；巴比妥类（扑米酮）；苯二氮䓬类（氯硝西泮）；**脂肪酸衍生物（丙戊酸钠）**；其他抗癫痫药。脂肪酸衍生物抗癫痫药物的代表药物为丙戊酸钠。故正确答案为 E。

25. A 本题考查卡马西平的不良反应。卡马西平常引发视物模糊、复视、眼球震颤、头痛。少见变态反应、Stevens – Johnson 综合征或中毒性表皮坏死松解症、皮疹、严重腹泻、稀释性低钠血症或水中毒、红斑狼疮样综合征。对于亚裔患者，**推荐在开始卡马西平治疗前筛查是否携带 HLA – B* 1502 等位基因，以避免引起大面积中毒性表皮坏死松解症**。故正确答案为 A。

26. D 本题考查苯妥英钠的药物相互作用。苯妥英钠为肝药酶诱导剂，与糖皮质激素、含雌激素的口服避孕药、促皮质激素、环孢素、左旋多巴、卡马西平等合用时，加速这些药物代谢，降低这些药物的疗效。**与香豆素类抗凝血药（华法林）、氯霉素、异烟肼等药合用时，使苯妥英钠的血浆药物浓度增高**，从而增强苯妥英钠的疗效或引起不良反应。苯妥英钠与大量抗精神病药或三环类抗抑郁药合用可能会诱发癫痫发作。故正确答案为 D。

27. E 本题考查抗癫痫药的作用特点。抗癫痫药中，卡马西平、苯巴比妥、苯妥英钠对肝药酶有诱导作用，丙戊酸钠、托吡酯对肝药酶有抑制作用，**加巴喷丁、拉莫三嗪、左乙拉西坦对肝药酶无明显诱导或抑制作用**。故正确答案为 E。

28. C 本题考查抗癫痫类药的分类。抗癫痫药从结构上区分包括：二苯并氮䓬类；乙内酰脲类；巴比妥类；苯二氮䓬类；脂肪酸衍生物；其他抗癫痫药。故正确答案为 C。

29. B 本题考查抗癫痫药的作用特点。题干中抗癫痫药的蛋白结合率分别为苯巴比妥（45% ~50%）、苯妥英钠（90%）、扑米酮（20% ~30%）、托吡酯（13%）、拉莫三嗪（55%）。故正确答案为 B。

30. E 本题考查卡马西平的用法用量。（1）**成人**：用于癫痫治疗，初始剂量一次 100 ~200mg，一日 1 ~2 次，渐增剂量至最佳疗效（通常一日 400mg，一日2 ~3 次）。用于躁狂症的治疗和躁狂 – 抑郁症的预防治疗，剂量一日 400 ~1600mg，通常剂量一日400 ~600mg，分 2 ~3 次服用。三叉神经痛初始剂量一次 100mg，一日 2 ~3 次，渐增剂量至疼痛缓解。乙醇戒断综合征一次 200mg，一日 3 ~4 次。中枢性尿崩症平均剂量一次 200mg，一日 2 ~3 次。（2）**儿童**：一日 10 ~20mg/kg，1 岁以下一日 100 ~200mg，1 ~5 岁一日 200 ~400mg，6 ~10 岁一日 400 ~600mg，11 ~15

岁一日 600 ~1000mg，分 3 ~4 次服用。维持量调整到血浆药物浓度为 4 ~12μg/ml 之间。故正确答案为 E。

31. B 本题考查抗抑郁药的分类及代表药物。抗抑郁药根据化学结构及作用机制的不同可分为选择性 5 – 羟色胺（5 – HT）再摄取抑制剂（氟西汀、帕罗西汀、舍曲林、西酞普兰），5 – HT 及去甲肾上腺素再摄取抑制剂（文拉法辛、度洛西汀），去甲肾上腺素能及特异性 5 – HT 能抗抑郁药（米氮平），**三环类抗抑郁药（阿米替林、丙米嗪、氯米帕明、多塞平）**，四环类抗抑郁药（马普替林），单胺氧化酶抑制剂（吗氯贝胺），选择性去甲肾上腺素能抑制剂及其他类（曲唑酮、瑞波西汀）。故正确答案为 B。

32. C 本题考查抗抑郁药的作用特点。选择性 5 – 羟色胺再摄取抑制剂（西酞普兰、帕罗西汀、舍曲林、氟西汀）中，**除舍曲林口服吸收缓慢外，其他药物口服吸收均较良好**。阿米替林为三环类抗抑郁药。故正确答案为 C。

33. B 本题考查抗抑郁药的药理作用与作用机制。（1）**帕罗西汀为选择性 5 – 羟色胺再摄取抑制剂（SSRI）**，本类药物（氟西汀、帕罗西汀、舍曲林、西酞普兰）**主要通过选择性抑制 5 – HT 的再摄取，增加突触间隙 5 – HT 浓度，从而增强中枢 5 – HT 能神经功能，发挥抗抑郁作用**。（2）5 – HT 及去甲肾上腺素再摄取抑制剂（文拉法辛、度洛西汀）主要通过抑制 5 – HT 及去甲肾上腺素再摄取，增强中枢 5 – HT 能及 NE 能神经功能而发挥抗抑郁作用。（3）去甲肾上腺素能及特异性 5 – HT 能抗抑郁药（米氮平）主要通过阻断中枢 NE 能和 5 – HT 能神经末梢突触前 α_2 受体，增加 NE 和 5 – HT 的间接释放，增强中枢 NE 能及 5 – HT 能神经的功能，并阻断 5 – HT_2、5 – HT_3 受体以调节 5 – HT_1 功能，从而达到抗抑郁作用。（4）三环类抗抑郁药（阿米替林、丙米嗪、氯米帕明、多塞平）主要通过抑制突触前膜对 5 – HT 及去甲肾上腺素的再摄取，使突触间隙的去甲肾上腺素和 5 – HT 浓度升高，促进突触传递功能而发挥抗抑郁作用。（5）四环类抗抑郁药（马普替林）通过抑制突触前膜对去甲肾上腺素的再摄取，增强中枢去甲肾上腺素能神经的功能，从而发挥抗抑郁作用。（6）单胺氧化酶抑制剂（吗氯贝胺）通过抑制 A 型单胺氧化酶，减少去甲肾上腺素、5 – HT 及多巴胺的降解，增强去甲肾上腺素、5 – HT 和多巴胺能神经功能，而发挥抗抑郁作用。（7）5 – HT 受体阻断剂/再摄取抑制剂（曲唑酮）抑制突触前膜对 5 – HT 的再摄取，并拮抗 5 – HT_1 受体，也能拮抗中枢 α_1 受体，但不影响中枢多巴胺的再摄取。同时曲唑酮虽不抑制外周去甲肾上腺素的再摄取，但通过拮抗突触前膜 α_2 受体增加去甲肾上腺素的释放，进而发挥抗抑郁作用。(8) 选择性去甲肾上腺素再摄取抑制剂（瑞波西汀）通过选择性抑制突触前膜对去甲肾上腺素的再摄取，增强中枢去甲肾上腺素能神经的功能，从而发挥抗抑郁作用。故正确答案为 B。

34. E 本题考查抗抑郁药的作用特点。抗抑郁药物起效需要一定的时间，换用抗抑郁药时要谨慎。换用不同种类的抗抑郁药时，应间隔一定的时间，以利于药物的清除，防止药物相互作用。**以单胺氧化酶抑制剂替换选择性5-羟色胺再摄取抑制剂时，氟西汀需停药5周才能换用单胺氧化酶抑制剂，其他5-HT再摄取抑制剂需2周**。故正确答案为 E。

35. C 本题考查抗抑郁药的作用特点。抗抑郁药起效缓慢，大多数药物起效需要一定的时间，需要足够长的疗程，一般 4~6 周方显效，即便是**起效较快的抗抑郁药如米氮平和文拉法辛，也需要 1 周左右的时间**，因此要有足够的耐心，切忌频繁换药。只有在足量、足疗程使用某种抗抑郁药仍无效时，方可考虑换用同类另一种或作用机制不同的另一类药。抗抑郁药的应用因人而异，须全面考虑患者症状特点、年龄、躯体状况、药物的耐受性、有无合并症，予以个体化合理用药。使用抗抑郁药时，应从小剂量开始逐增剂量，尽可能采用最小有效量，使不良反应减至最少，以提高服药依从性。当小剂量疗效不佳时，可根据不良反应和患者对药物的耐受情况，逐渐增至足量。治疗期间应密切观察病情变化和不良反应，倘若患者的经济条件允许，最好使用每日服用 1 次、不良反应轻微、起效较快的新型抗抑郁药，如 5-HT 再摄取抑制剂类的氟西汀、帕罗西汀、舍曲林等；5-HT 及 NE 再摄取抑制剂类的文拉法辛，NE 能及特异性 5-HT能抗抑郁药类的米氮平等。故正确答案为 C。

36. C 本题考查米氮平的典型不良反应。**米氮平常见的不良反应是体重增加、困倦**。该题中的其他药物无增加体重的作用。故正确答案为 C。

37. C 本题考查抗抑郁药的作用特点。西酞普兰及艾司西酞普兰属于 SSRI 类抗抑郁药，口服吸收良好，蛋白结合率高，无首关效应。故正确答案为 C。

38. A 本题考查抗抑郁药的药物相互作用。单胺氧化酶抑制剂（吗氯贝胺）与加强单胺类神经功能药合用，可出现高血压危象或 5-HT 综合征等严重不良反应。故正确答案为 A。

39. D 本题考查抗抑郁药选择性 5-HT 再摄取抑制剂的作用特点。选择性 5-HT 再摄取抑制剂（SSRI）如迅速停药，可出现胃肠功能紊乱、头晕、感觉障碍、睡眠障碍、恶心、出汗、激惹、震颤、意识模糊等，其中**出汗是突然停药或大剂量减药的最常见症状**。建议在停止治疗前逐渐减量。故正确答案为 D。

40. A 本题考查脑功能改善及抗记忆障碍药的分类。目前临床用于脑功能改善及抗记忆障碍的药物，按其作用机制可分为**酰胺类中枢兴奋药（吡拉西坦、茴拉西坦、奥拉西坦）**，乙酰胆碱酯酶抑制剂（石杉碱甲、多奈哌齐、利斯的明、卡巴拉汀、利斯的明、加兰他敏）和其他类（胞磷胆碱钠、艾地苯醌、银杏叶提取物）。酰胺类中枢兴奋药可作用于大脑皮质，激活、保护和修复神经细胞，改善各种类型的脑缺氧和脑损伤，提高学习和记忆能力；同时本类药物可促进突触前膜对胆碱的再吸收，影响胆碱能神经元兴奋传递，促进乙酰胆碱合成。故正确答案为 A。

41. C 本题考查抗抑郁药、脑功能改善及抗记忆障碍药的作用特点。题干中的五种药品，**吡拉西坦在体内不代谢，以原型药物从尿液和粪便中排泄**，其余四种药物均全部或部分在肝脏中代谢。故正确答案为 C。

42. E 本题考查脑功能改善及抗记忆障碍药吡拉西坦的典型不良反应。**吡拉西坦常见兴奋、易激动、头晕和失眠等**；偶见轻度肝功能损害、体重增加、幻觉、共济失调、皮疹。消化道不良反应常见有恶心、腹部不适、纳差、腹胀、腹痛等，症状的轻重与服药剂量直接相关。中枢神经系统不良反应包括兴奋、易激动、头晕、头痛和失眠等，但症状轻微，且与服用剂量大小无关。停药后以上症状消失。故正确答案为 E。

43. E 本题考查脑功能改善及抗记忆障碍药的药物相互作用。**多奈哌齐与伊曲康唑、红霉素等可抑制CYP3A4 的药物，或与氟西汀、奎尼丁等可抑制CYP2D6 的药物合用，可增加前者的血浆药物浓度**；与利福平、苯妥英钠、卡马西平、奥卡西平等肝药酶诱导剂合用，可降低前者的血浆药物浓度。故正确答案为 E。

44. C 本题考查盐酸倍他司汀的作用特点。盐酸倍他司汀口服后吸收快而完全，服药 3~5 小时后达血药浓度峰值。**药物分布肝脏最高，其次为脂肪组织、脾、肾**。倍他司汀在肝脏广泛代谢为无活性的代谢产物，于给药后 3 日内由尿液排泄，清除半衰期为 3.5 小时。故正确答案为 C。

45. E 本题考查丁苯酞的作用特点。丁苯酞在胃肠道吸收较快。药物吸收后在胃、脂肪、肠、脑等组织中含量较高。可迅速通过血-脑脊液屏障。本药血浆蛋白结合率为 61%~65%，约 55.2% 随尿液排泄，约 18.5% 通过粪便排泄，另有极少量药物经胆汁排泄。**药物在体内消除完全，不易蓄积。**故正确答案为 E。

46. D　本题考查尼麦角林的药物相互作用。**尼麦角林通过 CYP2D6 代谢**，不排除与通过相同代谢途径的药物有相互作用。故正确答案为 D。

47. B　本题考查丁苯酞的禁忌。**丁苯酞禁用于对本药过敏者和对芹菜过敏者**（芹菜中所含的左旋芹菜甲素与本药的化学结构相同）以及有严重出血倾向者。故正确答案为 B。

48. C　本题考查尼麦角林的禁忌。尼麦角林能增强 α－肾上腺素受体拮抗药或 β－肾上腺素受体拮抗药（如普萘洛尔）对心脏的抑制作用，两者应禁止合用。与降压药合用，可增加降压药的作用，合用时应慎重。故正确答案为 C。

49. C　本题考查镇痛药的作用特点。根据阿片类镇痛药的止痛强度，临床上将之分为弱、强阿片类药。**弱阿片类药如可待因、双氢可待因，主要用于轻、中度疼痛和癌性疼痛的治疗。强阿片类药如吗啡、哌替啶、芬太尼，**主要用于全身麻醉的诱导和维持，术后止痛以及中到重度癌性疼痛、慢性疼痛的治疗。曲马多、咖啡因不属于阿片类药物。故正确答案为 C。

50. E　本题考查阿片类镇痛药的禁忌证。（1）已知对吗啡过敏者、婴幼儿、未成熟新生儿、妊娠期及哺乳期妇女、临盆产妇，以及呼吸抑制已显示发绀、颅内压增高和颅脑损伤、支气管哮喘、肺源性心脏病代偿失调、甲状腺功能减退、皮质功能不全、前列腺肥大、排尿困难及严重肝功能不全、休克尚未纠正前、麻痹性肠梗阻等患者禁用吗啡。（2）吗啡注射液及普通片适用于其他镇痛药无效的急性锐痛，如严重创伤、战伤、烧伤、晚期癌症等疼痛。故正确答案为 E。

51. D　本题考查阿片类镇痛药的作用特点。长期使用阿片类镇痛药可致生理或心理依赖性，突然停药可出现戒断症状。双相类药如布托啡诺、喷他佐辛等症状较轻，可待因、右丙氧芬等较难成瘾，**强阿片类包括哌替啶、吗啡、芬太尼等成瘾性较常见。**故正确答案为 D。

52. B　本题考查阿片类镇痛药的作用特点。（1）使用阿片类镇痛药时，需按患者年龄、性别、精神状态、体重、身高、健康情况及所存在的病理生理情况调整用药量。皮下或肌内注射时，患者应卧床休息一段时间，以免出现头痛、恶心、呕吐、晕眩甚至体位性低血压。**休克患者血压偏低，外周毛细血管流通不畅，不宜作皮下注射。**（2）硬膜外与蛛网膜下隙给药不得使用含防腐剂的制剂，给药后需加强随访，如出

现呼吸抑制或低血压等，应立即予以纠正。（3）门诊患者的镇痛，按需以选用本类药与对乙酰氨基酚等非甾体抗炎药组成的复方制剂为宜，既可止痛，又减少本类药的用量。（4）哌替啶在体内可转变为毒性代谢物去甲哌替啶，产生神经系统毒性，表现为震颤、抽搐、癫痫大发作。因此，不适于用于癌性疼痛治疗。故正确答案为 B。

53. A　本题考查镇痛药物的适应证和临床应用注意。（1）**吗啡不能单独用于内脏绞痛，应与阿托品等有效解痉药合用。**（2）哺乳期妇女使用曲马多时约有 0.1% 剂量可由乳汁分泌，故单次应用不必中断哺乳。（3）芬太尼务必在单胺氧化酶抑制剂停用 14 日以上方可给药，而且应先试用小剂量（1/4 常用量），否则会出现难以预测的、严重不良反应甚至死亡。（4）口服羟考酮 10mg 相当于口服吗啡 20mg。（5）甲状腺功能低下者应适当减低羟考酮用药剂量。故正确答案为 A。

54. E　本题考查对帕金森病治疗的理解。帕金森病的运动症状和非运动症状应采取全面综合的治疗。治疗方法和手段包括药物治疗、手术治疗、运动疗法、心理疏导及照料护理等。药物治疗为首选，且是整个治疗过程中的主要治疗手段，手术治疗则是药物治疗的一种有效补充。**目前应用的药物治疗只能改善患者的症状，没有药物能够治愈帕金森病或防止其随时间推移而恶化。**故正确答案为 E。

55. E　本题考查抗帕金森药的分类。帕金森治疗药物治疗主要包括拟多巴胺类、抗胆碱药两类经典的抗帕金森病药物。（1）拟多巴胺药通过直接补充多巴胺（DA）前体物或抑制多巴胺降解而产生作用，包括：①DA 的前体：左旋多巴；②外周脱羧酶抑制剂：卡比多巴、苄丝肼等；③儿茶酚胺氧位甲基转移酶（COMT）抑制剂：恩他卡朋；④中枢 DA 受体激动剂：溴隐亭、培高利特、普拉克索。（2）抗胆碱药通过拮抗相对过高的胆碱能神经功能而缓解症状，代表药物是苯海索。（3）单胺氧化酶－B（MAO－B）抑制剂司来吉兰、雷沙吉兰也用于 PD 的临床治疗。（4）其他类的金刚烷胺和美金刚等也用于 PD 的治疗。故正确答案为 E。

56. B　本题考查抗帕金森药恩他卡朋的不良反应。恩他卡朋可使尿液变成红棕色，但这种现象无害。故正确答案为 B。

57. D　本题考查左旋多巴的作用特点。左旋多巴口服后在胃中不吸收，但可迅速经有活性的氨基酸运输系统转运至小肠吸收。故正确答案为 D。

58. D　本题考查 COMT 抑制剂的作用特点。

COMT 抑制剂托卡朋和恩他卡朋单用无效，但与左旋多巴联用时可延长和加强左旋多巴的作用，因此将其用作左旋多巴增效剂是有益的。COMT 的抑制**可减弱左旋多巴及多巴胺的甲基化作用，从而延长血浆中左旋多巴的半衰期，产生更稳定的左旋多巴血浆浓度，并延长每剂左旋多巴的疗效**。故正确答案为 D。

59. E 本题考查抗精神病药的作用特点。近年来，第二代抗精神病药物（SGAs）：阿立哌唑、氨磺必利、奥氮平、喹硫平、帕利哌酮、利培酮和齐拉西酮等 SGAs 已经作为首发患者的一线用药选择，具体选择何种抗精神病药作为首选治疗用药，应根据上述个体化评估结果和临床治疗学原理做出抉择。鉴于治疗中安全性和严重不良反应等因素，原则上**不推荐氯氮平作为首发精神分裂症患者的一线治疗选择**。故正确答案为 E。

60. A 本题考查抗精神病药的不良反应。诱发癫痫发作的风险以第一代抗精神病药物氯丙嗪的风险最高，有癫痫发作史或头部创伤者，危险性更高。故正确答案为 A。

61. A 本题考查抗精神病药物的分类。目前临床应用的抗精神病药物主要分为两代：第一代抗精神病药物指主要作用于中枢 D_2 受体的抗精神病药物，包括氯丙嗪、氯哌噻吨、氟哌啶醇、舒必利等；第二代抗精神病药物包括氯氮平、利培酮、奥氮平、喹硫平、齐拉西酮和阿立哌唑等。故正确答案为 A。

62. C 抗抑郁药起效缓慢，大多数药物起效需要一定的时间，并且需要足够长的疗程，一般 4～6 周方显效，即便是**起效较快的抗抑郁药如米氮平和文拉法辛，也需要 1 周左右的时间**，因此要有足够的耐心，切忌频繁换药。只有在足量、足疗程使用某种抗抑郁药仍无效时，方可考虑换用同类另一种或作用机制不同的另一类药。

63. B 本题考查地西泮的临床应用注意事项。（1）本品可透过胎盘屏障。在妊娠初期 3 个月内，有增加胎儿致畸的危险，妊娠期间尽量规避应用。（2）对某一苯二氮䓬类药过敏者，对其他同类药也可能过敏。（3）严重的精神抑郁者可使病情加重，甚至产生自杀倾向，应采取预防措施。（4）静脉注射易发生静脉血栓或静脉炎。静注速度过快可导致呼吸暂停、低血压、心动过缓或心跳停止。（5）治疗癫痫时，可能增加癫痫大发作的频度和严重程度，需要增加其他抗癫痫药的用量，突然停用也可使癫痫发作的频度和严重程度增加。（6）可使伴呼吸困难的重症肌无力患者的病情加重；对伴有严重慢性阻塞性肺部病变者，可加重通气

衰竭。（7）原则上不应作连续静脉滴注，但在癫痫持续状态时例外。（8）长期使用本品，停药前应渐减量，不要骤然停止。（9）茶叶、咖啡中均含有咖啡因，与地西泮同服可发生药理性拮抗作用而降效。吸烟者可使地西泮在体内的半衰期明显缩短，血药浓度降低，镇静作用减弱，吸烟越多，地西泮疗效越差。

二、配伍选择题

[1～3] EDB 本题考查镇静催眠药的临床用药评价。对焦虑型、夜间醒来次数较多或早醒者可选用氟西泮。地西泮目前临床不常用于治疗失眠。**原发性失眠首选非苯二氮䓬类药物**，为改善起始睡眠（难以入睡）和维持睡眠质量（夜间觉醒或早间觉醒过早），可选服唑吡坦、佐匹克隆。**对入睡困难者首选扎来普隆**，该药起效快，保持近似生理睡眠，醒后无不适感，但扎来普隆不适合长期使用。故正确答案为 EDB。

[4～5] DB 本题考查抗癫痫药物的分类及代表药物。本题考查抗癫痫药的分类。抗癫痫药从结构上区分包括：二苯并氮䓬类（卡马西平）；乙内酰脲类（苯妥英钠）；巴比妥类（扑米酮）；苯二氮䓬类（氯硝西泮）；脂肪酸衍生物（丙戊酸钠）；其他抗癫痫药。故正确答案为 DB。

[6～8] CAE 本题考查抗癫痫药物的作用特点。（1）乙内酰脲类药物通过减少钠离子内流而使神经细胞膜稳定，限制 Na^+ 通道介导的发作性放电的扩散。代表药苯妥英钠。（2）与 GABAA 受体结合，通过延长 GABA 介导的氯离子通道开放的时间，增强 GABA 的作用，使跨膜的氯离子流增加，引起神经元超极化的抗癫痫药是苯巴比妥。（3）加巴喷丁与电压依赖性钙通道的 α2－δ 亚基结合，可能抑制钙离子内流并减少神经递质释放。故正确答案为 CAE。

[9～11] ABE 本题考查抗癫痫药的作用特点。（1）二苯并氮䓬类的代表药有卡马西平、奥卡西平。卡马西平具有抗惊厥、抗癫痫、抗神经性疼痛等多种作用，抗癫痫主要通过增强钠通道的灭活效能，限制突触后神经元高频动作电位的发散，以及通过阻断突触前钠通道和动作电位发散，阻断神经递质的释放，从而调节神经兴奋性，产生抗癫痫作用。（2）乙内酰脲类药物通过减少钠离子内流而使神经细胞膜稳定，限制 Na^+ 通道介导的发作性放电的扩散，代表药苯妥英钠。（3）苯二氮䓬类主要为 GABA 受体激动剂，代表药为地西泮、氯硝西泮、硝西泮。故正确答案为 ABE。

[12～13] EE 本试题考查抗癫痫药左乙拉西坦的作用特点及药物相互作用。（1）左乙拉西坦是一种

广谱抗癫痫发作药，被批准在以下情况中作为辅助治疗：儿童及成人癫痫患者的局灶性发作、12 岁及以上青少年肌阵挛性癫痫患者的肌阵挛性癫痫发作，以及 6 岁及以上特发性全面性癫痫患者的原发性全面强直－阵挛性癫痫发作。该药的最常见不良反应为镇静。

（2）治疗剂量范围内左乙拉西坦及其主要代谢物，既不是人体肝脏细胞色素 P450、环氧化酶或尿苷二磷酸－葡萄苷酶的抑制剂，也不是它们具有高亲和力的底物。因此，不易出现药代动力学相互作用。同时，左乙拉西坦血浆蛋白结合率低，不易产生因与其他药物竞争蛋白结合位点所致临床显著性的相互作用。故正确答案为 EE。

[14～16] BCD　本试题考查镇静催眠药、抗癫痫药的作用特点。**地西泮、氟西泮等苯二氮䓬类药物半衰期长**，多次用药，常有原型药物或其代谢产物在体内蓄积，直至达到稳态血浆药物浓度。**氯硝西泮、劳拉西泮、阿普唑仑等苯二氮䓬类药物半衰期相较地西泮短**，连续应用时，一般无活性代谢产物，药物后遗作用小，数天内即可达稳态。**苯二氮䓬类药物在体内主要经肾脏排泄**。巴比妥类药物（苯巴比妥）主要经过肝脏转化和肾脏排出；苯妥英钠主要在肝脏内代谢，经肾脏排泄；**卡马西平经肝脏代谢，经肾脏和粪便排泄**。故正确答案为 BCD。

[17～19] BCD　本题考查不同类型抗抑郁药物的代表药物。抗抑郁药根据化学结构及作用机制的不同可分为选择性 5－羟色胺（5－HT）再摄取抑制剂（氟西汀、帕罗西汀、舍曲林、西酞普兰），5－HT 及去甲肾上腺素再摄取抑制剂（文拉法辛、度洛西汀），去甲肾上腺素能及特异性 5－HT 能抗抑郁药（米氮平），三环类抗抑郁药（阿米替林、丙米嗪、氯米帕明、多塞平），四环类抗抑郁药（马普替林），单胺氧化酶抑制剂（吗氯贝胺），选择性去甲肾上腺素能抑制剂及其他类（曲唑酮、瑞波西汀）。故正确答案为 BCD。

[20～22] EAB　本题考查抗抑郁药的药理作用与作用机制。本题考查抗抑郁药的药理作用与作用机制。（1）**5－羟色胺再摄取抑制剂（SSRI）（氟西汀、帕罗西汀、舍曲林、西酞普兰）主要通过选择性抑制 5－HT 的再摄取**，增加突触间隙 5－HT 浓度，从而增强中枢 5－HT 能神经功能，发挥抗抑郁作用。（2）**5－HT 及去甲肾上腺素再摄取抑制剂（文拉法辛、度洛西汀）主要通过抑制 5－HT 及去甲肾上腺素再摄取**，增强中枢 5－HT 能及 NE 能神经功能而发挥抗抑郁作用。（3）**去甲肾上腺素能及特异性 5－HT 能抗抑郁药（米氮平）主要通过阻断中枢 NE 能和**

5－HT 能神经末梢突触前 α_2 受体，增加 NE 和 5－HT 的间接释放，增强中枢 NE 能及 5－HT 能神经的功能，并阻断 5－HT_2、5－HT_3 受体以调节 5－HT_1 功能，从而达到抗抑郁作用。（4）**三环类抗抑郁药（阿米替林、丙米嗪、氯米帕明、多塞平）主要通过抑制突触前膜对 5－HT 及去甲肾上腺素的再摄取**，使突触间隙的去甲肾上腺素和 5－HT 浓度升高，促进突触传递功能而发挥抗抑郁作用。（5）**四环类抗抑郁药（马普替林）通过抑制突触前膜对去甲肾上腺素的再摄取**，增强中枢去甲肾上腺素能神经的功能，从而发挥抗抑郁作用。（6）**单胺氧化酶抑制剂（吗氯贝胺）通过抑制 A 型单胺氧化酶**，减少去甲肾上腺素、5－HT 及多巴胺的降解，增强去甲肾上腺素、5－HT 和多巴胺能神经功能，而发挥抗抑郁作用。（7）**5－HT 受体阻断剂/再摄取抑制剂（曲唑酮）抑制突触前膜对 5－HT 的再摄取，并拮抗 5－HT_1 受体**，也能拮抗中枢 α_1 受体，但不影响中枢多巴胺的再摄取。同时曲唑酮虽不抑制外周去甲肾上腺素的再摄取，但通过拮抗突触前膜 α_2 受体增加去甲肾上腺素的释放，进而发挥抗抑郁作用。（8）**选择性去甲肾上腺素再摄取抑制剂（瑞波西汀）通过选择性抑制突触前膜对去甲肾上腺素的再摄取**，增强中枢去甲肾上腺素能神经的功能，从而发挥抗抑郁作用。故正确答案为 EAB。

[23～25] ABD　本题考查抗抑郁药的代表药物和作用机制。解析参见上题，故正确答案为 ABD。

[26～27] CE　本题考查抗抑郁药的典型不良反应。**出汗是选择性 5－HT 再摄取抑制剂突然停药或大剂量减药的最常见症状**。5－HT 综合征表现为不安、肌阵挛、腱反射亢进、多汗、震颤、腹泻、高热、抽搐和精神错乱，严重者可致死。故正确答案为 CE。

[28～31] AEBB　本题考查抗抑郁药的作用特点。抗抑郁药起效缓慢，大多数药物起效需要一定的时间，需要足够长的疗程，一般 4～6 周方显效，即便是起效较快的抗抑郁药如米氮平和文拉法辛，也需要 1 周左右的时间，因此要有足够的耐心，切忌频繁换药。换用不同种类的抗抑郁药时，应该间隔一定的时间，以利于药物的清除，防止药物相互作用。**氟西汀需停药 5 周才能换用单胺氧化酶抑制剂吗氯贝胺，其他 5－HT 再摄取抑制剂（如本题中的帕罗西汀）需停药 2 周才能换用单胺氧化酶抑制剂吗氯贝胺。单胺氧化酶抑制剂吗氯贝胺在停用 2 周后才能换用 5－HT 再摄取抑制剂**。故正确答案为 AEBB。

[32～33] DE　本题考查抗抑郁药的适应证。氟西汀的适应证是抑郁症、强迫症及神经性贪食症；帕

罗西汀用于抑郁症、强迫症、惊恐障碍及社交恐惧症等。故正确答案为DE。

[34~36] CBA　本题考查抗抑郁药代表药物的用法与用量。（1）氟西汀用于神经性贪食症时，成人一次60mg，一日1次。（2）帕罗西汀口服用于抑郁症、社交恐怖障碍，成人一次20mg，一日1次，早上服用，根据临床反应增减剂量，一次增减10mg，间隔不得少于1周，最大量一日50mg。（3）米氮平适用于各种抑郁症，在用药1~2周后起效，成人口服起始一次15mg，一日1次，渐加剂量至最佳疗效，有效剂量为一日15~45mg。肝肾功能不全者应减量。故正确答案为CBA。

[37~39] BCD　本题主要考查脑功能改善及抗记忆障碍药的分类、代表药物及作用特点。目前临床用于脑功能改善及抗记忆障碍药，按其作用机制可分为：酰胺类中枢兴奋药、乙酰胆碱酯酶抑制剂和其他类：（1）**酰胺类中枢兴奋药（吡拉西坦、茴拉西坦、奥拉西坦）**作用于大脑皮质，激活、保护和修复神经细胞，促进大脑对磷脂和氨基酸的利用，增加大脑蛋白质合成，改善各种类型的脑缺氧和脑损伤，提高学习和记忆能力。同时本类药物可促进突触前膜对胆碱的再吸收，影响胆碱能神经元兴奋传递，促进乙酰胆碱合成。（2）**乙酰胆碱酯酶抑制剂（石杉碱甲、多奈哌齐、利斯的明、卡巴拉汀、利斯的明、加兰他敏）**通过抑制胆碱酯酶活性，阻止乙酰胆碱的水解，提高脑内乙酰胆碱的含量，从而缓解因胆碱能神经功能缺陷所引起的记忆和认知功能障碍。（3）**其他类（胞磷胆碱钠、艾地苯醌、银杏叶提取物）**。胞磷胆碱钠为核苷衍生物，可改善脑组织代谢，促进大脑功能恢复、促进苏醒。艾地苯醌可激活脑线粒体呼吸活性，改善脑缺血部位的能量代谢，改善脑内葡萄糖利用率，使脑内ATP产生增加，进而改善脑功能。银杏叶提取物可清除氧自由基生成，抑制细胞脂质过氧化，促进脑血液循环，改善脑细胞代谢，进而改善脑功能。故正确答案为BCD。

[40~42] EDA　本题考查脑功能改善及抗记忆障碍药的禁忌证。（1）酰胺类中枢兴奋药：**吡拉西坦禁用于锥体外系疾病、亨廷顿病患者及对吡拉西坦过敏者**；妊娠期妇女禁用吡拉西坦，哺乳期妇女用药应暂停哺乳。老年人、肝肾功能不全者、大多数外科手术后患者及有严重出血倾向者慎用。茴拉西坦禁用于对茴拉西坦过敏或对其他吡咯酮类药不能耐受者；奥拉西坦禁用于过敏者及严重肾功能损害者。（2）乙酰胆碱酯酶抑制剂：多奈哌齐禁用于对多奈哌齐、六环

吡啶类衍生物过敏者；妊娠期妇女禁用；服用多奈哌齐的哺乳期女性应避免哺乳。利斯的明禁用于对利斯的明、氨基甲酸衍生物过敏者及严重肝损伤者；**癫痫、肾功能不全、机械性肠梗阻、心绞痛患者禁用石杉碱甲。**（3）其他：艾地苯醌禁用于对其过敏者；**银杏叶提取物禁用于对银杏或银杏叶提取物中任何成分过敏者及使用抗血小板药物或抗凝血药物者**。故正确答案为EDA。

[43~45] ABC　本题考查脑功能改善药的药物相互作用。多奈哌齐与**伊曲康唑、红霉素**等可抑制**CYP3A4**的药物，或与**氟西汀、奎尼丁**等可抑制**CYP2D6**的药物合用，可增加前者的血浆药物浓度；与**利福平、苯妥英钠、卡马西平**等肝药酶诱导剂合用，可降低前者的血浆药物浓度；与洋地黄、华法林合用可改变凝血功能，需注意剂量。故正确答案为ABC。

[46~48] ACE　本题考查治疗缺血性脑血管病药中改善循环微循环的临床常用药物。（1）**倍他司汀**为新型组胺类药物，**能选择性作用于H_1受体**，具有扩张毛细血管、舒张前毛细血管括约肌、增加前毛细血管微循环血流量的作用，也具有降低内耳静脉压、促进内耳淋巴吸收、增加内耳动脉血流量的作用。（2）**丁苯酞**为我国开发的一类新药，该药促进中枢神经功能改善和恢复。对缺血性脑卒中所致脑损伤，**可阻断其多个病理环节，具有较强的抗脑缺血作用**。（3）**尼麦角林**为半合成的麦角衍生物，**具有较强的α受体阻断作用和血管扩张作用**。故正确答案为ACE。

[49~52] BDEE　本题考查治疗缺血性脑血管病药中改善循环微循环的作用特点。（1）倍他司汀在临床主要用于用于内耳眩晕症，亦可用于脑动脉硬化、缺血性脑血管疾病及高血压所致体位性眩晕、耳鸣。（2）丁苯酞主要用于治疗轻、中度急性缺血性脑卒中。（3）尼麦角林主要用于急、慢性脑血管疾病和代谢性脑供血不足，如脑动脉硬化、脑血栓形成、脑栓塞、短暂性脑缺血发作。尼麦角林口服3~4.5小时血药浓度达峰值。生物利用度为90%~100%，蛋白结合率82%~87%。本药的清除半衰期为2.5小时。本药24小时内有66%~80%从尿中排出，10%~20%从粪便排泄。故正确答案为BDEE。

[53~55] AEB　本题考查镇痛药的分类及主要代表药物。临床使用的镇痛药可分为麻醉性镇痛药和非麻醉性镇痛药。非麻醉性镇痛药包括非甾体抗炎药、中枢性镇痛药（以曲马多为代表）以及其他机制的镇痛药。麻醉性镇痛药依来源可分为三类：（1）阿片生物碱。代表药吗啡、可待因。（2）半合成吗啡样

镇痛药。代表药双氢可待因、丁丙诺啡、氢吗啡酮和羟吗啡酮等。（3）合成阿片类镇痛药。依据化学结构不同可分为四类：①苯哌啶类，如芬太尼、舒芬太尼和阿芬太尼等；②二苯甲烷类，如美沙酮、右丙氧芬；③吗啡烷类，如左啡诺、布托啡诺；④苯并吗啡烷类，如喷他佐辛、非那佐辛。故正确答案为 AEB。

　　[56～57] **CB**　本题考查镇痛药的药物相互作用。阿片类镇痛药与抗胆碱药尤其是阿托品合用，不仅加重便秘，还可增加麻痹性肠梗阻和尿潴留风险；硫酸镁与阿片类镇痛药合用可增强中枢抑制，增加呼吸抑制和低血压风险。故正确答案为 CB。

　　[58～60] **ABC**　本题考查镇痛药代表药物的适应证。（1）**吗啡注射液及普通片适用于其他镇痛药无效的急性锐痛**，如严重创伤、战伤、烧伤、晚期癌症等疼痛；心肌梗死而血压尚正常者，可使患者镇静，并减轻患者负担；用于心源性哮喘可使肺水肿症状暂时有所缓解；麻醉和手术前给药可保持患者镇静进入嗜睡；不能单独用于内脏绞痛，应与阿托品等有效解痉药合用；吗啡缓、控释片主要用于重度癌痛患者的镇痛。（2）**曲马多用于中、重度疼痛**。（3）**芬太尼用于麻醉前、中、后的镇静与镇痛**，是目前复合全麻中常用的药物。故正确答案为 ABC。

　　[61～64] **ACBE**　本题考查阿片类药物的作用特点、特殊人群用药以及不良反应。使用阿片类镇痛药可致生理或心理依赖性，突然停药可出现戒断症状。（1）**轻度的戒断症状**有哈欠、打喷嚏、流涕、出汗、食欲减退；**中度戒断症状**有神经过敏、失眠、恶心、呕吐、腹泻、全身疼痛、低热；**严重戒断症状**表现为激动、震颤、发抖、胃痉挛、心动过速、极度疲乏、虚脱等。（2）阿片类镇痛药均能透过胎盘屏障，成瘾产妇的新生儿可立即出现戒断症状，甚至发生惊厥、震颤、反射加速、暴躁、哭闹、发热、腹泻等，应立即进行相应的戒断治疗。（3）阿片类镇痛药给药过程中如发生**危象征兆**，应先做对症处理，待好转后才能给予足量。如：①**心动过缓**，肌内注射或静脉注射阿托品。②呼吸抑制，给氧，进行人工呼吸。③**血压下降**，按需给予适宜的升压药和补液。④**肌肉僵直**，严重时应即静脉注射适量的肌松药，并进行人工呼吸。故正确答案为 ACBE。

　　[65～66] **CB**　本题考查镇痛药的药物相互作用及中毒解救。（1）抗胆碱药如阿托品具有松弛平滑肌的作用，阿片类镇痛药与之合用，不仅**加重便秘**，还**可增加麻痹性肠梗阻和尿潴留危险**。（2）成瘾性镇痛药过量处理：距口服给药时间 4～6 小时内应即洗胃；

注射给药后出现危象，可静脉注射**纳洛酮**，必要时重复给药。故正确答案为 CB。

　　[67～69] **AEB**　本题考查抗癫痫药、镇痛药的作用特点、适应证。（1）3 岁以下儿童使用丙戊酸钠发生肝功能损害的危险较大，且本品可蓄积在发育的骨骼内，需引起注意。（2）卡马西平用于治疗癫痫、躁狂症、三叉神经痛、神经源性尿崩症、糖尿病神经病变引起的疼痛；预防或治疗躁狂-抑郁症。（3）单胺氧化酶抑制剂（本题中的吗氯贝胺）与阿片类镇痛药尤其是吗啡、哌替啶合用可发生严重的、甚至致死的不良反应，包括躁狂、多汗、僵直、呼吸抑制、昏迷、惊厥和高热。故正确答案为 AEB。

　　[70～72] **ABC**　本题考查抗帕金森药的作用特点。（1）PD 对症治疗最有效的药物是左旋多巴，若症状明显，尤其是运动徐缓相关症状显著的话，应首选左旋多巴。（2）COMT 抑制剂托卡朋和恩他卡朋单用无效，但与左旋多巴联用时可延长和加强左旋多巴的作用，因此将其用作左旋多巴增效剂是有益的。COMT 的抑制可减弱左旋多巴及多巴胺的甲基化作用，从而延长血浆中左旋多巴的半衰期，产生更稳定的左旋多巴血浆浓度，并延长每剂左旋多巴的疗效。（3）苯海索是最常用的抗胆碱能药，对于经左旋多巴或 DA 治疗后仍有**持续性震颤的较晚期 PD 患者**也有用。故正确答案为 ABC。

　　[73～75] **DBC**　本题考查抗帕金森药的药理作用与作用机制。（1）恩他卡朋是儿茶酚-O-甲基转移酶（COMT）的选择性、可逆性抑制药。与左旋多巴/卡比多巴合用，可阻止 $3-O$-甲基多巴的形成，降低 $3-O$-甲基多巴的血浆浓度，增加左旋多巴进入脑组织的药量，延长左旋多巴的消除半衰期。本药可延长和稳定左旋多巴对帕金森病的治疗作用。（2）**苯海索可以部分阻滞神经中枢（纹状体）的胆碱受体**，抑制乙酰胆碱的兴奋作用，同时抑制突触间隙中多巴胺的再摄取，使基底核的胆碱与多巴胺的功能获得平衡有关。用药后可减轻流涎症状，缓解帕金森病症状及药物诱发的锥体外系症状，但迟发性运动障碍不会减轻，反而加重。（3）**司来吉兰为单胺氧化酶抑制药（MAOI）**，可选择性地抑制脑内的单胺氧化酶 B（MAO-B），还能抑制突触前膜对多巴胺的再摄取，从而提高多巴胺的活性，改善帕金森病的相关症状。一日服用本药 10mg 几乎可完全抑制脑内 MAO-B。本药与 MAO-B 的结合是不可逆的。故正确答案为 DBC。

　　[76～77] **AB**　本题考查抗精神病药的不良反

应。（1）**锥体外系不良反应**：是典型抗精神病药物最常见的不良反应，包括急性肌张力障碍、震颤、类帕金森综合征、静坐不能及迟发性运动障碍，与阻断多巴胺 D_2 受体密切相关。高效价的第一代抗精神病药物最容易引起锥体外系反应，而第二代抗精神病药物较少引起此不良反应，且药物之间存在比较大的差异。（2）**代谢紊乱**：抗精神病药物引起的体重增加及糖脂代谢异常等代谢综合征的症状目前已成为药物治疗中需要重视的问题，也是第二代抗精神病药物常见的不良反应，严重影响患者服药的依从性，同时在很大程度上增加了心血管疾病和糖尿病的风险。第二代抗精神病药物比第一代抗精神病药物更易引起代谢综合征。故正确答案为 AB。

三、综合分析选择题

1. A　本题考查苯妥英钠的禁忌证。苯妥英钠禁用于对苯妥英钠有过敏史或阿斯综合征、Ⅱ～Ⅲ度房室阻滞、窦房结阻滞、窦性心动过缓等心功能损害者。故正确答案为 A。

2. D　本题考查抗癫痫药的特殊人群用药。患有癫痫病史的患者，也只能在他们已有一年无发作，或已确定在 3 年中只在睡眠时发作而无觉醒发作时，才有可能驾驶轿车或小型货车（绝不可驾大货车或大轿车等车辆及运营车辆）；有晕厥的患者不应驾驶或操作机械。**患者不要在撤用抗癫痫药物期间开车，而应于撤药后 6 个月再驾车（不是 3 月）**。故正确答案为 D。

3. A　本题考查抗抑郁药的作用特点。换用抗抑郁药时应该间隔一定的时间，以利于药物的清除，防止药物相互作用。**氟西汀需停药 5 周才能换用单胺氧化酶抑制剂（本题中的吗氯贝胺）**，否则有可能引起 5-HT 综合征。故正确答案为 A。

4. C　本题考查氟西汀的不良反应。常见焦虑、震颤、嗜睡、睡眠异常、欣快感等；少见多梦、感觉异常；偶见躁狂、精神紊乱、人格障碍、动作异常、癫痫发作；罕见幻觉、惊厥、反射亢进、锥体外系反应、精神运动性兴奋、自杀倾向、5-羟色胺综合征。故正确答案为 C。

5. B　本题考查氟西汀的用法与用量。使用抗抑郁药时，应从小剂量开始，逐增剂量，当小剂量疗效不佳时，可根据不良反应和患者对药物的耐受情况，逐渐增至足量。氟西汀用于抑郁症，成人一次 20mg，一日 1 次，如必要，**3～4 周后加量，最大量不超过一日 60mg**。故正确答案为 B。

6. A　本题考查镇痛药的适应证。晚期癌症患者镇痛首选吗啡。故正确答案为 A。

7. A　本题考查镇痛药的作用特点。（1）口服给药，尽可能避免创伤性给药。尤其是对于强阿片类药。疼痛患者采用合适的口服给药方案，不易产生躯体依赖及精神依赖性。（2）**"按时"给药而不是"按需"给药**，以达到最低血浆药物浓度、峰值与谷值比。（3）按阶梯给药，对于轻度疼痛者首选非甾体抗炎药；对于中度疼痛者应选用弱阿片类药；对重度疼痛应选用强阿片类药。（4）用药应个体化，剂量应根据患者需要由小到大，直至患者疼痛消失，不应对药量限制过严，导致用药不足，应注意患者的实际疗效。故正确答案为 A。

四、多项选择题

1. ABCDE　本题考查对药品镇静和催眠作用的理解。镇静与催眠是中枢神经系统的两种不同抑制程度。**由小剂量或作用弱引起镇静效果的药品称为镇静药；由中等剂量或作用强而短，给药后起到催眠作用的药品称为催眠药**。然而有些药品却在小剂量时起镇静作用，中剂量时起催眠作用，而大剂量时则起麻醉作用，有些药品还具有抗惊厥作用。中枢镇静催眠药包括苯二氮䓬类、巴比妥类、醛类、环吡咯酮类及其他非苯二氮䓬类和褪黑素类。故正确答案为 ABCDE。

2. ABCDE　本题考查镇静与催眠药的分类。中枢镇静催眠药包括苯二氮䓬类、巴比妥类、醛类、环吡咯酮类及其他非苯二氮䓬类和褪黑素类。故正确答案为 ABCDE。

3. ABCDE　本题考查苯二氮䓬类药物的禁忌证。对苯二氮䓬类药物过敏者、妊娠期妇女、新生儿禁用苯二氮䓬类药。呼吸抑制、显著的神经肌肉呼吸无力、严重肝损害者禁用硝西泮、氟西泮。故正确答案为 ABCDE。

4. ABCDE　本题考查抗癫痫药的药理作用与作用机制。目前对于抗癫痫药的作用机制尚未完全了解，有些 AEDs 是单一作用机制，而有些 AEDs 可能是多重作用机制，现有抗癫痫药的作用机制包括钠通道阻滞、γ-氨基丁酸调节、钙通道阻滞、影响谷氨酸受体、促进氯离子内流。故正确答案为 ABCDE。

5. ABCD　本题考查抗抑郁药的临床用药评价。（1）**用药宜个体化**：抗抑郁药的应用因人而异，须全面考虑患者症状特点、年龄、躯体状况、药物的耐受性、有无合并症，予以个体化合理用药。使用抗抑郁药时，应从小剂量开始，逐增剂量，尽可能采用最小有效量，使不良反应减至最少，以提高服药依从性。当小剂量疗效不佳时，可根据不良反应和患者对药物的耐受情况，逐渐增至足量（有效剂量上限）。治疗期间应密切观察病情变化和不良反应，倘若患者的经济条件允许，最好使用每日服用 1 次、不良反应轻微、起效较快的新型抗抑郁药，如 5－HT 再摄取抑制剂类的氟西汀、帕罗西汀、舍曲林等，5－HT 及 NE 再摄取抑制剂类的文拉法辛，NE 能及特异性 5－HT 能抗抑郁药类的米氮平等。（2）**切忌频繁换药**：抗抑郁药起效缓慢，大多数药物起效时间需要一定的时间，需要足够长的疗程，**一般 4~6 周方显效**，即便是起效较快的抗抑郁药如米氮平和文拉法辛，也需要 1 周左右的时间，因此要有足够的耐心，切忌频繁换药。只有在足量、足疗程使用某种抗抑郁药仍无效时，方可考虑换用同类另一种或作用机制不同的另一类药。（3）**换用抗抑郁药时要谨慎换用不同种类的抗抑郁药时，应该停留一定的时间**，以利于药物的清除，防止药物相互作用。氟西汀需停药 5 周才能换用单胺氧化酶抑制剂，其他 5－HT 再摄取抑制剂需 2 周。单胺氧化酶抑制剂在停用 2 周后才能换用 5－HT 再摄取抑制剂。选择性 5－HT 再摄取抑制剂建议在停止治疗前逐渐减量。**选择性 5－HT 再摄取抑制剂与单胺氧化酶抑制剂合用可引起 5－HT 综合征**，表现为不安、肌阵挛、腱反射亢进、多汗、震颤、腹泻、高热、抽搐和精神错乱，严重者可致死。故正确答案为 ABCD。

6. ACD 本题考查抗癫痫药的作用特点。苯妥英钠、卡马西平、苯巴比妥均为较常见的肝药酶诱导剂。故正确答案为 ACD。

7. ABCDE 本题考查抗癫痫药的药物相互作用。（1）苯妥英钠与糖皮质激素、含雌激素的口服避孕药、促皮质激素、环孢素、左旋多巴等合用时，因为苯妥英钠可诱导肝药酶，加速上述药物代谢，降低上述药物的疗效。（2）与香豆素类抗凝血药、氯霉素、异烟肼等药合用，使苯妥英钠的血浆药物浓度增高，从而增强疗效或引起不良反应。（3）苯妥英钠与卡马西平合用，可通过肝药酶诱导而降低卡马西平的血浆药物浓度。（4）苯妥英钠与大量抗精神病药或三环类抗抑郁药合用可能会诱发癫痫发作。故正确答案为 ABCDE。

8. BCDE 本题考查三环类抗抑郁药的不良反应。三环类抗抑郁药常见不良反应有常见口干、出汗、便秘、尿潴留、排尿困难、视物模糊、眼内压升高、心动过速、心律失常、溢乳、嗜睡、体重增加、心电图

异常、性功能障碍等。故正确答案为 BCDE。

9. CDE 本题考查多奈哌齐的不良反应。**多奈哌齐常见幻觉、易激惹、攻击行为、昏厥、失眠、肌肉痉挛、尿失禁、疼痛**；少见癫痫、心动过缓、胃肠道出血、胃和十二指肠溃疡、血肌酸激酶浓度的轻微增高；罕见锥体外系症状、房室传导阻滞、潜在的膀胱流出道梗阻。故正确答案为 CDE。

10. ABCDE 本题考查尼麦角林的作用特点。**尼麦角林主要用于急、慢性脑血管疾病和代谢性脑供血不足，如脑动脉硬化、脑血栓形成、脑栓塞、短暂性脑缺血发作。也用于动脉高血压、脑卒中后偏瘫患者的辅助治疗**，可改善脑梗死后遗症引起的感觉迟钝、注意力不集中、记忆力衰退、意念缺乏、忧郁、烦躁不安等。因扩张血管作用明显，临床**也用于急、慢性周围血管障碍**，如肢体血管闭塞性疾病、雷诺综合征及其他末梢循环不良症状。**也适用于血管性痴呆**，尤其在早期治疗时对认知、记忆等有改善，并能减轻疾病严重程度。**还可用于老年性耳聋、视网膜疾病等**。故正确答案为 ABCDE。

11. ABCDE 本题考查抗抑郁药的药物相互作用。单胺氧化酶抑制剂与三环类抗抑郁药（氯米帕明）、四环类抗抑郁药（马普替林）、选择性 5－羟色胺再摄取抑制剂（氟西汀）、阿片类镇痛药（吗啡）及去甲肾上腺素能及特异性 5－HT 能抗抑郁药（米氮平）等药物均可发生严重的甚至致死的不良反应。故正确答案为 ABCDE。

12. ABDE 本题考查阿片类药物的作用特点。阿片类镇痛药的药动学参数差别较大，随用量大小、给药途径不同、注射快慢和肝肾功能状况而改变。阿片类镇痛药须从血液透过生物膜进入中枢神经受体发挥止痛作用。止痛效应与药物剂量、强度相关外，还取决于药物分子量、离子化程度、脂溶性和蛋白结合力。**脂溶性高、分子量小的药物有较高的生物膜渗透性**。非离子化药物的脂溶性比离子化药物的脂溶性高，故非离子化药物的比率越高，进入中枢神经系统的药物越多，起效越快。故正确答案为 ABDE。

13. ABCD 本题考查阿片类药物的典型不良反应。**阿片类药物治疗期间常出现的不良反应有便秘、恶心、呕吐、镇静、精神运动功能受损及尿潴留**；此外还要监测患者有无呼吸抑制、支气管痉挛；少见瞳孔缩小、黄视；罕见视觉异常或复视。还应留心患者的呼吸系统、肾或肝功能障碍，睡眠呼吸暂停或精神疾病。**本类药物有成瘾性**，对于晚期中、重度癌痛患者，如治疗适当，少见耐受性或依赖性。故正确答案为 ABCD。

14. ABE 本题考查左旋多巴的作用特点。左旋多巴为体内合成去甲肾上腺素、多巴胺（DA）等的前体，其**本身并无药理活性**，可通过血 – 脑脊液屏障，在脑内经多巴脱羧酶脱羧形成多巴胺后发挥药理作用。但因多巴脱羧酶在体内分布甚广，故本药**大多在脑外脱羧成多巴胺**，仅少部分（约1%）进入脑内。在脑内形成的多巴胺**刺激突触后多巴胺受体**，使随意神经冲动得以传导至下一个神经元，可改善帕金森病的症状。治疗帕金森病时，**对轻中度患者的疗效较好**，重度或老年人则较差。故正确答案为ABE。

15. ABCDE 本题考查抗帕金森药的不良反应、药物相互作用及临床应用注意。（1）左旋多巴的不良反应主要由于用药时间较长、外周产生的多巴胺过多引起。（2）苯海索与金刚烷胺、抗胆碱药、单胺氧化酶抑制药帕吉林及丙卡巴肼合用时，可加强抗胆碱作用，并可发生麻痹性肠梗阻。（3）苯海索严重不良反应主要是停药后可出现戒断症状，包括焦虑、心动过速、直立性低血压、因睡眠质量差而导致的颓废，还可发生锥体外系综合征及一过性精神症状恶化。（4）老年人长期应用易促发青光眼。（5）恩他卡朋在胃肠道能与铁形成螯合物，本药和铁制剂的服药间隔至少应为2~3小时。故正确答案为ABCDE。

16. BDE 本题考查抗精神病药的分类。目前临床应用的抗精神病药物主要分为两代，第一代抗精神病药物（氯丙嗪、氟哌啶醇、奋乃静）指主要作用于中枢 D_2 受体的抗精神病药物，**第二代抗精神病药物包括氯氮平、利培酮、奥氮平、喹硫平、齐拉西酮和阿立哌唑等**。故正确答案为BDE。

17. BCDE 本题考查抗精神病药的药理作用与作用机制。第二代抗精神病药与吩噻嗪类等药物相比，它们具有较高的 5 – 羟色胺 2（5 – HT$_2$）受体阻断作用，称多巴胺 – 5 – 羟色胺受体阻断剂（SGAs），对中脑边缘系统的作用比对纹状体系统的作用更具有选择性，特征是阻断 5 – HT$_2$A 受体＞阻断多巴胺 D_2 受体。第二代抗精神病药物对精神分裂症多维症状具有广谱疗效；且较少发生第一代抗精神病药物常见的锥体外系反应（EPS）和泌乳素水平升高，提高了患者的依从性，促使患者回归社会。故正确答案为BCDE。

18. ABCDE 本题考查碳酸锂的临床应用注意。（1）**妊娠期妇女禁用；使用本品应停止哺乳。**（2）**应对血锂浓度进行监测**，帮助调节治疗量及维持量，及时发现急性中毒。（3）服本品患者需注意体液大量丢失，如持续呕吐、腹泻、大量出汗等情况易引起锂中毒。（4）服本品期间**不可用低盐饮食**。（5）长期服药者应**定期检查肾功能和甲状腺功能**。（6）与抗利尿药合用时，易出现锂中毒；与血管紧张素转化酶抑制剂合用时可引起锂中毒，应减少本药的剂量，并监测锂的血药浓度；吲哚美辛和富马酸比索洛尔可显著增加锂剂的血药浓度；与肌松药合用时，肌松作用增强，时效延长；与氯丙嗪合用可使氯丙嗪的血药浓度；与吩噻嗪类药物合用，后者的胃肠道不良反应会影响对锂中毒先兆的观察；本药可使去甲肾上腺素的升压作用减弱；碘化物与本药合用，可促使甲状腺功能低下。（7）常见不良反应包括口干、烦渴、多饮、多尿、便秘、腹泻、恶心、呕吐、上腹痛。不良反应加重可能是中毒的先兆，应密切观察。（8）禁用于肾功能不全者、严重心脏疾病患者。（9）慎用于脑器质性疾病、严重躯体疾病和低钠血症患者。故正确答案为ABCDE。

第二章　解热、镇痛、抗炎、抗风湿药及抗痛风药

一、最佳选择题

1. E 本题考查非甾体抗炎药的分类及代表药物。解热、镇痛、抗炎药分为非选择性 COX 抑制剂及选择性 COX – 2 抑制剂（塞来昔布、依托考昔、帕瑞昔布、尼美舒利、洛索洛芬）。非选择性 COX 抑制剂可分为水杨酸类（阿司匹林、贝诺酯、赖氨匹林），乙酰苯胺类（对乙酰氨基酚、丙帕他莫），芳基乙酸类（吲哚美辛、双氯芬酸），芳基丙酸类（布洛芬、萘普生、氟比洛芬），1, 2 – 苯并噻嗪类（吡罗昔康），吡唑酮类（保泰松）、非酸性类（萘丁美酮）。故正确答案为 E。

2. A 本题考查 NSAID 的禁忌证。大部分 NSAID 可透过胎盘屏障，并由乳汁中分泌，对胎儿或新生儿产生严重影响，因此禁用于妊娠及哺乳期妇女。其中，**12 岁以下儿童禁用尼美舒利**。故正确答案为 A。

3. E 本题考查非甾体抗炎药的药物相互作用。（1）NSAID 与 ACEI（卡托普利、依那普利、贝那普利），血管紧张素 II 受体阻断剂（缬沙坦）合用会降

低 ACEI 和血管紧张素 Ⅱ 受体阻断剂的抗高血压效果，导致部分疗效丧失（由于前列腺素的血管舒张作用被抑制）。（2）NSAID 与 β 受体阻断剂（美托洛尔）合用，由于前列腺素的血管舒张作用被抑制，使后者的抗高血压作用会降低。故正确答案为 E。

4. B 本题考查对乙酰氨基酚的临床应用注意。根据我国现有资料，推荐对乙酰氨基酚每日最大用量应不超过 2.0g。故正确答案为 B。

5. B 本题考查 NSAID 的用药监护。**非选择性 COX 抑制剂以胃肠道不良反应最为常见**，当 NSAID 类在抗炎镇痛（即抑制 COX-2）所需剂量大于抑制 COX-1 时，则出现严重胃肠道不良反应。症状包括胃及十二指肠溃疡和出血、胃出血、胃穿孔等。故正确答案为 B。

6. B 本题考查布洛芬的用法用量。成人口服，解热镇痛，缓释剂型一次 0.3g，一日 2 次（早晚各一次）。普通片剂，一次 0.2g，若持续疼痛或发热，可间隔 4~6 小时重复用药一次，24 小时不超过 4 次。故正确答案为 B。

7. E 本题考查塞来昔布的不良反应。**塞来昔布有类磺胺药结构**，可发生类磺胺过敏反应，常见皮疹、瘙痒、荨麻疹，严重者出现史蒂文斯-约翰逊综合征、中毒性表皮坏死松解症、剥脱性皮炎，对磺胺药有过敏史者宜慎用。故正确答案为 E。

8. B 本题考查非甾体抗炎药的作用特点。非甾体抗炎药（NSAID），是一类具有解热、镇痛、抗炎、抗风湿作用而非类固醇结构的药物，**没有解痉的作用**。故正确答案为 B。

9. B 本题考查 NSAID 镇痛抗炎的作用机制。**NSAID 主要通过抑制炎症细胞的花生四烯酸代谢过程中的环氧酶（COX）**，减少炎症介质，从而抑制前列腺素和血栓素的合成。在炎症部位前列腺素（PG）具有的血管扩张作用促使局部组织充血肿胀，前列腺素 E 又可增强该处受损组织痛觉的敏感度，构成炎症部位肿痛炎症症状。当 COX 被 NSAID 抑制后，各类前列腺素的合成减少，临床肿痛症状得以改善。故正确答案为 B。

10. E 本题考查抗风湿药的分类。生物制剂抗风湿药包括融合蛋白类（依那西普）和单克隆抗体（阿达木单抗、英夫利西单抗），其余选项属于慢作用抗风湿药（SAARD）。故正确答案为 E。

11. C 本题考查 NSAID 解热的作用机制。NSAID 的解热作用可能通过作用于下视丘体温调节中枢，通过抑制中枢前列腺素的合成，引起外周血管扩张，皮肤血流增加，出汗，使散热增加而起解热作用。这类药物只能使发热者的体温下降，而对正常体温没有影响。故正确答案为 C。

12. C 本题考查非甾体抗炎药的分类及代表药物。故正确答案为 C。

13. C 甲氨蝶呤（MTX）能抑制细胞内二氢叶酸还原酶，使嘌呤合成受抑，同时具有抗炎作用。

14. A 本题考查选择性 COX-2 抑制剂的典型不良反应。**选择性 COX-2 抑制剂抑制血管内皮的前列腺素生成**，使血管内的前列腺素和血小板中的血栓素动态平衡失调，导致血栓素升高促进血栓形成，因而存在心血管不良反应风险。如塞来昔布就较容易发生心血管事件的不良反应。故正确答案为 A。

15. A 本题考查非甾体抗炎药的禁忌证。对非甾体抗炎药过敏者禁用本类药物。重度肝损伤患者禁用塞来昔布。血友病或血小板减少症患者禁用阿司匹林、癫痫、帕金森病及精神疾病患者使用吲哚美辛可加重病情，肛门炎者禁止直肠给予双氯芬酸和吲哚美辛，有心肌梗死病史或脑卒中病史者禁用塞来昔布。故正确答案为 A。

16. E 本题考查 NSAID 药理作用与作用机制。目前发现环氧酶有两种 COX-1 和 COX-2 同工酶，前者为结构型，主要存在于血管、胃、肾等组织中，**参与血管舒缩、血小板聚集、胃黏膜血流、胃黏液分泌及肾功能等的调节，其功能与保护胃肠黏膜、调节血小板聚集、调节外周血管的阻力和调节肾血流量分布有关**。后者为诱导型，各种损伤性化学、物理和生物因子激活磷脂酶 A_2 水解细胞膜磷脂，生成花生四烯酸，后者经 COX-2 催化加氧生成前列腺素。故正确答案为 E。

17. A 本题考查 NSAID 的药理作用与作用机制。非选择性 COX 抑制剂会同时抑制 COX-1 和 COX-2，**受到抑制后失去 COX-1 的保护**，人体凝血功能、胃黏膜、肾组织等都会受到影响，这也是 NSAID 类药物不良反应发生的原理，以及研发选择性 COX-2 抑制剂如塞来昔布的原因。故正确答案为 A。

18. D 本题考查 NSAID 的作用特点。大多数的 NSAID 具有抗炎作用，但**对乙酰氨基酚则几乎没有抗炎作用**。故正确答案为 D。

19. B 别嘌醇可致超敏反应综合征（AHS），建议应用前做基因（HLA-B*5801）筛查。

20. B 本题考查 NSAID 的药理作用与作用机制。在炎症部位 PG 具有的血管扩张作用促使局部组织充血肿胀，**前列腺素 E（PEG）**又可增强该处受损组织痛觉的敏感度，**构成炎症部位肿痛炎症症状**。前列腺素提高痛觉感受器对致痛物质的敏感性，对炎性疼痛起放大作用。同时 PGE1、PGE2 和 PGF2α 是致痛物质，引起疼痛。当 COX 被 NSAID 抑制后，各类前列腺素的合成减少，临床肿痛症状得以改善。故正确答案为 B。

21. D 本题考查抗痛风药的药理作用与作用机制。**别嘌醇是常用的抑制尿酸生成药**。其抗痛风的作用机制是：（1）抑制黄嘌呤氧化酶，阻止次黄嘌呤和黄嘌呤代谢为尿酸，从而减少尿酸的生成，降低血尿酸和尿尿酸含量。（2）防止尿酸形成结晶并沉积在关节及其他组织内，有助于痛风患者组织内尿酸结晶重新溶解。故正确答案为 D。

22. C 本题考查抗痛风药的药理作用与作用机制。碳酸氢钠可以碱化尿液，尿液呈碱性有利于排酸。故正确答案为 C。

23. D 本题考查抗痛风药秋水仙碱的典型不良反应。**秋水仙碱常见尿道刺激症状，如尿频、尿急、尿痛、血尿，严重者可致死**。晚期中毒症状有血尿、少尿、肾衰竭，长期应用可引起骨髓造血功能抑制，如粒细胞和血小板计数减少、再生障碍性贫血等。故正确答案为 D。

24. E 本题考查别嘌醇的临床应用注意。抑酸药别嘌醇本身不能控制痛风性关节炎的急性炎症症状，不能作为抗炎药使用。因为**别嘌醇促使尿酸结晶重新溶解时可再次诱发并加重关节炎急性期症状**。别嘌醇必须在痛风性关节炎的急性炎症症状消失后（一般在发作后两周左右）方开始应用。服药期间应多饮水，并使尿液呈中性或碱性以利尿酸排泄。故正确答案为 E。

25. D 本题考查抗痛风药的药物相互作用。丙磺舒可抑制肾小管对吲哚美辛、萘普生及氨苯砜的排出，使后三者的血浆药物浓度增高而毒性增加。故正确答案为 D。

26. B 本题考查抗痛风药物的药物选择。**痛风性关节炎急性发作期禁用抑酸药**。其中最常用的抑制尿酸合成的药物是别嘌醇，其本身无抗白细胞趋化、抗炎或镇痛作用，在急性期应用无直接疗效，且使组织中尿酸结晶减少和血尿酸水平下降速度过快，促使关节痛风石表面溶解，形成不溶性结晶而加重炎症，引起痛风性关节炎急性发作。故正确答案为 B。

27. B 本题考查抗痛风药的禁忌证。抗痛风药的禁忌证为：①妊娠期及哺乳期妇女、过敏者禁用；②骨髓增生低下及肝肾功能中重度不全者禁用秋水仙碱；③肾功能不全者，伴有肿瘤的高尿酸血症者，使用细胞毒的抗肿瘤药、放射治疗患者及 2 岁以下儿童禁用丙磺舒；④痛风性关节炎急性发作期，**有中、重度肾功能不全或肾结石者禁用苯溴马隆**。苯溴马隆为促进尿酸排泄药，此类药可抑制近端肾小管对尿酸盐的重吸收，使尿酸排出增加，从而降低血尿酸浓度，减少尿酸沉积，但升高尿尿酸水平而易导致肾结石。故正确答案为 B。

28. C 本题考查选择性 COX – 2 抑制剂的不良反应。塞来昔布为选择性 COX – 2 抑制剂，抑制血管内皮的前列腺素生成，使血管内的前列腺素和血小板中的血栓素动态平衡失调，导致血栓素升高，促进血栓形成，因而存在心血管不良反应风险。**长期使用塞来昔布可能增加严重心血管血栓性不良事件、心肌梗死和卒中的风险**，其风险可能是致命的。故正确答案为 C。

29. B 本题考查对乙酰氨基酚片剂的用法用量。**口服对乙酰氨基酚，若持续发热或疼痛，可间隔 8 小时重复用药一次，24 小时内不得超过 3 次**。需要注意的是，对乙酰氨基酚口服混悬液（如泰诺林）治疗持续发热或疼痛，可间隔 4 ~ 6 小时重复用药 1 次，24 小时不超过 4 次。故正确答案为 B。

二、配伍选择题

[1 ~ 4] ACDB 本题考查 NSAID 代表药物的适应证。（1）依托考昔用于治疗骨关节炎急性期和慢性期的症状和体征、急性痛风性关节炎、原发性痛经。（2）对乙酰氨基酚用于普通感冒或流行性感冒引起的发热，也用于缓解轻至中度疼痛如头痛、关节痛、偏头痛、牙痛、肌肉痛、神经痛、痛经。（3）吲哚美辛用于关节炎，可缓解疼痛和肿胀；软组织损伤和炎症；解热；其他：偏头痛、痛经、手术后痛、创伤后痛等。（4）布洛芬的具有抗炎、镇痛、解热作用，适用于治疗风湿性关节炎、类风湿关节炎、骨关节炎、强直性脊柱炎和神经炎等。故正确答案为 ACDB。

[5 ~ 8] ABEC 本题考查 NSAID 代表药物的适应证。（1）双氯芬酸用于各种急、慢性关节炎和软组织风湿所致的疼痛以及创伤后、术后的疼痛、牙痛、头痛等，对成年人及儿童的发热有解热作用，双氯芬酸钾起效迅速可用于痛经及拔牙后止痛。（2）美洛昔康适用于类风湿关节炎的症状治疗、疼痛性骨关节炎（关节病、退行性骨关节病）的症状治疗。（3）尼美舒利可用于慢性关节炎症（如类风湿关节炎和骨关节炎等）；手术和急性创伤后的疼痛和炎症；耳鼻咽部

炎症引起的疼痛；痛经；上呼吸道感染引起的发热等症状的治疗。（4）塞来昔布用于缓解骨关节炎的症状和体征；用于缓解成人类风湿关节炎的症状和体征；用于治疗成人急性疼痛；用于缓解强直性脊柱炎的症状和体征。故正确答案为 ABEC。

[9～11] CBA 本题考查非甾体抗炎药的典型不良反应。（1）胃壁 COX-1 产生的各类前列腺素可促进胃壁血流、分泌黏液和碳酸氢盐以中和胃酸，保护胃黏膜不受损伤及维持胃正常功能。当 NSAID 在抗炎镇痛（即抑制 COX-2）所需剂量大于抑制 COX-1 时，则出现严重胃肠道不良反应，症状包括胃十二指肠溃疡及出血、胃出血、胃穿孔等。（2）肾组织内同时具有 COX-1 和 COX-2，它们共同维护肾小球和肾小管的生理功能，因此某些 NSAID 有下肢浮肿、血压升高、电解质紊乱等不良反应，在有潜在性肾病变者甚至可引起一过性肾功能不全。（3）选择性 COX-2 抑制剂虽可避免胃肠道的损害，但选择性 COX-2 抑制剂抑制血管内皮的前列腺素生成，使血管内的前列腺素和血小板中的血栓素动态平衡失调，导致血栓素升高，促进血栓形成，因而存在心血管不良反应风险。需要补充的是，对乙酰氨基酚大部分在肝脏代谢，但中间代谢产物对肝脏有毒副作用。故正确答案为 CBA。

[12～15] ABCC 本题考查 NSAID 的禁忌证。对非甾体抗炎药过敏者禁用本类药物。本类药物对磺胺类药过敏者禁用安乃近。大部分 NSAID 可透过胎盘屏障，并由乳汁中分泌，对胎儿或新生儿产生严重影响。因此禁用于妊娠期及哺乳期妇女，12 岁以下儿童禁用尼美舒利。重度肝损患者禁用塞来昔布。**血友病或血小板减少症患者禁用阿司匹林，癫痫、帕金森病及精神疾病患者使用吲哚美辛可加重病情，肛门炎者禁止直肠给予双氯芬酸和吲哚美辛，有心肌梗死病史或脑卒中病史者禁用塞来昔布。**故正确答案为 ABCC。

[16～18] BAD 本题考查 NSAID 主要药物与其他药物相互作用时出现的典型不良反应。其中，**阿司匹林与其他 NSAID 合用时疗效并不增强，但可降低其他 NSAID 的生物利用度，**胃肠道副作用包括溃疡、出血等风险增加，血小板聚集抑制作用增强，还可增加其他部位出血的风险；**对乙酰氨基酚长期大量与阿司匹林、水杨酸制剂或其他 NSAID 合用时，可明显增加肾毒性，**包括肾乳头坏死、肾癌及膀胱癌等；除塞来昔布、萘丁美酮外，NSAID 与肝素、香豆素等抗凝血药或抗血小板药合用可增加出血风险。故正确答案为 BAD。

[19～21] BDE 本题考查非甾体抗炎药主要代表药物的适应证及注意事项。（1）**吲哚美辛对造血系统有抑制作用，**再生障碍性贫血、粒细胞减少等患者慎用。（2）双氯芬酸用于各种急、慢性关节炎和软组织风湿所致的疼痛，以及创伤后、术后的疼痛和牙痛、头痛等。对成年人及儿童的发热有解热作用。**双氯芬酸钾起效迅速，可用于痛经及拔牙后止痛。**（3）**美洛昔康对 COX-2 比对 COX-1 的抑制作用强，有一定的选择性，出现胃肠道溃疡及出血风险略低于其他传统非甾体抗炎药。**故正确答案为 BDE。

[22～26] DDBAC 本题考查 NSAID 代表药物的用法用量。（1）成人口服吲哚美辛用于抗风湿，一日最大剂量为 150mg。（2）成人口服双氯芬酸缓释胶囊用于关节炎，一日最大剂量为 150mg。（3）尼美舒利口服最大单次剂量不超过是 100mg。（4）依托考昔用于骨关节炎治疗，最大推荐剂量为一日不超过 60mg。依托考昔急性痛风性关节炎急性发作期和原发性痛经，最大推荐剂量为一日不超过 120mg。故正确答案为 DDBAC。

[27～30] DABC 本题考查 NSAID 代表药物的用法用量。（1）15 岁以下儿童直肠使用美洛昔康每日 7.5mg，睡前塞入肛门。（2）布洛芬的小儿常用量是一次口服 5～10mg/kg。双氯芬酸的儿童常用量为一日 0.5～2mg/kg。（3）双氯芬酸的儿童一日最大剂量为 3mg/kg。故正确答案为 DABC。

[31～35] ABCDE 本题考查抗风湿药的药理作用与作用机制。（1）甲氨蝶呤（MTX）：本药抑制细胞内二氢叶酸还原酶，使嘌呤合成受抑，同时具抗炎作用。（2）柳氮磺吡啶：为磺胺类抗菌药。属口服不易吸收的磺胺药，吸收部分在肠微生物作用下分解成 5-氨基水杨酸和磺胺吡啶，从而抑制前列腺素的合成及其他炎症介质白三烯的合成从而发挥抗炎抗风湿的作用。（3）来氟米特：主要抑制合成嘧啶的二氢乳清酸脱氢酶，使活化淋巴细胞的生长受抑。（4）金制剂：含金的口服抗风湿药，能减少类风湿因子及其抗体形成，抑制前列腺素合成和溶菌酶的释放，并有与免疫球蛋白补体结合的作用，阻断关节炎的发展。与非甾体药合用，可提高治愈率用于成人类风湿关节炎的治疗。有抗炎作用，起效慢。（5）双醋瑞因：为骨关节炎 IL-1 的重要抑制剂。经细胞实验及动物实验证实：本品可诱导软骨生成，具有止痛、抗炎及退热作用；不抑制前列腺素合成；对骨关节炎有延缓疾病进程的作用。故正确答案为 ABCDE。

[36～37] CB 本题考查来氟米特的用法用量。

由于来氟米特半衰期较长，建议间隔24小时给药。为了快速达到稳态血药浓度，参照国外临床试验资料并结合Ⅰ期临床试验结果，建议开始治疗的最初三日给予负荷剂量一日50mg，之后根据病情给予维持剂量一日10mg或20mg。故正确答案为CB。

[38~40] BAC 本题考查抗痛风药的药理作用与作用机制。抗痛风药分为抑制粒细胞浸润炎症反应药、促进尿酸排泄药、抑制尿酸生成药等：（1）抑制粒细胞浸润炎症反应药（秋水仙碱）。（2）抑制尿酸生成药（别嘌醇）。（3）促进尿酸排泄药（丙磺舒）。故正确答案为BAC。

[41~43] ADB 本题考查抗风湿药的适应证。（1）双醋瑞因用于治疗退行性关节疾病（骨关节炎及相关疾病）。（2）来氟米特适用于成人类风湿关节炎，有改善病情作用。也用于狼疮性肾炎。（3）金诺芬主要用于活动性类风湿关节炎、亦用于对非甾体类抗炎药效果不显或无法耐受患者，可延缓类风湿关节炎病变发展，改善症状，耐受好。其余两个选项为：（4）布洛芬适用于治疗风湿性关节炎、类风湿关节炎、骨关节炎、强直性脊柱炎和神经炎等。（5）柳氮磺吡啶（也属于本章的抗风湿药，适应证描述见第四章）适用于溃疡性结肠炎、克罗恩病、类风湿关节炎、脊柱关节病、强直性脊柱炎、反应性关节炎、银屑病关节炎、儿童慢性关节炎、其他风湿病等。故正确答案为ADB。

三、综合分析选择题

1. B 本题考查非甾体抗炎药的禁忌证。双氯芬酸钠为芳基乙酸类NSAID，消化性溃疡患者应用可加重溃疡性出血症状，因此禁用双氯芬酸。故正确答案为B。

2. B 本题考查昔布类药的注意事项。昔布类药有类磺胺药结构，易致药热、药疹、瘀斑、猩红热样疹、荨麻疹或巨疱型皮炎或产生剥脱性皮炎而致死，对磺胺药有过敏史者宜慎用。NSAID均具有潜在的心血管不良事件风险，昔布类药所致心脏的不良反应大于其他类NSAID，长期服用可引起血压升高、水钠潴留、水肿等。同时**长期应用NSAID者应定期监测肝、肾功能，肝、肾功能不全者应慎用或禁用**。故正确答案为B。

3. E 本题考查抗痛风药的临床应用注意。用秋水仙碱治疗急性痛风，每一个疗程应停药3日，以免发生蓄积中毒，尽量避免静脉注射或长期给药。即使痛风发作期也不要静脉注射与口服并用。痛风性关

炎症状控制后可继续减量、短程与降血尿酸药联用以防痛风复发（因为长期服用秋水仙碱可引起肌炎和周围神经病变，后者往往不易恢复。目前不主张将秋水仙碱作为长期预防痛风性关节炎发作的药物）。患者现处于慢性缓解期，应逐渐停用秋水仙碱，防止蓄积毒性，且应长期应用（乃至终身）抑制尿酸合成药物别嘌呤，并用促进尿酸排泄药苯溴马隆。故正确答案为E。

4. E 本题考查抗痛风药代表药物苯溴马隆的临床应用注意。（1）妊娠期、哺乳期妇女禁用。（2）急性痛风发作结束之前，不要用药。为了避免在治疗初期痛风急性发作，建议在给药最初几天合用秋水仙碱或抗炎药。（3）治疗期间需大量饮水以增加尿量（治疗初期，每日饮水量不得少于1.5~2升），定期测量尿液的酸碱度，为促使尿液碱化，可酌情给予碳酸氢钠，并注意酸碱平衡。高尿酸血症和尿酸血症的患者尿液的pH应调节在6.2~6.8之间。长期用药时，还应定期检查肝功能。故正确答案为E。

四、多项选择题

1. ACD 本题考查NSAID的分类及代表药物。NSAID分为非选择性COX抑制剂及选择性COX-2抑制剂（塞来昔布、依托考昔、帕瑞昔布、尼美舒利、洛索洛芬、美洛昔康）。非选择性COX抑制剂可分为水杨酸类（阿司匹林、贝诺酯、赖氨匹林），乙酰苯胺类（对乙酰氨基酚、丙帕他莫），芳基乙酸类（吲哚美辛、双氯芬酸），芳基丙酸类（布洛芬、萘普生、氟比洛芬），1,2-苯并噻嗪类（吡罗昔康），吡唑酮类（保泰松），非酸性类（萘丁美酮）。故正确答案为ACD。

2. ABCDE 本题考查NSAID的药理作用与作用机制。COX-1同工酶为结构型，主要存在于血管、胃、肾等组织中，**参与血管舒缩、血小板聚集、胃黏膜血流、胃黏液分泌及肾功能等的调节**，其功能与保护胃肠黏膜、调节血小板聚集、调节外周血管的阻力和调节肾血流量分布有关。故正确答案为ABCDE。

3. ACD 本题考查NSAID特殊人群用药。①发现消化性溃疡、出血、肾损害等应及时停药，并积极治疗并发症。定期复查血常规、大便潜血及肾功能。②既往有消化性溃疡、高血压、心功能不全、脱水病情或应用利尿剂、皮质激素、氨基糖苷类药物的患者，在平衡风险与获益后，慎用NSAID，并密切观察病情变化。③老年人（>70岁）慎用NSAID，退热一般应从小剂量开始，以免因出汗过多，体温骤降而

虚脱。抗炎、抗风湿宜选用半衰期短的 NSAID。④服用本品期间不得饮酒或含有酒精的饮料。⑤痛风、肝肾功能减退、心功能不全、鼻出血、月经过多以及有溶血性贫血史的患者慎用。⑥**儿童常用退热药为对乙酰氨基酚、布洛芬**，两种药物对于儿童发热较为安全有效。**2 个月以上婴幼儿可使用对乙酰氨基酚，6 个月以上婴幼儿可使用布洛芬**。故正确答案为 ACD。

4. ACE 本题考查 NSAID 的作用特点。NSAID 的镇痛机制是：（1）抑制前列腺素的合成。（2）抑制淋巴细胞活性和活化的 T 淋巴细胞的分化，减少对传入神经末梢的刺激。（3）直接作用于伤害性感受器，阻止致痛物质的形成和释放。故正确答案为 ACE。

5. AB 本题考查 NSAID 的药物相互作用。NSAID 类药除塞来昔布、萘丁美酮外与肝素、香豆素等抗凝血药或抗血小板药合用可增加出血风险。故正确答案为 AB。

6. ABCD 本题考查 NSAID 的药物相互作用。（1）NSAID 类药与利尿剂合用应补充足够的水分，在治疗开始前应监控肾功能，避免急性肾衰竭。（2）NSAID 类药与血管紧张素 II 受体阻断剂，对肾小球滤过有协同抑制作用，当肾功能受影响时症状加重。对于老年患者和或脱水患者，两者合用由于直接影响肾小球滤过可能引起急性肾衰竭，在治疗开始时应监测肾功能且定期给患者补水。（3）通过肾前列腺素介导的作用，NSAID 类药会增加环孢素的肾毒性，在合用期间要测定肾功能，对老年患者尤其需要仔细监测肾功能。（4）NSAID 类药与锂盐合用，可减少锂盐自尿排泄，增加锂盐血浆药物浓度，可能会达到产生毒性的浓度。此外，对乙酰氨基酚长期大量与阿司匹林、水杨酸制剂或其他 NSAID 类药合用时，可明显增加肾毒性，包括肾乳头坏死、肾癌及膀胱癌等。故正确答案为 ABCD。

7. ABCDE 本题考查抗风湿药的分类。常用的抗风湿药物包括类非甾体抗炎药，以及糖皮质激素，慢作用抗风湿药（SAARD）和生物制剂。其中，慢作用抗风湿药（SAARD）起效较慢，具有缓解和阻止关节炎和结缔组织病进展的作用，又名缓解病情抗风湿药（DMARD）。**常用慢作用抗风湿药如下。**（1）**甲氨蝶呤**（MTX）：本药抑制细胞内二氢叶酸还原酶，使嘌呤合成受抑，同时具抗炎作用。（2）**柳氮磺吡啶**：为磺胺类抗菌药。属口服不易吸收的磺胺药，吸收部分在肠微生物作用下分解成 5 - 氨基水杨酸和磺胺吡啶，从而抑制前列腺素的合成及其他炎症介质如白三烯的合成从而发挥抗炎抗风湿的作用。（3）**来氟米**

特：主要抑制合成嘧啶的二氢乳清酸脱氢酶，使活化淋巴细胞的生长受抑。（4）**羟氯喹和氯喹**：抗疟药本身具有抗炎、调节免疫等作用。（5）**金制剂**：含金的口服抗风湿药，能减少类风湿因子及其抗体形成，抑制前列腺素合成和溶菌酶的释放，并有与免疫球蛋白补体结合的作用，阻断关节炎的发展。与非甾体药合用，可提高治愈率用于成人类风湿关节炎的治疗。有抗炎作用，起效慢。（6）**双醋瑞因**：为骨关节炎 IL-1 的重要抑制剂。经细胞实验及动物实验证实：本品可诱导软骨生成，具有止痛，抗炎及退热作用；不抑制前列腺素合成；对骨关节炎有延缓疾病进程的作用。（7）**其他 SAARD**：还包括青霉胺、雷公藤总苷、硫唑嘌呤、环孢素等。故正确答案为 ABCDE。

8. ABC 本题考查金诺芬的临床应用注意。服用本药前应检查血、尿常规，血小板计数，肝、肾功能。前三项在服药后至少每月检查一次。故正确答案为 ABC。

9. ACE 本题考查抗痛风药的临床用药评价。急性痛风发作主要用秋水仙碱和 NSAID（本题中的布洛芬、双氯芬酸钠），慢性痛风发作主要用丙磺舒和别嘌醇等。故正确答案为 ACE。

10. ABC 本题考查抗痛风药的作用特点。抗痛风药根据其作用机制分为：（1）抑制粒细胞浸润，选择性抗急性痛风性关节炎药。（2）抑制尿酸生成药。（3）促进尿酸排泄药。故正确答案为 ABC。

11. ABDE 本题考查非布司他的临床注意事项。①由于非布司他同类药物（别嘌醇）可抑制黄嘌呤氧化酶，**非布司他与硫唑嘌呤或巯唑嘌呤同服会使巯唑嘌呤的血药浓度升高**，从而导致其骨髓抑制等不良反应增强。因此非布司他禁用于正在接受硫唑嘌呤或巯嘌呤治疗的患者。②由于为**降尿酸药物**，在痛风性关节炎（痛风发作）时使用本药可使血尿酸值降低，**加重痛风性关节炎**（痛风发作），故在使用本药前有痛风性关节炎的患者，在症状稳定前，不可使用本药。③在使用本药过程中发现痛风发作时，可不改变本药用量继续用药，亦可根据具体症状合用秋水仙碱、非甾体抗炎药、肾上腺皮质激素等。④患者在第一次使用非布司他之前应进行一次肝功检查（血清 ALT、AST、碱性磷酸酶和总胆红素），将此结果作为基线水平。如果发现功能异常（ALT 超过参考范围上限的 3 倍以上），应中止服药，并调查以确定与药物的因果关系。非布司他不应该重新用于这些肝功能检查异常并没有其他合理解释的患者。⑤若患者血清 ALT 超过参考范围 3 倍以上，并且其血清总胆红素超过参考范围的 2 倍以上，同时排除其他的病因，则该患者此时正处于严重的药物诱发性肝损害的危险之中，这些患者不应该再重新使用非布司他。⑥已有患者服用非布司他出现严重的皮肤反应和过敏反应的报告，包括

Stevens – Johnson 综合征和中毒性表皮坏死松解症（TEN）。如怀疑发生严重的皮肤反应，应终止使用。许多这样的患者曾在使用别嘌醇时报告过类似的皮肤反应，应慎重使用非布司他。

第三章　呼吸系统疾病用药

一、最佳选择题

1. D　本题考查祛痰药的分类及代表药物。祛痰药按作用机制分恶心性祛痰药、黏痰溶解剂、黏液稀释剂、刺激性祛痰药四类。（1）**恶心性祛痰药（氯化铵、愈创甘油醚）**：刺激胃黏膜，引起轻微的恶心，反射性引起支气管黏膜腺体分泌增加，降低痰液黏性，痰液得到稀释而易于咳出，适用于呼吸道感染引起的咳嗽、多痰。（2）**黏痰溶解剂（氨溴索、溴己新、乙酰半胱氨酸、桉柠蒎）**：氨溴索、溴己新、乙酰半胱氨酸从不同途径，分解痰液中的黏液成分如黏多糖和黏蛋白，使黏痰液化，痰液黏度降低而易于咳出。本类药物均适用于痰液黏稠不易咳出的患者。桉柠蒎由桃金娘科桉属和芸香科桔属及松科松属植物的提取物所组成，主要成分为桉油精、柠檬烯及 α – 蒎烯，与标准桃金娘油有效成分相似。（3）**黏液稀释剂(羧甲司坦)**：羧甲司坦具有 5 方面药理作用。①分裂黏蛋白、糖蛋白多肽链上的分子间的二硫键，使分子变小，降低痰液的黏度，并改变其组分和流变学特性，调节黏液分泌。②增加黏膜纤毛的转运，从而增加痰液排出。③改善呼吸道分泌细胞的功能，修复黏膜，促进气管分泌。④抑制支气管杯状细胞的增生。⑤对抗炎症和修复黏膜，增加抗感染药物向支气管黏膜和上皮组织的渗透，提高抗生素在气道的药物浓度，并抑制血浆的渗出。（4）刺激性祛痰药是一类挥发性药物，加入沸水中其蒸气可刺激呼吸道黏膜，增加腺体分泌，使痰液变稀而易于咳出。本类药物使用较麻烦，祛痰作用弱，基本上被其他祛痰药替代。故正确答案为 D。

2. B　本题考查镇咳药的作用特点。可待因镇咳作用约为吗啡的 1/4；喷托维林镇咳作用强度约为可待因的 1/3；福尔可定具有可待因相似的镇咳、镇痛作用；苯丙哌林镇咳作用较强，为可待因的 2～4 倍；右美沙芬镇咳强度与可待因相等或略强。总结一下，设可待因的镇咳强度为 1，以上药物的镇咳作用从弱到强排列为：**喷托维林（1/3）＜福尔可定（1）≈**

可待因（1）≈右美沙芬（1）＜苯丙哌林（2～4）≤吗啡（4）。因此，只有 B 项的排列顺序是正确的。故正确答案为 B。

3. D　本题考查祛痰药的作用特点。乙酰半胱氨酸具有较强的黏痰溶解作用，不仅能溶解白色黏痰，也能溶解脓性痰，雾化吸入祛痰效果显著优于氨溴索、溴己新、糜蛋白酶。故正确答案为 D。

4. E　本题考查镇咳药的分类及代表药物。镇咳药分为两大类：（1）中枢性镇咳药（选择性地抑制延髓咳嗽中枢而发挥镇咳作用的药物）包括可待因、双氢可待因、福尔可定、喷托维林、右美沙芬、氯哌司汀、普罗吗酯、左丙氧芬、布地酸钠、苯丙哌林、依普拉酮、二氧丙嗪。（2）外周性镇咳药（凡能通过抑制咳嗽反射弧中感受器、传入神经、传出神经中任何一个环节而发挥镇咳作用的药物）包括那可丁、苯佐那酯、左羟丙哌嗪。其中，苯丙哌林、依普拉酮兼有中枢性和外周性两种镇咳作用。故正确答案为 E。

5. B　本题考查中枢性镇咳药的典型不良反应。中枢性镇咳药重复使用可产生耐药性，久用有成瘾性，但常用量引起的依赖性比吗啡类药品弱。长期用药要预防可能引起的便秘。大剂量、连续用药时，一些患者可能出现兴奋、烦躁不安。**典型不良反应包括成瘾性、兴奋、幻想、惊厥、便秘、心率增快、情绪激动、耳鸣、口干、口咽喉部麻木感等**。故正确答案为 B。

6. E　本题考查中枢镇咳药的特殊人群用药和临床应用注意。（1）中枢性镇咳药通常可透过胎盘屏障，使胎儿成瘾，引起新生儿的戒断症状（啼哭、打喷嚏、打呵欠、腹泻、呕吐等），呼吸抑制，故妊娠期妇女禁用。（2）可待因系麻醉药品，具有成瘾性，采购、运输、储存、处方开具、使用等环节必须遵守麻醉药品相关理规定。（3）喷托维林禁用于 2 岁以下儿童。（4）胺碘酮可提高右美沙芬的血药浓度。（5）新生儿和儿童通常耐受福尔可定，一般不引起便秘和消化功能紊乱。故正确答案为 E。

7. D　本题考查乙酰半胱氨酸的药理作用特点。乙酰半胱氨酸为黏痰溶解剂的代表，乙酰半胱氨酸分

子中所含的巯基，能使痰液中糖蛋白多肽链的二硫键断裂，并使脓性痰中的 DNA 纤维断裂，从而降低痰液的黏滞性，使痰液液化，容易咳出，具有较强的黏痰溶解作用，不仅能溶解白色黏痰，也能溶解脓性痰，还可用于对乙酰氨基酚中毒的解救、环磷酰胺引起的出血性膀胱炎的治疗。**避免与右美沙芬等中枢性强效镇咳药合用，以防止稀化的痰液可能堵塞气管。**乙酰半胱氨酸能减弱青霉素、头孢菌素、四环素类药的抗菌活性，故不宜与这些抗菌药物合用。必需使用时，可间隔 4h 或交替用药。由于祛痰药可破坏胃黏膜屏障，胃及十二指肠溃疡或存在溃疡病史的患者，使用此类药物宜谨慎。故正确答案为 D。

8. A 本题考查祛痰药的药理作用与作用机制。黏痰溶解剂促使黏痰中酸性黏蛋白纤维裂解，导致糖蛋白的肽链断裂，形成小分子物，减低痰液的黏稠度是多糖纤维素分解剂的作用机制，其代表药物是氨溴索、溴己新、乙酰半胱氨酸。故正确答案为 A。

9. B 本题考查中枢镇咳药的作用特点。**中枢性镇咳药可使痰液黏稠，黏痰难以咳出，故痰多黏稠患者不宜单独使用**，痰多者宜与祛痰药合用。特别适用于无痰、干咳患者。高龄患者、肝功能不全患者、肾功能不全患者宜从小剂量开始，逐步增加至适宜剂量。中枢性镇咳药属于对症治疗药物，用药 7 日如症状未缓解，宜停药就诊。并且服药期间不得驾驶车、船，从事高空作业、机械作业及操作精密仪器。故正确答案为 B。

10. C 本题考查羧甲司坦的药理机制。分解痰液中的黏痰成分如黏多糖和黏蛋白，使黏痰液化，痰液黏度降低而易于咳出是痰液溶解剂（氨溴索、溴己新、乙酰半胱氨酸）的作用机制。故正确答案为 C。

11. B 本题考查祛痰药的药物相互作用。祛痰类药物应避免与可待因、复方桔梗片、右美沙芬等中枢性强效镇咳药合用，以防止稀化的痰液可能堵塞气管。故正确答案为 B。

12. E 本题考查中枢镇咳药的药物相互作用。与单胺氧化酶抑制剂合用可出现痉挛、反射亢进、异常发热、昏睡等，故正在使用单胺氧化酶抑制剂患者及单胺氧化酶抑制剂停药不满 2 周的患者禁用。故正确答案为 E。

13. E 本题考查 β₂ 受体激动剂的药理作用与作用机制：β₂ 肾上腺素受体激动剂，简称 β₂ 受体激动剂，主要通过呼吸道平滑肌和肥大细胞等细胞膜表面的 β₂ 受体，激活腺苷酸环化酶，使细胞内的 cAMP 含量增加，游离 Ca^{2+} 减少，从而松弛支气管平滑肌，减

少肥大细胞和嗜碱性粒细胞脱颗粒和介质的释放，降低微血管的通透性，增加气道上皮纤毛的摆动，缓解哮喘症状。故正确答案为 E。

14. C 本题考查 β₂ 受体激动剂的作用特点。β₂ 受体激动剂是控制哮喘急性发作的首选药。故正确答案为 C。

15. C 本题主要考查不同类型 β₂ 受体激动剂的临床用药评价。常用的短效 β₂ 受体激动剂有沙丁胺醇和特布他林，平喘作用维持 4～6 小时，是缓解轻、中度急性哮喘症状的首选药。故正确答案为 C。

16. B 本题考查 β₂ 受体激动剂的临床用药评价。β₂ 受体激动剂吸入用的剂型有气雾剂、干粉剂和溶液。其中气雾剂和干粉剂不适用于重度哮喘发作，溶液经雾化泵吸入适用于轻至重度哮喘发作。故正确答案为 B。

17. D 本题考查沙美特罗的作用特点。长效 β₂ 受体激动剂有福莫特罗、沙美特罗及丙卡特罗，平喘作用维持 10～12h。长效 β₂ 受体激动剂又分速效（数分钟起效）和缓慢起效（30 分钟起效）两类。长效 β₂ 受体激动剂不推荐单独使用，须与吸入型肾上腺糖皮质激素联合应用，不适合初始用于快速恶化的急性哮喘发作，仅用于需要长期用药的患者。**肾上腺糖皮质激素与 β₂ 受体激动剂配伍而成的复方制剂如沙美特罗替卡松粉吸入剂等，为目前治疗哮喘夜间发作和哮喘维持治疗的理想方案。**故正确答案为 D。

18. E 本题考查 β₂ 受体激动剂的临床用药评价。**β₂ 受体激动剂可能会引起低钾血症。**黄嘌呤衍生物、肾上腺糖皮质激素、利尿药合用及缺氧都可能增加低钾血症的发生，因此，在这种情况下需监测血钾水平。血钾降低一般是暂时的，通常不需要补充。应告诫患者有诱发低血钾而造成心律不齐的可能性，特别是联用洋地黄类药物患者。故正确答案为 E。

19. A 本题考查 β₂ 受体激动剂的作用特点与用药监护。**哮喘急性发作宜首选吸入短效 β₂ 受体激动剂**，短效 β₂ 受体激动剂吸入气道后直接作用于呼吸道，局部浓度高且起效迅速，只需较小剂量，全身性不良反应较少。故正确答案为 A。

20. E 本题考查沙美特罗的用药方法，常用的有粉雾剂胶囊和气雾剂，均为吸入剂。故正确答案为 E。

21. C 本题考查孟鲁司特的作用特点。孟鲁司特对阿司匹林哮喘、运动性哮喘、抗原诱发哮喘、慢性哮喘以及 LTD₄ 诱发的支气管哮喘均有效。故正确答案为 C。

22. C 本题考查茶碱的典型不良反应。茶碱血清浓度 15～20μg/ml 时可出现毒性反应，早期多见

恶心、呕吐、易激动、失眠等；当血清浓度超过 $20\mu g/ml$ 可出现心动过速、心律失常；当血清浓度超过 $40\mu g/ml$ 时可出现发热、失水、惊厥，严重者呼吸、心跳停止，可致死。故正确答案为C。

23. D 本题考查备选药物的不良反应。沙丁胺醇为选择性 β_2 受体激动剂，主要作用于支气管平滑肌。心肌细胞主要为 β_1 受体，沙丁胺醇对其作用较弱，相对于其他药物影响最轻。故正确答案为D。

24. B 本题考查平喘药的作用机制。根据题干患者应选用M受体阻断剂，异丙托溴铵为此类药物。沙丁胺醇为 β_2 受体激动剂。故正确答案为B。

25. C 本题考查黄嘌呤类平喘药的药理作用及作用机制。黄嘌呤类药物具有松弛气道平滑肌作用、呼吸兴奋作用、强心作用，适用于慢性喘息的治疗和预防，辅助治疗急性哮喘、急性心功能不全和心源性哮喘，但急性心肌梗死伴血压显著降低患者忌用。故正确答案为C。

26. E 本题考查吸入型糖皮质激素的不良反应。吸入给药患者较常见上呼吸道感染、咽喉刺激、鹅口疮、咳嗽、头痛，长期大剂量应用可引起骨质疏松症、高血压、糖尿病、下丘脑垂体与肾上腺轴的抑制、肥胖症、白内障、青光眼、肌无力、皮肤变薄导致皮纹和瘀斑。故正确答案为E。

27. C 本题考查茶碱的用药监护。茶碱及其复盐可监测茶碱血清浓度来调整剂量，预防中毒。茶碱血清浓度 $15\sim20\mu g/ml$ 时可出现毒性反应，早期多见恶心、呕吐、易激动、失眠等；当血清浓度超过 $20\mu g/ml$ 可出现心动过速、心律失常；当血清浓度超过 $40\mu g/ml$ 时可出现发热、失水、惊厥，严重者呼吸、心跳停止，可致死。茶碱衍生物必要时也通过监测各自药物的血清浓度来防范中毒，通常 $10\mu g/ml$ 可达到有效的治疗浓度，$20\mu g/ml$ 以上可出现毒性反应。一般认为，**茶碱的有效血清浓度为 $5\sim20\mu g/ml$**。故正确答案为C。

28. D 本题考查白三烯受体拮抗剂的作用特点。白三烯受体拮抗剂具有如下特点：（1）不良反应少而轻。（2）起效慢，一般连续应用4周显效。（3）作用较弱，相当于色甘酸钠。仅适用于轻、中度哮喘和稳定期的控制，或合并应用以减少肾上腺糖皮质激素和 β_2 受体激动剂的剂量。故正确答案为D。

29. C 本题考查恶心性祛痰药的临床用药评价。恶心性祛痰药尤其适用于干咳、咳嗽伴黏稠痰的患者，但不宜长期使用，用药7日症状未缓解应停药。故正确答案为C。

30. B 氯化铵为恶心性祛痰药，尤其适用于干咳、咳嗽伴黏稠痰的患者。氯化铵的适应证：①干咳以及痰不易咳出等。②酸化尿液。③纠正代谢性碱中毒。

31. C 可待因为前药，约15%经CYP2D6代谢为吗啡。有四种代谢类型：超快型、快速型、正常型和缓慢代谢型，若为超快代谢型基因，易出现嗜睡、呼吸困难、中毒甚至致死，因此已知为CYP2D6超快代谢者禁用，12岁以下儿童禁用。含有可待因的咳嗽感冒药禁用于18岁以下青少年儿童。

32. D 本题考查孟鲁司特的典型不良反应。孟鲁司特可出现严重神经系统不良反应。主要表现为攻击性行为、异常兴奋、焦虑、抑郁、方向知觉丧失、注意力不集中、夜梦异常、口吃、幻觉、失眠、记忆损伤、精神运动过激（易激惹、烦躁不安和震颤）、梦游、自杀的想法和行为、抽搐、眩晕、嗜睡、触觉减退等。上述不良反应通常发生在用药2～7日内，大多停药后好转。对于有精神性疾病史的患者，使用孟鲁司特时应密切关注该药引起的精神异常现象；若患者出现精神症状或复发、加重，应考虑可能与孟鲁司特有关，并及时处理。故正确答案为D。

二、配伍选择题

[1～2] CD 本题考查镇咳药的作用特点。（1）可待因适用于各种原因引起的剧烈干咳和刺激性咳嗽，尤其适合于伴有胸痛的剧烈干咳，缓解非炎性干咳及上呼吸道感染引起的咳嗽症状，但具有成瘾性。（2）苯丙哌林兼具中枢性和外周性双重机制，无麻醉作用，不抑制呼吸，不引起胆道和十二指肠痉挛，不引起便秘，无成瘾性，未发现耐受性。故正确答案为CD。

[3～5] BAD 本题考查镇咳药的作用特点。喷托维林镇咳作用强度约为可待因的1/3，苯丙哌林镇咳作用较强，为可待因的2～4倍，可待因镇咳作用强而迅速，约为吗啡的1/4，右美沙芬镇咳强度与可待因相等或略强，主要用于镇咳，无镇痛作用。镇咳作用从弱到强排列为：**喷托维林（1/3）＜福尔可定（1）≈可待因（1）≈右美沙芬（1）＜苯丙哌林（2～4）≤吗啡（4）**。故正确答案为BAD。

[6～8] CAB 本题考查祛痰药的药理作用与作用机制。（1）**恶心性祛痰药**（氯化铵、愈创甘油醚）：刺激胃黏膜，引起轻微的恶心，反射性引起支气管黏膜腺体分泌增加，降低痰液黏性，痰液得到稀释而易于咳出，适用于呼吸道感染引起的咳嗽、多痰。（2）**黏痰溶解剂**（氨溴索、溴己新、乙酰半胱氨酸、桉柠蒎）：从不同途径，分解痰液中的黏液成分

如黏多糖和黏蛋白，使黏痰液化，痰液黏度降低而易于咳出。本类药物均适用于痰液黏稠不易咳出的患者。（3）**黏液稀释剂**（羧甲司坦）：羧甲司坦具有5方面药理作用。①分裂黏蛋白、糖蛋白多肽链上的分子间的二硫键，使分子变小，降低痰液的黏度，并改变其组分和流变学特性，调节黏液分泌。②增加黏膜纤毛的转运，从而增加痰液排出。③改善呼吸道分泌细胞的功能，修复黏膜，促进气管分泌。④抑制支气管杯状细胞的增生。⑤对抗炎症和修复黏膜，增加抗感染药物向支气管黏膜和上皮组织的渗透，提高抗生素在气道的药物浓度，并抑制血浆的渗出。故正确答案为CAB。

[9～12] **BDDB** 本题考查平喘药的联合使用。（1）吸入用复方异丙托溴铵溶液每2.5ml含异丙托溴铵0.5mg、硫酸沙丁胺醇3mg。复方异丙托溴铵气雾剂每喷含异丙托溴铵21μg、硫酸沙丁胺醇120μg。都属于B选项M胆碱受体阻断剂与β_2受体激动剂和（或）黄嘌呤类药物联合。（2）沙美特罗替卡松含沙美特罗、丙酸氟替卡松，有多种规格。布地奈德福莫特罗粉吸入剂含布地奈德、福莫特罗。二者都属于肾上腺糖皮质激素与β_2受体激动剂联用，其中沙美特罗、福莫特罗都是长效β_2受体激动剂。故正确答案为BDDB。

[13～14] **AB** 本题考查β_2肾上腺素受体激动剂的临床用药评价。（1）常用的短效β_2受体激动剂有沙丁胺醇和特布他林，平喘作用维持4～6h，是缓解轻、中度急性哮喘症状的首选药。沙丁胺醇口服给药后30min内起效，吸入可快速起效（3～5min），具有速效、短效、高选择性特点，气雾剂主要用于缓解哮喘或慢性阻塞性肺疾病（COPD）患者的支气管痉挛，预防运动诱发的急性哮喘，或其他过敏原诱发的支气管痉挛。（2）长效β_2受体激动剂有福莫特罗、沙美特罗及丙卡特罗，平喘作用维持10～12h。长效β_2受体激动剂又分为速效（数分钟起效）和缓慢起效（30min起效）两类。长效β_2受体激动剂不推荐单独使用，须与吸入型肾上腺糖皮质激素联合应用，不适合初始用于快速恶化的急性哮喘发作，仅用于需要长期用药的患者。但福莫特罗可作为气道痉挛的应急缓解药物。故正确答案为AB。

[15～19] **DABEC** 本题考查平喘药的分类。按作用机制来分，平喘药可分为六类：（1）β_2肾上腺素受体激动剂，包括沙丁胺醇、特布他林、沙美特罗等。（2）M胆碱受体阻断剂，如异丙托溴铵。（3）黄嘌呤类药物，如茶碱、氨茶碱、多索茶碱、二

羟丙茶碱等。（4）过敏介质阻释剂，如肥大细胞膜稳定剂色甘酸钠，H_1受体阻断剂酮替芬等。（5）肾上腺糖皮质激素，如氢化可的松、布地奈德、氟替卡松、倍氯米松等，它们还有抗过敏作用。（6）白三烯受体拮抗剂，如孟鲁司特、扎鲁司特、普鲁司特等。故正确答案为DABEC。

[20～21] **EC** 本题考查主要祛痰药的用法用量。（1）氨溴索溶液剂，雾化吸入：一次15～30mg，一日3次。（2）乙酰半胱氨酸吸入溶液：雾化吸入，一次0.3g（3ml），一日1～2次，持续5～10日。由于本品有良好的安全性，医生可根据患者临床反应和治疗效果对剂量和用药次数进行调整。故正确答案为EC。

[22～23] **CD** 本题考查平喘药的分类及代表药物。长效β_2受体激动剂有福莫特罗、沙美特罗及丙卡特罗，平喘作用维持10～12h。故正确答案为CD。

[24～25] **DC** 本题考查β_2受体激动剂的作用特点。（1）常用的短效β_2受体激动剂有沙丁胺醇和特布他林，平喘作用维持4～6h，是缓解轻、中度急性哮喘症状的首选药。（2）长效β_2受体激动剂有福莫特罗、沙美特罗及丙卡特罗，平喘作用维持10～12h。故正确答案为DC。

[26～30] **CEBAD** 本题考查肾上腺糖皮质激素的作用特点。布地奈德属于强效肾上腺糖皮质激素，其与肾上腺糖皮质激素受体的亲和力约为皮质醇的200倍，其局部抗炎能力约为后者的1000倍；皮下给药的效能约为皮质醇的40倍，而其口服给药的效能约为后者的25倍。吸入用布地奈德混悬液抗炎作用是泼尼松的15倍，是氢化可的松的100倍，是二丙酸倍氯米松局部作用的1.6～3倍。布地奈德吸入、雾化给药避免了口服给药显著的肝脏首关效应（降解85%～95%）及低效能的代谢产物，获得相对更高的局部抗炎作用，减少哮喘患者的支气管高反应性，与全身给药治疗相比显示出了显著优势。故正确答案为CEBAD。

[31～35] **ABDBB** 本题考查祛痰药的分类及代表药物。（1）恶心性祛痰药：氯化铵、愈创甘油醚。（2）黏痰溶解剂：氨溴索、溴己新、乙酰半胱氨酸、桉柠蒎、糜蛋白酶、厄多司坦、福多司坦、美司坦。（3）黏液稀释剂：羧甲司坦。（4）刺激性祛痰药：碘化钾、愈创木酚磺酸钾（渐不用）。故正确答案为ABDBB。

三、综合分析选择题

1. D 本题考查不同平喘药物的适应证。（1）**哮**

喘急性发作时，吸入的药物到达小气道的量可能会减少，故患者应首先使用快速、短效的支气管扩张剂（如沙丁胺醇）、全身性糖皮质激素和抗组胺药。（2）沙美特罗吸入给药 10～20min 开始起效，支气管扩张作用持续 12h，不适用于缓解支气管痉挛的急性症状，适用于慢性支气管哮喘的预防和维持治疗，特别适用于防治夜间哮喘发作，也用于慢性阻塞性肺疾病伴气道痉挛的治疗。（3）白三烯受体拮抗剂（如孟鲁司特）的起效缓慢，一般连续应用 4 周后才见疗效，仅适用于轻、中度哮喘和稳定期的控制，或合用以减少糖皮质激素和 β_2 受体激动剂的剂量。在治疗急性哮喘上，白三烯受体拮抗剂疗效尚未确定，不宜应用于急性发作的治疗或解除哮喘急性发作时的支气管痉挛，不宜突然代替糖皮质激素。（4）噻托溴铵干粉吸入剂从肺吸收，作为长效 M 胆碱受体阻断剂，不适用于缓解急性支气管痉挛，适用于可逆性气道阻塞的维持治疗和 COPD。（5）吸入性糖皮质激素（如布地奈德）为控制呼吸道炎症的预防性用药，起效缓慢且须连续和规律地应用 2 日以上方能充分发挥作用，仅能较低程度地起到应急性支气管扩张作用，且给药后需要一定的潜伏期，在哮喘发作不能立即奏效，不适宜用于急性哮喘者，不应作为哮喘急性发作的首选药。故正确答案为 D。

2. E　本题考查 β_2 受体激动剂的典型不良反应。**β_2 受体激动剂可能会引起低钾血症。** 黄嘌呤衍生物、肾上腺糖皮质激素、利尿药合用及缺氧都可能增加低钾血症的发生，因此，在这种情况下需监测血钾水平。应告诫患者有诱发低血钾而造成心律不齐的可能性，特别是联用洋地黄类药物患者。故正确答案为 E。

3. D　本题考查白三烯调节剂的作用特点。根据表现，患者现阶段的治疗从急性期治疗过渡到预防和长期治疗。**白三烯受体阻断剂适用于哮喘的长期治疗和预防。** 对接受吸入型肾上腺糖皮质激素治疗的哮喘患者加用白三烯调节剂后，应在医生指导下根据患者的耐受情况适当减少肾上腺糖皮质激素的剂量。有些患者可逐渐减量直至完全停用吸入型肾上腺糖皮质激素，但不应当用白三烯调节剂突然替代吸入型肾上腺糖皮质激素。故正确答案为 D。

4. D　本题考查多索茶碱的用法用量与临床应用注意。（1）多索茶碱注射剂，成人每次 0.2g，12 小时 1 次，以 50% 或 25% 葡萄糖注射液稀释至 40ml，缓慢静脉注射，静脉注射时间应在 20 分钟以上，5～10 日为一疗程。也可将 0.3g 加入 5% 葡萄糖注射液或生理盐水 100ml 中，缓慢静脉滴注，一日 1 次。

（2）多索茶碱个体差异较大，剂量要视个体病情变化选择最佳剂量和用药方法，必要时监测血清浓度，维持在 10～20mg/ml 范围内有效且比较安全。与依诺沙星、环丙沙星合用，宜减量。**过量使用会出现严重心律不齐、阵发性痉挛，此症状为初期中毒表现，应暂停用药并监测血药浓度，在上述中毒症状完全消失后仍可继续使用。** 故正确答案为 D。

5. A　本题考查不同茶碱血药浓度可能导致的不良反应。茶碱及其复盐可监测茶碱血清浓度来调整剂量，预防中毒。茶碱血清浓度 15～20μg/ml 时可出现毒性反应，早期多见恶心、呕吐、易激动、失眠等；当血清浓度超过 20μg/ml 可出现心动过速、心律失常；**当血清浓度超过 40μg/ml 时可出现发热、失水、惊厥，严重者呼吸、心跳停止，可致死。** 茶碱衍生物必要时也通过监测各自药物的血清浓度来防范中毒，通常 10mg/ml 可达到有效的治疗浓度，20mg/ml 以上可出现毒性反应。故正确答案为 A。

6. D　本题考查说明书中布地奈德福莫特罗粉吸入剂的适应证与用法用量。（1）适应证：本品适用于需要联合应用吸入皮质激素和长效 β_2 受体激动剂的哮喘患者的**常规治疗：吸入皮质激素和"按需"使用短效 β_2 受体激动剂不能很好地控制症状的患者；** 或应用吸入皮质激素和长效 β_2 受体激动剂，症状已得到良好控制的患者。（2）本品不用于哮喘的初始治疗。（3）12 岁以下的儿童：不建议使用本品维持、缓解疗法。（4）不能在哮喘急性发作或症状明显加重或急性恶化的时候开始本品治疗。故正确答案为 D。

7. D　本题考查说明书中布地奈德福莫特罗粉吸入剂的药物相互作用。（1）**CYP3A4 的强抑制剂（如酮康唑、伊曲康唑、伏立康唑、泊沙康唑、克拉霉素、泰利霉素、奈法唑酮和 HIV 蛋白酶抑制剂）** 会显著增加布地奈德的血药浓度，应避免合并使用。如果必须合并使用抑制剂和布地奈德，两药使用的间隔时间应尽量长。在患者使用 CYP3A4 强抑制剂期间，不建议使用本品的维持、缓解治疗。（2）β 受体阻断剂（本题中的普萘洛尔）能减弱或抑制福莫特罗的作用。（3）没有观察到布地奈德和福莫特罗与任何其他治疗哮喘的药物（本题中的孟鲁司特）间有相互作用。仅在成人中实施过药物相互作用研究。本品不应与 β 受体阻断剂（包括滴眼液）一起使用，除非有充足的理由。故正确答案为 D。

8. E　本题考查说明书中布地奈德福莫特罗粉吸入剂的不良反应与注意事项。本品对驾驶和操作机器能力无或仅有可忽略的影响。其余选项均符合说明书的要求。故正确答案为 E。

四、多项选择题

1. BD 本题考查镇咳药的代表药物。具有镇咳作用的复方制剂有：（1）复方磷酸可待因溶液，每 100ml 中含磷酸可待因 200mg、盐酸异丙嗪 125mg。（2）**复方福尔可定口服溶液，每 5ml 含有福尔可定 5mg、盐酸曲普利啶 0.6mg、盐酸伪麻黄碱 15mg、愈创木酚甘油醚 50mg**。（3）右美沙芬愈创甘油醚糖浆，每 10ml 中含氢溴酸右美沙芬 15mg、愈创甘油醚 100mg。（4）复方右美沙芬胶囊，每粒含对乙酰氨基粉 300mg、盐酸苯丙醇胺 12.5mg、氢溴酸右美沙芬 10mg、马来酸氯苯那敏 1mg。（5）**酚麻美敏片，每片含对乙酰氨基酚 325mg、盐酸伪麻黄碱 30mg、氢溴酸右美沙芬 15mg、马来酸氯苯那敏 2mg**。（6）复方二氧丙嗪茶碱片，每片含盐酸二氧丙嗪 5mg、茶碱 55mg、盐酸克仑特罗 15μg。复方福尔可定口服溶液和酚麻美敏片含有盐酸伪麻黄碱。故正确答案为 BD。

2. ABCDE 本题考查平喘药的联合应用。题目中各选项的联合应用都是适宜的。特点如下。（1）**β_2 受体激动剂与黄嘌呤类药物联合**：这两类药物联用可以通过不同方式增加细胞内环磷酸腺苷（cAMP）的浓度而达到增强彼此平喘疗效的目的，为相加作用。（2）**M 胆碱受体阻断剂与 β_2 受体激动剂和（或）黄嘌呤类药物联合用**：M 胆碱受体阻断剂可作用于气道平滑肌细胞膜上的 M_3 受体，使鸟苷酸环化酶活化，GTP 转化为 cGMP，增加细胞内 cAMP 的浓度。已知 cAMP/cGMP 比值决定着肥大细胞和嗜碱性粒细胞脱颗粒的过程。因此，以上 2 种（或 3 种）平喘药具有相加作用。该种联合尤其适用于老年人。例如吸入用复方异丙托溴铵溶液、复方异丙托溴铵气雾剂。（3）**H_1 受体阻断剂与 β_2 受体激动剂联用**：长期或大剂量应用 β_2 受体激动剂可使 β_2 肾上腺素受体发生向下调节，而表现为临床耐药现象。酮替芬能有效防止 β_2 肾上腺素受体的向下调节。酮替芬可长期口服，β_2 受体激动剂根据病情需要吸入或口服。（4）**肾上腺糖皮质激素与支气管舒张剂（β_2 受体激动剂、黄嘌呤类药物）联用**：肾上腺糖皮质激素本身不具有直接舒张支气管平滑肌的作用，但作为强效抗炎剂，可以从多个不同环节对抗气道炎症，其平喘作用较弱、较慢。支气管舒张剂能迅速、强力地舒张气道，但在气道炎症明显的重症、顽固性哮喘患者中因气道对其敏感性较差而疗效不佳。肾上腺糖皮质激素可以减轻气道炎症，恢复或增加气道对这些支气管舒张剂的敏感性。（5）**肾上**腺糖皮质激素与 M 胆碱受体阻断剂联用。故正确答案为 ABCDE。

3. ABCDE 本题考查噻托溴铵的临床应用注意。（1）**胶囊仅供吸入，不能口服**。（2）**每日用药不得超过 1 次**。（3）胶囊应该密封于囊泡中保存，仅在用药时取出，取出后应尽快使用，否则药效会降低，不小心暴露于空气中的胶囊应丢弃。（4）**起效慢，不应用作支气管痉挛急性发作的抢救治疗药物**。（5）药粉误入眼内可能引起或加重窄角型青光眼、眼睛疼痛或不适、短暂视力模糊、视觉晕轮或彩色影像，并伴有结膜充血引起的红眼和角膜水肿的症状。（6）吸入药物可能引起吸入性支气管痉挛。（7）**长期可引起龋齿**。（8）与肾上腺素及异丙肾上腺素等儿茶酚胺合用时，可能引起心律不齐，甚至可能导致心搏停止。（9）本品可增加洋地黄类药物导致心律失常的易感性。（10）肾上腺糖皮质激素和本品合用，可加重血钾浓度的降低，并有可能发生高血糖症。（11）本品与利尿药合用，可增加发生低钾血症的危险性。（12）本品与茶碱合用，可增加发生低钾血症的危险性。（13）本品与单胺氧化酶抑制药合用，可出现不良反应。（14）本品可增强泮库溴铵、维库溴铵的神经肌肉阻滞作用。（15）最常见口干、咳嗽（多数患者继续使用症状会消失），常见咽炎、上呼吸道感染、口苦、短暂性变态反应、头痛、兴奋、眩晕，可能引起吸入性支气管痉挛，长期使用可引起龋齿。（16）**不推荐 18 岁以下患者使用**，闭角型青光眼、前列腺增生、膀胱颈梗阻、心律失常者慎用。故正确答案为 ABCDE。

4. ABE 本题考查黄嘌呤类药物的药物相互作用。（1）茶碱及氨茶碱与下列药品**合用，可提高茶碱血清浓度**，毒性增强，这些药品包括红霉素、罗红霉素、克拉霉素、克林霉素、依诺沙星、环丙沙星、氧氟沙星、左氧氟沙星、西咪替丁、地尔硫草、**维拉帕米**、咖啡因、美西律，其中**尤以红霉素和依诺沙星明显**。（2）合用苯巴比妥、利福平，茶碱血药浓度下降。茶碱与苯妥英钠相互干扰吸收，二者血清浓度均下降，合用时应二者均需要增加剂量。故正确答案为 ABE。

5. AC 本题考查过敏介质阻释剂的药理作用及作用机制。过敏介质阻释剂分肥大细胞膜稳定剂、H_1 受体阻断剂。（1）**肥大细胞膜稳定剂如色甘酸钠**，稳定肺组织肥大细胞膜，抑制过敏介质释放。此外，尚可阻断引起支气管痉挛的神经反射，降低哮喘患者的气道反应性。**曲尼司特作用机制除与色甘酸钠相似**

外，还能直接拮抗组胺和白三烯的支气管平滑肌收缩作用，如与 β_2 受体激动剂联合应用，不仅提高平喘效果，还可防止 β_2 肾上腺素受体向下调节而稳定 β_2 受体激动剂的疗效。(2) H_1 受体阻断剂中，酮替芬、西替利嗪、氯雷他定不仅高选择性地抑制 H_1 受体，抑制组胺诱导的气道高反应性，还兼有稳定肺组织肥大细胞膜和拮抗其他介质，降低急性、慢性哮喘反应的作用，可用于预防哮喘发作。故正确答案为 AC。

6. ABCD 本题考查白三烯调节剂的作用特点。白三烯调节剂通常不宜用于治疗急性哮喘发作，应劝告哮喘患者准备好必要的缓解症状类药物备用，如速效吸入和短效口服 β_2 受体激动剂、福莫特罗与肾上腺糖皮质激素吸入剂复方制剂、全身性糖皮质激素、吸入型抗胆碱能药物、短效茶碱。故正确答案为 ABCD。

第四章 消化系统疾病用药

一、最佳选择题

1. E 本题考查硫糖铝的药理作用与机制。硫糖铝是一种胃黏膜保护剂。在酸性环境下，解离出硫酸蔗糖复合离子，复合离子聚合成不溶性的带负电荷的胶体，能与溃疡或炎症处带正电荷的蛋白质渗出物相结合，形成一层保护膜，促进溃疡的愈合；硫糖铝还具有吸附胃蛋白酶、中和胃酸、胆汁酸的作用，并能**促进内源性前列腺素 E 的合成**以及吸附表皮生长因子，使之在溃疡或炎症处浓集，有利于黏膜再生。故正确答案为 E。

2. B 本题考查 H_2 受体阻断剂的适应证。以雷尼替丁为例，其适应证包括：十二指肠溃疡、预防十二指肠溃疡复发、胃溃疡、反流性食管炎、预防与治疗应激性溃疡及药物性溃疡等；治疗卓-艾综合征、消化性溃疡并发出血，以及缓解胃酸过多所致胃痛、烧心、反酸。故正确答案为 B。

3. C 本题考查铝碳酸镁的药理作用与机制。铝碳酸镁在胃中可迅速转化为氢氧化铝和氢氧化镁。铝离子可松弛胃平滑肌引起胃排空延迟和便秘，而镁有导泻作用，因此服用铝碳酸镁对胃排空和小肠功能影响很小，基本上抵消了便秘和腹泻等不良反应。氢氧化铝具有抗酸、吸附、局部止血和保护溃疡面等作用。氢氧化铝与胃酸作用时，产生的氧化铝有收敛作用，可局部止血。氢氧化铝还与胃液混合，形成凝胶，覆盖在溃疡表面，形成一层保护膜，起机械保护作用。故正确答案为 C。

4. A 微生态制剂利用正常微生物制成的活的微生物制剂，可调节肠道，构建肠道微生态平衡，可以防止和治疗腹泻。常用芽孢杆菌、双歧杆菌、嗜酸乳杆菌、粪肠球菌等活菌。

5. D 本题考查西咪替丁的典型不良反应。西咪替丁最早上市，不良反应相对较多，特别是它具有轻度抗雄性激素作用，可出现脂质代谢异常、高泌乳素血症、血浆睾酮水平下降和促性腺激素水平增加，长期用药可出现男性乳房肿胀、胀痛以及女性溢乳等，而雷尼替丁和法莫替丁对性激素的影响较轻。故正确答案为 D。

6. B 本题考查 PPI 的作用特点。PPI 为前体药物，经小肠口服吸收或静脉给药后，由血液进入壁细胞后并不能直接作用于质子泵，而是在壁细胞微管的酸性环境中，经酸催化转换为活性形式，即亚磺酰胺的活性形式，然后通过二硫键与质子泵的硫基呈不可逆性结合，形成亚磺酰胺与质子泵的复合物，从而抑制 H^+、K^+-ATP 酶的活性，使壁细胞内的 H^+ 不能转运到胃腔中，阻断了胃酸分泌的最后步骤，使胃液中的胃酸量大为减少，对基础胃酸分泌和各种刺激因素引起的胃酸分泌均有很强的抑制作用。此外，**PPI 对质子泵的抑制作用是不可逆的**，待新的质子泵生成后，才能恢复泌酸作用，故抑酸作用时间长。故正确答案为 B。

7. C 本题考查枸橼酸铋钾的药理作用与机制。枸橼酸铋钾有效成分是三钾二枸橼酸铋，在胃的酸性环境中形成弥散性的保护层覆盖于溃疡面上，阻止胃酸、酶及食物对溃疡的侵袭。还可降低胃蛋白酶活性，增加黏蛋白分泌，促进黏膜释放前列腺素，从而保护胃黏膜。对幽门螺杆菌具有杀灭作用。铋在胃中形成不溶性沉淀，仅有少量铋（少于 1%）在肠道吸收。故正确答案为 C。

8. B 本题考查氢氧化铝的药理作用与作用特点。**氢氧化铝是典型且常用的抗酸药，具有抗酸、吸附、局部止血和保护溃疡面等作用**。氢氧化铝与胃酸作用时，产生的氧化铝有收敛作用，可局部止血，但是也有可能引起便秘。氢氧化铝还与胃液混合，形成凝胶，覆盖在溃疡表面，形成一层保护膜，起机械保护作用。氢氧化铝还曾用作磷结合剂避免或减轻肾衰竭患者的高磷血症，铝离子在肠内与磷酸盐结合成不溶解的磷酸铝，阻止肠道吸收磷酸盐，但应注意，此用途因为铝的毒性而逐步被淘汰。故正确答案为 B。

9. E 本题考查吉法酯的药理作用与机制。吉法酯（金合欢乙酸香叶醇酯）能够保护胃黏膜，促进溃疡修复愈合，增加胃黏膜前列腺素，防止黏膜电位差低下，促进可溶性黏液分泌，增加可视黏液层厚度，增强胃黏膜屏障，扩张胃黏膜微循环，改善血流分布。故正确答案为 E。

10. A 本题考查消化性溃疡的药物治疗。质子泵抑制剂是抑制胃酸分泌和防治消化性溃疡的最有效药物。故正确答案为 A。

11. D 本题考查抗酸剂的作用机制。胃酸分泌是持续的，**抗酸药仅中和已经分泌的胃酸，不能抑制胃酸分泌，药效持续的时间很短**，甚至**可能造成反跳性的胃酸分泌增加**，其疗效和安全性不及抑酸药。目前抗酸药常用于轻度间歇性胃食管反流病引起的烧心，不是酸相关性疾病的首选药。故正确答案为 D。

12. D 本题考查抗酸药的药理作用与机制、不良反应。**铝、钙剂可致便秘，含镁的抗酸药可引起腹泻**。铝碳酸镁在胃中可迅速转化为氢氧化铝和氢氧化镁。铝离子可松弛胃平滑肌引起胃排空延迟和便秘，而镁有导泻作用，因此服用**铝碳酸镁对胃排空和小肠功能影响很小，基本上抵消了便秘和腹泻等不良反应**。故正确答案为 D。

13. A 本题考查西咪替丁的药物相互作用。**西咪替丁中含有咪唑环结构**，通过其咪唑环与细胞色素 P450 结合而降低药酶活性，同时也可减少肝血流，**对肝药酶有较强的抑制作用**，可显著降低环孢素、茶碱、卡马西平、华法林、利多卡因、奎尼丁、苯二氮䓬类等药物在体内的消除速度。而雷尼替丁和法莫替丁，由于分子结构的差异，则不属于肝药酶抑制剂，不影响上述药物的代谢。故正确答案为 A。

14. C 本题考查抑酸药的药物相互作用。胃酸分泌受抑制后，一些靠胃酸激活的消化酶如胃蛋白酶活性降低。一些营养物质如维生素 C、铁、镁、钙等吸收减少，导致相应营养物质不足，尤其对于合并胃炎的患者。随着胃内 pH 的变化，一些药物的口服生物利用度也有变化，如咪达唑仑口服吸收增加，环孢素、伊曲康唑的吸收减少。故正确答案为 C。

15. C 本题考查雷尼替丁的临床应用注意。雷尼替丁可减少肝脏血流，因而与普萘洛尔、利多卡因等

代谢受肝血流量影响较大的药物合用时，可延长这些药物的作用。与苯妥英钠合用时，后者血药浓度可升高。有研究表明，雷尼替丁可增加糖尿病患者口服磺酰脲类降糖药（如格列吡嗪和格列本脲）的降糖作用，有引起严重低血糖的危险。但也有致格列本脲作用减弱的报道。故合用时应警惕可能发生的低血糖或高血糖。建议糖尿病患者最好避免同时应用雷尼替丁和磺酰脲类降糖药。故正确答案为 C。

16. C 本题考查法莫替丁的用法用量。口服：成人一次 20mg，一日 2 次，早晚服用；或睡前一次服用 40mg，用于卓-艾综合征：初始剂量一次 20mg，每隔 6h 给予 1 次，以后可根据病情相应调整剂量。**静脉注射**：一次 20mg，每 12h 给予 1 次，溶于 0.9% 的生理盐水 5~10ml 中，**缓慢注射（至少 2 分钟）**。静脉滴注：剂量同静脉注射。故正确答案为 C。

17. E 本题考查质子泵抑制剂的适应证。质子泵抑制剂是抑制胃酸分泌和防治消化性溃疡的最有效药物。故正确答案为 E。

18. E 本题考查消化性溃疡的药物选择。PPI 抑酸作用强大，胃、十二指肠溃疡短期用药即可取得较好疗效，因此是与抗菌药物、铋剂联合用于幽门螺杆菌（Hp）感染的根除治疗的首选。故正确答案为 E。

19. B 本题考查 PPI 的作用特点。奥美拉唑、雷贝拉唑、泮托拉唑、艾司奥美拉唑的主要代谢酶均是 CYP2C19，次要代谢酶均是 CYP3A4。兰索拉唑的主要代谢酶是 CYP3A4，次要代谢酶是 CYP2C19。故正确答案为 B。

20. A 本题考查 PPI 的作用特点。多数 PPI 的代谢受到细胞色素 P450 酶系（CYP）2C19 的主导作用（也有例外，如兰索拉唑主要代谢酶是 CYP3A4，次要代谢酶是 CYP2C19）。CYP2C19 遗传多态性决定了 CYP2C19 的活性，存在失活性突变，亚洲人群最常发生这种突变，5% 的白种人和 12%~23% 的亚洲人为 CYP2C19 突变纯合子，突变后，CYP2C19 的活性降低，这些个体中代谢 PPI 减慢。因此，**有 CYP2C19 野生型基因纯合子的人可快速代谢 PPI，杂合子的代谢速度为中等，突变纯合子代谢最慢**。PPI 代谢速度差异可能造成了各 PPI 所需剂量和临床疗效的不同。故正确答案为 A。

21. E 本题考查 PPI 的作用特点。PPI 对质子泵的抑制作用是不可逆的，待新的质子泵生成后，才能恢复泌酸作用，故虽然 PPI 的体内半衰期只有 1~2 小时，但单次抑酸作用时间可维持 12 小时以上。故正确答案为 E。

22. C 本题考查PPI的药物相互作用。根据氯吡格雷的说明书，不推荐氯吡格雷与奥美拉唑或艾司奥美拉唑联合使用。一部分（20%左右）氯吡格雷被CYP2C19代谢为活性代谢产物，使用抑制CYP2C19的药物会导致氯吡格雷活性代谢产物转化减少，血小板抑制作用降低。奥美拉唑80mg每日一次，与氯吡格雷同服或间隔12小时服用，均使氯吡格雷活性代谢物的血药浓度下降45%（负荷剂量）和40%（维持剂量）。这种血药浓度下可导致血小板聚集抑制率分别降低39%（负荷剂量）和21%（维持剂量），推测艾司奥美拉唑（埃索美拉唑）与氯吡格雷可能会产生类似的相互作用。与奥美拉唑相比，右兰索拉唑、兰索拉唑和泮托拉唑对氯吡格雷的抗血小板活性影响较小。如联合使用泮托拉唑80mg每日一次，氯吡格雷活性代谢物的血浆浓度分别下降了20%（负荷剂量）和14%（维持剂量），并分别伴有15%和11%的平均血小板聚集抑制率的下降。这些结果提示氯吡格雷可以与泮托拉唑联合给药。**研究显示右兰索拉唑（日剂量60mg），对氯吡格雷的影响是所有PPI中最小的**。故正确答案为C。

23. B 本题考查PPI的药物相互作用。根据氯吡格雷的说明书，不推荐氯吡格雷与奥美拉唑或埃索美拉唑联合使用。一部分（20%左右）氯吡格雷被CYP2C19代谢为活性代谢产物，使用抑制CYP2C19的药物会导致氯吡格雷活性代谢产物转化减少，血小板抑制作用降低。故正确答案为B。

24. D 本题考查PPI的典型不良反应。PPI可使检测是否有幽门螺杆菌感染的^{13}C尿素呼气试验（UBT）结果出现假阴性，其机制可能是PPI对幽门螺杆菌有直接或间接的抑制作用。临床上应在PPI治疗后至少4周才能进UBT试验。故正确答案为D。

25. A 本题考查PPI的用法用量。（1）**奥美拉唑口服用于Hp根除时，一次20mg，一日2次**。（2）泮托拉唑口服用于Hp根除时，一次40mg，一日2次。（3）艾司奥美拉唑口服用于Hp根除时，一次40mg，一日2次。（4）泮托拉唑静脉给药用于急性上消化道出血时，一次40mg～80mg，每日1～2次。（5）艾司奥美拉唑用于降低成人胃和十二指肠溃疡出血内镜治疗后再出血风险：首先给予80mg静脉滴注，滴注持续时间30分钟，然后持续静脉滴注，给药速度每小时8mg。故正确答案为A。

26. A 本题考查钾竞争性酸阻滞剂的特点。钾竞争性酸阻滞剂（potassium-competitive acid inhibitor，P-CAB）通过竞争胃壁细胞膜腔面的钾离子来发挥作用，能够对质子泵产生可逆性抑制，从而抑制胃酸分泌。故正确答案为A。

27. B 本题考查前列腺素类药物的特点。前列腺素类（特别是E和I组）**可降低胃壁细胞的胃酸分泌，前列腺素类还可增强黏膜的防御机制，能增加碳酸氢盐和黏液的分泌**。米索前列醇是前列腺素E1的类似物，它也是终止早孕药，具有宫颈软化，增强子宫张力及宫内压作用，与米非司酮序贯合用，显著增高或诱发早孕子宫自发收缩的频率和幅度。故正确答案为B。

28. B 本题考查米索前列醇的临床应用注意。米索前列醇最常见不良反应是剂量依赖性的腹部绞痛、腹痛和腹泻。其他常见不良反应包括皮疹、头晕、头痛。故正确答案为B。

29. A 本题考查抗胆碱M受体药的药理作用与机制。抗胆碱M受体药是莨菪碱类药物及其衍生物，包括颠茄、阿托品、山莨菪碱、丁溴东莨菪碱、东莨菪碱。此类药物具有松弛胃肠平滑肌作用，从而解除平滑肌痉挛，缓解或消除胃肠平滑肌痉挛所致的绞痛。**能抑制腺体分泌，解除毛细血管痉挛，改善微循环，扩张支气管，解除平滑肌痉挛；中枢作用以抑制为主**，对大脑有镇静、催眠作用，对呼吸中枢有兴奋作用。故正确答案为A。

30. C 本题考查解痉药的分类。解痉药包括抗胆碱M受体药（颠茄、阿托品、山莨菪碱、丁溴东莨菪碱、东莨菪碱），季铵类（匹维溴铵），罂粟碱及其衍生物（罂粟碱、屈他维林）。故正确答案为C。

31. B 本题考查阿托品的作用特点。阿托品伴随剂量增加可依次出现如下反应：腺体分泌减少、瞳孔扩大和调节麻痹、心率加快、膀胱和胃肠道平滑肌的兴奋性降低、胃液分泌抑制。故正确答案为B。

32. A 本题考查阿托品的适应证，包括：（1）各种内脏绞痛，如胃肠绞痛及膀胱刺激症状。对胆绞痛、肾绞痛的疗效较差。（2）全身麻醉前给药，严重盗汗和流涎症。（3）迷走神经过度兴奋所致的窦房阻滞、房室阻滞等缓慢性的心律失常。（4）抗休克。（5）解救有机磷酸酯类农药中毒。阿托品不可用于治疗胃溃疡。故正确答案为A。

33. D 本题考查阿托品的临床应用注意。成人最低致死量为80～130mg，儿童为10mg。故正确答案为D。

34. B 本题考查解痉药的禁忌证。莨菪碱类药物的禁忌证有：青光眼患者、前列腺增生患者、高热患者、重症肌无力患者、幽门梗阻与肠梗阻者。以东莨苕碱为例，临床上用于全身麻醉前给药、预防和控制晕动症、震颤麻痹、狂躁性精神病，还用于内脏平滑肌痉挛、睫状肌麻痹、感染性休克和有机磷酸酯类中毒等。故正确答案为 B。

35. A　本题考查主要促胃肠动力药的药理作用与作用机制。**多潘立酮**是外周多巴胺受体阻断剂，直接阻断胃肠道多巴胺 D_2 受体及血 - 脑屏障外的化学感受器触发区的多巴胺受体，促进胃肠蠕动，使张力恢复正常，促进胃排空，增加胃窦和十二指肠运动，协调幽门的收缩，同时抑制恶心、呕吐，并有效地防止胆汁反流，通常也能增强食管的蠕动和食管下端括约肌的张力，但**对小肠和结肠平滑肌无明显作用**。故正确答案为 A。

36. C　本题考查甲氧氯普胺的药理作用与作用机制。甲氧氯普胺兼有中枢和外周多巴胺 D_2 受体抑制作用，能抑制中枢催吐化学感受区的多巴胺受体，提高该感受区的阈值，具有较强的中枢性镇吐作用，同时有胃肠道兴奋作用，可促进胃肠蠕动，此外还能刺激泌乳素的释放。故正确答案为 C。

37. E　本题考查莫沙必利的临床用药评价。莫沙必利主要从胃肠道吸收，分布以胃肠、肝肾局部药物浓度最高，血浆次之，**脑内几乎没有分布**。故正确答案为 E。

38. E　本题考查莫沙必利的临床用药评价和临床应用注意。莫沙必利选择性作用于上消化道 $5 - HT_4$ 受体，口服后主要分布在胃肠道和肝肾组织，脑内几乎没有分布，与中枢的多巴胺 D_2 受体、肾上腺素 α_1 受体、毒蕈碱受体（M 受体）无亲和力，因此不会引起锥体外系反应和泌乳素分泌增多，同时也不会导致 Q - T 间期延长。莫沙必利不影响胃酸分泌，**莫沙必利常见不良反应有腹泻、腹痛、稀便、口干、酸性粒细胞增多、三酰甘油升高**。故正确答案为 E。

39. A　本题考查多潘立酮的临床用药评价和临床应用注意。多潘立酮可导致**神经系统不良反应**，如头晕、头痛、眩晕、嗜睡、震颤、锥体外系反应，**新生儿及 1 岁以下婴儿使用时，中枢神经系统不良事件**，如椎体外系反应、惊厥和兴奋的**发生风险高于成人和儿童**，在 2022 年 10 月新修订的药品说明书 [注意事项] 中强调了"12 岁以下儿童（尤其是婴儿）、体重小于 35 千克的青少年和成人慎用，且用药时密切监测不良反应"。

40. C　本题考查多潘立酮的适应证。多潘立酮可用于：（1）因胃排空延缓、胃食管反流、食管炎引起的消化不良。（2）功能性、器质性、感染性疾病，以

及放、化疗所引起的恶心和呕吐。但**不宜作为预防术后呕吐的常规用药**。故正确答案为 C。

41. C　本题考查治疗功能性胃肠病药的相关内容。（1）匹维溴铵的适应证包括：对症治疗与肠道功能紊乱有关的疼痛、排便异常和肠道不适；对症治疗与胆道功能紊乱有关的疼痛；为钡灌肠做准备。匹维溴铵成人每天剂量 150～200mg，少数情况下，如有必要，日剂量可增至 300mg。为钡灌肠做准备时，应于检查前 3 日开始用药，剂量为每日 200mg。切勿咀嚼或掰碎药片，**宜在进餐时用水吞服。匹维溴铵可能对食管有刺激性，需要粒吞服，切勿咀嚼或掰碎药片，不要在卧位时或临睡前服用。**（2）曲美布汀可抑制运动功能亢进肌群的运动，同时也可增进运动功能低下肌群的运动，可诱发成人消化系统生理性消化道推进运动。可使胃排空功能的减弱得到改善，同时，还可使胃排空功能亢进得到抑制。曲美布汀的适应证包括：胃肠道运动功能紊乱引起的食欲不振、恶心、呕吐、嗳气、腹胀、腹鸣、腹痛、腹泻、便秘等症状的改善；肠易激综合征。故正确答案为 C。

42. D　本题考查止吐药的分类。止吐药按作用位点分类（但需要强调，一些药物可作用于多种受体）可包括：抗胆碱能药物（东莨菪碱），抗组胺药（氯丙嗪、苯海拉明），多巴胺受体阻断剂（甲氧氯普胺、氯丙嗪、氟哌啶醇和氟哌利多），5 - 羟色胺受体 3（$5 - HT_3$）阻断剂（昂丹司琼、格拉司琼、托烷司琼、帕洛诺司琼、雷莫司琼、阿扎司琼），神经激肽（NK - 1）受体阻断剂（阿瑞匹坦），糖皮质激素（地塞米松），苯二氮䓬类（劳拉西泮、阿普唑仑），以及精神疾病药物（奥氮平）。故正确答案为 D。

43. C　本题考查止吐药的药理作用与机制。$5 - HT_3$ 受体阻断剂能高效的预防 CINV，特别对于中至高度致吐性化疗药物引起的急性呕吐，$5 - HT_3$ 受体阻断剂是治疗方案的基础药物。故正确答案为 C。

44. C　本题考查止吐药的临床用药评价。CINV 的药物预防如下。（1）高度催吐性化疗方案：推荐化疗前用三药方案，包括单剂量 $5 - HT_3$ 受体阻断剂、地塞米松和 NK - 1 受体阻断剂。（2）中度催吐性化疗方案：推荐第 1 日采用 $5 - HT_3$ 受体阻断剂联合地塞米松，第 2 和第 3 继续使用地塞米松。（3）低度催吐性化疗方案：建议用单一药物，如地塞米松、$5 - HT_3$ 受体阻断剂或多巴胺受体阻断剂（如甲氧氯普胺）预防呕吐。（4）轻微催吐性化疗方案：对于无恶心和呕吐史的患者，不必在化疗前常规给予止吐药物。（5）多日化疗所致恶心及呕吐：$5 - HT_3$ 受体阻

断剂联合地塞米松是标准治疗，通常主张在化疗期间每日使用 5 - HT$_3$ 受体阻断剂，地塞米松应连续使用至化疗结束后 2 ~ 3 日。对于高度催吐性或延迟性恶心呕吐高风险的多日化疗方案，可以考虑加入阿瑞匹坦。故正确答案为 C。

45. B　本题考查昂丹司琼的临床应用注意。中度和重度肝功能损害患者昂丹司琼清除能力显著下降，每日剂量不应超过 8mg。故正确答案为 B。

46. A　本题考查阿瑞匹坦的临床应用注意。**阿瑞匹坦对 CYP3A4 产生剂量依赖性的抑制，使经 CYP3A4 代谢的药物体内浓度升高**，可能引起严重的或危及生命的不良反应。阿瑞匹坦**也是 CYP2C9 的诱导剂**，能加快经 CYP2C9 代谢的 S - (-) - 华法林的代谢，与华法林同时使用时，可导致 INR 明显降低。故正确答案为 A。

47. E　本题考查必需磷脂类保肝药的作用机制。必需磷脂类作为细胞膜的重要组分，特异性地与肝细胞膜结合，促进肝细胞膜再生，协调磷脂和细胞膜功能，降低脂肪浸润，增强细胞膜的防御能力，起到稳定、保护、修复细胞膜的作用。代表性药物是多烯磷脂酰胆碱。必需磷脂类保肝药没有对抗氧化剂的作用。故正确答案为 E。

48. D　本题考查保护肝细胞结构和功能药物的分类。保护肝细胞结构和功能的药物，能够改善受损害肝细胞代谢功能，促进肝细胞再生，抑制肝纤维增生，降低高胆红素血症，增强肝脏解毒功能，达到改善肝脏病理、改善肝脏功能的目的。常用药品包括：促进代谢类药物及维生素、必需磷脂类、解毒类药、降酶药、利胆药。（1）**促进代谢类药物及维生素（门冬氨酸钾镁、各种氨基酸制剂、各种水溶性维生素）：**可促进物质代谢和能量代谢，保持代谢所需各种酶的活性。（2）**必需磷脂类（多烯磷脂酰胆碱）：**作为细胞膜的重要组分，特异性地与肝细胞膜结合，促进肝细胞膜再生，协调磷脂和细胞膜功能，降低脂肪浸润，增强细胞膜的防御能力，起到稳定、保护、修复细胞膜的作用。（3）**解毒类药（还原型谷胱甘肽、硫普罗宁、葡醛内酯）：**可以提供巯基或葡萄糖醛酸，增强解毒功能。（4）**抗炎类药（甘草甜素制剂，如复方甘草甜素、甘草酸二铵、异甘草酸镁）：**通过各种机制发挥抗炎作用，有类似激素的作用。（5）**降酶药（联苯双酯、双环醇片）：**特点是降低血清丙氨酸氨基转移酶（ALT）作用肯定，但对天冬氨酸氨基转移酶（AST）作用不明显。（6）**利胆药（腺苷蛋氨酸、熊去氧胆酸）：**可促进胆汁分泌，减轻胆汁淤滞。故正确答案为 D。

49. D　本题考查硫普罗宁的临床应用注意。**硫普罗宁可能引起青霉胺所具有的所有不良反应，但其不良反应的发生率较青霉胺低**。既往曾使用过青霉胺或使用青霉胺时发生过严重不良反应的患者慎用。对于曾出现过青霉胺毒性的患者，使用硫普罗宁应从较小剂量开始。用药前后及用药时应定期进行下列检查以监测本药的毒性作用：外周血细胞计数、血小板计数、血红蛋白量、血浆白蛋白量、肝功能、24 小时尿蛋白。此外，治疗中每 3 个月或 6 个月应检查一次尿常规。故正确答案为 D。

50. B　本题考查多烯磷脂酰胆碱的临床应用注意。多烯磷脂酰胆碱注射剂含苯甲醇，给予新生儿和早产儿含苯甲醇的制剂可导致致命性的"喘息综合征"，新生儿和早产儿禁用；多烯磷脂酰胆碱口服剂不得用于 12 岁以下儿童。故正确答案为 B。

51. C　本题考查熊去氧胆酸的禁忌证。（1）妊娠安全性：需要提醒，国内不同厂家说明书对妊娠期是否能使用的规定不同，有的说明书原文是"通过动物研究发现妊娠早期使用熊去氧胆酸会有胚胎毒性。目前还缺乏人妊娠前三个月的实验数据。育龄期的妇女只有在采取了安全的避孕措施后才可以使用熊去氧胆酸胶囊。在开始治疗前，须排除患者正在妊娠。为了安全起见，熊去氧胆酸胶囊不能在妊娠期前三个月服用"。有的说明书却规定"孕妇及哺乳期妇女慎用"。建议妊娠期、哺乳期妇女禁用。（2）急性胆囊炎和胆管炎禁用；胆道阻塞（胆总管和胆囊管）禁用；严重肝功能减退者禁用；如果胆囊不能在 X 射线下被看到、胆结石钙化、胆囊不能正常收缩以及经常性的胆绞痛等不能使用熊去氧胆酸。故正确答案为 C。

52. D　本题考查泻药的分类。泻药是能促进排便反射或使排便顺利的药物，包括刺激性泻药、渗透性泻药、容积性泻药、润滑性泻药、促动力药、促分泌药及微生态制剂。（1）**刺激性泻药（比沙可啶、蓖麻油、蒽醌类药物如大黄、番泻叶及麻仁丸等中药）：**通便起效快，可增强肠道动力和刺激肠道分泌。通过对肠肌间神经丛的作用，刺激结肠收缩和蠕动，缩短结肠转运时间，同时可刺激肠液分泌。（2）**渗透性泻药（聚乙二醇、乳果糖、盐类泻药如硫酸镁）：**可在肠内形成高渗状态，吸收水分，增加粪便体积，刺激肠道蠕动。（3）**容积性泻药（欧车前、聚卡波非钙和麦麸）：**通过滞留粪便中的水分，增加粪便含水量和粪便体积起到通便作用。（4）**润滑性泻药（甘油、液**

体石蜡、多库酯钠）：可以口服或制成灌肠剂，具有软化大便和润滑肠壁的作用，使粪便易于排出。（5）促动力药（伊托必利、莫沙必利、普芦卡必利）。（6）促分泌药（利那洛肽、国内未上市的鲁比前列酮）：通过刺激肠液分泌，促进排便。（7）微生态制剂：慢性便秘患者存在肠道微生态失衡，但目前肠道微生态失衡与慢性便秘之间的关系尚未完全明确。微生态制剂虽不是治疗慢性便秘的一线药物，但可通过调节肠道菌群失衡，促进肠道蠕动和胃肠动力恢复。微生态制剂可分为益生菌、益生元和合生元 3 类，粪菌移植治疗也属于广义的肠道微生态治疗。（8）中医中药：对改善慢性便秘症状有一定效果，包括中药（包括中成药制剂和汤剂）、针灸和按摩推拿。故正确答案为 D。

53. B 本题考查泻药的分类。解析参照上题，故正确答案为 B。

54. A 本题考查泻药的作用特点。刺激性泻药（比沙可啶、蓖麻油、蒽醌类药物如大黄、番泻叶及麻仁丸等中药）虽起效快、效果好，但长期使用会影响肠道水电解质平衡和维生素吸收，也会损害肠神经系统，导致大肠肌无力、药物依赖和大便失禁，**蒽醌类（大黄、番泻叶、麻仁丸）长期服用还可导致结肠黑变病**。酚酞也是刺激性泻药的代表药物，曾在我国广泛使用，但因存在严重不良反应，我国已停止生产、销售、使用酚酞片和酚酞含片。刺激性泻药作用强而迅速，但有前述不良反应，目前不主张老年患者长期服用，建议仅作为补救措施，短期或间断性使用。故正确答案为 A。

55. D 本题考查容积性泻药的作用特点。容积性泻药主要用于轻度便秘患者的治疗。**容积性泻剂潜在的不良反应包括腹胀、食管梗阻、结肠梗阻，以及钙和铁吸收不良**。因此，建议慢性便秘患者在服用容积性泻剂的同时应摄入足够水分，以防肠道机械性梗阻。粪便嵌塞、疑有肠梗阻的患者应慎用。该类泻药与华法林、地高辛、抗生素等同时服用时可能会影响后者的吸收。故正确答案为 D。

56. E 本题考查润滑性泻药的作用特点。润滑性泻药适合于年老体弱及伴有高血压、心功能不全等排便费力的患者。甘油灌肠，润滑并刺激肠壁，软化粪便，特别适用于排便障碍型便秘（出口梗阻型便秘）以及粪便干结、粪便嵌塞的老年患者应用，安全有效。液体石蜡可干扰脂溶性维生素的吸收，吞咽困难的患者还有误吸导致吸入性肺炎的危险，应尽量避免口服。故正确答案为 E。

57. C 本题考查特殊人群使用泻药。（1）老年便秘应首先增加膳食纤维和水分摄入、合理运动，尽量停用导致便秘的药物。药物则首选容积性和渗透性泻药（乳果糖、聚乙二醇），同为渗透性泻药的盐类泻药（硫酸镁）过量应用会导致电解质紊乱，建议慎用。对病情严重的患者，可短期、适量应用刺激性泻剂，或合用灌肠剂或栓剂。（2）儿童便秘多数为功能性便秘，儿童功能性便秘的治疗包括非药物和药物治疗，非药物治疗包括家庭教育、合理饮食和排便习惯训练。聚乙二醇是便秘患儿的一线治疗药物，同属渗透性泻药的乳果糖和容积性泻药也被证实有效，且耐受性良好。（3）便秘在妊娠期非常常见，**妊娠期便秘的治疗首先建议患者改变生活方式**；其次使用容积性泻药、聚乙二醇、乳果糖等安全性好、作用缓和且对胎儿无不良影响的药品，这些药品可作为妊娠期便秘患者的首选泻剂。比沙可啶和番泻叶可引起肠道痉挛，长期使用可引起电解质紊乱。**蒽醌类泻药和蓖麻油可能有致畸或诱发子宫收缩的风险，应避免使用**。（4）便秘是糖尿病患者最常见的消化道症状，治疗与一般人群的慢性便秘相似，除调整生活方式外，可使用容积性泻药、渗透性泻药、刺激性泻药。对于顽固性病例，可尝试使用新型通便药物，如普芦卡必利、鲁比前列酮（国内未上市）和利那洛肽，但这些药物尚缺乏在糖尿病便秘患者中的应用研究。（5）慢性疼痛常使用阿片类药物，便秘是各种阿片类药物最常见的不良反应，临床称之为 OIC。OIC 的预防非常重要，预防应与阿片类药物治疗同时开始，包括预防性使用通便药和改变生活习惯（如增加液体摄入、增加膳食纤维、适当锻炼等）。OIC 的治疗药物包括容积性、渗透性、刺激性泻剂。对于以上药无效的患者，可尝试使用新型药物，包括促分泌药、促动力药、羟考酮与纳洛酮缓释剂、外周 μ-阿片受体阻断剂。故正确答案为 C。

58. D 本题考查泻药的代表药品乳果糖。乳果糖口服后几乎不被吸收，以原型到达结肠，被肠道菌群分解代谢转化成低分子量有机酸，导致肠道内 pH 下降，发挥渗透效应，并通过保留水分，增加粪便体积，从而发挥导泻作用。在肝性脑病、肝昏迷和昏迷前期，上述作用促进肠道嗜酸菌（如乳酸杆菌）的生长，抑制蛋白分解菌，改善肠道细菌氨代谢。儿童和婴儿需按年龄酌减剂量。在推荐的剂量下，可用于妊娠期和哺乳期妇女。**半乳糖血症、肠梗阻、急腹痛患者禁用**。避免与其他导泻剂同时使用。在便秘治疗剂量下，不会对糖尿病患者带来任何问题。用于治疗肝昏迷或昏迷前期的剂量较高，糖尿病患者应慎用。日剂量在 25 ~ 50g（40 ~ 75ml）时，可完全在肠道代谢；超过该剂量时，则部分以原型排出。故正确答案为 D。

59. B 本题考查泻药的代表药品聚乙二醇 4000。大分子的聚乙二醇 4000 是线性长链聚合物，通过氢键固定水分子，使水分保留在结肠内，增加粪便含水量并软化粪便，恢复粪便体积和重量至正常，促进排便的最终完成，从而改善便秘症状。聚乙二醇 4000 口服后，既不被消化道吸收也不参与生物转化。**适用于成人及 8 岁以上儿童（包括 8 岁）便秘**。本品极少被吸收，因此**可以在哺乳期服用**。以下情况禁用：小肠或结肠疾病患者禁用，如炎症性肠病（溃疡性结肠炎、克隆氏病），肠梗阻，肠穿孔，胃潴留，消化道出血，中毒性肠炎，中毒性巨结肠或肠扭转患者。因本品含有山梨糖醇，果糖不耐受患儿禁用。故正确答案为 B。

60. A 本题考查抗酸剂的主要代表药物。主要包括钙剂、镁剂和铝剂，但硫酸镁不属于抗酸剂。故正确答案为 A。

61. C 本题考查止泻药的分类。止泻药为腹泻的对症治疗药，分为吸附剂、口服补液溶液、抗动力药、抗分泌药和微生态制剂等，对应不同的止泻机制，包括吸附有毒有害物质、减少肠蠕动、减少肠液分泌、调整菌群失调等，或补充腹泻丢失的液体和电解质，维持机体平衡。（1）**吸附剂（蒙脱石散、药用炭）**可结合消化道黏液和毒素。（2）**口服补液盐（口服补液溶液）**。（3）**抗动力药（洛哌丁胺、复方地芬诺酯，为阿片受体激动剂）**可降低肠道动力。（4）**抗分泌药（消旋卡多曲、次水杨酸铋）**。（5）**微生态制剂（地衣芽孢杆菌活菌，双歧杆菌三联活菌）**利用正常微生物制成的活的微生物制剂，可调节肠道，构建肠道微生态平衡，可以防止和治疗腹泻。故正确答案为 C。

62. B 本题考查口服补液盐的药理作用与作用机制。补液盐国内市售 3 种配方，分别是：（1）口服补液盐 I：葡萄糖 11g、氯化钠 1.75g、氯化钾 0.75g、碳酸氢钠 1.25g，用 500ml 稀释后服用；（2）口服补液盐 II：无水葡萄糖 10g、氯化钠 1.75g、氯化钾 0.75g、枸橼酸钠 1.45g，用 500ml 稀释后服用；（3）口服补液盐 III：无水葡萄糖 3.375g、氯化钠 0.65g、氯化钾 0.375g、枸橼酸钠 0.725g，用 250ml 水稀释后服用。其中，口服补液盐 III 是低渗性口服补液盐，钠和葡萄糖含量有所减少，是 WHO 推荐的低

渗方案。随着临床研究的开展，证实较低的渗透压可减少排便量和腹泻持续时间。故正确答案为 B。

63. C 本题考查微生态制剂的临床用药评价。制酸药、抗菌药与活菌制剂合用可减弱其疗效，避免同服；铋剂、鞣酸、活性炭、酊剂等能抑制、吸附或杀灭活菌，故也应错时分开服用。目前没有一个确切的错开的间隔时间要求，一般掌握为 2 ~ 3 小时。故正确答案为 C。

64. C 本题考查微生态制剂的药理作用与作用机制。微生态制剂利用正常微生物制成的活的微生态制剂，可调节肠道，构建肠道微生态平衡，可以防止和治疗腹泻。**地衣芽孢杆菌活菌可促使机体产生抗菌活性物质、杀灭致病菌。此外通过夺氧生物效应使肠道缺氧，有利于大量厌氧菌生长。**双歧杆菌三联活菌为复方制剂，可直接补充人体正常生理细菌，调整肠道菌群平衡，抑制并清除肠道中致病菌，减少肠源性毒素的产生，促进机体对营养物的消化，合成机体所需的维生素，激发机体免疫力。故正确答案为 C。

65. A 本题考查微生态制剂的药理作用与作用机制。地衣芽孢杆菌活菌以活菌形式进入肠道后，对葡萄球菌、酵母样菌等致病菌有拮抗作用，而对双歧杆菌、乳酸杆菌、拟杆菌、消化链球菌有促进生长作用，从而可调整菌群失调达到治疗目的。故正确答案为 A。

66. C 本题考查洛哌丁胺的临床应用注意。一般情况下，由于抑制肠蠕动可能导致肠梗阻、巨结肠和中毒性巨结肠时，不应使用本品。如发生便秘、腹胀和肠梗阻，应立即停用本品。**盐酸洛哌丁胺胶囊禁止用于小于 2 岁的患儿**。故正确答案为 C。

67. C 本题考查止泻药地衣芽孢杆菌活菌的相关知识。（1）地衣芽孢杆菌活菌用于细菌或真菌引起的急、慢性肠炎，腹泻。也可用于其他原因引起的胃肠道菌群失调的防治。（2）用法用量：口服，成人，一次 0.5g；儿童，一次 0.25g；一日 3 次；首次加倍。对吞咽困难者，服用胶囊剂时，时可打开胶囊，将药粉加入少量温开水或奶混合后服用。（3）**地衣芽孢杆菌活菌是活菌制剂，但无需冷藏，室温贮藏即可，溶解时水温不宜超过 40℃**。与抗菌药合用时可减低本品的疗效，故不应同服，必要时可间隔 3 小时服用。铋剂、鞣酸、药用炭、酊剂等能抑制、吸附活菌，不能并用。故正确答案为 C。

68. D 本题考查蒙脱石的适应证。蒙脱石具有层纹状结构及非均匀性电荷分布，对消化道内的病毒、病菌及其产生的毒素有固定、抑制作用；对消化道黏

膜有覆盖能力，并通过与黏液糖蛋白相互结合，提高黏膜屏障对攻击因子的防御功能。适用于成人及儿童急、慢性腹泻。用于食道、胃、十二指肠疾病引起的相关疼痛症状的辅助治疗。故正确答案为D。

69. E 本题考查肠道抗感染药的相关内容。急性腹泻大多数为自限性，仅补液治疗即可在3～5日内自行缓解。在特定的情况下，严重腹泻患者有必要应用抗菌药物，如每日排泄4次以上不成形大便、发热、或便中带血、脓或黏液。（1）一般而言，氟喹诺酮类药物因其有效性和耐受性是首选的抗生素。（2）阿奇霉素是妊娠女性及儿童首选的药物，也推荐在喹诺酮耐药严重地区经验性使用。（3）利福昔明是一个非吸收性的利福霉素类药物，可有效治疗由非侵袭性大肠埃希菌菌株引起的旅行者腹泻，但弯曲杆菌通常对利福昔明耐药。**利福昔明具有广泛的抗菌谱，对多数革兰阳性菌和革兰阴性菌，包括需氧菌和厌氧菌的感染具有杀菌作用。**（4）小檗碱亦称黄连素，是从中药黄连中分离的一种季铵生物碱，目前用合成法生产，小檗碱对溶血性链球菌，金黄色葡萄球菌，淋球菌和弗氏、志贺痢疾杆菌等均有抗菌作用，目前是我国常用的一种肠道抗感染药。故正确答案为E。

70. D 本题考查利福昔明的临床应用注意。连续服用利福昔明不能超过7日。长期大剂量用药或肠黏膜受损时，有极少量（小于1%）被吸收，导致尿液呈粉红色。故正确答案为D。

71. E 本题考查肠道消炎药的临床用药评价。柳氮磺吡啶的不良反应有特异性的（如超敏反应或与免疫相关），也有和剂量相关的。**特异性不良反应包括皮疹、肝炎、胰腺炎、肺炎、粒细胞缺乏和再生障碍性贫血，**当发生特异性不良反应时，应立即停药，且不能再使用。剂量相关的不良反应包括胃肠道毒性、中枢神经系统毒性和轻度血液系统毒性，使用柳氮磺吡啶治疗的男性可能出现少精症和不育，这些不良反应在停药后可逆转。故正确答案为E。

72. D 本题考查肠道消炎药的临床用药评价。柳氮磺吡啶抑制还原型叶酸跨膜转运，可导致细胞内叶酸缺乏，并促发与治疗相关的巨幼细胞贫血，因此推荐所有使用者补充叶酸，剂量为每天1mg。故正确答案为D。

73. C 本题考查助消化药的相关内容。（1）乳酶生是活肠球菌的干燥制剂，在肠内分解糖类生成乳酸，使肠内酸度增高，从而抑制腐败菌的生长繁殖，并防止肠内发酵，减少产气，因而有促进消化和止泻作用。（2）**胰酶**是来自猪、羊或牛胰中提取的多种酶

的混合物。**主要为胰蛋白酶、胰淀粉酶与胰脂肪酶，**在肠液中可消化淀粉、蛋白质和脂肪。胰酶需要使用肠溶剂型，肠溶包衣能保护胰酶不被强酸性的胃液降解或灭活。口服，一次0.3～0.6g，一日3次，**餐前服用。**故正确答案为C。

74. A 本题考查肝和胆疾病用药的药理作用与机制。**多烯磷脂酰胆碱为目前疗效最为肯定的一种肝脏疾病治疗药物。**多烯磷脂酰胆碱是从植物中提取的天然多烯磷脂酰胆碱，含有大量的不饱和脂肪酸，主要为亚油酸（约占70%）、亚麻酸和油酸。这些多烯磷脂酰胆碱在化学结构上与重要的内源性磷脂一致，而且在功能上优于后者。它们主要进入肝细胞，并以完整的分子与肝细胞膜及细胞器膜相结合，可以加速膜的再生和稳定，抑制脂质过氧化，抑制胶原合成。故正确答案为A。

75. E 本题考查蒙脱石的临床应用注意。蒙脱石不溶于水，服用时，需要一定量的水形成混悬液后才能有利于药物在胃肠道黏膜表面的散布，通常建议每个包装（3g）至少需要50ml水稀释。故正确答案为E。

76. C 本题考查枸橼酸铋钾的用法用量与临床应用注意。（1）妊娠期妇女禁用。（2）肾功能不全者禁用。（3）可见恶心、呕吐、便秘及腹泻。偶见轻度过敏反应。服药期间口中可能带有氨味并可使舌苔及大便灰黑色。（4）**避免同服牛奶等高蛋白饮食（如牛奶），如需要合用，应至少间隔0.5h；**抗酸药可干扰本品的作用，不能同时服用。（5）口服的铋，在胃中形成不溶性沉淀，有不到1%在肠道吸收，吸收的铋通过肾脏代谢，在肾脏中与铋金属结合蛋白结合，因此铋剂有一定的肾毒性。长期服用时，肾功能不全者可出现铋的蓄积，可导致神经病变、脑病、骨关节病、齿龈炎、口腔炎和结肠炎。（6）口服：一次0.3g，一日4次，前3次于三餐餐前0.5小时服用，第4次于晚餐后2小时服用，或一日2次，早晚各服0.6g，疗程4周。幽门螺杆菌根除治疗，推荐疗程14日，需同时合用质子泵抑制剂和抗菌药物。故正确答案为C。

77. B 本题考查抑酸药的临床用药评价。（1）西咪替丁首先经肝脏代谢，代谢物再经肾脏排泄，肝功能不全时易出现蓄积，雷尼替丁和法莫替丁均以原型从肾脏排泄，肾功能不全者更易蓄积。西咪替丁中含有咪唑环结构，通过其咪唑环与细胞色素P450结合而降低药酶活性，同时也可减少肝血流，对肝药酶有较强的抑制作用，可显著降低环孢素、茶碱、卡马西

平、华法林、利多卡因、奎尼丁、苯二氮䓬类等药物在体内的消除速度。而雷尼替丁和法莫替丁，由于分子结构的差异，则不属于肝药酶抑制剂，不影响上述药物的代谢。（2）**法莫替丁不与肝脏细胞色素 P450 酶作用**，故不影响茶碱、苯妥英、华法林及地西泮等药物的代谢，也不影响普鲁卡因胺等的体内分布。（3）全身循环中的 PPI 经肝脏细胞色素 P450 酶代谢，多数 PPI（奥美拉唑、雷贝拉唑、泮托拉唑、艾司奥美拉唑）的代谢受到细胞色素 P450 酶系（CYP）2C19 的主导作用，也有例外，如兰索拉唑主要代谢酶是 CYP3A4。故正确答案为 B。

78. A 便秘在妊娠期非常常见，妊娠期便秘的治疗首先建议患者改变生活方式；其次容积性泻药，以及某些渗透性泻药，如聚乙二醇、乳果糖的安全性好、作用缓和且对胎儿无不良影响，可作为妊娠期便秘患者的首选泻剂。比沙可啶和番泻叶可引起肠道痉挛，长期使用可引起电解质紊乱。蒽醌类泻药和蓖麻油可能有致畸或诱发子宫收缩的风险，应避免使用。

二、配伍选择题

[1~3] CEC 艾司奥美拉唑和右兰索拉唑分别是奥美拉唑和兰索拉唑的一个手性药物。奥美拉唑有 S 型和 R 型，艾司奥美拉唑（即埃索美拉唑）是奥美拉唑的 S 型，右兰索拉唑是兰索拉唑的 R 型。故正确答案为 CEC。

[4~6] DAC 本题考查抗酸药与抑酸药的分类及主要代表药物。抗酸药包括氢氧化铝、铝碳酸镁；H₂ 受体阻断剂药物有西咪替丁、雷尼替丁、法莫替丁、尼沙替丁、罗沙替丁和拉夫替丁等；质子泵抑制剂代表药物有奥美拉唑、兰索拉唑、泮托拉唑、雷贝拉唑、艾司奥美拉唑（即埃索美拉唑）、艾普拉唑和右兰索拉唑等。故正确答案为 DAC。

[7~10] BBAB 本题考查抗酸药与胃黏膜保护药的分类及主要代表药物。抗酸药包括氢氧化铝、铝碳酸镁；胃黏膜保护药包括枸橼酸铋钾、胶体果胶铋、硫糖铝、吉法酯。故正确答案为 BBAB。

[11~13] BCD 本题考查 PPI 的作用特点。成人中的常用剂量为：（1）艾普拉唑：10mg。（2）奥美拉唑、雷贝拉唑、艾司奥美拉唑：20mg。（3）兰索拉唑、右兰索拉唑：30mg。（4）泮托拉唑：40mg。故正确答案为 BCD。

[14~16] BDB 本题考查 PPI 的作用特点。奥美拉唑、雷贝拉唑、泮托拉唑、艾司奥美拉唑的主要代谢酶均是 CYP2C19，次要代谢酶均是 CYP3A4。兰

索拉唑的主要代谢酶是 CYP3A4，次要代谢酶是 CYP2C19。故正确答案为 BDB。

[17~18] ED 本题考查抑酸剂的作用机制。（1）**伏诺拉生是钾离子竞争性酸抑制剂**，通过竞争胃壁细胞膜腔面的钾离子来发挥作用，能够对质子泵产生可逆性抑制，从而抑制胃酸分泌。（2）**米索前列醇是前列腺素 E₁ 的类似物，与前列腺素 E₂ 受体结合**，降低胃壁细胞的胃酸分泌，还可增强黏膜的防御机制，能增加碳酸氢盐和黏液的分泌。A 是抗酸剂的作用机制，代表药物氢氧化铝，铝碳酸镁。B 是 H₂ 受体阻断剂的作用机制，代表药物名称以"替丁"结尾。C 是质子泵抑制剂的作用机制，代表药物名称以"拉唑"结尾。故正确答案为 ED。

[19~20] AB 本题考查消化系统用药中 PPI 与肠道消炎药的体内过程。（1）PPI（题目中的艾司奥美拉唑）为前体药物，经小肠口服吸收或静脉给药后，由血液进入壁细胞后并不能直接作用于质子泵，而是在壁细胞微管的酸性环境中，经酸催化转换为活性形式，即亚磺酰胺的活性形式，然后通过二硫键与质子泵的巯基呈不可逆性结合，**形成亚磺酰胺与质子泵的复合物，从而抑制 H⁺，K⁺-ATP 酶的活性**，阻断了胃酸分泌的最后步骤。（2）**柳氮磺吡啶是美沙拉秦的前体药物**，主要是美沙拉秦发挥了抗炎效果。通过对美沙拉秦的结构改造，获得了其他的可在体内（局部）转化为美沙拉秦前体药物（奥沙拉嗪、巴柳氮）。故正确答案为 AB。

[21~25] ABCED 本题考查解痉药与胃肠动力药的药理作用与机制。（1）解痉药包括抗胆碱 M 受体药、季铵类、罂粟碱及其衍生物等。①**抗胆碱 M 受体药（莨菪碱类药物及其衍生物，包括颠茄、阿托品、山莨菪碱、丁溴东莨菪碱、东莨菪碱）**具有松弛胃肠平滑肌作用，从而解除平滑肌痉挛，缓解或消除胃肠平滑肌痉挛所致的绞痛。②**季铵类（匹维溴铵）**是对胃肠道具有高度选择性的钙拮抗剂，通过抑制钙离子流入肠道平滑肌细胞，防止肌肉过度收缩而达到解痉作用，能消除肠壁平滑肌高反应性，并增加肠道蠕动能力。③**罂粟碱及其衍生物（罂粟碱、人工合成的罂粟碱衍生物屈他维林）**。罂粟碱对血管、心脏或其他平滑肌有直接的非特异性松弛作用，可能是通过抑制磷酸二酯酶，增加细胞内环磷酸腺苷的水平，抑制肌球蛋白轻链肌酶，使平滑肌舒张，从而解除痉挛。对血管、胃肠道、胆道平滑肌均有松弛作用。除了治疗肾、胆或胃肠道等内脏痉挛，还可治疗脑、心及外周围血管痉挛所致的缺血。（2）常用促胃肠动力

药大多以多巴胺受体或 5 - 羟色胺受体 4（5 - HT_4）作为作用靶点。①**甲氧氯普胺**兼有中枢和外周多巴胺 D_2 受体抑制作用，能抑制中枢催吐化学感受区的多巴胺受体，提高该感受区的阈值，具有较强的中枢性镇吐作用，同时有胃肠道兴奋作用，可促进胃肠蠕动，此外还能刺激泌乳素的释放。②**莫沙必利**为选择性 5 - HT_4 受体激动剂，通过兴奋胃肠道胆碱能中间神经元及肌间神经丛的 5 - HT_4 受体，促进乙酰胆碱的释放，从而增强上消化道（胃和小肠）运动。③除了题目中列出的，常用的还有多潘立酮，是外周多巴胺受体阻断剂，直接阻断胃肠道多巴胺 D_2 受体及血 - 脑屏障外的化学感受器触发区的多巴胺受体，促进胃肠蠕动，使张力恢复正常，促进胃排空，增加胃窦和十二指肠运动，协调幽门的收缩，同时抑制恶心、呕吐，并有效地防止胆汁反流，通常也能增强食管的蠕动和食管下端括约肌的张力，但对小肠和结肠平滑肌无明显作用。故正确答案为 ABCED。

[26～30] **BCADE** 本题考查止吐药的药理作用与机制。（1）**东莨菪碱**是抗胆碱能药物，易通过血 - 脑屏障，能有效预防晕动病，可抗晕船、晕车。（2）**氯丙嗪**属吩噻嗪类药物，主要阻断脑内多巴胺受体，小剂量抑制延脑催吐化学感受区的多巴胺受体，大剂量时直接抑制呕吐中枢，兼有镇静作用。（3）**甲氧氯普胺**属于苯甲酰胺类，低剂量用药时对中枢和外周多巴胺 D_2 受体有阻断作用，而高剂量用药时有较弱的 5 - HT_3 受体阻断作用，可用于化疗所致恶心呕吐（chemotherapy induced nausea and vomiting, CINV）。（4）**帕洛诺司琼**属于长效的 5 - HT_3 受体阻断剂，半衰期约 40 小时。（5）**苯二氮草类药物**单独应用时止吐作用相对较弱，最常用的是劳拉西泮和阿普唑仑，主要作为辅助药物，用于减轻地塞米松所致焦虑和甲氧氯普胺所致静坐不能，也可用于减少预期性的 CINV。故正确答案为 BCADE。

[31～35] **CBEAD** 本题考查止吐药的临床用药评价。结合答案及题目，即是各种化疗所致恶心呕吐（CINV）的概念。故正确答案为 CBEAD。

[36～40] **DEBCA** 本题考查止吐药的临床用药评价。结合答案及题目，即是化疗所致恶心呕吐（CINV）的药物预防方案。故正确答案为 DEBCA。

[41～43] **CBB** 本题考查止吐药昂丹司琼的用法用量和临床应用注意。昂丹司琼用于预防化疗和放疗引起恶心呕吐时，方案如下。（1）**成人方案一**：化疗治疗前即刻缓慢（不得少于 30 秒）肌内或静脉注射 8mg，首次给药之后间隔 2～4 小时，可追加 2 次各

8mg，或者恒速静脉输注 1mg/h，持续 24 小时；**高致吐性化疗，最大起始剂量 16mg**，16mg 剂量需稀释后静脉输注，输注时间 15 分钟；继续治疗（预防迟发性或延迟性呕吐），次日每 12 小时口服 8mg 连续使用 2～3 日，最长 5 日。（2）**成人方案二**：化疗前 15 分钟、化疗后 4 小时、8 小时各静脉注射 8mg，停止化疗以后每 8～12 小时口服昂丹司琼胶囊 8mg，连用 5 日。（3）**儿童和青少年**（6 月～17 岁）：可基于体表面积（$5mg/m^2$）或者体重（0.15mg/kg）计算剂量，化疗前立即静脉注射，但剂量不得超过 8mg；口服制剂可以在 12 小时后开始使用，每次 4mg，一日 2 次，最多可连服 5 日，不得超过成人的用药剂量。（4）**中度和重度肝功能损害患者药物清除能力显著下降，每日剂量不应超过 8mg**。故正确答案为 CBB。

[44～48] **AEBCD** 本题考查保护肝细胞结构和功能药物的分类。保护肝细胞结构和功能的药物，能够改善受损害肝细胞代谢功能，促进肝细胞再生，抑制肝纤维增生，降低高胆红素血症，增强肝脏解毒功能，达到改善肝脏病理、改善肝脏功能的目的。常用药品包括：促进代谢类药物及维生素、必需磷脂类、解毒类药、降酶药、利胆药。（1）**促进代谢类药物及维生素**（门冬氨酸钾镁、各种氨基酸制剂、各种水溶性维生素）可促进物质代谢和能量代谢，保持代谢所需各种酶的活性。（2）**必需磷脂类**（多烯磷脂酰胆碱）作为细胞膜的重要组分，特异性地与肝细胞膜结合，促进肝细胞膜再生，协调磷脂和细胞膜功能，降低脂肪浸润，增强细胞膜的防御能力，起到稳定、保护、修复细胞膜的作用。（3）**解毒类药**（还原型谷胱甘肽、硫普罗宁、葡醛内酯）可以提供巯基或葡萄糖醛酸，增强解毒功能。（4）**抗炎类药**（甘草甜素制剂，如复方甘草甜素、甘草酸二铵、异甘草酸镁）通过各种机制发挥抗炎作用，有类似激素的作用。（5）**降酶药**（联苯双酯、双环醇片）特点是降低血清丙氨酸氨基转移酶（ALT）作用肯定，但对天冬氨酸氨基转移酶（AST）作用不明显。（6）**利胆药**（腺苷蛋氨酸、熊去氧胆酸）可促进胆汁分泌，减轻胆汁淤滞。故正确答案为 AEBCD。

[49～50] **DD** 本题考查多烯磷脂酰胆碱的用法用量。12 岁以上的儿童和成年人开始口服时一日 3 次，每次 456mg，一日最大服用量不能超过 1368mg，一段时间后，剂量可减至一日 3 次，每次 228mg 的维持剂量。故正确答案为 DD。

[51～53] **BCD** 本题考查泻药代表药物的药理作用与机制。（1）**乳果糖**口服后几乎不被吸收，以原

型到达结肠，被肠道菌群分解代谢转化成低分子量有机酸，导致肠道内 pH 下降，发挥渗透效应，并通过保留水分，增加粪便体积，从而发挥导泻作用。在肝性脑病、肝昏迷和昏迷前期，上述作用促进肠道嗜酸菌（如乳酸杆菌）的生长，抑制蛋白分解菌，改善肠道细菌氨代谢。（2）**大分子的聚乙二醇 4000** 是线性长链聚合物，通过氢键固定水分子，使水分保留在结肠内，增加粪便含水量并软化粪便，恢复粪便体积和重量至正常，促进排便的最终完成，从而改善便秘症状。聚乙二醇 4000 口服后，既不被消化道吸收也不参与生物转化。（3）**聚卡波非钙**在消化道不被吸收，在胃内酸性条件下，脱钙形成聚卡波非，在小肠或大肠的中性环境下显示了高度的吸水性，膨胀成为凝胶，保持消化道内水分，调节消化道内容物的输送，从而对便秘发挥治疗作用。（4）**多库酯钠**为一种阴离子表面活性剂，口服后基本不吸收，在肠道内促进水和脂肪类物质浸入粪便，通过物理性润滑肠道排便。（5）**普芦卡必利**为选择性、高亲和力的 5 - HT$_4$ 受体激动剂，可通过 5 - HT$_4$ 受体激活作用来增强胃肠道中蠕动反射和推进运动模式，具有促肠动力活性。大部分药物以原型从肾脏排泄。（6）**利那洛肽**是一种含有 14 个氨基酸的合成肽类结构，是一种鸟苷酸环化酶 C（GC - C）激动剂，具有内脏镇痛作用和促分泌作用。利那洛肽口服吸收极少，在胃肠道中代谢为主要活性代谢产物（去酪氨酸）。利那洛肽及其活性代谢产物都可与小肠上皮管腔表面的 GC - C 受体结合，GC - C 的活化可使细胞内外环鸟苷酸（cGMP）浓度升高。细胞外 cGMP 通过降低疼痛神经纤维的活性，从而减轻内脏疼痛。通过激活 CFTR（囊性纤维化跨膜传导调节因子），细胞内 cGMP 可增加小肠腔内氯化物和碳酸氢盐的分泌量，最终使小肠液分泌增多和结肠转运速度增快。利那洛肽及其活性代谢产物（去酪氨酸）在胃肠道中经酶降解为小分子肽，之后经蛋白质水解酶降解成天然氨基酸。故正确答案为 BCD。

[54～56] **ACB** 本题考查止泻药的分类及代表药物。止泻药为腹泻的对症治疗药，分为吸附剂、口服补液溶液、抗动力药、抗分泌药和微生态制剂等，对应不同的止泻机制，包括吸附有毒有害物质、减少肠蠕动、减少肠液分泌、调整菌群失调等，或补充腹泻丢失的液体和电解质，维持机体平衡。（1）吸附剂（蒙脱石散、药用炭）可结合消化道黏液和毒素。（2）口服补液盐（口服补液溶液）。（3）抗动力药（洛哌丁胺、复方地芬诺酯，为阿片受体激动剂）可降低肠道动力。（4）抗分泌药（消旋卡多曲、次水杨

酸铋）。（5）微生态制剂（地衣芽孢杆菌活菌、双歧杆菌三联活菌）利用正常微生物制成的活的微生物制剂，可调节肠道，构建肠道微生态平衡，可以防止和治疗腹泻。故正确答案为 ACB。

[57～59] **ABE** 本题考查消化系统常用药的注意事项。（1）**严重的粒细胞缺乏是柳氮磺吡啶罕见但后果严重的不良反应**。治疗初始，应进行全血细胞计数和肝功能检查，随后在头 3 个月内应每 2 周监测 1 次，之后的 3 个月每月监测 1 次，以后每 3 个月监测 1 次。（2）**美沙拉秦大剂量重复口服给药具有肾毒性**，在治疗期间，应注意血细胞计数和尿检查。一般情况下，在治疗开始 14 日，就应该进行这些检查。此后，每用药 4 周，应进行相应检查。（3）使用**硫普罗宁**应从较小剂量开始。用药前后及用药时应定期进行下列检查以监测本药的毒性作用：**外周血细胞计数、血小板计数、血红蛋白量、血浆白蛋白量、肝功能、24 小时尿蛋白**。此外，治疗中每 3 个月或 6 个月应检查一次尿常规。故正确答案为 ABE。

[60～61] **EB** 本题考查消化系统常用药的作用特点。（1）PPI 注射剂型都是粉针剂，也都在辅料中添加了氢氧化钠，确保稀释后的溶液 pH 在 9～10 之间，才能保证 PPI 不降解和变色，有的 PPI 针剂在辅料中添加 EDTA，螯合可能存在的，可催化降解过程的金属离子杂质。（2）美沙拉秦迟释制剂的释放具有 pH 依赖性，外层包衣在回肠远端 pH 大于或等于 6 处溶解。故正确答案为 EB。

三、综合分析选择题

1. A 本题考查莫沙必利的药理作用类型。莫沙必利为选择性 5 - HT$_4$ 受体激动剂，通过兴奋胃肠道胆碱能中间神经元及肌间神经丛的 5 - HT$_4$ 受体，促进乙酰胆碱的释放，从而增强上消化道（胃和小肠）运动。故正确答案为 A。

2. E 本题考查莫沙必利的临床应用注意。莫沙必利选择性作用于上消化道，与大脑上的多巴胺 D$_2$ 受体、肾上腺素 α$_1$ 受体、毒蕈碱受体（M 受体）无亲和力，**在脑内几乎没有分布**，故不会引起锥体外系反应和泌乳素分泌增多的副作用。同时，莫沙必利的结构改造，克服了西沙必利对心脏的不良反应，不会导致 Q - T 间期延长。常见不良反应有腹泻、腹痛、稀便、口干、酸性粒细胞增多、三酰甘油升高。故正确答案为 E。

3. E 本题考查幽门螺杆菌（Hp）感染消化性溃疡的治疗方案，应包括：抗菌药物、抑酸药和铋剂。

故正确答案为 E。

4. E 本题考查消化性溃疡的药物选择。PPI（本题中的泮托拉唑）抑酸作用强大，胃、十二指肠溃疡短期用药即可取得较好疗效，因此是与抗菌药物、铋剂联合用于幽门螺杆菌（Hp）感染的根除治疗的首选。故正确答案为 E。

5. A 本题考查铋剂的主要不良反应。由于铋剂的不溶性和局部作用的特点，服药期间口中可能带有氨味，并可使舌、大便变黑，牙齿短暂变色，停药后能自行消失。故正确答案为 A。

四、多项选择题

1. ABCD 本题考查胃酸分泌相关知识。胃的壁细胞内和胃酸分泌有关的受体包括胃泌素受体、组胺2（H_2）受体、乙酰胆碱（M）受体、前列腺素 E_2 受体。其中前列腺素 E_2 受体激活抑制胃酸分泌。故正确答案为 ABCD。

2. ABDE 本题考查氢氧化铝的药理作用与机制。**氢氧化铝**是典型且常用的抗酸药，**具有抗酸、吸附、局部止血和保护溃疡面等作用**。氢氧化铝与胃酸作用时，产生的氧化铝有收敛作用，可局部止血，但是也有可能引起便秘。氢氧化铝还与胃液混合，形成凝胶，覆盖在溃疡表面，形成一层保护膜，起机械保护作用。故正确答案为 ABDE。

3. ABCDE 本题考查抗酸药和胃黏膜保护药的药物相互作用。**铝、镁剂等与阿奇霉素、喹诺酮类、异烟肼、吩噻嗪类、地高辛、头孢泊肟酯、四环素类、H_2 受体阻断剂、左甲状腺素、苯二氮䓬类等药物的口服制剂合用，使后者吸收减少**，故一般不提倡合用，如需合用，服用时间应间隔 1～2h。铝剂可吸附胆盐而减少脂溶性维生素的吸收，特别是维生素 A。左旋多巴合用铝剂时吸收可能增加。抗酸药与肠溶药物同服，可使肠溶包衣或胶囊加快溶解，不应同用。故正确答案为 ABCDE。

4. ABCDE 本题考查 PPI 的典型不良反应。（1）胃酸是杀灭食物中细菌的一道防线，除幽门螺杆菌外，多数细菌无法适应胃内酸性环境，作为强效抑酸药，**PPI 可以减少胃酸分泌，干扰胃酸的非特异性杀菌能力**。目前对 PPI 增加感染风险的关注主要集中在胃肠道和呼吸道两个方面。胃肠道感染包括难辨梭菌感染和小肠细菌过度生长，在肝硬化合并腹水患者，可增加自发性细菌性腹膜炎发生风险。2012 年美国 FDA 发布了 PPI 的使用可能会**增加难辨梭状芽孢杆菌相关性腹泻风险**的预警。PPI 使用可增加反流至喉部的胃液中的细菌载量，**增加吸入性肺炎发生率**。（2）**高胃泌素血症**：胃酸和胃泌素存在明显的负反馈关系，任何抑酸药或疾病导致的低或无胃酸状态均会引起血清胃泌素浓度的反应性升高，长期应用 PPI 的患者也不例外。（3）**PPI 可使检测是否有幽门螺杆菌感染的 ^{13}C 尿素呼气试验结果出现假阴性**，其机制可能是 PPI 对幽门螺杆菌有直接或间接的抑制作用。临床上应在 PPI 治疗后至少 4 周才能进 UBT 试验。故正确答案为 ABCDE。

5. ABCE 本题考查钾离子竞争性酸抑制剂的特点。钾离子竞争性酸抑制剂（P－CABs）通过竞争胃壁细胞膜腔面的钾离子来发挥作用，能够对质子泵产生可逆性抑制，从而抑制胃酸分泌。口服后，P－CABs 能快速达到高血浆浓度，因此起效迅速，此类药物有伏诺拉生、替戈拉生和瑞伐拉生等。**伏诺拉生主要由非 CYP3A4 代谢，同时对质子泵的抑制作用无需酸的激活，可以直接作用于质子泵，因此能够快速起效**，且在 1h 内就能达到最大效果，可以比较容易地达到最佳抑酸状态。故正确答案为 ABCE。

6. ACD 本题考查米索前列醇的临床应用注意。米索前列醇最常见不良反应是剂量依赖性的腹部绞痛、腹痛和腹泻。单次剂量不超过 0.2mg，并与食物一起服用，以及若需要服用抗酸剂时，避免使用含镁的抗酸剂，均可降低腹泻发生的风险。故正确答案为 ACD。

7. CD 本题考查消化系统用药的作用特点。（1）H_2 受体阻断剂（西咪替丁）可透过血－脑屏障，引起头痛、头晕、乏力，也可出现可逆性的神志不清、精神异常、行为异常、幻觉、激动、失眠等。（2）解痉药东莨菪碱（常用其氢溴酸盐）和丁溴东莨菪碱是有区别的两个药品，后者结构中有丁溴基团，不是东莨菪碱的丁溴酸盐，不易透过血－脑屏障，没有前者的中枢抗胆碱药效。（3）胃肠动力药多潘立酮是外周多巴胺受体阻断剂，不易透过血－脑屏障，在脑内的浓度很低，使用者（尤其成人）中罕见锥体外系反应，但多潘立酮有促进脑垂体泌乳素释放的作用。（4）止吐药阿瑞匹坦是口服的神经激肽（NK－1）受体阻断剂。P 物质是哺乳动物的神经肽，存在于支配脑干孤束核和最后区的神经元中，这 2 个区域密切参与呕吐的诱导，P 物质的致吐作用通过 NK－1 受体介导的。阿瑞匹坦可透过血－脑屏障，占领脑内 NK－1 受体。故正确答案为 CD。

8. ABCDE 本题考查多潘立酮的临床应用注意。当多潘立酮与已知可引起 Q－T 间期延长的强效

CYP3A4 酶抑制剂合用时，观察到了有临床意义的 Q-T 间期改变，因此多潘立酮与这些药物合用被列为是禁忌，如氟康唑、伏立康唑、克拉霉素、胺碘酮、伊曲康唑、泊沙康唑、利托那韦、沙奎那韦。故正确答案为 ABCDE。

9. ABC 本题考查消化系统常用药物的禁忌证。本章中提到可以用于哺乳期妇女的情况有：（1）哺乳期少乳者可短期使用甲氧氯普胺用于催乳。（2）乳果糖在推荐的剂量下，可用于妊娠期和哺乳期。（3）聚乙二醇 4000 极少被吸收，因此可以在哺乳期服用。（4）除了题目中列出的情况，在整个妊娠期和哺乳期，柳氮磺吡啶可继续安全使用（但有些市售产品说明书中声明需禁用）。由于柳氮磺吡啶影响叶酸代谢，推荐妊娠妇女每日补充叶酸 2mg。尽管在妊娠期使用更新的美沙拉秦类药物的经验较少，但越来越多的证据提示在妊娠期，不论局部还是口服给药，使用美沙拉秦都是安全的。故正确答案为 ABC。

10. AB 本题考查曲美布汀的药理作用与机制。曲美布汀可抑制运动功能亢进肌群的运动，同时也可增进运动功能低下肌群的运动，可诱发成人消化系统生理性消化道推进运动。可使胃排空功能的减弱得到改善，同时，还可使胃排空功能亢进得到抑制（可记为**双向调节**）。故正确答案为 AB。

11. ABC 本题考查昂丹司琼的临床应用注意。（1）妊娠期妇女、哺乳期妇女禁用昂丹司琼。（2）先天性 Q-T 间期延长综合征患者应避免使用昂丹司琼。出现或可能出现 Q-T 间期延长的患者应慎用昂丹司琼，主要包括电解质紊乱、充血性心力衰竭、缓慢性心律失常或者正在服用其他可能导致 Q-T 间期延长药物的患者。（3）中度和重度肝功能损害患者药物清除能力显著下降，昂丹司琼每日剂量不应超过 8 毫克。故正确答案为 ABC。

12. ABCDE 本题考查昂丹司琼的临床应用注意。昂丹司琼的不良反应包括：（1）非常常见，头痛。（2）常见，便秘、腹部不适、皮肤温热或潮红的感觉、口干。（3）昂丹司琼可延长 Q-T 间期，并具有剂量依赖性。故正确答案为 ABCDE。

13. ABDE 本题考查多烯磷脂酰胆碱的适应证与临床应用注意。（1）多烯磷脂酰胆碱注射剂可用于各种类型的肝病、脂肪肝、胆汁阻塞、中毒性肝损伤、预防胆结石复发、手术前后的治疗（尤其是肝胆手术）、妊娠中毒（包括呕吐）、银屑病、神经性皮炎、放射综合征。（2）**注射剂含苯甲醇**，给予新生儿和早产儿含有苯甲醇的制剂可导致致命性的"喘息综合

征"，**新生儿和早产儿禁用**。（3）而对于口服剂型，用于辅助改善中毒性肝损伤（如药物、毒物、化学物质和酒精引起的肝损伤等）及脂肪肝和肝炎患者的食欲不振、右上腹压迫。口服剂不得用于 12 岁以下儿童。故正确答案为 ABDE。

14. CDE 本题考查多烯磷脂酰胆碱的临床应用注意。多烯磷脂酰胆碱注射剂严禁用电解质溶液（生理盐水、林格液等）稀释，如需稀释，只能用 5%、10% 葡萄糖溶液或木糖醇注射液。故正确答案为 CDE。

15. ABE 本题考查甘草酸二铵的临床应用注意。甘草酸二铵治疗过程中应定期检测血压，血清钾、钠浓度，如出现高血压、血钠潴留、低血钾等情况应停药或适当减量。故正确答案为 ABE。

16. BCD 本题考查熊去氧胆酸的适应证与临床应用注意。（1）适应证：胆固醇性胆囊结石——必须是 X 射线能穿透的结石，同时胆囊收缩功能须正常；胆汁淤积性肝病（如：原发性胆汁性肝硬化）；胆汁反流性胃炎。（2）急性胆囊炎和胆管炎禁用；胆道阻塞（胆总管和胆囊管）禁用；严重肝功能减退者禁用；如果胆囊不能在 X 射线下被看到、胆结石钙化、胆囊不能正常收缩，以及经常性的胆绞痛等不能使用熊去氧胆酸。溶石治疗一般需 6~24 个月，服用 12 个月后结石未见变小者，停止服用。故正确答案为 BCD。

17. ABCDE 本题考查泻药代表药品的药理作用与机制。（1）**乳果糖口服后几乎不被吸收**，以原型到达结肠，被肠道菌群分解代谢转化成低分子量有机酸，导致肠道内 pH 下降，发挥渗透效应，并通过保留水分，增加粪便体积，从而发挥导泻作用。（2）**聚乙二醇 4000 口服后，既不被消化道吸收也不参与生物转化**。是线性长链聚合物，通过氢键固定水分子，使水分保留在结肠内，增加粪便含水量并软化粪便，恢复粪便体积和重量至正常，促进排便的最终完成，从而改善便秘症状。（3）**聚卡波非钙在消化道不被吸收**，在胃内酸性条件下，脱钙形成聚卡波非，在小肠或大肠的中性环境下显示了高度的吸水性，膨胀成为凝胶，保持消化道内水分，调节消化道内容物的输送，从而对便秘发挥治疗作用。（4）**多库酯钠**为一种阴离子表面活性剂，**口服后基本不吸收**，在肠道内促进水和脂肪类物质浸入粪便，通过物理性润滑肠道排便。（5）**利那洛肽口服吸收极少**，在胃肠道中代谢为主要活性代谢产物（去酪氨酸）。利那洛肽及其活性代谢产物都可与小肠上皮管腔表面的 GC-C 受体结

合，GC－C 的活化可使细胞内外环鸟苷酸（cGMP）浓度升高。细胞外 cGMP 通过降低疼痛神经纤维的活性，从而减轻内脏疼痛。通过激活 CFTR（囊性纤维化跨膜传导调节因子），细胞内 cGMP 可增加小肠腔内氯化物和碳酸氢盐的分泌量，最终使小肠液分泌增多和结肠转运速度增快。故正确答案为 ABCDE。

18. ABCDE　本题考查泻药代表药品的作用特点。便秘在妊娠期非常常见，**妊娠期便秘的治疗首先建议患者改变生活方式；其次容积性泻药，以及某些渗透性泻药**，如聚乙二醇、乳果糖的安全性好，作用缓和且对胎儿无不良影响，可作为妊娠期便秘患者的首选泻剂。比沙可啶和番泻叶可引起肠道痉挛，长期使用可引起电解质紊乱。蒽醌类泻药和蓖麻油可能有致畸或诱发子宫收缩的风险，应避免使用。故正确答案为 ABCDE。

19. ABCDE　本题考查泻药的特殊人群用药。OIC 的治疗药物包括容积性、渗透性、刺激性泻剂。对于以上药无效的患者，可尝试使用**新型药物，包括促分泌药、促动力药、羟考酮与纳洛酮缓释剂、外周 μ－阿片受体阻断剂**。故正确答案为 ABCDE。

20. ABE　本题考查止泻药代表药的适应证、用法用量与临床应用注意。（1）蒙脱石可用于成人及儿童急、慢性腹泻。儿童：1 岁以下，每日 3g；1～2 岁，每日 3～6g。（2）以口服补液盐Ⅲ为例：温水稀释后，随时口服。儿童开始时 50ml/kg，4 小时内服用，以后根据患者脱水程度调整剂量直至腹泻停止。婴幼儿应用本品时需少量多次给予。（3）盐酸洛哌丁胺胶囊禁止用于小于 2 岁的患儿。（4）由于未进行过专门的临床试验，妊娠期、哺乳期妇女及儿童不应使用消旋卡

多曲。（5）婴幼儿服用双歧杆菌三联活菌胶囊时可将胶囊内药粉用温开水或温牛奶冲服。故正确答案为 ABE。

21. BCD　本题考查消化系统常用药的作用特点。（1）西咪替丁首先经肝脏代谢，代谢物再经肾脏排泄，肝功能不全时易出现蓄积，**雷尼替丁和法莫替丁均以原型从肾脏排泄**，肾功能不全者更易蓄积。（2）泻药普芦卡必利为选择性、高亲和力的 5－HT$_4$ 受体激动剂，可通过 5－HT$_4$ 受体激活作用来增强胃肠道中蠕动反射和推进运动模式，具有促肠动力活性。**大部分药物以原型从肾脏排泄**。（3）匹维溴铵低于 10% 的口服剂量经胃肠道吸收，1 小时内达血浆峰浓度，清除半衰期为 1.5 小时，该药几乎全部在肝脏代谢并清除。故正确答案为 BCD。

22. ABE　本题考查消化系统常用药的作用特点。（1）**PPI 遇酸会快速分解，口服必须采用肠溶剂型**。普通肠溶剂型服用时不能咬碎或掰开，国内市售的 PPI 产品，有的采用缓释微丸压片，或缓释微丸再装胶囊的剂型，可以口腔含化或用水溶解后吞服，但也需要注意不能嚼服。（2）**胰酶需要使用肠溶剂型，肠溶包衣能保护胰酶不被强酸性的胃液降解或灭活**，市售胰酶产品中有采用多微粒肠溶剂型的，可使胶囊内含物与食物充分混合，进而使得从微粒中释放出的胰酶均匀分布于食糜之中，提高疗效。故正确答案为 ABE。

23. ABE　熊去氧胆酸不应与考来烯胺、氢氧化铝、氢氧化铝－三硅酸镁等药同服，这些药可以在肠中和熊去氧胆酸结合，从而阻碍后者吸收，影响疗效。如果必须服用上述药品，应和熊去氧胆酸间隔 2 小时服用。熊去氧胆酸可以增加环孢素肠道吸收。

第五章　心血管系统疾病用药

一、最佳选择题

1. B　本题考查 ARB 类药的不良反应。除厄贝沙坦（60%～80%）和替米沙坦（42%～57%）外，其他药的口服生物利用度都较低（15%～33%）。**大部分的 ARB 药物因生物利用度低、脂溶性较差和吸收不完全等原因，多以原型药物排出**。所有的 ARB 起效时间在 2 小时左右、蛋白结合率大于 96%，作用持续时间大于等于 24 小时，可以每日给药 1 次或 2 次。故正确答案为 B。

2. C　本题考查 ACEI 类药的作用特点。多数

ACEI 的起效时间在 1h，作用时间可以维持 24h。故正确答案为 C。

3. B　本题考查肾素－血管紧张素系统抑制药的不良反应。ACEI 类最常见不良反应为干咳，多见于用药初期，症状较轻者可坚持服药，不能耐受者可改用 ARB 类。故正确答案为 B。

4. A　本题考查维拉帕米的用法用量。口服维拉帕米通过调整剂量达到个体化治疗。安全有效的剂量为不超过 480mg/d。故正确答案为 A。

5. D　本题考查索他洛尔的临床应用注意。索他洛尔常见疲劳、呼吸困难、头晕、虚弱、致心律失常

（最常见心动过缓）等不良反应。严重的不良反应为尖端扭转型室速。故正确答案为D。

6. C 本题考查索他洛尔的药理作用与作用机制。抗心律失常药分类。（1）**使Q－T间期延长的有**：①Ⅰa类，奎尼丁，普鲁卡因胺；②作用于钾通道的药物（Ⅲ类抗心律失常药），胺碘酮、索他洛尔。（2）**使Q－T间期缩短的是Ⅰb类**：苯妥英钠、美西律等。（3）**不影响Q－T间期的是Ⅰc类**：普罗帕酮、氟卡尼等。故正确答案为C。

7. C 本题考查维拉帕米的用法用量。严重肝功能不全时，维拉帕米的清除半衰期延长至14～16小时，该类患者只需服用正常剂量的30%。故正确答案为C。

8. E 本题考查维拉帕米的用法用量。静脉使用维拉帕米：（1）必须在持续心电监测和血压监测下，缓慢静脉注射至少2分钟。**本品注射液与林格液、5%葡萄糖注射液或氯化钠注射液均无配伍禁忌**。因无法确定重复静脉给药的最佳给药间隔，必须个体化治疗。一般起始剂量为5～10mg（或按体重0.075～0.15mg/kg），稀释后缓慢静脉推注至少2分钟。如果初反应不令人满意，首剂15～30分钟后再给一次5～10mg或按体重0.15mg/kg。（2）静脉滴注给药，每小时5～10mg，加入氯化钠注射液或5%葡萄糖注射液中静滴，一日总量不超过50～100mg。故正确答案为E。

9. C 本题考查索他洛尔的用法用量。成人口服索他洛尔40～80mg、bid起始（根据体重和肾功能作调整），在用药最初3日进行严密心电监测，尤其注意监测Q－T间期。如初始剂量不能取得满意疗效，且Q－T间期＜500ms，在使用3日后，日剂量再增加40～80mg。最大剂量可增加至320mg/d。**索他洛尔的疗效和不良反应发生率均呈剂量依赖性，120mg、bid的剂量具有最佳获益风险比**。故正确答案为C。

10. E 本题考查抗心律失常药的药理作用与作用机制。非二氢吡啶类钙通道阻滞剂选择性的作用于L－型钙通道，通过减慢房室结传导速度，减低窦房结自律性从而减慢心率，此作用是钙通道阻滞剂治疗室上性心动过速的理论基础。负性频率和负性传导以维拉帕米和地尔硫䓬最强，因此临床上用这两种药物治疗心律失常。故正确答案为E。

11. E 本题考查ARB类药的作用特点。替米沙坦几乎完全经粪便排泄，其他药物都是经双通道排泄，其中坎地沙坦酯、奥美沙坦酯和氯沙坦经肾脏排泄的比例更大些。故正确答案为E。

12. C 本题考查抗心律失常药的临床用药评价。（1）胺碘酮是广谱抗心律失常药，适用于室上性和室性心律失常的治疗，可用于器质性心脏病、心功能不全者，促心律失常反应少。（2）奎尼丁是广谱抗心律失常药，主要用于房颤与心房扑动（房扑）的复律、复律后窦性节律的维持和危及生命的室性心律失常。（3）**利多卡因对短动作电位时程的心房肌无效，因此仅用于室性心律失常**。（4）普罗帕酮适用于室上性和室性心律失常的治疗。（5）维拉帕米用于控制房颤和房扑的心室率，减慢窦速。故正确答案为C。

13. B 本题考查ARB类药的作用特点。（1）替米沙坦：肝脏轻、中度障碍患者血浆药物浓度明显增加，使用初始剂量宜小，每日用量不应超过40mg，重度肝损害或胆道阻塞性疾病患者应该避免使用替米沙坦；（2）**氯沙坦钾**：老年患者或肾损害患者，包括透析患者，不必调整起始剂量，**肝损害患者考虑使用较低剂量**。（3）厄贝沙坦：肾功能损伤的患者无需调整剂量，但是对血液透析患者初始剂量可考虑用75mg。（4）缬沙坦：轻中度肾损伤无需调整起始剂量，肌酐清除率小于30ml/min禁止使用，非胆管源性、无胆汁淤积的轻、中度肝损伤无需调整起始剂量。（5）奥美沙坦：中度到明显的肝肾功能损害，无需调整剂量，但是可以考虑较低的起始剂量，在周密的监护下使用。故正确答案为B。

14. A 本题考查卡托普利的用法用量。食物可使本品吸收减少30%～40%，宜在餐前1小时服药。故正确答案为A。

15. B 本题考查卡托普利的临床应用注意。（1）用药期间应定期监测白细胞计数和分类计数，最初3个月每两周监测1次，若**白细胞计数过低（中性粒细胞减少）**，暂停用本品。（2）本品可使**血尿素氮、肌酐浓度升高**，常为暂时性，在有肾病或长期严重高血压而血压迅速下降后易出现，偶有肝药酶增高。每月查1次尿蛋白，用本品时如蛋白尿逐渐增多，暂停本品或减少用量。（3）本品可加重**高钾血症**，与留钾利尿剂合用时尤应注意监测血钾。故正确答案为B。

16. B 本题考查卡托普利的适应证、临床应用注意。卡托普利起效快，作用时间较短，适用于高血压急症。故正确答案为B。

17. C 本题考查福辛普利的用法用量、临床应用注意。（1）对原用利尿剂治疗者，开始用本品前停用利尿剂2～3日。（2）口服用于高血压，初始剂量一次10mg，一日1次，4周后根据需要加量，维持剂量一日10～40mg。故正确答案为C。

18. A 本题考查钙通道阻滞剂的药理作用与作用机制。（1）**对平滑肌的作用**：①血管平滑肌。血管平滑肌的肌浆网发育较差，血管收缩时所需要的 Ca^{2+}，主要来自细胞外，故血管平滑肌对钙通道阻滞剂的作用很敏感。该类药物能明显舒张血管，**主要舒张动脉，对静脉影响较小**，因此可以用于降低血压。②其他平滑肌。钙通道阻滞剂对支气管平滑肌的松弛作用较为明显，较大剂量也能松弛胃肠道、输尿管及子宫平滑肌。（2）**抗动脉粥样硬化作用**：Ca^{2+} 参与动脉粥样硬化的病理过程，如平滑肌增生，脂质沉淀和纤维化，钙通道阻滞剂可以干扰这些过程的发生发展。用于心绞痛的治疗。（3）**对红细胞和血小板结构与功能的影响**：可以减轻 Ca^{2+} 超载对红细胞的损伤，抑制血小板活化。（4）**对肾脏功能的影响**，对肾脏具有保护作用。故正确答案为 A。

19. C 本题考查钙通道阻滞剂的作用特点。第二代 CCB 通过改革为缓释或控释剂型而使药代动力学特性有了明显改善（如硝苯地平控释片，以独特的胃肠膜控制技术和零级释放模式使药物 24 小时均匀释放，保证了药物治疗的长效性和平稳性）。其余四个选项的药物是第三代 CCB。故正确答案为 C。

20. C 本题考查硝苯地平的用法用量。硝苯地平片剂，需要一日 3 次。其余四个选项的药物是第三代 CCB，一日 1 次给药。故正确答案为 C。

21. A 本题考查 CCB 的用法用量。硝苯地平缓释片、缓释胶囊需要一日 2 次给药。其他选项的药物均一日 1 次给药。故正确答案为 A。

22. D 本题考查非洛地平的临床应用注意。非洛地平是 CYP3A4 的底物。抑制或诱导 CYP3A4 的药物对非洛地平血药浓度会产生明显影响。故正确答案为 D。

23. B 本题考查抗高血压药的适应证。氨氯地平的适应证：用于高血压、稳定型心绞痛和变异型心绞痛。其他选项的药物适应证仅有高血压。故正确答案为 B。

24. B 本题考查 β 受体阻断剂的药理作用。（1）心脏：为 β 受体阻断剂的主要作用部位。可使处于静息状态的人心率减慢，心排血量和心肌收缩力下降，血压稍有下降。β 受体阻断剂对于交感神经张力较高时（如激动、高血压、心绞痛时）的心脏作用比较显著。β 受体阻断剂可减慢窦性节律，减慢心房和房室结的传导，延长房室结的功能性不应期，因此可用于治疗心律失常。所有 β 受体阻断剂在治疗抗心律失常和心肌缺血上作用相同，但是药物之间在 β 受体选择性、

内在的拟交感活性、血管扩张作用，以及膜稳定性上存在差别。（2）血管与血压：β 受体阻断剂对正常人血压影响不明显，而对高血压患者具有降压作用。本类药物用于治疗高血压病，疗效可靠，但其降压机制复杂，可能涉及药物对多种系统 β 受体阻断的结果。（3）支气管：**非选择性的 β 受体阻断剂，阻断支气管平滑肌的 $β_2$ 受体，引起支气管平滑肌收缩**，这一作用对正常人作用弱，对支气管哮喘者作用强。因此非选择性 β 受体阻断剂支气管哮喘者禁用，应用选择性 $β_1$ 受体阻断剂也需慎重。（4）代谢：人类肝糖原分解与 α 和 $β_2$ 受体都有关系；低血糖时促进儿茶酚胺释放，产生心悸、手抖等低血糖症状，同时儿茶酚胺增加肝糖原分解，可在低血糖时动员葡萄糖，促进低血糖恢复。β 受体阻断剂一般不影响正常人的血糖水平，也不影响胰岛素的降糖作用，但是可以延缓应用胰岛素的低血糖恢复，掩盖低血糖症状。非选择性的 β 受体阻断剂影响脂肪代谢，增加冠状动脉粥样硬化性心脏病危险，$β_1$ 受体阻断剂对血脂作用较弱。（5）肾素：$β_1$ 受体阻断剂可以减少交感神经兴奋所致肾素释放。（6）眼：部分药物可以降低眼内压。故正确答案为 B。

25. B 本题考查 β 受体阻断剂的作用特点。普萘洛尔、比索洛尔、阿罗洛尔、拉贝洛尔经过肝肾双通道排泄。阿替洛尔主要经过肾脏排泄。美托洛尔、卡维地洛经过肝脏排泄。故正确答案为 B。

26. D 本题考查普萘洛尔的适应证与禁忌证。（1）适应证：①作为二级预防，降低心肌梗死死亡率。②高血压（单独或与其他抗高血压药合用）。③劳力型心绞痛。④控制室上性快速心律失常、室性心律失常，特别是与儿茶酚胺有关或洋地黄引起心律失常。可用于洋地黄疗效不佳的房扑、房颤心室率的控制，也可用于顽固性期前收缩，改善患者的症状。⑤减低肥厚型心肌病流出道压差，减轻心绞痛、心悸与昏厥等症状。⑥配合 α 受体阻断剂用于嗜铬细胞瘤患者控制心动过速。用于控制甲状腺功能亢进症的心率过快，也可用于治疗甲状腺危象。（2）禁忌：①**支气管哮喘**。②心源性休克。③心脏传导阻滞（二至三度房室传导阻滞），重度或急性心力衰竭。④窦性心动过缓。故正确答案为 D。

27. E 本题考查 β 受体阻断剂的临床应用注意。（1）在一般的高血压患者中，β 受体阻断剂主要适用于中青年患者，而在老年患者中其临床疗效劣于其他类别降压药物，因此无合并症的老年高血压患者一般不首选 β 受体阻断剂。（2）不宜首选的

高血压人群还包括糖脂代谢异常者。(3)高血压治疗中不建议大剂量联合使用β受体阻断剂与大剂量利尿剂。(4)无合并症的高血压患者不推荐β受体阻断剂与 ACEI 或 ARB 联合。(5)**β受体阻断剂联合 ACEI 或 ARB 适用于高血压合并冠心病或心力衰竭患者。**故正确答案为 E。

28. B 本题考查β受体阻断剂的临床应用注意。嗜铬细胞瘤应先行使用α受体阻断剂再使用β受体阻断剂。其余选项的表述正确。故正确答案为 B。

29. B 本题考查β受体阻断剂的作用特点。**水溶性β受体阻断剂阿替洛尔很少穿过血－脑屏障。**其他选项的药物可以透过血－脑屏障。其中美托洛尔、普萘洛尔、噻吗洛尔是脂溶性药物，较易进入中枢神经系统，可致神经系统不良反应。水脂双溶性β受体阻断剂比索洛尔中度透过血－脑屏障。故正确答案为 B。

30. A 本题考查甲基多巴的临床应用注意。(1)用药前、用药中应定期检查血常规、肝功能。若发生溶血性贫血，应当即停药；通常贫血很快好转，否则应使用糖皮质激素治疗。该类患者不能再次使用甲基多巴。(2)须定期检查肝功能，尤其在用药初始 2～3 个月内。发现问题立即停药者体温和肝功能可恢复。该类患者不能再次使用甲基多巴。(3)**服用甲基多巴出现水肿或体重增加的患者，可用利尿剂治疗。**一旦水肿进行性加重或有心力衰竭迹象应停服本品。(4)患有严重双侧脑血管病者，若服药过程中发生不自主性舞蹈症，须立即停药。故正确答案为 A。

31. C 本题考查硝普钠的适应证。硝普钠用于高血压急症（高血压危象、高血压脑病、恶性高血压、嗜铬细胞瘤手术前后阵发性高血压、外科麻醉期间进行控制性降压），急性心力衰竭，急性肺水肿。故正确答案为 C。

32. A 本题考查硝普钠的用法用量。硝普钠成人开始 $0.5\mu g/(kg \cdot min)$，根据治疗反应以 $0.5\mu g/(kg \cdot min)$ 递增，逐渐调整剂量，常用剂量为 $3\mu g/(kg \cdot min)$，极量为 $10\mu g/(kg \cdot min)$，总量为 $3500\mu g/kg$。故正确答案为 A。

33. C 本题考查硝普钠的临床应用注意。肾功能不全而应用硝普钠超过 48～72h 者每日须测定血浆中氰化物或硫氰酸盐，保持硫氰酸盐不超过 $100\mu g/ml$；氰化物不超过 $3\mu mol/ml$。故正确答案为 C。

34. D 本题考查调节血脂药的药理作用与作用机制。**HDL 的主要功能是从血液中将胆固醇带回到肝脏，由肝脏进行分解代谢，从而降低血液中的胆固醇**含量；而 LDL 的主要功能是从肝脏中将胆固醇转运至血液中，从而使血液中胆固醇的含量增高。正常情况下，两者在体内处于动态平衡状态，维持体内正常的血脂平衡。在血浆中低密度脂蛋白（LDL）水平过高时，巨噬细胞等由于摄入了经氧化变性的 LDL，变成泡沫细胞，并沉积在血管壁上，这是动脉硬化的原因，所以为了**防止动脉硬化，希望降低血液中的 LDL、IDL 和 VLDL 的水平，增加 HDL 的水平。**故正确答案为 D。

35. A 本题考查主要降胆固醇的药物的药理作用与作用机制。羟甲基戊二酰辅酶 A 还原酶抑制剂（他汀类药物）可使胆固醇水平和三酰甘油水平降低。故正确答案为 A。

36. A 本题考查主要降胆固醇药物的临床用药评价。他汀类药是现有调脂药中降低 LDL 作用最强的一类药。故正确答案为 A。

37. D 本题考查羟甲基戊二酰辅酶 A 还原酶抑制剂的作用特点。水溶性他汀不易透过细胞膜的脂质层，但可以通过肝细胞表面的输送载体，选择性进入肝细胞。因此，**水溶性他汀能够选择性抑制肝脏胆固醇合成，而对肾上腺、性腺、心脏、大脑等部位的胆固醇合成影响极低。**这样，既有效降低了血清胆固醇水平，又避免了肝外组织不良反应的发生。故正确答案为 D。

38. D 本题考查羟甲基戊二酰辅酶 A 还原酶抑制剂的作用特点。**氟伐他汀无活性代谢物。**其他选项的药物代谢物具有活性。故正确答案为 D。

39. C 本题考查羟甲基戊二酰辅酶 A 还原酶抑制剂的作用特点。治疗高脂血症达到中等强度（每日剂量可降低 LDL 30%～50%），所需匹伐他汀的剂量为 2～4mg，是选项中所有药物中所需剂量最小的。故正确答案为 C。

40. C 本题考查羟甲基戊二酰辅酶 A 还原酶抑制剂的不良反应。**所有他汀类药物都产生肝毒性，其发生率为 1%，且呈剂量依赖性。**他汀类药物的主要代谢场所是肝脏，其肝脏损害主要导致谷丙转氨酶（ALT）和谷草转氨酶（AST）升高，ALT 或 AST 超过正常值 3 倍的发生率为 0.5%～2.0%。应用洛伐他汀、阿托伐他汀、氟伐他汀和瑞舒伐他汀治疗的患者转氨酶变化均不明显，而使用辛伐他汀的患者转氨酶在短期内很快升高。当转氨酶升高至正常值上限的 3 倍以上，就需要减量或停药。故正确答案为 C。

41. B 本题考查羟甲基戊二酰辅酶 A 还原酶抑制剂的不良反应。各种他汀类药物都可能引起肌肉无力、肌肉疼痛、肌酸激酶（CK）值升高或横纹肌溶解等肌病。其中，**脂溶性他汀能够穿过全身各组织细胞的脂质层，对所有细胞发挥抑制胆固醇合成的作用，因此引起 CK 升高的可能性明显高于水溶性他汀**，横纹肌溶解发生率，普伐他汀与氟伐他汀较低，辛伐他汀、洛伐他汀、阿托伐他汀相对较高。CYP3A4 底物或抑制剂，均可能会上调他汀类药物的浓度，从而主要会增加他汀类药物导致肌病或横纹肌溶解的危险性。故正确答案为 B。

42. E 本题考查阿托伐他汀的用法用量。**阿托伐他汀可在一日内的任何时间服用，并不受进餐影响。但最好在晚餐后服用**（人体内胆固醇的合成，取决于影响胆固醇合成的羟甲戊二酸酰辅酶 A（HMG-CoA）还原酶的活性，这种酶的活性在一日之中的不同时间会呈现不同变化。在中午时分活性最低，而从午夜到凌晨的时间段中活性则变高；午夜 12 点此酶活性为最高峰，人体胆固醇的合成也就随之在午夜时分达到全天的高峰。因此，夜间是全天胆固醇控制的关键窗口。故正确答案为 E。

43. B 本题考查依折麦布的用法用量、临床应用注意。（1）依折麦布口服成人剂量一次 10mg，一日 1 次。可单独服用或与他汀类联合应用，本品**可在一日之内任何时间服用，可空腹或与食物同时服用**。（2）本品不受饮食或脂肪影响而相应降低 LDL 水平，但剂量超过 10mg/d 对降低 LDL 水平无增效作用。（3）不能与葡萄柚汁合用，以免因血药浓度升高而发生不良反应。故正确答案为 B。

44. C 本题考查主要降三酰甘油的药物的药理作用与作用机制。贝丁酸类药（非诺贝特）增强脂蛋白脂酶的活性，加速脂蛋白的分解，同时也能减少肝脏中脂蛋白的合成。故正确答案为 C。

45. D 本题考查阿昔莫司的用法用量、临床应用注意。（1）口服一次 250mg，一日 2~3 次，餐中或餐后服用，一疗程可长达 3 个月。根据 TG 及 TC 水平调整剂量，总剂量不超过 1200mg/d。肾功能不全患者应酌减剂量、慎用，应根据肌酐清除率调整剂量。肌酐清除率在 80~40ml/min 的患者，一日 250mg；40~20ml/min 的患者，隔日 250mg。（2）为减轻本品所致的胃肠道反应，初始服用时应用小剂量，以后逐渐增量，**用药期间应低脂、低糖、低胆固醇饮食**。长期应用者，应定期检查血脂及肝肾功能。偶有皮肤潮红及瘙痒，尤其在刚开始服药时，但继续用药，此现象会很快消失。故正确答案为 D。

46. E 本题考查抗心绞痛药的分类。（1）具有

预防心肌梗死，改善预后的药物如下。①抑制血小板聚集的药物（阿司匹林、氯吡格雷、替格瑞洛）；②抗凝药；③他汀类药物；④ACEI 类或 ARB 类药物；⑤β 受体阻断剂。（2）用于缓解心肌缺血和减轻心绞痛症状的药物有三类：①硝酸酯类；②β 受体阻断剂；③钙通道阻滞剂。（3）其中 **β 受体阻断剂兼具改善缺血、减轻症状，预防心肌梗死和改善预后两方面作用**。故正确答案为 E。

47. D 本题考查硝酸酯类药的药理作用与作用机制。本类药物进入机体部分经肝脏代谢后，在血管平滑肌内经**谷胱甘肽转移酶催化释放一氧化氮（NO）**，NO 与**巯基**相互作用生成**亚硝基巯醇**，使 **cGMA** 生成增多，cGMA 可激活 **cGMA 依赖性蛋白激酶**，它使**钙离子从细胞释放而松弛平滑肌**，是本类药物主要的作用机制。故正确答案为 D。

48. A 本题考查硝酸酯类药的药理作用与作用机制。硝酸酯类药物包括硝酸甘油、硝酸异山梨酯、单硝酸异山梨酯、戊四硝酸和亚硝酸脂类，后两者目前已少用。（1）**硝酸甘油起效最快，2~3 分钟起效**，5 分钟达最大效应。作用持续时间也最短，约 20~30 分钟，半衰期仅为数分钟。（2）硝酸异山梨酯作用持续时间为 2~6 小时，比硝酸甘油长，属于中效药，其普通片剂口服起效时间为 15~40 分钟。（3）5-单硝酸异山梨酯有片剂和缓释剂型，在胃肠道吸收完全，无肝脏首关效应，生物利用度近 100%。由于本身具有药理活性，可于 30~60 分钟起效，作用持续 3~6 小时；缓释片 60~90 分钟起效，作用持续约 12 小时，半衰期为 4~5 小时。故正确答案为 A。

49. C 本题考查硝酸酯类药的药理作用与作用机制。硝酸异山梨酯主要的药理学作用源于肝脏的活性代谢产物 5-单硝酸异山梨酯，母药本身活性差。故正确答案为 C。

50. D 本题考查硝酸酯类药的不良反应。硝酸酯类药不合理使用可致耐药性的发生，任何剂型连续使用 24h 都有可能。采用偏心给药方法，可以减缓耐药性的发生。故正确答案为 D。

51. A 本题考查强心苷类的药理作用与作用机制。强心苷类的作用靶点是 Na^+、K^+-ATP 酶。故正确答案为 A。

52. E 本题考查强心苷类的药理作用与作用机制。（1）通过抑制衰竭心肌细胞膜上 Na^+、K^+-ATP 酶，使细胞内 Na^+ 水平升高，促进 Na^+-Ca^{2+} 交换，提高细胞内 Ca^{2+} 水平，从而发挥正性肌力作用。（2）使副交感神经 Na^+、K^+-ATP 酶受抑制，提高

位于心脏、主动脉弓、颈动脉窦的压力感受器的敏感性。抑制传入冲动的数量增加，使中枢神经下达的交感兴奋减弱。（3）肾脏 Na^+，K^+ - ATP 酶受抑制，可减少肾小管对钠的重吸收，增加钠向远曲小管的转移，使肾脏分泌肾素减少。故正确答案为 E。

53. B 本题考查强心苷类的作用特点。强心苷类在心力衰竭治疗中的意义在于改善症状，提高生活质量，但尚无提高存活率和改善预后的有力证据。用于心力衰竭的主要治疗获益是减轻症状和改善心功能。故正确答案为 B。

54. B 本题考查强心苷类的不良反应。强心苷不良反应（其中毒症状）主要见于大剂量应用时，常出现在血清地高辛浓度大于 2ng/ml 时。故正确答案为 B。

55. D 本题考查强心苷类的不良反应。强心苷中毒主要表现为心律失常，最多见的是室性早搏、室性心动过速，很少引起心房颤动或心房扑动。常见的还有房室传导阻滞和心电图的改变，包括 ST 段压低，T 波倒置，Q - T 间期缩短。中毒剂量的地高辛可以影响心肌收缩，加重心力衰竭。洋地黄静脉快速给药时可使血压一过性升高。神经系统不良反应还包括意识丧失、眩晕、嗜睡、烦躁不安、神经异常、亢奋和罕见癫痫。其他如三叉神经痛、梦魇、器质性脑病综合征（包括长期和短期的记忆）、学习和记忆力减退等也有报道。这些神经症状可能与强心苷抑制神经系统 Na^+，K^+ - ATP 酶有关。感官系统可见色觉异常（红 - 绿、蓝 - 黄辨认异常），在洋地黄中毒情况下更为常见。故正确答案为 D。

56. A 本题考查强心苷类的不良反应。血清地高辛的浓度为 0.5 ~ 1.0ng/ml 是相对安全的。故正确答案为 A。

57. A 本题考查强心苷类的不良反应。由于强心苷类具有治疗指数窄的特点，易发生中毒。因此即使轻微的血浆药物浓度的变化，也会产生很严重的结果。（1）强心苷类的选择与剂量调整应当以临床症状、体征改善为依据，不能仅凭治疗药物监测来判断。药物浓度测定仅有助于洋地黄中毒的评估，不作为临床上指导剂量的选择。（2）血清地高辛浓度在中毒与非中毒的临床表现十分相似，故也不能单凭药物浓度来判定是否中毒，应结合临床症状。（3）考虑到地高辛的分布时相，因此，无论口服，还是静脉给药，地高辛测定的血样应在最近一次给药后 6h 或更长时间（最好 12h）采取。故正确答案为 A。

58. A 本题考查强心苷类的作用特点、禁忌证。

（1）强心苷类适用于已经使用利尿剂、ACEI（或 ARB）和 β 受体阻断剂治疗而仍持续有症状的慢性收缩性心力衰竭或合并心室率快的心房颤动患者。（2）强心苷类药的禁忌包括：（1）预激综合征伴心房颤动或扑动者。（2）伴窦房传导阻滞、二度或三度房室传导阻滞又无起搏器保护者。（3）肥厚型梗阻性心肌病、单纯的重度二尖瓣狭窄伴窦性心律者。（4）室性心动过速、心室颤动者。（5）急性心肌梗死后患者，特别是有进行性心肌缺血者，应慎用或不用地高辛。故正确答案为 A。

59. B 本题考查米力农的临床应用注意。（1）不宜用于严重瓣膜狭窄病变，肥厚型梗阻性心肌病。（2）本品仅限于短期使用，长期使用可增加死亡率。（3）用药期间应监测心率、血压，必要时调整剂量。（4）对心房扑动、心房颤动患者，因可增加房室传导作用导致心室率增快，宜先用强心苷制剂控制心室率。（5）合用强利尿剂时，可使左室充盈压过度下降，且易引起水、电解质失衡。故正确答案为 B。

60. D 本题考查伊伐布雷定的药理作用与作用机制。伊伐布雷定是一种单纯降低心率的药物，通过选择性和特异性抑制心脏起搏 If 电流（If 电流控制窦房结中自发的舒张期去极化并调节心率）而降低心率。伊伐布雷定只特异性对窦房结起作用，对心房、房室或者心室传导时间未见明显影响，对心肌的收缩性或者心室复极化未见明显影响。故正确答案为 D。

61. C 本题考查伊伐布雷定的用法用量。治疗期间，如果患者的静息心率持续低于 50 次/分钟，或者出现与心动过缓有关的症状，应将 7.5mg 或 5mg，一日 2 次的剂量下调至下一个较低的剂量。如果患者的静息心率持续高于 60 次/分钟，应将 2.5mg 或 5mg，一日 2 次的剂量上调至上一个较高的剂量。如果患者的心率持续低于 50 次/分钟或者心动过缓症状持续存在，则必须停药。故正确答案为 C。

62. E 本题考查伊伐布雷定的用法用量。成人口服，一日 2 次，早、晚进餐时服用。故正确答案为 E。

63. D 本题考查伊伐布雷定的临床应用注意。伊伐布雷定仅通过 CYP3A4 代谢，也是该细胞色素酶的弱抑制剂。CYP3A4 的抑制剂和诱导剂，易与本品发生相互作用，对本品代谢和药代动力学的影响有临床意义。故正确答案为 D。

64. A 本题考查伊伐布雷定的适应证。适用于窦性心律且心率 ≥75 次/分钟、伴有心脏收缩功能障碍的 NYHA Ⅱ ~ Ⅳ级慢性心力衰竭患者，与标准治疗包括 β 受体阻断剂联合用药，或者用于禁忌或不能耐受

β 受体阻断剂治疗时。禁用于治疗前静息心率低于 70 次/分钟的患者。故正确答案为 A。

65. E　本题考查沙库巴曲缬沙坦的药理作用与作用机制。沙库巴曲缬沙坦钠含有脑啡肽酶抑制剂沙库巴曲和血管紧张素受体阻断剂缬沙坦。故正确答案为 E。

66. E　本题考查沙库巴曲缬沙坦的用法用量。本品可以与食物同服，或空腹服用。如果从 ACEI 转换成本品，必须在停止 ACE 抑制剂治疗至少 36 小时之后才能开始应用本品。故正确答案为 E。

67. D　本题考查沙库巴曲缬沙坦的临床应用注意。沙库巴曲缬沙坦常见不良反应有低血压、高钾血症、咳嗽、头晕。严重的不良反应为血管性水肿。故正确答案为 D。

68. C　二氢吡啶类 CCB 药物能明显舒张血管，主要舒张动脉，对静脉影响较小，因此可以用于降低血压。动脉中又以冠状血管较为敏感，能舒张大的输送血管和小的阻力血管，增加冠脉流量及侧支循环量，治疗心绞痛有效。脑血管也较敏感，尼莫地平舒张脑血管作用较强，能增加脑血流量。

69. A　沙库巴曲缬沙坦的禁忌有：①禁用于对本品活性成分（沙库巴曲、缬沙坦）或任何辅料过敏者。②禁止与 ACEI 合用。③禁用于存在 ACEI 或 ARB 治疗相关的血管性水肿既往病史的患者。④禁用于遗传性或特发性血管性水肿患者。⑤在 2 型糖尿病患者中，禁止本药与阿利吉仑合用。⑥禁用于重度肝功能损害、胆汁性肝硬化和胆汁淤积。⑦禁用于中期和晚期妊娠妇女。

二、配伍选择题

[1～4] BCDA　本题考查抗心律失常药的药理作用与作用机制。（1）Ⅰ类抗心律失常药分为 3 类。①Ⅰa：奎尼丁、普鲁卡因胺等。②Ⅰb：苯妥英钠、美西律等。③Ⅰc：普罗帕酮、氟卡尼等。（2）Ⅲ类抗心律失常药：胺碘酮、索他洛尔。故正确答案为 BCDA。

[5～8] AAEB　本题考查抗心律失常药的临床用药评价。（1）胺碘酮含碘量高，长期应用的主要不良反应为甲状腺功能改变，应定期检查甲状腺功能。该药还可引起的慢性肺间质纤维化。一旦出现肺部不良反应，应予停药。（2）维拉帕米常见不良反应包括抑制心脏收缩功能和传导功能，有时也会出现牙龈增生。（3）索他洛尔与消耗儿茶酚胺类药物（如利血平、胍乙啶）联合应用可产生低血压和严重心动过

缓。必须联合应用时，需对此类患者进行心电监测。故正确答案为 AAEB。

[9～13] EABCD　本题考查抗心律失常药的药理作用与作用机制。（1）**作用于钠通道的药物（Ⅰ类抗心律失常药）**：①**Ⅰa 适度阻滞钠通道**，降低动作电位 0 相上升速率，延长复极过程，延长有效不应期更为显著，抑制心肌的自律性，特别是异位兴奋点的自律性和传导速度使 Q－T 间期延长，减低心脏兴奋性。代表药物主要有奎尼丁、普鲁卡因胺等。②**Ⅰb 轻度阻滞钠通道**，此类药物具有缩短复极时间和提高心室颤动阈值的作用，而对正常心肌的动作电位 0 相影响很小，可使传导减慢，异位节律点的自律性降低，Q－T 间期缩短，这类药物主要有利多卡因、苯妥英钠、美西律等。③**Ⅰc 明显阻滞钠通道**，显著降低动作电位 0 相上升速率和幅度，减慢传导性的作用最为显著，不影响 Q－T 间期，代表药物为普罗帕酮、氟卡尼等。（2）**作用于钾通道的药物（Ⅲ类抗心律失常药）**：抑制多种钾通道，延长动作电位时程和有效不应期，对动作电位幅度和去极化影响小，延长 Q－T 间期。代表药物为胺碘酮、索他洛尔。（3）**作用于钙通道的药物**：非二氢吡啶类钙通道阻滞剂选择性地作用于 L－型钙通道，通过减慢房室结传导速度，减低窦房结自律性从而减慢心率，此作用是钙通道阻滞剂治疗室上性心动过速的理论基础。负性频率和负性传导以维拉帕米和地尔硫䓬最强，因此临床这两种药物治疗心律失常。故正确答案为 EABCD。

[14～16] EBC　本题考查肾素－血管紧张素系统抑制药的药理作用与作用机制。（1）**ACEI 类药物的降压机制是通过抑制 ACE**，减低循环系统和血管组织 RAS 活性，减少 Ang Ⅱ 的生成和升高缓激肽水平而在心脏预防与逆转心肌肥厚，对缺血心肌具有保护作用，从而改善心脏的收缩和舒张功能；舒张血管从而减低外周阻力，抑制血管肥厚，可以减低血管僵硬程度，改善动脉顺应性，改善血管内皮功能；促进水钠排泄，减轻水钠潴留。（2）**ARB 类药物能够阻断不同途径生成的 Ang Ⅱ 与受体 AT$_1$ 结合**，避免 AT$_1$ 受体激活产生对心血管损害的作用。（3）ACEI 类药可导致**缓激肽**、P 物质堆积，引起咳嗽等不良反应。故正确答案为 EBC。

[17～19] CAE　本题考查 ACEI 类药的作用特点。（1）ACEI 类除卡托普利的半衰期较短，需一日给药 2～3 次，多数 ACEI 可每日给药 1 次，对于使用依那普利、贝那普利和雷米普利较大剂量的患者，可一日分 2 次给药，以维持 24h 的有效作用。（2）大部

分 ACEI 及其代谢产物主要经肾排泄,故肾功能异常时(肌酐清除率≤30ml/min,部分<60ml/min)需要调小剂量或禁止使用;**福辛普利经肝和肾排泄,肾功能不全时无需调整剂量。肝功能损害时,无需调整赖诺普利、培哚普利的剂量。**故正确答案为 CAE。

[20~22] ACD 本题考查 ACEI 类药的不良反应。(1)**ACEI 类最常见不良反应为干咳**,多见于用药初期,症状较轻者可坚持服药,不能耐受者可改用 ARB 类。(2)**严重不良反应为血管神经性水肿。**(3)**长期应用有可能导致血钾升高,应定期监测血钾和血肌酐水平。**故正确答案为 ACD。

[23~24] DA 本题考查卡托普利的临床应用注意。卡托普利可加重高钾血症,与留钾利尿剂(螺内酯)合用时尤应注意监测血钾。若出现血管神经性水肿,应停用卡托普利,迅速皮下注射肾上腺素 0.3~0.5ml。故正确答案为 DA。

[25~26] BE 本题考查厄贝沙坦的用法用量。(1)用于原发性高血压,空腹或进餐时口服使用。**初始剂量一次 150mg,一日 1 次。**根据病情可增至一次 300mg,一日 1 次。进行血液透析和年龄超过 75 岁的患者,初始剂量一次 75mg,一日 1 次。(2)单独使用氢氯噻嗪或厄贝沙坦 150mg 不能有效控制血压的患者,可用厄贝沙坦氢氯噻嗪 150/12.5mg,一日 1 次。单独使用厄贝沙坦 300mg 或使用 150/12.5mg 复方不能有效控制血压的患者,可用本品 300/12.5mg 复方制剂,一日 1 次。**不推荐一日剂量大于 300mg/25mg。**故正确答案为 BE。

[27~31] BCAAC 本题考查抗高血压的分类、药理作用与作用机制。(1)阿利吉仑属于肾素抑制药。(2)选择作用于 L-型钙通道的药物根据药物与动脉血管和心脏的亲和力及作用,分为二氢吡啶类 CCB 与非二氢吡啶类 CCB,二氢吡啶类 CCB(硝苯地平)主要作用于动脉,而非二氢吡啶类 CCB——苯烷胺类(如维拉帕米)和苯噻嗪类(如地尔硫䓬)的血管选择性差,对心脏具有负性变时、负性传导及负性变力作用。故正确答案为 BCAAC。

[32~36] BCEEA 本题考查 β 受体阻断剂的作用特点。(1)脂溶性 β 受体阻断剂如美托洛尔、普萘洛尔、噻吗洛尔可迅速被胃肠道吸收,并在胃肠道和肝脏被广泛代谢(首关效应),口服生物利用度低(10%~30%)。**水溶性 β 受体阻断剂阿替洛尔**胃肠道吸收不完全,以原型药物或活性代谢产物从肾脏排泄,与其他肝代谢药物无相互作用,很少穿过血-脑屏障。**水脂双溶性 β 受体阻断剂如比索洛尔,**既有水

溶性 β 受体阻断剂首关效应低、半衰期长的优势,又有脂溶性 β 受体阻断剂口服吸收率高的优势,中度透过血-脑屏障,既发挥阻断部分 β_1 受体的作用,也减少中枢神经系统的不良反应。(2)**普萘洛尔为非选择性 β 受体阻断剂;**阿替洛尔、比索洛尔、美托洛尔是选择性 β_1 受体阻断剂;卡维地洛、阿罗洛尔、拉贝洛尔是 α_1 和 β 受体阻断剂。(3)**卡维地洛、阿罗洛尔、拉贝洛尔有周围血管扩张作用。**普萘洛尔、阿替洛尔、比索洛尔、美托洛尔无周围血管扩张作用。故正确答案为 BCEEA。

[37~40] ACDE 本题考查主要降胆固醇的分类。主要降胆固醇的药物分为:羟甲基戊二酰辅酶 A 还原酶抑制剂(他汀类药物)、胆固醇吸收抑制剂(依折麦布)、抗氧化剂(普罗布考)、胆汁酸结合树脂(考来烯胺)。故正确答案为 ACDE。

[41~44] CADE 本题考查主要降胆固醇药物的药理作用与作用机制。(1)**羟甲基戊二酰辅酶 A 还原酶抑制剂(他汀类药物):**通过竞争性抑制内源性胆固醇合成限速酶 HMG-CoA 还原酶,阻断胆固醇合成过程中的甲羟戊酸生成,从而使肝细胞内胆固醇合成减少,从而负反馈调节使肝细胞表面 LDL 受体数量和活性增加,致使血浆 LDL 降低,继而导致使血清胆固醇清除增加、水平降低。(2)**胆固醇吸收抑制剂(依折麦布):**选择性抑制小肠胆固醇转运蛋白,有效减少肠道内胆固醇吸收,降低血浆胆固醇水平,以及肝脏胆固醇储量。(3)**抗氧化剂(普罗布考):**其降脂作用是通过降低胆固醇合成与促进胆固醇分解使血胆固醇和低密度脂蛋白降低,还改变高密度脂蛋白亚型的性质和功能,使血高密度脂蛋白胆固醇减低。其降血高密度脂蛋白胆固醇的临床意义未明。本品对血三酰甘油的影响小。本品有显著的抗氧化作用,能抑制泡沫细胞的形成,延缓动脉粥样硬化斑块的形成,消退已形成的动脉粥样硬化斑块。(4)**胆汁酸结合树脂(考来烯胺):**阻滞胆汁酸在肠内的重吸收,导致胆汁酸在肝内合成的增加,由于胆汁酸的合成是以胆固醇为底物,从而使得肝内胆固醇减少,从而使肝脏低密度脂蛋白受体活性增加而去除血浆中低密度脂蛋白。故正确答案为 CADE。

[45~49] CCCED 本题考查羟甲基戊二酰辅酶 A 还原酶抑制剂的作用特点。在选项中的 5 个药物中,只有普伐他汀不经过肝药酶代谢,脂溶性差,蛋白结合率较低。阿托伐他汀的消除半衰期(7~14 小时)长于其他四个药物(1.2~3 小时)。**氟伐他汀经过 CYP2C9 代谢,**洛伐他汀、辛伐他汀、阿托伐他汀

经过 CYP3A4 代谢。故正确答案为 CCCED。

[50 ~ 54] DAECB　本题考查羟甲基戊二酰辅酶 A 还原酶抑制剂的作用特点。治疗高脂血症达到中等强度（每日剂量可降低 LDL 30% ~ 50%），所需辛伐他汀的剂量为 20 ~ 40mg；所需匹伐他汀的剂量为 2 ~ 4mg；所需普伐他汀的剂量为 40 ~ 80mg；所需阿托伐他汀的剂量为 10 ~ 20mg；所需瑞舒伐他汀的剂量为 5 ~ 10mg。故正确答案为 DAECB。

[55 ~ 57] BAD　本题考查羟甲基戊二酰辅酶 A 还原酶抑制剂的药物相互作用。（1）CYP3A4 底物或抑制剂，均可能会上调他汀类药物的浓度，从而主要会增加他汀类药物导致肌病或横纹肌溶解的危险性。（2）利福平作为 CYP2C9 的诱导剂可以减少氟伐他汀的生物利用度 50%。（3）除 CYP 酶系统之外，p - 糖蛋白也是影响他汀类药物代谢和生物利用度的重要因素。例如地高辛是 p - 糖蛋白的底物，辛伐他汀和地高辛合用时会提高发生横纹肌溶解的危险性。故正确答案为 BAD。

[58 ~ 59] DE　本题考查抗心力衰竭药物的分类。（1）沙库巴曲缬沙坦属于血管紧张素受体脑啡肽酶抑制剂（ARNI）。（2）达格列净属于钠 - 葡萄糖协同转运蛋白 2（SGLT2）抑制剂。故正确答案为 DE。

[60 ~ 62] BDC　本题考查抗心力衰竭药物的分类。（1）β 受体阻断剂：可抑制心肌重构，改善临床左室功能，进一步降低总死亡率、降低心脏猝死率。因此，所有慢性收缩性心力衰竭、心功能 Ⅰ ~ Ⅲ 级的患者都必须使用。（2）血管紧张素受体脑啡肽酶抑制剂（ARNI）：已用指南推荐剂量或达到 ACEI/ARB 最大耐受剂量后，收缩压 > 95mmHg，NYHA 心功能 Ⅱ ~ Ⅲ 级、仍有症状的 HFrEF 患者，可用 ARNI 替代 ACEI/ARB。代表药物：沙库巴曲缬沙坦。（3）伊伐布雷定：已使用 ACEI/ARB/ARNI、β 受体阻断剂、醛固酮受体拮抗剂，β 受体阻断剂已达到目标剂量或最大耐受剂量，心率仍 ≥70 次/分；心率 ≥70 次/分，对 β 受体阻断剂禁忌或不能耐受者，使用伊伐布雷定。故正确答案为 BDC。

[63 ~ 66] DAAB　本题考查强心苷类的药理作用与作用机制。（1）地高辛：是一种中效强心苷。其剂型多样，口服地高辛的起效时间为 1 ~ 2 小时，血药浓度达峰时间 2 ~ 3 小时，消除半衰期为 36 小时，生物利用度约为 80%，主要以原型药物从尿液中排出，肾衰竭者其半衰期可以延长 3 倍。静脉注射 5 ~ 30 分钟起效，达峰时间为 1 ~ 4 小时，持续时间为 6 小时。（2）洋地黄毒苷：起效时间为 1 ~ 4 小时，达

峰时间为 8 ~ 14 小时，半衰期为 7 日以上，本品主要经肝脏代谢，受肾功能影响小，可用于肾功能不全患者。体内消除缓慢，有蓄积性。（3）毛花苷丙（西地兰 C）：是一种速效强心苷，起效时间为 5 ~ 30 分钟，作用较洋地黄、地高辛快，但比毒毛花苷 K 稍慢。血浆达峰时间为 1 ~ 2 小时。大部分经肾排泄，本品口服吸收不规则，故很少口服而采取静脉注射。（4）去乙酰毛花苷（西地兰 D）：为毛花苷丙经弱碱水解去甲酰化的产物，在体内失去葡萄糖基和乙酸转化为地高辛。作用较洋地黄、地高辛快，但比毒毛花苷 K 稍慢。主要经肾脏排泄。因为其溶解性和稳定性都好于后者，现已经取代后者成为常用的注射液。注射后 10 ~ 30 分钟即可起效，血浆达峰时间 1 ~ 3 小时，作用维持时间 2 ~ 3h，为速效强心苷。（5）毒毛花苷 K：属于速效、短效型强心苷。口服不易吸收，主要采用静脉给药。起效时间（10 ~ 15min）和作用持续时间（2 ~ 3 小时）均比去乙酰毛花苷更快，排泄也快。该药在体内不被代谢，以原型药物经肾脏排出，蓄积性低。故正确答案为 DAAB。

[67 ~ 71] ABDCE　本题考查强心苷类的药物相互作用。（1）地高辛与胺碘酮合用，血清地高辛浓度增加 70% ~ 100%。地高辛是 p - 糖蛋白（p - gp）的底物，p - gp 作为地高辛的转运蛋白，将地高辛转运到细胞外；地高辛的肾脏排泄也是由该蛋白介导。抑制 p - gp，导致肾脏及非肾脏的清除率降低，增加血清地高辛浓度，剂量应减半。维拉帕米也可抑制地高辛的转运蛋白，导致地高辛的肾和非肾脏清除率降低，血清地高辛浓度增加 70% ~ 100%。（2）由于噻嗪类和袢利尿剂（呋塞米）可以引起低钾血症和低镁血症，会增加洋地黄中毒的危险，应监测并及时纠正电解质紊乱。（3）地高辛可在肠道内寄生的迟缓真杆菌的作用下转化为无强心作用的双氢地高辛和双氢地高辛苷元，约有 10% 地高辛使用者主要以该种方式代谢地高辛。而口服红霉素、克拉霉素和四环素等抗菌药物改变肠道内寄生菌群的生长，使迟缓真杆菌的转化作用受到抑制，减少地高辛的转化，生物利用度和血清药物浓度增加。（4）普罗帕酮可减少地高辛的肾脏及肾脏外的清除率，导致血清地高辛浓度增加 30% ~ 40%。因此，合用时地高辛需减量。（5）洋地黄化时静脉应用硫酸镁可发生心脏传导阻滞，尤其是同时静脉注射钙盐时。故正确答案为 ABDCE。

[72 ~ 74] EDA　本题考查强心苷类的不良反应。强心苷中毒症状主要表现为胃肠道反应、中枢神经系统反应和心脏毒性三个方面。（1）恶心、呕吐或腹泻

是强心苷中毒最常见的**早期症状**。（2）视力模糊或"色视"（如黄视症、绿视症）等中枢神经系统反应是强心苷中毒的**指征**。（3）各类心律失常是**最严重的中毒反应**。（4）**药物过量**，可以表现为心力衰竭症状，注意鉴别，防止误判为用药未达足量而继续加量，导致症状进一步加重，发生致命的危险。故正确答案为 EDA。

[75～78] BCAD 本题考查强心苷类的不良反应。（1）及时进行地高辛过量者的救治，对**轻度中毒者**可及时停药及使用利尿剂；（2）对**严重心律失常者**可静脉滴注氯化钾、葡萄糖注射液；（3）对**异位心律者**可静脉注射苯妥英钠100～200mg；（4）对**心动过缓者**可静脉注射阿托品 0.5～2mg。故正确答案为 BCAD。

三、综合分析选择题

1. A 本题考查 ACEI 的不良反应。长期应用 ACEI 有可能导致血钾升高，应定期监测血钾和血肌酐水平。故正确答案为 A。

2. C 本题考查 ACEI 的不良反应。ACEI 最常见不良反应为干咳，多见于用药初期。故正确答案为 C。

3. B 本题考查 ACEI 的不良反应。ACEI 类最常见不良反应为干咳，症状较轻者可坚持服药，不能耐受者可改用 ARB 类（缬沙坦）。故正确答案为 B。

4. A 本题考查羟甲基戊二酰辅酶 A 还原酶抑制剂的作用特点。他汀类是现有调脂药中降低 LDL 作用最强的一类药。故正确答案为 A。

5. E 本题考查依折麦布的常用制剂与规格。依折麦布 10mg 可与辛伐他汀 20mg 组成复方片剂（依折麦布很少吸收且几乎不经肝药酶代谢，很少与其他药物产生相互作用）。故正确答案为 E。

6. E 本题考查辛伐他汀的用法用量。晚间顿服。故正确答案为 E。

7. D 本题考查辛伐他汀的用法用量。（1）用于高胆固醇血症，初始剂量一次 10～20mg，晚间顿服。**用于心血管事件高危人群推荐初始剂量一次 20～40mg，晚间顿服**，调整剂量应间隔 4 周以上。（2）用于纯合子家族性高胆固醇血症，推荐一次 40mg，晚间顿服；或一日 80mg，分早晨 20mg、午间 20mg 和晚间 40mg 服用。（3）对杂合子家族性高胆固醇血症的儿童（10～17 岁），推荐初始剂量一日 10mg，晚间顿服。故正确答案为 D。

8. C 本题考查他汀类药的不良反应。各种他汀类药物都可能引起肌肉无力、肌肉疼痛、肌酸激酶（CK）值升高或横纹肌溶解等肌病，治疗过程中需要进行监测。故正确答案为 C。

9. A 本题考查胺碘酮的典型不良反应。尖端扭转性室速（罕见）、光敏感性、角膜色素沉着、肺毒性、多发性神经病变、胃肠道不适、心动过缓、肝毒性、甲状腺功能障碍。故正确答案为 A。

10. D 本题考查胺碘酮的药物相互作用、西咪替丁的作用特点。胺碘酮是肝药酶 CYP3A4 的代谢底物。西咪替丁抑制 CYP3A4，增加胺碘酮血浆药物浓度。故正确答案为 D。

四、多项选择题

1. ABCDE 本题考查抗心律失常药的临床用药评价。抗心律失常药物中引起 Q－T 间期延长的药物主要为 Ⅰa 类抗心律失常药物、Ⅲ 类抗心律失常药物及其他。目前临床上大环内酯类、氟喹诺酮类、咪唑类抗感染药物能延长 Q－T 间期，临床应避免联合应用。故正确答案为 ABCDE。

2. ABCE 本题考查普罗帕酮的临床应用注意。使用普罗帕酮如出现窦房性或房室性传导高度阻滞，可静注乳酸钠、阿托品、异丙肾上腺素或间羟肾上腺素等解救。故正确答案为 ABCE。

3. ABD 本题考查常用降压药的适应证。二氢吡啶类钙通道阻滞剂（CCB）可用于左心室肥厚、稳定型冠心病、脑血管病、颈动脉内中膜增厚。不适用于心肌梗死后、心力衰竭、心房颤动预防、蛋白尿/微量白蛋白尿。故正确答案为 ABD。

4. ABC 本题考查 ARB 类的作用特点。坎地沙坦、奥美沙坦和氯沙坦是仅有的三个有活性代谢物的 ARB 药物。故正确答案为 ABC。

5. AE 本题考查 ARB 类药的作用特点。ARB 类血浆药物浓度达峰时间 6 小时左右，坎地沙坦和替米沙坦较其他 ARB 药物时间略长。故正确答案为 AE。

6. BDE 本题考查 ACEI 类药的禁忌。（1）禁忌：双侧肾动脉狭窄，高钾血症，妊娠期妇女。（2）ACEI 类药临床用于高血压、心力衰竭、冠心病、左室肥厚、左心室功能不全、心房颤动预防、颈动脉粥样硬化、非糖尿病肾病、糖尿病肾病、蛋白尿/微量白蛋白尿、代谢综合征。故正确答案为 BDE。

7. ABCE 本题考查卡托普利的临床应用注意。（1）用药期间应定期监测白细胞计数和分类计数，最初 3 个月每 2 周监测 1 次，若白细胞计数过低，暂停用本品。（2）每月查 1 次尿蛋白，用本品时如蛋白尿逐渐增多，暂停本品或减少用量。（3）若出现血管神经性水肿，应停用本品，迅速皮下注射肾上腺素 0.3～0.5ml。（4）**ACEI 类最常见不良反应为干咳，多见于用药初期，症状较轻者可坚持服药，不能耐受者可改用 ARB 类**。故正确答案为 ABCE。

8. ABCDE　本题考查 CCB 的作用特点。第三代 CCB 均具有起效平缓、作用平稳、持续时间久、抗高血压谷峰比值高的特点，因此患者血压波动小。故正确答案为 ABCDE。

9. CDE　本题考查非洛地平的临床应用注意。非洛地平是 CYP3A4 的底物。抑制或诱导 CYP3A4 的药物对非洛地平血药浓度会产生明显影响。（1）**细胞色素 P450 诱导剂**：通过诱导 P450 而增加非洛地平代谢的药物，如卡马西平、苯妥英钠、苯巴比妥、利福平和圣约翰草，当本品与卡马西平、苯妥英钠、苯巴比妥合用时，非洛地平的 AUC 降低 93%，C_{max} 降低 82%。应避免与 CYP3A4 诱导剂合用。（2）**细胞色素 P450 抑制剂**：肝药酶 CYP3A4 抑制剂，如吡咯类抗真菌药（伊曲康唑）、大环内酯类抗生素（红霉素）和 HIV 蛋白酶抑制剂。合用伊曲康唑可使非洛地平 C_{max} 增加 6 倍，AUC 增加 6 倍。合用红霉素导致非洛地平 C_{max} 和 AUC 升高约 2.5 倍。因此，应避免与强效的 CYP3A4 抑制剂合用。故正确答案为 CDE。

10. ACDE　本题考查二氢吡啶类钙通道阻滞剂的典型不良反应。二氢吡啶类钙通道阻滞剂常见的不良反应包括：反射性交感神经激活导致心跳加快、面部潮红、脚踝部水肿、牙龈增生等。故正确答案为 ACDE。

11. ABDE　本题考查硝普钠的用法用量、临床应用注意。（1）静脉滴注：用前将本品 50mg 溶解于 5% 葡萄糖注射液 5ml 中，再稀释于 5% 葡萄糖注射液 250～1000ml 中，在避光输液瓶中静脉滴注。溶液的保存与应用不应超过 24h。溶液内不宜加入其他药品。（2）本品不可静脉注射，应缓慢点滴或使用微量输液泵。（3）左心衰竭伴低血压时，应用本品须同时加用心肌正性肌力药如多巴胺或多巴酚丁胺。故正确答案为 ABDE。

12. ABCDE　本题考查羟甲基戊二酰辅酶 A 还原酶抑制剂的作用特点。除了降低胆固醇的作用，近期研究证实他汀类还具有下列作用：①对抗应激。②减少心血管内皮过氧化，减少血管内皮炎症和内皮素生成。③稳定或缩小动脉粥样硬化的脂质斑块。④减少脑卒中和心血管事件。⑤抑制血小板聚集。⑥降低血清胰岛素，改善胰岛素抵抗。故正确答案为 ABCDE。

13. DE　本题考查羟甲基戊二酰辅酶 A 还原酶抑制剂的作用特点。内酯环型他汀有**洛伐他汀和辛伐他汀**，属于脂溶性他汀，口服吸收率较低；须在肝脏中水解成开环羟基酸型方有药理活性。其余他汀类均为开环羟基酸型，**水溶性较强（普伐他汀和瑞舒伐他汀）或兼具脂溶性和水溶性（氟伐他汀、阿托伐他汀和匹伐他汀）**，具有较高的吸收率，一般不受食物影响。故正确答案为 DE。

14. ABE　本题考查羟甲基戊二酰辅酶 A 还原酶抑制剂的作用特点。（1）洛伐他汀、辛伐他汀、阿托伐他汀经过 CYP3A4 代谢。（2）匹伐他汀、氟伐他汀经过 CYP2C9 代谢。（3）瑞舒伐他汀经过 CYP2C9 和 CYP2C19 代谢。故正确答案为 ABE。

15. AD　本题考查羟甲基戊二酰辅酶 A 还原酶抑制剂的不良反应。脂溶性他汀能够穿过全身各组织细胞的脂质层，对所有细胞发挥抑制胆固醇合成的作用，因此引起 CK 升高的可能性明显高于水溶性他汀。**横纹肌溶解发生率，普伐他汀与氟伐他汀较低，辛伐他汀、洛伐他汀、阿托伐他汀相对较高**。故正确答案为 AD。

16. ABCDE　本题考查普罗布考的临床应用注意。服用普罗布考对诊断有干扰：可使血中的氨基转移酶、胆红素、肌酸磷酸激酶、尿酸、尿素氮短暂升高。故正确答案为 ABCDE。

17. ABCDE　本题考查普罗布考的临床应用注意。服用普罗布考可引起心电图 Q-T 间期延长和严重室性心律失常，故在下列情况下禁用：近期心肌损害，如新近心肌梗死者；严重室性心律失常，如心动过缓者；有心源性晕厥或有不明原因晕厥者；有 Q-T 间期延长者；延长 Q-T 间期的药物；血钾或血镁过低者禁用。故正确答案为 ABCDE。

18. ABCD　本题考查主要降三酰甘油的药物的药理作用与作用机制。烟酸类（阿昔莫司）的降血脂机制可能是：（1）抑制脂肪组织的分解，减少游离脂肪酸的释出，减少三酰甘油的合成。（2）抑制 VLDL 和 LDL 的生成。（3）抑制肝脂肪酶活性，减少 HDL 胆固醇异化。（4）激活脂肪组织的脂蛋白脂肪酶，加速 LDL 分解，有利于 HDL 胆固醇增高。故正确答案为 ABCD。

19. ABCDE　本题考查抗心绞痛药的分类。具有预防心肌梗死，改善预后的药物包括：（1）抑制血小板聚集的药物（阿司匹林、氯吡格雷、替格瑞洛）。（2）抗凝药。（3）他汀类药物。（4）ACEI 类或 ARB 类药物。（5）β 受体阻断剂。故正确答案为 ABCDE。

20. BCDE　本题考查硝酸酯类药的药理作用与作用机制。（1）此类药以扩张静脉为主，减低前负荷，兼有轻微的扩张动脉的作用，使心肌耗氧量减少，同时也可直接扩张冠状动脉。（2）改变血流动力学，减少心肌氧耗量。（3）改变心肌血液的分布，增加缺血区血液供应。增加心肌膜下区域的血液供应，选择性舒张心外膜下较大的输送血管，增加缺血区域的血流量，开放侧支循环。（4）保护心肌细胞，减轻缺血性损伤。（5）轻微的抗血小板聚集作用。故正确答案为BCDE。

21. ABCDE　本题考查硝酸甘油的用法用量。选项中的用法均正确。故正确答案为ABCDE。

22. ABCDE　本题考查强心苷类的不良反应。强心苷类不良反应（其中毒症状）主要见于大剂量应用时，常出现在血清地高辛浓度 >2ng/ml 时，但也可见于地高辛水平较低时，尤其是老年患者和低血钾、低血镁、甲状腺功能减退者。强心苷中毒易感因素包括：（1）肾功能损害。（2）肝功能不全者应选用不

经肝脏代谢的地高辛。（3）电解质紊乱，尤其是低钾血症、低镁血症、高钙血症可加大地高辛中毒的危险，发生心律失常。（4）老年患者伴随年龄的增加，分布容积加大，消除半衰期延长。（5）甲状腺功能减退者，由于基础代谢降低，洋地黄易在患者体内蓄积。故正确答案为ABCDE。

23. ADE　不同他汀类药物的组织分布存在一定差异，这与其亲脂亲水特性相关，从而导致了疗效和不良反应的差异。内酯环型他汀有洛伐他汀和辛伐他汀，属于脂溶性他汀，口服吸收率较低；须在肝脏中水解成开环羟基酸型方有药理活性。其余他汀类均为开环羟基酸型，水溶性（普伐他汀和瑞舒伐他汀）较强或兼具脂溶性和水溶性（氟伐他汀、阿托伐他汀和匹伐他汀），具有较高的吸收率，一般不受食物影响。

24. CE　不同他汀类药物降 LDL 强度差异明显，以 LDL 降幅为主要指标，阿托伐他汀 40～80mg 和瑞舒伐他汀 20～40mg 属于高强度，其余剂量属于中等强度。

第六章　血液系统疾病用药

一、最佳选择题

1. E　本题考查华法林钠的临床应用注意。严重出血可静注维生素 K_1 10～20mg，用以控制出血。故正确答案为E。

2. A　本题考查香豆素类维生素 K 拮抗剂的作用特点。华法林是消旋体，由 S-华法林和 R-华法林组成，前者的抗凝作用约是后者的 5 倍。故正确答案为A。

3. B　本题考查华法林钠的临床应用注意。由于本品系间接作用抗凝药，半衰期长，给药 5～7 日后疗效才可稳定，因此，维持量足够与否务必观察 5～7 日后方能定论。故正确答案为B。

4. E　本题考查华法林钠的药理作用与作用机制，以及作用特点。（1）由于VKA（包括华法林）对已生成的凝血因子无抑制作用，抗凝作用要待功能正常的凝血因子消耗后才显现，因此 VKA 起效较慢，需要几日才能达到所需药效。（2）华法林几乎完全通过肝脏代谢清除，代谢产物具有微弱的抗凝作用。主要通过肾脏排泄，很少进入胆汁，只有极少量华法林以原型式从尿排出，因此肾功能不全的患者不必调整华法林的剂量。（3）口服生物利用度 >90%，在 3～9

小时达血浆峰浓度。进食延长但不减少吸收量。（4）华法林钠白蛋白结合率高，游离华法林仅为 0.5%～3%。故正确答案为 E。

5. D　本题考查抗凝药的分类。（1）维生素 K 拮抗剂（VKA）：华法林。（2）肝素、低分子肝素。（3）合成抗凝药：磺达肝癸钠和比伐卢定。磺达肝癸钠是拟照肝素分子中的活性基团研发的小分子化合物，属于选择性间接凝血因子Ⅹa 的抑制剂，在某些方面比肝素类有一定优势，但需注射给药。比伐卢定是人工合成的，基于水蛭素（水蛭的天然抗凝物）结构研发的，抗凝成分是水蛭素衍生物 C 端的多肽结构，是直接的凝血酶抑制药，但仍需注射给药。（4）直接口服抗凝药（DOACs），能直接抑制凝血因子或凝血酶，使用方便，起效迅速。DOACs 可细分为直接凝血酶抑制剂（达比加群酯、比伐卢定、阿加曲班）和直接Ⅹa因子抑制剂（利伐沙班、阿哌沙班、艾多沙班）。故正确答案为D。

6. C　本题考查华法林钠的药物相互作用。（1）以下药品被报告降低华法林作用：硫唑嘌呤、巴比妥类、卡马西平、氯氮䓬（利眠宁）、氯噻酮、环孢素、双氯青霉素、灰黄霉素、异烟肼、巯嘌呤、美沙拉秦、利福平、丙戊酸钠、螺内酯、曲唑酮、维生素C。

（2）有的草药可能降低华法林钠作用，例如人参、贯叶连翘。同时服用贯叶连翘草药可降低华法林钠作用，这是由于贯叶连翘能诱导代谢酶，所以，凡含贯叶连翘草药都不应与华法林钠同时服用，诱导作用可在贯叶连翘停用后维持 2 周之长。若患者已正在服用贯叶连翘，检测 INR；停用贯叶连翘后严密监测 INR，因 INR 可能上升，华法林钠剂量可能需要调整。故正确答案为 C。

7. B 本题考查华法林钠的禁忌。（1）禁忌证包括：怀孕；出血倾向；严重肝功能不足及肝硬化；未经治疗或不能控制的高血压；最近颅内出血，情况倾向于颅内出血，例如脑动脉瘤；有跌倒倾向；中枢神经系统或眼部手术；情况倾向于胃肠道或泌尿道出血，例如之前胃肠出血倾向；憩室病或肿瘤；传染性心内膜炎、心包炎或心包积液；痴呆，精神病，酗酒及其他情况患者无法满意地依从剂量指示及无法安全地进行抗凝治疗。（2）**华法林钠不排入乳液，哺乳期可继续华法林钠治疗。**故正确答案为 B。

8. E 本题考查华法林钠的临床应用注意。（1）最普遍报告（1% ~ 10%）的不良反应为出血并发症。每年约有 8% 服用华法林钠患者出现出血，其中，1% 被分类为严重（颅内，腹膜后出血致需住院或输血），0.25% 为致命性。未经治疗的高血压尤其会引起患者颅内出血。（2）**当 INR 明显高出目标范围会增加出血并发症的可能性。**（3）疗效个体差异较大，治疗期间应严密观察病情，并依据凝血酶原时间 INR 值调整用量。（4）华法林钠与很多药物有相互作用。（5）华法林钠与很多食物有相互作用。故正确答案为 E。

9. C 本题考查香豆素类维生素 K 拮抗剂的药理作用与作用机制。维生素 K 是肝脏合成四种凝血因子（Ⅱ、Ⅶ、Ⅸ、Ⅹ）必不可少的辅因子。故正确答案为 C。

10. E 本题考查华法林钠的临床应用注意。用药期间应避免不必要的手术操作，择期手术者应停药 7 日。故正确答案为 E。

11. B 本题考查香豆素类维生素 K 拮抗剂的作用特点。华法林是消旋体，由 S - 华法林和 R - 华法林组成，前者的抗凝作用约是后者的 5 倍，两者主要代谢酶也不同，S - 华法林主要经 **CYP2C9 代谢**，R - 华法林经 CYP1A2 和 CPY3A4 代谢。因此，华法林的总体抗凝作用可能更受 CYP2C9 酶的代谢能力影响，**能影响 CYP2C9 的因素**（如基因型、酶抑制剂或诱导剂、影响代谢酶活性的保健品）**可能会显著干扰华法林的药效**，相对而言，能影响 CYP1A2/CYP3A4 因素

的干扰较小。故正确答案为 B。

12. B 本题考查华法林钠的药物相互作用。（1）**以下药品被报告增加华法林抗凝作用：**吲哚美辛、阿司匹林、吡罗昔康、对乙酰氨基酚（连续用 1 ~ 2 周后作用会显示）、保泰松、萘啶酸、非普拉宗、水合氯醛、氯苯丁酯、甲硝唑、拉氧头孢、头孢孟多、头孢氨苄、头孢甲肟、头孢美唑、头孢哌酮、头孢呋辛酯、西咪替丁、诺氟沙星、氧氟沙星、左氧氟沙星、氟康唑、伊曲康唑、酮康唑、可待因、环磷酰胺、左旋甲状腺素、红霉素、克拉霉素、罗红霉素、阿奇霉素、四环素、磺胺异噁唑、复方磺胺甲噁唑、莫西沙星、卡培他滨、曲马多、异烟肼、奎宁、鬼臼乙叉苷、氟尿嘧啶、氟他胺、替加氟、异环磷酰胺、甲氨蝶呤、他莫昔芬、赫赛汀、苯扎贝特、吉非贝齐、辛伐他汀、洛伐他汀、氟伐他汀、地高辛、胺碘酮、普萘洛尔、奎尼丁、流感疫苗、α 及 β - 干扰素、奥美拉唑、（促蛋白合成及促雄激素）类固醇激素、维生素 A、维生素 E。（2）**部分草药可增加华法林钠效果：**例如银杏（银杏叶）、大蒜（作有机制不清楚），当归（含香豆素），木瓜（作用机制不清楚），丹心（降低华法林钠清除）。故正确答案为 B。

13. E 本题考查香豆素类维生素 K 拮抗剂的药物相互作用。（1）食物中维生素 K 缺乏或应用广谱抗生素抑制肠道细菌，都能使维生素 K 摄入不足，相应会增强 VKA 的药效。（2）合用阿司匹林等抗血小板药能产生协同作用。（3）水合氯醛、羟基保泰松、甲苯磺丁脲、奎尼丁等能与 VKA 竞争血浆白蛋白，水杨酸盐、甲硝唑、西咪替丁等能抑制 VKA 的代谢酶，都能使 VKA 作用加强。（4）巴比妥类、苯妥英钠能诱导肝药酶，口服避孕药因增加血液凝集性，可能削弱 VKA 的作用。故正确答案为 E。

14. D 本题考查华法林钠的药物相互作用。治疗期间进食含维生素 K 食物应尽量稳定，维生素 K 最大的来源为绿色蔬菜及叶子，例如：红叶苋菜、鳄梨、椰菜、芽菜、包心菜、油菜籽油、合掌瓜、虾夷葱、元荽籽、黄瓜皮（**脱皮黄瓜不是**）、苣荬菜、芥蓝叶、奇异果、莴苣叶、薄荷叶、绿芥菜、橄榄油、荷兰芹、豆、开心果、紫熏衣水草、菠菜叶、洋葱、黄豆、黄豆油、茶叶（**茶不是**）、绿芜菁或水芹。故正确答案为 D。

15. A 本题考查肝素和低分子肝素的药理作用与作用机制。（1）**普通肝素和低分子肝素都不是单一成分，而是由不同长度多糖组成的混合物。**（2）普通肝素和低分子肝素的作用靶点都是凝血酶Ⅲ（简称

AT－Ⅲ）。 （3）普通肝素的生物利用度是15%～30%；低分子肝素接近100%。（4）普通肝素在网状内皮系统（和肝脏）代谢，肾脏排泄；低分子肝素大部分在肝脏代谢，以更短的无活性糖链从肾脏排泄，小部分以原型从肾脏排泄；肾功能不全者，代谢消除速度减慢。（5）普通肝素抗因子Ⅹa和因子Ⅱa的效价基本相同；低分子肝素抗因子Ⅱa、Ⅹa，且抑制Ⅹa＞Ⅱa。故正确答案为A。

16. B 本题考查肝素和低分子肝素的药理作用与作用机制。肝素在体外和体内都能抑制导致血液凝结和血纤蛋白凝块形成的反应，能预防血栓发生，但**肝素不具有纤溶活性，不能裂解已有的血凝块**，不是溶栓药。肝素还具有防止纤维蛋白原转化为纤维蛋白、刺激脂蛋白脂肪酶的释放（脂蛋白脂肪酶将甘油三酯水解为甘油和游离脂肪酸）等有其他生理活性。故正确答案为B。

17. E 本题考查肝素和低分子肝素的药理作用与作用机制。（1）**只有长度≥18个糖U（分子量≥5400D）的肝素才能协助AT－Ⅲ失活因子Ⅱa**，分子量＜5400D（5～17个糖U）的肝素，对因子Ⅱa无作用。药用肝素大多由分子量＞5400D的成分组成，抗因子Ⅹa和因子Ⅱa的效价基本相同。（2）LMWHs成分中，长度大于18个糖U的糖链占比例小，所以抗因子Ⅹa能力比抗因子Ⅱa能力高数倍。故正确答案为E。

18. A 本题考查肝素和低分子肝素的作用特点。（1）可使用硫酸鱼精蛋白迅速逆转普通肝素（肝素钠）的作用。（2）硫酸鱼精蛋白不太容易使低分子肝素（达肝素钠、依诺肝素钠、那屈肝素钙、贝米肝素钠）失活。故正确答案为A。

19. A 本题考查肝素和低分子肝素的作用特点。（1）普通肝素（肝素钠）静脉或皮下给药均可。（2）低分子肝素（达肝素钠、依诺肝素钠、那屈肝素钙、贝米肝素钠）皮下给药。故正确答案为A。

20. E 本题考查肝素和低分子肝素的作用特点。（1）普通肝素（肝素钠）抗Ⅹa因子效价与抗Ⅱa因子的效价比应为0.9～1.1。（2）低分子肝素中，达肝素钠效价比为2.7；依诺肝素钠效价比为3.8；那屈肝素钙效价比为3.6；贝米肝素钠效价比为8。故正确答案为E。

21. A 本题考查肝素和低分子肝素的作用特点。与普通肝素（肝素钠）相比，低分子肝素（达肝素钠、依诺肝素钠、那屈肝素钙、贝米肝素钠）给药相对容易且不会通过胎盘，因此其为妊娠期首选的抗凝药。故正确答案为A。

22. A 本题考查肝素和低分子肝素的作用特点。（1）普通肝素（肝素钠）治疗窗窄，实现充分抗凝又不发生出血的难度较大。（2）低分子肝素（达肝素钠、依诺肝素钠、那屈肝素钙、贝米肝素钠）剂量与抗凝反应之间的相关性更好，可以固定剂量给药，无需实验室监测。故正确答案为A。

23. C 本题考查肝素和低分子肝素的作用特点。LMWHs的效价U均指抗Ⅹa的活性。故正确答案为C。

24. C 本题考查肝素和低分子肝素的药物相互作用。鱼精蛋白能中和肝素的作用。当临床情况（出血）需要逆转肝素化时，通过缓慢输注硫酸鱼精蛋白（1%溶液）中和肝素钠。**每1mg硫酸鱼精蛋白可中和约100U肝素**。随着肝素的代谢，所需的鱼精蛋白量会随着时间减少。鱼精蛋白也能部分中和LMWHs，但解救LMWH的效果不如解救普通肝素过量有效。故正确答案为C。

25. A 本题考查肝素的不良反应。（1）**出血最常见**，是剂量依赖性不良反应，特别是皮肤、黏膜、伤口、胃肠道和泌尿生殖系统出血容易出现。（2）偶见轻度血小板减少症，也可能发生严重的肝素诱导性血小板减少。（3）骨质疏松：长时间（数月）使用肝素者可能产生骨质疏松尤其是在易患人群。故正确答案为A。

26. D 本题考查达肝素钠的不良反应。由于存在血小板减少的风险，建议在开始达肝素钠治疗前做血小板计数检查并在治疗期间定期复查。治疗开始后，每周至少做2次血小板计数检查，尤其是治疗初期的前三周。故正确答案为D。

27. B 本题考查达比加群酯的药理作用与作用机制。达比加群酯是竞争性、可逆性、直接凝血酶抑制剂，还可抑制游离凝血酶、已与纤维蛋白结合的凝血酶和凝血酶诱导的血小板聚集。故正确答案为B。

28. C 本题考查直接口服抗凝药的药理作用与作用机制。外源性及内源性凝血途径的交汇点是凝血因子Ⅹa。故正确答案为C。

29. A 本题考查直接因子Ⅹa抑制剂的药理作用与作用机制。（1）**通过抑制因子Ⅹa可以中断凝血级联反应的内源性和外源性途径，进而抑制凝血酶的产生和血栓形成**。（2）口服直接因子Ⅹa抑制剂并不抑制凝血酶，也并未证明其对血小板有影响。口服直接因子Ⅹa抑制剂也是竞争性、可逆性的，停用后，一旦体内药物代谢消除，因子Ⅹa的活性就能恢复，无需等待新的因子Ⅹa生成。故正确答案为A。

30. C 本题考查直接口服抗凝药的不良反应。（1）**达比加群酯的解救药——依达赛珠单抗已经面世**，它是一种人源化单克隆抗体片段（Fab 药物），结合达比加群及其酰基葡萄糖醛酸代谢产物的亲和力，高于达比加群结合凝酶的亲和力，并可中和其抗凝作用。（2）利伐沙班和阿哌沙班目前还没有解救药。故正确答案为C。

31. A 本题考查达比加群酯的临床应用注意。达比加群酯是外流转运体 p-pg 的底物，与强效 p-gp 抑制剂（如：胺碘酮、维拉帕米、克拉霉素、决奈达隆和克拉霉素）的联合使用会导致达比加群酯血药浓度升高。与 **p-gp 诱导物**［如：**利福平**、贯叶连翘（金丝桃）、**卡马西平或苯妥英等**］联合使用会**降低达比加群酯血药浓度**，因此应该避免联合使用。故正确答案为A。

32. D 本题考查抗血小板药的药理作用与作用机制。GP Ⅱb/Ⅲa 拮抗剂（替罗非班）通过与 GP Ⅱb/Ⅲa 受体结合，抑制血小板聚集，是目前最强的抗血小板药物。故正确答案为D。

33. E 本题考查抗血小板药的药理作用与作用机制。氯吡格雷（还有噻氯匹定）是无活性的前体药物。故正确答案为E。

34. A 本题考查抗血小板药的药理作用与作用机制。（1）**噻氯匹定**的活性代谢产物是经细胞 CYP450 代谢途径产生，通过作用于 P2Y12 受体起效，从而抑制 ADP 介导的血小板聚集，并且抑制作用**不可逆**。（2）**氯吡格雷**通过选择性、**不可逆**地结合 P2Y12 受体，进而阻断 ADP 等激动剂诱导的血小板聚集。（3）**替格瑞洛**拮抗 P2Y12 的作用**可逆**。（4）**阿司匹林**对血小板 COX-1 的活性抑制是永久的、**不可逆**的，持续至血小板的整个寿命周期。（5）利伐沙班是口服直接因子Ⅹa抑制剂，并未证明其对于血小板有影响。故正确答案为A。

35. C 本题考查抗血小板药的临床用药评价。氯吡格雷主要由肝脏代谢，通过两条主要代谢途径进行：一条途径由酯酶介导，约占吸收量85%的氯吡格雷通过水解作用代谢为无活性的酸衍生物；另一条途径由多种**细胞色素P450**介导，约15%的氯吡格雷被代谢为 2-氧基-氯吡格雷中间代谢物，2-氧基-氯吡格雷中间代谢物随后被**代谢形成活性代谢物**，即氯吡格雷硫醇衍生物，这一代谢产物有抗血小板活性，在体外研究中发现，该代谢途径由 CYP3A4、CYP2C19、CYP1A2 和 CYP2B6 介导，而 **CYP2C19 的**

代谢能力对此途径的影响较大。CYP2C19 的活性受基因多态性或其他药物的抑制，因此不是所有患者都将获得充分的血小板抑制。故正确答案为C。

36. A 本题考查抗血小板药的临床用药评价。约占吸收量85%的氯吡格雷通过由酯酶介导的水解作用代谢为无活性的酸衍生物。故正确答案为A。

37. C 本题考查抗血小板药的临床应用注意。由于阿司匹林对血小板聚集的抑制作用可持续数日，可能导致手术中或手术后增加出血，有指南推荐，**为减少出血风险，需提前停用阿司匹林 7~10 日**。故正确答案为C。

38. D 本题考查阿司匹林的临床应用注意。**儿童服用 0.5g 规格阿司匹林可能会发生阿司匹林相关的瑞氏综合征（Reye's syndrome）**，瑞氏综合征是一种十分罕见的疾病，可累及肝、脑，并且可能致命，因此，16 岁以下的儿童和青少年不宜服用本品，除非有明确的适应证，如用于川崎病。故正确答案为D。

39. D 本题考查氯吡格雷的临床应用注意。CYP2C19 参与活性代谢产物和中间代谢产物 2-氧基-氯吡格雷的形成。在一项 CYP2C19 代谢型受试者组（超快代谢、快代谢、中间代谢、慢代谢）的研究发现，在超快、快和中间代谢型受试者之间没有观察到氯吡格雷活性代谢物血药浓度和平均血小板聚集抑制率（IPA）数据的明显差异，而**慢代谢者中的活性代谢血药浓度比快代谢者低63%~71%，慢代谢者中的抗血小板作用降低**。故正确答案为D。

40. B 本题考查氯吡格雷的临床应用注意。（1）CYP2C19基因型检测已经普遍开展，发现氯吡格雷抗血小板作用不足者可进行检测。（2）相互作用：由于氯吡格雷部分由 CYP2C19 代谢为活性代谢物，使用抑制此酶活性的药物将导致氯吡格雷活性代谢物水平的降低并降低临床有效性。不推荐与抑制 CYP2C19 的药物（如奥美拉唑）联用，抑制 CYP2C19 的药物还包括埃索美拉唑、氟伏沙明、氟西汀、吗氯贝胺、伏立康唑、氟康唑、环丙沙星、西咪替丁、卡马西平、奥卡西平、氯霉素。（3）在常规服药时间的 12 小时内漏服，应立即补服一次标准剂量，并按照常规服药时间服用下一次剂量；**超过常规服药时间的 12 小时后漏服，应在下次常规服药时间服用标准剂量，无需剂量加倍**。（4）在需要进行择期手术的患者，如抗血小板治疗并非必须，则应在术前停用氯吡格雷7日以上。故正确答案为B。

41. A 本题考查溶栓药的临床用药评价。（1）**链激酶和尿激酶溶栓无特异性**，是非选择性纤溶酶原激活剂，除了能激活血栓纤维蛋白结合的纤溶酶原，还能激活血液循环中的纤溶酶原，这样一来，不仅能降解血凝块的纤维蛋白，也降解循环中的纤维蛋白原。使用时间过程中，容易过度消耗循环中的纤维蛋白原，导致全身性纤溶状态，增加出血的发生风险。(2) 与链激酶不同的是，**阿替普酶**具有纤维蛋白特异性，能在循环中表现出相对的非活性状态（循环血液中缺乏纤维蛋白），而和纤维蛋白结合的阿替普酶则对纤溶酶原的亲和力提高，这种纤维蛋白特异性降低了它对纤溶酶原的全身活化作用，该作用会导致循环中血纤蛋白原的降解。一旦与血栓中的纤维蛋白结合后，阿替普酶转为活性状态，有效地诱导纤溶酶原转化为纤溶酶，降解纤维蛋白。(3) **瑞替普酶**对纤维蛋白的亲和力较 rt – PA 弱，仅为其亲和力的 1/5，瑞替普酶也具有一定的纤维蛋白特异性。(4) 替奈普酶比阿替普酶具有更好的纤维蛋白特异性，TNK – tPA 注射 30 ~ 50mg 后的第一个 6 小时内，全身纤维蛋白原和纤溶酶原水平仅下降 5% ~ 15%，而阿替普酶则引起 40% ~ 50% 的下降（链激酶和尿激酶下降更明显）。(5) 静脉给予**重组人尿激酶原**，在循环系统中表现相对非活性状态，对血浆内源性纤溶酶原影响很小，只有在血栓表面，重组人尿激酶原被激肽酶或纤溶酶激活，部分变成双链 UK，后者激活结合在血栓表面构型有所改变的纤溶酶原变成纤溶酶，使血栓纤维蛋白部分溶解。故正确答案为 A。

42. B 本题考查溶栓药的临床用药评价。(1) **阿替普酶血浆清除半衰期短（<5 分钟），需持续静脉滴注**。(2) 瑞替普酶血浆清除半衰期为 14 ~ 16 分钟，比阿替普酶略长，用于急性心肌梗死症状发生后 12 小时以内的溶栓治疗，使用时静脉注射 2 次即可，两剂之间间隔 30 分钟。(3) 替奈普酶（Tenecteplase，TNK – tPA），是 t – PA 经过基因修饰后的多点变异体，半衰期更长（血浆清除半衰期 20 ~ 24 分钟），单次注射给药即可。(4) 不同剂量下，重组人尿激酶原的消除速度随剂量增加逐渐减，消除半衰期延长，单次给药 20mg、35mg 和 50mg，对应的半衰期分别是 0.59 小时、0.66 小时和 0.67 小时。(5) 阿昔单抗是抗血小板药。故正确答案为 B。

43. D 本题考查溶栓药的临床用药评价。重组链激酶有抗原性及变态反应，其余药物没有。故正确答案为 D。

44. A 本题考查溶栓药的临床用药评价。除了尿激酶、链激酶，使用其他溶栓药的同时，都需要同期给予肝素和抗血小板药物，改善高凝状态，减少血栓

再发生。故正确答案为 A。

45. A 本题考查阿替普酶的用法用量。急性缺血性脑卒中，推荐剂量为 0.9mg/kg（最大剂量为 90mg），总剂量的 10% 先从静脉推入，剩余剂量在随后 60 分钟持续静脉滴注。急性缺血性脑卒中的阿替普酶治疗应在症状发作后的 3 小时内开始。故正确答案为 A。

46. E 本题考查维生素 K_1 的临床用药评价。维生素 K_1 肌内注射 1 ~ 2 小时起效，3 ~ 6 小时止血效果明显，12 ~ 14 小时后凝血酶原时间恢复正常。本品在肝内代谢，经肾脏和胆汁排出。在胆汁的存在下，**口服维生素 K_1 由胃肠道经小肠淋巴管吸收**，用药后吸收良好。故正确答案为 E。

47. B 本题考查重组人血小板生成素的适应证。重组人血小板生成素用于血小板减少及临床状态具有增加出血风险的患者，**不应用于试图使血小板计数升至正常数值的目的**。过量或错误使用本品可能会使血小板计数升高到可导致并发血栓形成/血栓栓子的水平。为了使发生血栓形成/血栓栓子的风险降到最低，在应用本品时不应试图使血小板计数达到正常值。适用于治疗实体瘤化疗后所致的血小板减少症。用于特发性血小板减少性紫癜（ITP）的辅助治疗，适用对象为血小板低于 20×10^9/L 的糖皮质激素治疗无效（包括初始治疗无效或有效后复发而再度治疗无效的）未接受脾切除治疗的患者。故正确答案为 B。

48. C 本题考查铁剂的作用特点。通常口服铁剂后 4 ~ 5 日，血液中网织红细胞数即可上升，7 ~ 12 日达峰。在血红蛋白恢复正常后，仍需继续服用铁剂 3 ~ 6 月，以补充缺失的贮存铁量。故正确答案为 C。

49. D 本题考查铁剂的作用特点。如有条件进行铁蛋白测定，可在血清铁蛋白上升到 30 ~ 50μg/L 后停药。故正确答案为 D。

50. C 本题考查铁剂的作用特点。铁剂用药期间需定期做下列检查，以观察治疗效果：血红蛋白、网织红细胞计数、血清铁蛋白及血清铁测定。故正确答案为 C。

51. C 本题考查重组人促红素的作用特点。重组人促红素的治疗目标是血红蛋白≥110g/L，当血红蛋白 >130g/L 以上时，不推荐继续使用。故正确答案为 C。

52. A 本题考查铁剂的药物相互作用。酸性条件可以促进铁的吸收，因此**铁剂可以和富含维生素 C 饮品以及果汁一起服用，而抗酸药不能与铁剂同服**用。服用铁剂时，还应避免与牛奶、茶、咖啡同用，特别

是茶叶，因茶叶中的鞣酸与铁结合成不易吸收的物质，而牛奶含磷高，会与铁竞争，影响铁的吸收。故正确答案为A。

53. A　本题考查抗贫血药的典型不良反应。在服用叶酸、维生素B_{12}治疗巨幼细胞贫血后，尤其是严重病例在血红蛋白恢复正常时，可出现**血钾降低**或突然降低，血钾降低可引发许多问题，如神经功能紊乱、腹泻、麻痹、失钾性肾病、心律失常等，所以在此期间应注意补充钾盐。故正确答案为A。

54. D　本题考查右旋糖酐铁的用法用量。**右旋糖酐铁的主要不良反应为过敏反应**，可在给药后的几分钟内发生。因此建议在给予患者初次剂量前先给予0.5ml右旋糖酐铁注射剂（相当于25mg铁），如60分钟后无不良反应发生，再给予剩余的剂量。具体用法如下。（1）**静脉滴注**：100～200mg右旋糖酐铁用0.9%氯化钠溶液或5%葡萄糖溶液稀释至100ml。给予首次剂量时，应先缓慢滴注25mg至少15分钟，如无不良反应发生，可将剩余剂量在30分钟内滴注完毕。（2）**静脉注射**：将相当于100～200mg铁（2～4ml）的右旋糖酐铁用0.9%氯化钠溶液或5%葡萄糖溶液10～20ml稀释后缓慢静脉推注，同样在初次给药时先缓慢推注25mg（1～2分钟），如无不良反应发生，再给予剩余的剂量（0.2ml/min）。（3）**肌内注射**不需稀释。（4）总补铁剂量约20mg/kg的右旋糖酐铁也可采用一次性滴注给药的方法。此法应将所给剂量稀释至0.9%NaCl或5%葡萄糖溶液250～1000ml中，**并静脉滴注4～6小时**。（5）最常见的不良反应是皮肤瘙痒（1.5%）和呼吸困难（1.5%）。急性过敏反应表现为呼吸困难、潮红、胸痛和低血压，发生率约0.7%，缓慢静脉注射可降低急性严重反应。过敏反应一般出现在给予试验剂量时间内。故正确答案为D。

55. D　本题考查重组人促红素的临床应用注意。（1）重组人促红素常见不良反应是血压升高，另外，也有可能出现高血压性脑病，因此必须密切注意血压、红细胞压积值等的变化而用药。（2）用药期间应定期检查红细胞压积（用药初期每星期一次，维持期每两星期一次），注意避免过度的红细胞生成（确认红细胞压积在36vol%以下），如发现过度的红细胞生长，或血红蛋白浓度高于10g/dl，应采取暂停用药等适当处理。（3）治疗期间因出现有效造血，铁需求量增加。通常会出现血清铁浓度下降，如果患者**血清铁蛋白低于100ng/ml**，或转铁蛋白饱和度低于**20%**，应每日补充铁剂。故正确答案为D。

56. E　重组人促红素的适应证：①肾功能不全所致贫血，包括透析及非透析患者。②外科围手术期的红细胞动员。

二、配伍选择题

[1～5] ADBEC　本题考查抗凝药的分类。（1）**华法林**是维生素K拮抗剂（VKA），维生素K能逆转华法林中毒。（2）**磺达肝癸钠**是拟照肝素分子中的活性基团研发的小分子化合物，属于选择性间接凝血因子Xa的抑制剂，在某些方面比肝素类相比有一定优势，但需注射给药。（3）**比伐卢定**是人工合成的，基于水蛭素（水蛭的天然抗凝物）结构研发的，抗凝成分是水蛭素衍生物C端的多肽结构，是直接的凝血酶抑制药，但仍需注射给药。（4）**直接口服抗凝药**（DOACs）进入临床，DOACs口服给药，能直接抑制凝血因子或凝血酶，使用方便，起效迅速。DOACs可细分为直接凝血酶抑制剂（达比加群酯、比伐卢定、阿加曲班）和直接Xa因子抑制剂（利伐沙班、阿哌沙班、艾多沙班）。故正确答案为ADBEC。

[6～10] EACBD　本题考查香豆素类维生素K拮抗剂的药物相互作用。（1）食物中维生素K缺乏或应用广谱抗生素抑制肠道细菌，都能使维生素K摄入不足，相应会增强VKA的药效。（2）合用阿司匹林等抗血小板药能产生协同作用。（3）水合氯醛、羟基保泰松、甲苯磺丁脲、奎尼丁等能与VKA竞争血浆白蛋白，水杨酸盐、甲硝唑、西咪替丁等能抑制VKA的代谢酶，都能使VKA作用加强。（4）巴比妥类、苯妥英钠能诱导肝药酶，口服避孕药因增加血液凝集性，可能削弱VKA的作用。故正确答案为EACBD。

[11～12] CB　本题考查华法林的用法用量。华法林使用前，应拟定治疗所需的INR（国际标准化比值）目标范围：**人造心脏瓣膜患者预防血栓栓塞并发症的目标范围是2.5～3.5，其他适应证的目标范围是2.0～3.0**。故正确答案为CB。

[13～14] ED　本题考查华法林的用法用量。（1）正常体重者及自然INR低于1.2的患者，在前3日内，每日给予10mg华法林钠。（2）对老年人，体型较小，自然INR高于1.2，或患有其他疾病者，或正服用其他可影响抗凝药品者，推荐前2日，每日给予华法林钠5mg。故正确答案为ED。

[15～16] CB　本题考查华法林的用法用量。（1）正常体重者及自然INR低于1.2的患者，在前3日内，每日给予10mg华法林钠。依据治疗第4日测定的INR数值，按说明书调整后继续剂量。（2）对老

年人，体型较小，自然 INR 高于 1.2，或患有其他疾病者，或正服用其他可影响抗凝药品者，推荐前 2 日，每日给予华法林钠 5mg，并依据治疗第 3 日测定的 INR 值，调整后续剂量。故正确答案为 CB。

[17～20] BCCD　本题考查华法林的用法用量。（1）每日测定 INR 直至数值达标（一般需用药 5～6 日后），此后 INR 测定时隔可延长至**每周一次**。（2）更长期用药时，测定 INR 的随访间隔要依据患者的依从性及临床状况来决定，但通常测定间隔为 **4 周**。（3）若 INR 数值存在大幅度波动或若患者患有影响肝功能疾病或患有影响维生素 K 吸收的疾病，测定 INR 间隔不应超过**每 4 周 1 次**。很多药物可增加或降低华法林钠作用，在加用新药或停用现用药品均需更频繁测定 INR。（4）长期治疗随访，剂量按《日剂量/服药方法表》调整。**剂量调整后，下次 INR 需在剂量调整后 1～2 周测定**，此后可再延长间隔时间，以 4 周测定一次为目标。故正确答案为 BCCD。

[21～23] AAD　本题考查肝素和低分子肝素的药理作用与作用机制。（1）**普通肝素和低分子肝素的作用靶点都是凝血酶Ⅲ（简称 AT-Ⅲ）**。（2）**LMWHs 主要通过抗因子 Xa 发挥抗凝作用**：LMWHs 成分中，长度大于 18 个糖 U 的糖链占比例小，所以抗因子 Xa 能力比抗因子Ⅱa 能力高数倍。故正确答案为 AAD。

[24～28] CABDE　本题考查直接口服抗凝药的分类及常用药品。（1）**达比加群酯目前是直接凝血酶抑制剂中唯一口服的**，水蛭素、重组水蛭素和比伐卢定也属于直接凝血酶抑制剂，但需注射给药。（2）利伐沙班、阿哌沙班、艾多沙班、贝曲沙班均属于**口服直接因子 Xa 抑制剂**，这些药物的通用名都含有 "**沙班**" 两字。（3）其他抗凝药也可抑制因子 Xa 和凝血酶，但其效应是间接显现的：肝素（抑制因子 Xa，其次抑制凝血酶）和磺达肝癸（抑制因子 Xa）的效应是通过 AT-Ⅲ 介导的。（4）华法林可以减少有功能的凝血因子（Ⅱ、Ⅶ、Ⅸ、Ⅹ）的合成，其抗凝效应归因于机体产生有活性的凝血因子能力下降，而不是直接抑制因子功能。故正确答案为 CABDE。

[29～33] EECCE　本题考查直接口服抗凝药的作用特点。本题中直接口服抗凝药包括直接凝血酶抑制剂（达比加群酯）和直接因子 Xa 抑制剂（利伐沙班、阿哌沙班）。（1）**需要与食物同服的直接因子 Xa 抑制剂是利伐沙班**，利伐沙班与食物同服能提高生物利用度。（2）**利伐沙班禁用于肝功能中度不全患者**，其他四个药无需调整剂量。（3）**达比加群酯主要以原**型经由尿液清除（80%）。（4）**达比加群酯需要关注的药物相互作用是 p-gp 相关**；其他四个药需要关注 p-gp/CYP3A4 相关。（5）**用于房颤时的给药频次只需一日 1 次的是利伐沙班**，其他四个药需要一日 2 次。故正确答案为 EECCE。

[34～38] BEADC　本题考查抗血小板药的分类及常用药品。（1）**血栓素 A_2（TXA_2）抑制剂**，代表药物阿司匹林。（2）**二磷酸腺苷（ADP）P2Y12 受体阻断剂**，细分为噻吩并吡啶类（噻氯匹定、氯吡格雷）和非噻吩并吡啶类（替格瑞洛）。（3）**血小板糖蛋白（GP）Ⅱb/Ⅲa 受体阻断剂**，代表药物替罗非班、依替巴肽。（4）其他抗血小板药物，如双嘧达莫、西洛他唑等。双嘧达莫通过抑制血小板、上皮细胞和红细胞摄取周围腺苷，局部腺苷浓度增高后，刺激血小板的腺苷酸环化酶，使血小板内环磷酸腺苷（cAMP）增多，血小板聚集受到抑制。故正确答案为 BEADC。

[39～43] BCCAD　本题考查抗血小板药的药理作用与作用机制。（1）**阿司匹林**是环氧化酶抑制剂，通过与 COX-1 活性部位的羟基发生不可逆的乙酰化，导致 COX-1 失活，继而阻断了花生四烯酸转化为 TXA_2 的途径，从而抑制了 TXA_2 途径的血小板聚集。（2）P2Y12 是 ADP 诱导血小板聚集反应中最重要的受体。**氯吡格雷**通过选择性、不可逆地结合 P2Y12 受体，进而阻断 ADP 等激动剂诱导的血小板聚集。（3）**替格瑞格**直接作用于 P2Y12 受体，且其拮抗 P2Y12 的作用可逆。（4）GP Ⅱb/Ⅲa 与纤维蛋白原的结合，是多种血小板激活剂导致血小板聚集过程中的最后共同途径。GP Ⅱb/Ⅲa 拮抗剂**替罗非班**通过与 GP Ⅱb/Ⅲa 受体结合，抑制血小板聚集，是目前最强的抗血小板药物。（5）其他抗血小板药物：双嘧达莫通过抑制血小板、上皮细胞和红细胞摄取周围腺苷，局部腺苷浓度增高后，刺激血小板的腺苷酸环化酶，使血小板内环磷酸腺苷（cAMP）增多，血小板聚集受到抑制。**西洛他唑**的药理作用主要是抑制磷酸二酯酶活性使血小板内环磷酸腺苷（cAMP）浓度上升，抑制血小板聚集，并可使血管平滑肌细胞内的 cAMP 浓度上升，使血管扩张，增加末梢动脉血流量。故正确答案为 BCCAD。

[44～46] BCA　本题考查抗血小板药的临床用药评价。（1）血小板寿命约 7～14 日，每日约更新总量的 1/10。（2）氯吡格雷 75mg，每日 1 次重复给药，从第 1 日开始明显抑制 ADP 诱导的血小板聚集，抑制作用逐步增强并在 3～7 日达到稳态。在稳态时，每日服用氯吡格雷 75mg，对 ADP 诱导的血小板聚集平

均抑制水平为 40% ~60%，一般在中止治疗后 5 日内血小板聚集和出血时间逐渐回到基线水平。故正确答案为 BCA。

[47~51] ABBED 本题考查阿司匹林的适应证与用法用量。（1）适应证：**剂量小于等于 100mg 的阿司匹林作为抗血小板药使用**。①降低急性心肌梗死疑似患者的发病风险；②预防心肌梗死复发；③中风的二级预防；④降低短暂性脑缺血发作（TIA）及其继发脑卒中的风险；⑤降低稳定型和不稳定型心绞痛患者的发病风险；⑥动脉外科手术或介入手术后，如经皮冠脉腔内成形术（PTCA），冠状动脉旁路术（CABG），颈动脉内膜剥离术，动静脉分流术；⑦预防大手术后深静脉血栓和肺栓塞；⑧降低心血管危险因素者（冠心病家族史、糖尿病、血脂异常、高血压、肥胖、抽烟史、年龄大于 50 岁者）心肌梗死发作的风险；⑨卒中急性期。（2）用法用量：适应证①：建议首次剂量 300mg，嚼碎后服用以快速吸收。以后每日 75~100mg 维持；适应证②~⑥：每日 75~150mg；适应证⑦：每日 100~200mg；适应证⑧：每日 75~100mg；适应证⑨：卒中急性期，未溶栓治疗且无阿司匹林禁忌证的患者，发病后尽早服用司匹林 150~300mg/d，急性期后按适应证③用法用量使用。故正确答案为 ABBED。

[52~54] EBD 本题考查溶栓药的分类。（1）**非特异性纤溶酶原激活剂：尿激酶、重组链激酶**。（2）**人组织纤维蛋白溶酶原激活剂（t-PA）**，市售的是阿替普酶，全称是重组人组织纤维蛋白溶酶原激活剂（rt-PA），是 DNA 重组技术生产的重组 t-PA。（3）**t-PA 改构体或修饰体**，是基于 t-PA 的结构，设计新的分子结构，以期实现更好的靶向性和更长的半衰期，代表药物有瑞替普酶、替奈普酶、拉诺替普酶等。（4）其他，如国内上市的重组尿激酶原。故正确答案为 EBD。

[55~59] DEACB 本题考查抗出血药的分类。（1）维生素 K 类：维生素 K_1、维生素 K_4、甲萘氢醌、亚硫酸氢钠甲萘醌。（2）凝血因子：人凝血酶原复合物、人纤维蛋白原、人凝血因子Ⅷ、重组人凝血因子Ⅷ、重组人凝血因子Ⅸ。（3）蛇毒血凝酶。（4）抗纤维蛋白溶解药：氨基己酸、氨甲环酸。（5）促血小板生成药：重组人血小板生成素、艾曲泊帕乙醇胺。（6）毛细血管止血药：卡络磺钠、酚磺乙胺。（7）血管硬化剂：聚桂醇。故正确答案为 DEACB。

[60~62] CBA 本题考查抗出血药的药理作用与作用机制。（1）人凝血因子Ⅷ来自健康人血浆，用于血友病 A（因子Ⅷ促凝成分缺乏），已有多种重组人凝血因子Ⅷ面世。（2）重组凝血因子Ⅸ用于**血友病 B（因子Ⅸ缺乏）**。（3）**维生素 K 缺乏在新生儿中较常见**，缘于胎盘转运维生素 K 量少，新生儿初生时体内储存量低及体内肠道的无菌状态阻碍了维生素 K 的利用，母乳中维生素 K 含量低，新生儿吸乳量少，以及婴儿未成熟的肝脏还不能合成正常数量的凝血因子等原因，因此临床会在婴儿出生时常规给予维生素 K_1 预防治疗。故正确答案为 CBA。

[63~65] CBD 本题考查抗出血药的用法用量。（1）1 个 IU 重组人凝血因子Ⅷ的活性等效于 1ml 正常人血浆中的凝血因子Ⅷ。治疗所需的剂量是根据经验计算的，即每千克给予 1IU 的本品可以使血浆凝血因子Ⅷ活性提高 2IU/dl（即 2%）。计算公式如下：**治疗所需本品剂量（IU）＝体重（kg）×预期的因子Ⅷ升高值（IU/dl 或%）×0.5**。（2）对于既往接受过治疗的成人患者，平均每千克给予 1IU 本品，能使体内因子Ⅸ的活性平均增加 0.8±0.2IU/dl，成人剂量估算方法中，按每千克给予本品 1IU，可使因子Ⅸ活性平均增加 0.8IU/dl 计算，具体为：**成人因子Ⅸ的需要量（IU）＝体重（kg）×因子Ⅸ期望增加量（%或 IU/dl）×1.3**。（3）对于儿童患者，平均每千克给予 1IU 本品能使体内的因子Ⅸ活性平均增加 0.7±0.3IU/dl［范围：0.2~2.1IU/dl，中位值为 0.6（IU/kg）/（IU/dl）］。儿童剂量估算方法中，按每千克给予本品 1IU，可使因子Ⅸ活性平均增加 0.7IU/dl，具体为：**儿童因子Ⅸ的需要量（IU）＝体重（kg）×因子Ⅸ期望增加量（%或 IU/dl）×1.4**。故正确答案为 CBD。

[66~69] BDAE 本题考查抗贫血药的基本知识。贫血有多种原因，需要对因处置：（1）**缺铁性贫血是由于体内铁元素缺乏，使血红蛋白合成减少，引起的小细胞低色素性贫血，但红细胞数量正常**。（2）**巨幼细胞贫血是体内缺乏叶酸和维生素 B_{12} 等造血因子，使幼稚红细胞在发育中的脱氧核糖核酸（DNA）合成出现障碍，细胞的分裂受阻，形成畸形的巨幼红细胞，并伴有神经症状（神经炎、神经萎缩）**。（3）**肾性贫血是指由各类肾脏疾病造成促红细胞生成素（EPO）的相对或者绝对不足导致的贫血**，以及尿毒症患者血浆中的一些毒性物质通过干扰红细胞的生成和代谢而导致的贫血。（4）**再生障碍性贫血（简称再障），是一组由多种病因所致的骨髓造血功能衰竭性综合征**，以骨髓造血细胞增生减低和外周血全血细胞减少为特征，临床以贫血、出血和感染为主要

表现。故正确答案为 BDAE。

[70～72]　ADD　本题考查抗贫血药的作用特点。
（1）叶酸可用于各种原因引起的叶酸缺乏及由叶酸缺乏所致的巨幼细胞贫血；小剂量用于妊娠期妇女**预防胎儿神经管畸形**。叶酸服后可迅速纠正巨幼细胞贫血的异常现象，改善贫血，但不能阻止因维生素 B_{12} 缺乏所致的神经损害，如脊髓亚急性联合变性；且若仍大剂量服用叶酸，由于造血旺盛而消耗维生素 B_{12}，则可进一步降低血清维生素 B_{12} 含量，反使神经损害向不可逆方向发展。宜同时并服维生素 B_{12}，以改善神经症状。（2）**维生素 B_{12} 是唯一的一种需要内因子辅助吸收的维生素**，维生素 B_{12} 口服后，在胃中与胃黏膜壁细胞分泌的内因子形成维生素 B_{12} 内因子复合物，该复合物进入至回肠末端时与回肠黏膜细胞的微绒毛上的受体结合，通过胞饮作用进入肠黏膜细胞，再吸收入血液。有的人由于肠胃异常，缺乏这种内源因子，即使膳食中来源充足也会患恶性贫血。故正确答案为 ADD。

[73～75]　ABC　本题考查叶酸的用法用量。口服。（1）0.4mg 规格：预防胎儿先天性神经管畸形，育龄妇女从计划怀孕起至怀孕后三个月末，一次 0.4mg，一日 1 次。（2）5mg 规格：①成人，一次 5～10mg，一日 15～30mg，直至血象恢复正常。②儿童，一次 5mg，一日 3 次（或一日 5～15mg，分 3 次）。故正确答案为 ABC。

[76～78]　BDE　本题考查升白细胞药的基本知识。外周血白细胞数持续低于 $3.5\times10^9/L$，称为白细胞减少症。外周血中性粒细胞绝对值在成人低于 $1.5\times10^9/L$，称为中性粒细胞减少症。当中性粒细胞低于 $0.5\times10^9/L$，称为粒细胞缺乏。故正确答案为 BDE。

[79～83]　BEDCA　本题考查升白细胞药的药理作用与作用机制。（1）**重组人粒细胞刺激因子（rhG-CSF）**：是利用基因重组技术生产的人粒细胞刺激因子，粒细胞刺激因子是调节骨髓中粒系造血的主要细胞因子之一，选择性作用于粒系造血祖细胞，促进其增殖、分化，并可增加粒系终末分化细胞的功能。（2）**重组人粒细胞巨噬细胞刺激因子（rhGM-CSF）**：作用于造血祖细胞，促进其增殖和分化，其重要作用是刺激粒、单核巨噬细胞成熟，促进成熟细胞向外周血释放，并能促进巨噬细胞及嗜酸性细胞的多种功能。（3）**蛋白同化激素**俗称合成类固醇，是一类拟雄性激素的人工合成的甾体激素，临床上应用的主要有甲睾酮、丙酸睾酮、睾酮、诺龙、苯丙酸诺

龙、勃地龙、群勃龙、脱氢异雄酮等。由于其主要结构与雄激素颇为相似，因此具有与雄激素相似的生理作用，但其雄性化作用甚弱，而蛋白同化作用却很强，临床上有多种用途，其中一种用途是作为升白药物使用，能刺激骨髓造血功能，使红细胞和血红蛋白量升高。（4）**利可君（利血生）**是一种噻唑羧酸类升白药物，为半胱氨酸的衍生物，能分解为半胱氨酸和醛，具有促进骨髓内粒细胞生长和成熟的作用，可促进白细胞增生。（5）**小檗胺**是从小檗科植物中提取的双苄基异喹啉类生物碱，其作用广泛，具有促进白细胞增生、抗炎、降血压、抗肿瘤、抗心肌缺氧缺血、抗心律失常等作用。（6）**维生素 B_4**，又称腺嘌呤，是生物体内辅酶与核酸的组成和活性成分，其参与机体的代谢功能，具有刺激骨髓白细胞增生的作用。（7）**鲨肝醇**在动物骨髓造血组织中含量较多，可能是体内造血因子之一，有促进白细胞增生及抗放射线的作用。（8）**脱氧核苷酸钠**是为复方制剂，组分为脱氧糖胞嘧啶核苷酸、脱氧核糖腺嘌呤核苷酸、脱氧核糖胸腺嘧啶核苷酸及脱氧核糖鸟嘌呤核苷酸钠盐。有促进细胞活力的功能，以及改变机体代谢的作用。故正确答案为 BEDCA。

三、综合分析选择题

1. C　本题考查口服铁剂的注意事项。（1）酸性条件可以促进铁的吸收，因此铁剂可以和富含维生素 C 的饮品及果汁一起服用，而抗酸药不能与铁剂同服用。服用铁剂时，还应避免与牛奶、茶、咖啡同用，特别是茶叶，因茶叶中的鞣酸与铁结合成不易吸收的物质，而牛奶含磷高，会与铁竞争，影响铁的吸收。（2）口服铁剂常有胃肠道反应，如胃肠不适、腹痛、腹泻或便秘等副作用，**饭前空腹服用有利于铁的吸收，但服用时间还需根据个体反应而定，若空腹不能耐受，可改为饭后服用，并将每日用量分 3 次服用。**（3）无机铁剂的胃肠道不良反应较有机铁剂明显，但价格低廉。故正确答案为 C。

2. B　本题考查铁剂的作用特点。服用铁剂期间需定期做下列检查，以观察治疗效果：血红蛋白测定、网织红细胞计数、血清铁蛋白及血清铁测定。故正确答案为 B。

3. C　本题考查口服铁剂的临床应用注意。硫酸亚铁可减少肠蠕动，引起便秘，并排黑便。故正确答案为 C。

四、多项选择题

1. ACE　本题考查抗凝药的分类。可以口服有：

华法林、达比加群酯、利伐沙班。比伐卢定和磺达肝癸钠需要注射给药。故正确答案为ACE。

2. ABD 本题考查香豆素类维生素K拮抗剂的作用特点。华法林是消旋体，由S-华法林和R-华法林组成，S-华法林主要经CYP2C9代谢，R-华法林经CYP1A2和CPY3A4代谢。故正确答案为ABD。

3. BE 本题考查香豆素类维生素K拮抗剂的作用特点。使用华法林前，是否需要药物代谢酶的基因检测仍有争议，目前主要开展两个基因检测，一个是CYP2C9的基因型，一个是维生素K环氧化物还原酶复合物（VKORC1）的基因型，**CYP2C9或VKORC1的活力不足，都预示可能需要降低华法林的剂量**。故正确答案为BE。

4. ABCE 本题考查华法林钠的临床应用注意。严重出血可静注维生素K_1 10~20mg，用以控制出血，必要时可输全血、血浆或凝血酶原复合物。故正确答案为ABCE。

5. ABCDE 本题考查肝素和低分子肝素的作用特点。各选项表述均正确。故正确答案为ABCDE。

6. AD 本题考查肝素和低分子肝素的作用特点。可用活化部分凝血活酶时间（APTT）监测肝素效果，该检验项目普遍开展。也可用抗因子Ⅹa活性进行监测。故正确答案为AD。

7. ABCDE 本题考查LMWHs的适应证。各个LMWHs产品多数有4个（类）适应证：（1）在外科手术中和术后，对存在中度或高度风险可能形成静脉血栓的患者，预防静脉血栓栓塞。（2）治疗已形成的深静脉血栓。（3）联合阿司匹林，用于不稳定型心绞痛和非Q波性心肌梗死急性期的治疗。（4）在血液透析中预防体外循环中的血凝块形成。故正确答案为ABCDE。

8. ACE 本题考查肝素钠注射液的用法用量。预防性治疗：高危血栓形成患者，大多是用于腹部手术之后，以防止深静脉血栓形成。在外科手术前2小时先给5000U肝素皮下注射，但麻醉方式应避免硬膜外麻醉，然后每隔8~12小时5000U，共约7日。故正确答案为ACE。

9. ABCDE 本题考查肝素的作用特点。肝素可抑制因子Ⅱa、Ⅸa、Ⅹa、Ⅺa、Ⅻa。故正确答案为ABCDE。

10. ACD 本题考查直接口服抗凝药的临床用药评价。**考虑选用华法林的出发点**：（1）要节约费用。（2）易漏服药物者（如阿尔兹海默病者）。（3）同时使用了p-gp/CYP3A4抑制剂或诱导剂。（4）肾功能

严重不全（肌酐清除率<30ml/min）。（5）有胃肠道出血史。（6）同时需要使用阿司匹林或其他抗血小板药。（7）极低体重或超胖者（体重<40kg，或体重>120kg）。（8）缺少长期使用NOAC的安全性资料。（9）无法获得NOAC逆转药。**考虑选用DOAC的出发点有**：（1）需要给药方便。（2）易遗漏必要的实验室检查。（3）没有实验室检测条件。（4）饮食无规律或常常饮酒。（5）有颅内出血史。故正确答案为ACD。

11. ABCDE 本题考查溶栓药的药理作用与作用机制。正常情况下，血浆中纤溶酶原没有活性，只有在激活物（激活剂）的作用下，它才能转变成具有催化活性的纤溶酶。纤溶酶原的激活剂存在于血液、各种组织和组织液中，也可由微生物产生。激活剂主要有三类：（1）**血管激活剂**：血管激活物在小血管的内皮细胞中合成后，释放入血。如血管内出现血凝块，它可使血管内皮细胞释放大量这种激活物，并被吸附于血纤凝块上面。（2）**组织激活剂**：人组织纤维蛋白溶酶原激活剂存在于很多种组织细胞中，**以子宫、甲状腺和淋巴结等组织中含量最高**，肺和卵巢次之。正常时，组织激活剂存在于细胞内，当组织受损时释放入血，促使纤溶酶原变为纤溶酶。（3）**尿激活剂**：尿液中含有纤溶酶原激活剂，称尿激酶。它是肾脏及泌尿道上皮细胞释放的，具有防止纤维蛋白栓塞，保持管腔通畅的生理作用。某些细菌也含有激活纤溶酶原的物质，如链球菌中含有链激酶，葡萄球菌中含有葡激酶。故正确答案为ABCDE。

12. ABD 本题考查重组人凝血因子Ⅷ的临床应用注意。凝血因子Ⅷ抑制物的形成，也是最多发生的不良反应。产生因子Ⅷ抑制物的患者可能影响临床疗效。对于接受治疗的患者，应通过适当的临床观察和实验室检查密切监测抑制物的形成。若在推荐剂量下出血未得到控制，**应对Ⅷ因子血浆水平进行监控**并给以**足量的药物**以获得满意的临床效果。若患者血浆中的Ⅷ因子水平没有升高到预期水平，或在预计剂量下，出血未得到控制，应**怀疑是否存在抑制物**（中和抗体），并对其进行检测。人凝血因子Ⅷ也会出现获得性因子Ⅷ抑制物增多症。故正确答案为ABD。

13. AC 本题考查艾曲泊帕乙醇胺的临床应用注意。**艾曲泊帕乙醇胺最重要的严重不良反应为肝毒性和血栓形成/血栓事件**。可引起肝功能检查指标异常、严重肝毒性和潜在致命性肝损伤。肝病患者应慎用本品。有肝功能损害的ITP患者应采用较低

剂量开始本品治疗。最常见的（至少10%患者发生）不良反应包括：头痛、贫血、食欲减退、失眠、咳嗽、恶心、腹泻、脱发、瘙痒、肌痛、发热、乏力、流感样疾病、无力、寒战和外周水肿。故正确答案为AC。

14. ADE 本题考查抗出血药的用法用量。抗出血药代表药物中，**只有口服剂型的是艾曲泊帕乙醇胺**；既有口服剂型又有注射剂型的有：维生素 K_1、氨基己酸、氨甲环酸；**只有注射剂型的有**：人凝血因子Ⅷ、重组人凝血因子Ⅷ、重组人凝血因子Ⅸ、蛇毒血凝酶、重组人血小板生成素。故正确答案为ADE。

15. ABCD 本题考查艾曲泊帕乙醇胺的用法用量。艾曲泊帕乙醇胺可与多价阳离子发生螯合作用，如铁、钙、镁、铝、硒和锌。单次服用75mg本品和含有多价阳离子的抑酸药（1524mg氢氧化铝和1425mg碳酸镁）时，血浆中本品的AUC降低70%，C_{max}降低70%。单次给予本品50mg伴标准

的含奶制品的高热量、高脂早餐后，本品的血浆AUC降低59%，C_{max}降低65%。因此，本品应空腹服用（餐前间隔1小时或餐后间隔2小时），应在以下产品使用前间隔至少2小时或使用后间隔至少4小时服用，包括抗酸药、乳制品或含有多价阳离子（如铝、钙、铁、镁、硒和锌）的矿物质补充剂。不得将本品碾碎后混入食物或液体服用。故正确答案为ABCD。

16. ABCDE 本题考查铁剂的用药特点。注射型铁剂适用于以下情况：铁剂服后胃肠道反应严重而不能耐受者；口服铁剂而不能奏效者，如脂肪泻、萎缩性胃炎等有胃肠道铁吸收障碍者，以及胃大部切除术后；需要迅速纠正缺铁，如妊娠后期严重贫血者；严重消化道疾病患者，口服铁剂可能加重原发疾病患者，如溃疡性结肠炎或局限性肠炎；不易控制的慢性出血，失铁量超过肠道所能吸收的铁量。故正确答案为ABCDE。

第七章　利尿药和泌尿系统疾病用药

一、最佳选择题

1. D 本题考查袢利尿药的不良反应。袢利尿药可引起高血糖（但很少导致糖尿病）；升高LDL胆固醇和三酰甘油、降低HDL胆固醇；引起恶心、呕吐，大剂量时尚可出现胃肠出血。少数患者可发生白细胞、血小板减少。亦可发生过敏反应，表现为皮疹、嗜酸性粒细胞增多，偶有间质性肾炎等，停药后可以迅速恢复。故正确答案为D。

2. D 本题考查呋塞米的用法用量。呋塞米口服给药用于儿童水肿性疾病的治疗，起始2mg/kg，必要时4~6小时追加1~2mg/kg。一日最高不超过40mg。故正确答案为D。

3. B 本题考查袢利尿药的药理作用与作用机制。**袢利尿药可以通过对血管的调节作用影响血流动力学，舒张静脉血管。** 对心力衰竭的患者，在其利尿作用发生前就能产生有效的血管扩张作用。呋塞米和依他尼酸能迅速增加全身静脉血容量，降低左室充盈压，减轻肺淤血。故正确答案为B。

4. D 本题考查袢利尿药的作用特点。（1）呋塞米和布美他尼结构中含有磺酰胺基；托拉塞米含有磺酰脲基团；因此呋塞米、布美他尼和托拉塞米都有磺

胺基团，对磺胺过敏者使用这三个药物可能会发生交叉过敏反应。（2）**依他尼酸** 则是一个非磺酰胺衍生物的袢利尿药，与其他袢利尿药相比耳毒性更大，因此临床使用受到限制，**主要用作对含磺酰胺基团、磺胺类药物过敏或不耐受患者替代药物**。（3）氢氯噻嗪属于噻嗪类及类噻嗪类利尿药。故正确答案为D。

5. D 本题考查袢利尿药的作用特点。袢利尿药由近端肾小管的细胞分泌入管腔，随即被输送到髓袢升支粗段，作用于该处的药物靶点。故正确答案为D。

6. A 本题考查袢利尿药的不良反应。袢利尿药增加盐和水的排泄，因而加强集合管 K^+ 和 H^+ 的分泌导致低钾血症。**低血钾可增强强心苷对心脏的毒性**，对肝硬化患者可能诱发肝性昏迷。故应注意及时补充钾盐或加服保钾利尿药。故正确答案为A。

7. D 本题考查袢利尿药的不良反应。为避免发生耳毒性，呋塞米的输注速率不宜超过4mg/min。故正确答案为D。

8. C 本题考查袢利尿药的不良反应。袢利尿药的耳毒性多发生于频繁、快速静脉输注给药；口服方式给药较少发生。肾功能不全或同时使用其他耳毒性（如并用氨基苷类）药物时较易发生耳毒性。故正确

答案为 C。

9. B 本题考查袢利尿药的药理作用与作用机制。袢利尿药抑制 Na^+ 和 Cl^- 的重吸收，一方面降低了肾的稀释功能，另一方面由于髓质的高渗无法维持而降低了肾的浓缩功能，排出大量接近于等渗的尿液，产生强大的利尿作用。故正确答案为 B。

10. D 本题考查呋塞米的适应证。主要用于：（1）充血性心力衰竭，肝硬化，肾脏疾病（肾炎、肾病及各种原因所致的急、慢性肾功能衰竭），与其他药物合用治疗急性肺水肿和急性脑水肿等。（2）高血压危象。（3）高钾血症、高钙血症，**稀释性低钠血症**（尤其是当血钠浓度低于 120mmol/L 时）。（4）预防急性肾衰竭。（5）抗利尿激素分泌过多综合征（SIADH）。（6）急性药物、毒物中毒如巴比妥类药物中毒等。故正确答案为 D。

11. E 本题考查利尿药的分类。利尿药常按利尿作用、部位分为 5 类，即袢利尿药（高效能利尿药）、噻嗪类及类噻嗪类利尿药（中效能利尿药）、留钾利尿药（低效能利尿药）和碳酸酐酶抑制药与渗透性利尿药（又称脱水药）。故正确答案为 E。

12. C 本题考查呋塞米的用法用量。呋塞米静脉注射用于儿童，起始量 1mg/kg，必要时每 2 小时追加 1mg/kg。一日最大量可达 6mg/kg。故正确答案为 C。

13. E 本题考查噻嗪类利尿药的药理作用与作用机制。噻嗪类利尿药的作用机制是抑制远曲小管近端腔壁上 Na^+ – Cl^- 共转运子的功能，由此减少了肾小管上皮细胞对 Na^+ 和 Cl^- 的再吸收，促进肾小管液中 Na^+、Cl^- 和水的排出。故正确答案为 E。

14. E 本题考查噻嗪类利尿药的作用特点。与袢利尿药相反，本类药物还**促进远曲小管由甲状旁腺激素（PTH）调节的 Ca^{2+} 重吸收过程**，而减少尿 Ca^{2+} 含量，减少 Ca^{2+} 在管腔中的沉积。这可能是由于 Na^+ 重吸收减少，肾小管上皮细胞内 Na^+ 降低，促进基侧质膜的 Na^+ – Ca^{2+} 交换所致。所以本类药物可用于高尿钙伴有肾结石者，以抑制高尿钙引起的肾结石。也具有绝经后骨质疏松症的预防作用。故正确答案为 E。

15. C 本题考查噻嗪类与类噻嗪类利尿药的不良反应。（1）**可升高的项目有**：①升高血氨；②高钙血症；③高尿酸血症；④升高血糖；⑤升高血脂（升高 LDL、总胆固醇和三酯甘油水平）。（2）**可降低的项目有**：①低钾血症；②低氯性碱中毒或低氯、低钾性碱中毒；③低钠血症；④脱水造成血容量和肾血流量减少亦可引起肾小球滤过率降低；⑤性功能减退；

⑥血液系统（白细胞减少、血小板减少等）；⑦血磷、镁及尿钙降低。故正确答案为 C。

16. D 本题考查氢氯噻嗪的注意事项。氢氯噻嗪与磺胺类药、呋塞米、布美他尼、碳酸酐酶抑制剂有交叉过敏反应，因为都有磺胺基团。依他尼酸是一个非磺酰胺衍生物的袢利尿药。故正确答案为 D。

17. A 本题考查吲达帕胺的注意事项。吲达帕胺作利尿用时，最好每日早晨给药 1 次，以免夜间起床排尿。故正确答案为 A。

18. A 本题考查利尿药的分类。留钾利尿药能够减少 K^+ 排出，可分为两类：醛固酮受体拮抗剂（如螺内酯、依普利酮）与肾小管上皮细胞 Na^+ 通道阻滞剂（如氨苯蝶啶、阿米洛利）。袢利尿药、噻嗪类与类噻嗪类利尿药均促进钾的排泄。故正确答案为 A。

19. E 本题考查利尿药的药理作用与作用机制。醛固酮受体拮抗剂（如螺内酯、依普利酮）与肾小管上皮细胞 Na^+ 通道阻滞剂（如氨苯蝶啶、阿米洛利），它们作用部位均位于远曲小管远端和集合管。故正确答案为 E。

20. E 本题考查利尿药的药理作用与作用机制。醛固酮受体拮抗剂（如螺内酯、依普利酮）与肾小管上皮细胞 Na^+ 通道阻滞剂（如氨苯蝶啶、阿米洛利），它们作用部位均位于远曲小管远端和集合管。故正确答案为 E。

21. D 本题考查利尿药的药理作用与作用机制。阿米洛利为留钾利尿剂作用最强的药物，作用强度是氨苯蝶啶的 10 倍。故正确答案为 D。

22. C。 本题考查留钾利尿药的药物相互作用。（1）留钾利尿药能够减少 K^+ 排出，分为两类：醛固酮受体拮抗剂（如螺内酯、依普利酮）与肾小管上皮细胞 Na^+ 通道阻滞剂（如氨苯蝶啶、阿米洛利）。**留钾利尿药与含钾药物（如门冬氨酸钾镁）、ACEI（如卡托普利）、ARB（如缬沙坦）、肾素抑制剂（如阿利吉仑）合用增加高钾血症的发生风险**。留钾利尿药治疗高血压或心衰时与袢利尿药或噻嗪利尿药（如吲达帕胺）合用，既增加利尿的作用，同时也能有效保持正常的血钾水平。故正确答案为 C。

23. A 本题考查留钾利尿药的注意事项。如每日服药 1 次，应于早晨服药，以免夜间排尿次数增多。应于进食时或餐后服药，以减少胃肠道反应，并可提高本药的生物利用度。餐前 1 小时相当于空腹。故正确答案为 A。

24. C 本题考查甘露醇的药理作用与作用机制。甘露醇可以通过短暂的充血和降低血液黏度来提高脑血流量，引起脑动脉补偿性反射的血管收缩，从而减少脑血容量。故正确答案为C。

25. E 本题考查甘油果糖的药理作用与作用机制。甘油果糖是安全而有效的渗透性脱水剂。其作用机制包括：（1）由于高渗，静脉注射后能提高血浆渗透压，导致组织内（包括眼、脑、脑脊液等）的水分进入血管内，从而减轻组织水肿，降低颅内压、眼压和脑脊液容量及其压力。（2）通过促进各组织中含有的水分向血液中移动，使血液得到稀释，降低了毛细血管周围的水肿，排出了机械压力，改善微循环，使脑灌注压升高，脑血流量增大。增加了缺血部位的供血量及供氧量。（3）为高能量输液，在体内代谢成水和二氧化碳，产生热量，**为脑代谢的一种能量，促进脑代谢，增强脑细胞活力**。故正确答案为E。

26. A 本题考查甘油果糖的作用特点。甘油果糖与甘露醇相比，具有以下优点：（1）**起效时间缓慢，维持作用时间较长**（为6~12小时），且无"反跳"现象，因此尤其适用于慢性颅内压高的患者。（2）利尿作用小，对肾功能影响小，对患者电解质的平衡无明显影响，故更适用于颅内压高合并肾功能障碍的患者及需长期脱水降颅内压的患者。（3）由于可为患者提供一定的能量，这对于长期昏迷的患者尤为适用。故正确答案为A。

27. B 本题考查甘露醇的适应证及禁忌证。（1）因严重肾脏疾病而无尿，活动性脑出血患者**禁用**渗透性利尿药（脱水药）。（2）甘露醇的**适应证**包括：①组织脱水药。用于治疗各种原因引起的脑水肿，降低颅内压，防止脑疝。②降低眼内压。可有效降低眼内压，应用于其他降眼内压药无效时或眼内手术前准备。③渗透性利尿药。用于鉴别肾前性因素或急性肾功能衰竭引起的少尿。亦可用于预防各种原因引起的急性肾小管坏死。④作为辅助性利尿措施治疗肾病综合征、肝硬化腹水，尤其是当伴有低蛋白血症时。⑤对某些药物过量或毒物中毒（如巴比妥类药物、锂、水杨酸盐和溴化物等），本药可促进上述物质的排泄，并防止肾毒性。⑥作为冲洗剂，应用于经尿道内作前列腺切除术。⑦术前肠道准备。故正确答案为B。

28. D 本题考查α₁受体拮抗药的作用特点。对于有过直立性低血压的BPH合并高血压者应该首选坦索罗辛。故正确答案为D。

29. A 本题考查α₁受体拮抗药的作用特点。α₁受体拮抗药不能减小增大的前列腺体积，也不降低血清前列腺特异抗原（PSA）水平，不能减少急性尿潴留的发生，不能阻止病程进展。适于需要尽快改善急

性症状的患者。故正确答案为A。

30. A 本题考查5α-还原酶抑制剂的作用特点。5α-还原酶抑制剂不能松弛前列腺平滑肌，可以减小前列腺体积，阻止病程进展，降低血清前列腺特异抗原（PSA）水平，无心血管不良反应。故正确答案为A。

31. A 本题考查α₁受体拮抗药的作用特点。目前，临床中治疗BPH主要药物为α₁受体拮抗药，对于轻度（国际前列腺症状评分［IPSS］<8）至中度（IPSS 8~19）症状的BPH患者，建议初始治疗采用α₁受体拮抗药单药治疗。故正确答案为A。

32. C 本题考查α₁受体拮抗药的不良反应。**直立性低血压是使用α₁受体拮抗药最为严重的不良反应**。这种低血压会减少大脑的供血，导致头晕，甚至晕厥。直立性低血压的发生是由于阻断了静脉血管上的α₁受体，从而降低静脉管壁的肌张力，当人直立姿势时，血液会在静脉中淤积，导致回心血量减少，从而减少了心排血量，血压降低。其余选项也是α₁受体拮抗药的不良反应。故正确答案为C。

33. C 本题考查5α-还原酶抑制剂的分类。非那雄胺和依立雄胺为Ⅱ型5α-还原酶抑制剂，度他雄胺为Ⅰ型、Ⅱ型5α-还原酶（双重抑制剂）。坦索罗辛和赛洛多辛是α₁受体拮抗药。故正确答案为C。

34. E 本题考查5α-还原酶抑制剂的作用特点。5α-还原酶抑制剂的起效时间相对较慢，一般需要用药治疗6~12个月（或3~6个月）获得最大疗效。不适于需要尽快解决急性症状的患者。故正确答案为E。

35. D 本题考查α₁受体拮抗药的作用特点。α₁受体拮抗药的起效时间相对较快，一般需要用药治疗1~6周获得最大疗效。故正确答案为D。

36. E 本题考查α₁受体拮抗药的作用特点。**α₁受体拮抗药**（赛洛多辛、特拉唑嗪、多沙唑嗪、阿夫唑嗪、坦索罗辛）**适于需要尽快改善急性症状的患者**。5α-还原酶抑制剂（非那雄胺、依立雄胺、度他雄胺）的起效时间相对较慢，一般需要用药治疗6~12个月以获得最大疗效，不适于需要尽快解决急性症状的患者。美托拉宗是利尿药。故正确答案为E。

37. D 本题考查治疗良性前列腺增生症用药的分类。植物制剂普适泰作为裸麦花粉提炼出来的一种植物药，作用机制与阻碍体内睾酮转化为二氢睾酮及抑制白三烯、前列腺素合成有关。其为治疗良性前列腺增生症（BPH）和慢性、非细菌性前列腺炎用药。故正确答案为D。

38. C 本题考查 M 受体拮抗药的药理作用与作用机制。目前已知人体有 5 种 M 受体亚型（$M_1 \sim M_5$），但确定功能的只有 M_1、M_2 和 M_3 受体，其中在膀胱中 M_3 受体是目前已知唯一直接参与膀胱收缩的重要受体。故正确答案为 C。

39. E 本题考查 M 受体拮抗药的作用特点。膀胱过度活动症（OAB）由尿急、急迫性尿失禁（UUI）、尿频、夜尿四个密切相关的症状组成。它严重影响患者的心理、社会活动和生活质量。对其治疗的药物包括 **M 胆碱受体拮抗药（抗毒蕈碱药物）和 β_3 肾上腺素受体激动剂（二线治疗）、A 型肉毒毒素注射（三线治疗）；以行为治疗为主的非药物治疗属一线治疗**，行为治疗、改变生活方式和患者教育无效时可以考虑药物治疗。故正确答案为 E。

40. D 本题考查 M 受体拮抗药的作用特点。与其他治疗膀胱过度活动症的药物相比，使用托特罗定患者受抗胆碱不良反应的影响更小。该药需使用 8 周才能发挥最佳作用。故正确答案为 D。

41. A 本题考查 M 受体拮抗药的作用特点。目前，**膀胱过度活动症伴有或不伴有急迫性尿失禁的药物治疗首选 M 受体拮抗药**，其疗效和安全性已经获得广泛的循证医学证据，这些药物的临床疗效相近，没有临床研究显示哪个药物更具优势。通常缓释（长效）制剂比常释制剂的耐受性要好，如奥昔布宁和托特罗定缓释（长效）制剂。故正确答案为 A。

42. D 本题考查 A 型肉毒毒素的作用特点。A 型肉毒毒素可减少神经元囊泡释放乙酰胆碱，使平滑肌或横纹肌暂时麻痹。用于对于经一线和二线治疗效果不佳的难治性膀胱过度活动症和神经源性膀胱过度活动状，可将 **A 型肉毒毒素（100U）逼尿肌多点注射作为三线治疗方案**。不良反应主要有排尿困难、血尿、尿路感染和尿潴留等。故正确答案为 D。

43. A 本题考查非那雄胺的适应证和不良反应。非那雄胺（治疗良性前列腺增生症用药）为 5α - 还原酶抑制剂，可抑制雄激素在 5α - 还原酶的作用下转化为双氢睾酮，可降低 PSA 水平，起效时间相对较慢，一般需要用药治疗 6 ~ 12 个月获得最大疗效；能够促进头发生长，临床上用于治疗男性雄激素性脱发，能促进头发生长并防止继续脱发。**非那雄胺的不良反应主要是性功能受影响**（阳痿、性欲减退、射精障碍）、乳房不适（乳腺增大、乳腺疼痛）和皮疹。瘙痒感、风疹及面唇部肿胀等过敏反应和睾丸疼痛。故正确答案为 A。

44. C 非那雄胺的适应证：①用于治疗和控制良性前列腺增生（BPH）以及预防泌尿系统事件。②用于治疗男性雄激素性秃发。5α - 还原酶抑制剂在 FDA 妊娠用药安全类别中属于 X 类，可导致男性胎儿外生殖器发育畸形，为妊娠期妇女禁忌。妊娠期妇女或备妊娠妇女不要接触破碎非那雄胺片剂，因可能被皮肤吸收继而导致男性胎儿畸形，也不要接触服用该类药物的男性伴侣的精液。服用非那雄胺的男性需要停药 1 个月后方可献血，而服用度他雄胺者则需要停药 6 个月以后方可献血。**哺乳期妇女服药期间（超适应证用药治疗多毛症）不应哺乳**。

45. A 抗胆碱药托特罗定是非选择性的 M 受体拮抗药，药理作用单一，主要用于治疗膀胱过度活动症。适用于因膀胱过度兴奋引起的尿频、尿急或紧迫性尿失禁症状的治疗。

二、配伍选择题

[1 ~ 2] DB 本题考查袢利尿药的不良反应。袢利尿药有耳毒性，表现为耳鸣、听力减退或暂时性耳聋，呈剂量依赖性。耳毒性的发生机制可能与药物引起内耳淋巴液电解质成分改变有关。与其他药物比较，**使用依他尼酸更容易发生耳毒性。布美他尼的耳毒性最小**（为呋塞米的 1/6）。故正确答案为 DB。

[3 ~ 6] BCAD 本题考查呋塞米的药物相互作用，以及噻嗪类与类噻嗪类利尿药的药理作用与作用机制。（1）与抗组胺药合用时耳毒性增加，易出现耳鸣、头晕、眩晕。（2）糖皮质激素、盐皮质激素、促肾上腺糖皮质激素及雌激素能降低本品的利尿作用，并增加电解质紊乱尤其是低钾血症的发生机会。（3）与拟交感神经药及抗惊厥药物合用，利尿作用减弱。（4）与碳酸氢钠合用，发生低氯性碱中毒机会增加。（5）与美托拉宗（利尿药）合用，可引起严重的电解质紊乱。（6）与袢利尿药一样，噻嗪类的作用依赖于前列腺素的产生，而且也能被非甾体抗炎药抑制。故正确答案为 BCAD。

[7 ~ 11] ACBDE 本题考查利尿药的药理作用与作用机制。（1）**袢利尿药特异性地与 Cl^- 结合位点结合而抑制分布在髓袢升支管腔膜上的 $Na^+ - K^+ - 2Cl^-$ 同向转运子**而发挥利尿作用。（2）**噻嗪类增强 NaCl 和水的排出，产生温和持久的利尿作用**。其作用机制是**抑制远曲小管近端腔壁上 $Na^+ - Cl^-$ 共转运子**的功能，由此减少了肾小管上皮细胞对 Na^+ 和 Cl^- 的再吸收，促进肾小管液中 Na^+、Cl^- 和水的排出。由于转运至远曲小管的 Na^+ 增加，促进了 $K^+ - Na^+$ 交

换。尿中除排出 Na^+ 和 Cl^- 外，K^+ 的排泄也增多，长期服用可引起低血钾。噻嗪类对碳酸酐酶有一定的抑制作用，故略增加 HCO_3^- 的排泄。（3）噻嗪类具有抑制磷酸二酯酶活性的作用，减少了环磷腺苷酸（cAMP）分解而使其在远曲小管和集合管细胞内含量增加，恢复对水的通透性和再吸收，同时由于 Na^+、Cl^- 的排出增加，血浆渗透压下降，减轻尿崩症的口渴而饮水减少，尿量减少而具抗利尿作用，可用于治疗肾性尿崩症及加压素无效的垂体性尿崩症。故正确答案为 ACBDE。

[12～16] EABCD 本题考查氢氯噻嗪、吲达帕胺的药物相互作用。（1）吲达帕胺与二甲双胍合用易出现乳酸酸中毒。（2）考来烯胺能减少胃肠道对氢氯噻嗪的吸收，故应在口服考来烯胺 1 小时前或 4 小时后服用氢氯噻嗪。（3）吲达帕胺与胺碘酮合用，可因血钾低而易致心律失常。（4）多巴胺可使吲达帕胺利尿作用增强。（5）吲达帕胺与拟交感药合用，可减弱降压作用。故正确答案为 EABCD。

[17～21] CBADE 本题考查利尿药的分类。（1）袢利尿药：呋塞米、托拉塞米、布美他尼、依他尼酸。（2）噻嗪类与类噻嗪类利尿药：噻嗪类（氢氯噻嗪、氯噻嗪），类噻嗪类（氯噻酮、吲达帕胺、美托拉宗）。（3）留钾利尿药：醛固酮受体拮抗药（螺内酯、依普利酮）；肾小管上皮 Na^+ 通道抑制剂（氨苯蝶啶、阿米洛利）。（4）渗透性利尿药（脱水剂）：甘露醇、甘油果糖、葡萄糖（高渗）。（5）碳酸酐酶抑制剂：乙酰唑胺、醋甲唑胺。故正确答案为 CBADE。

[22～24] BAC 本题考查留钾利尿药的药物相互作用。（1）留钾利尿药与氯化铵合用，易发生代谢性酸中毒。（2）CYP3A4 抑制剂（如红霉素、氟康唑、地尔硫䓬等）与依普利酮合用，可以使后者的血药浓度增加，作用增强，而 CYP3A4 诱导剂（卡马西平、利福平等）与依普利酮合用，可以减弱依普利酮的作用。故正确答案为 BAC。

[25～28] ADBC 本题考查 $α_1$ 受体拮抗药的药物相互作用。（1）阿夫唑嗪、赛洛多辛作为肝药酶 CYP3A4 的代谢底物，若与强 CPY3A4 抑制剂（如克拉霉素、伊曲康唑、利托那韦）合用，阿夫唑嗪、赛洛多辛的血药浓度水平显著升高，发生不良反应或中毒的风险增加。阿夫唑嗪虽然不作为降压药物使用，但与其他具有降压作用药物，如降压药物、硝酸酯类、5 型磷酸二酯酶（PDE－5）抑制剂合用降压作用增强。（2）坦索罗辛与西咪替丁合用，坦索罗辛的血

药浓度增加，易发生中毒；与降压药物或与 5 型磷酸二酯酶（PDE－5）抑制剂（西地那非）合用可引起显著血压降低。与华法林合用，竞争血浆蛋白结合部位，华法林游离药物浓度增加，易发生出血。（3）赛洛多辛主要被 UGT2B7 代谢，主要代谢产物是葡萄糖醛酸内酯；若与该酶的抑制剂（如丙磺舒、丙戊酸、氟康唑）合用可影响该药的代谢，延长在体内存在时间。（4）赛洛多辛与 p－糖蛋白强效抑制药环孢素合用可使本药血药浓度升高。故正确答案为 ADBC。

[29～30] AC 本题考查 $5α$－还原酶抑制剂的特殊人群用药。服用该类非那雄胺的男性需要停药 1 个月后方可献血，而服用度他雄胺者则需要停药 6 个月以后。故正确答案为 AC。

[31～33] BCA 本题考查 M 受体拮抗药的不良反应。（1）奥昔布宁的脂溶性强，能透过血－脑屏障，可通过阻断 M_1 受体产生镇静、失眠、意识混乱和认知障碍等不良反应。（2）托特罗定的亲脂性较奥昔布宁差，不易透过血－脑屏障；（3）对 M_3 受体选择性高的药物（如索利那新），可以避免心脏及 CNS 的严重不良反应。故正确答案为 BCA。

[34～35] CE 本题考查治疗膀胱过度活动症用药的药物相互作用。（1）奥昔布宁、托特罗定与索利那新都是肝药酶 CYP3A4 的代谢底物。（2）$β_3$ 肾上腺素受体激动剂对肝药酶 CYP2D6 有抑制作用。故正确答案为 CE。

三、综合分析选择题

1. A 本题考查呋塞米的适应证及作用特点。急性肾衰竭时，袢利尿药可增加尿量和 K^+ 的排出，冲洗肾小管，减少肾小管萎缩和坏死的发生概率。故正确答案为 A。

2. D 本题考查呋塞米的不良反应。（1）呋塞米造成的水、电解质紊乱常为过度利尿所引起，表现为低血容量（低血压）、低血钾、低血钠、低钾性代谢性碱血症，长期应用还可引起低镁血症。（2）袢利尿药可能造成高尿酸血症。这与利尿后血容量降低、细胞外液容积减少、导致尿酸经近曲小管的重吸收增加有关；另外，本类药和尿酸竞争有机酸分泌途径也是原因之一。长期用药时多数患者可出现高尿酸血症。故正确答案为 D。

3. C 本题考查呋塞米的作用特点与临床应用注意。（1）呋塞米结构中含有磺酰胺基，对磺胺药和噻嗪类利尿药过敏者，对本品可能过敏，应用前宜询问药物过敏史。（2）肠道外用药宜静脉给药、不主张肌

内注射。常规剂量静脉注射时间应超过 1~2 分钟，大剂量静脉注射时每分钟不超过 4mg，静脉用药剂量为口服的 1/2 时即可达到同样疗效。（3）注射液为加碱制成的钠盐注射液，碱性较强，故**静脉注射时宜用氯化钠注射液稀释**，而不宜用葡萄糖注射液稀释。（4）为避免夜尿过多，应该白天给药。故正确答案为 C。

四、多项选择题

1. ABCDE 本题考查袢利尿药的药理作用与作用机制。袢利尿药抑制 Na^+ 和 Cl^- 的重吸收，还可以影响其他离子的排泄，包括 K^+ 的排泄增加；Ca^{2+}、Mg^{2+} 的排泄增加。大剂量的呋塞米也可以抑制近曲小管的碳酸酐酶活性，使 HCO_3^- 排出增加。故正确答案为 ABCDE。

2. ABCDE 本题考查袢利尿药的作用特点。袢利尿药主要用于治疗肺水肿和充血性心力衰竭引起的外周性水肿及治疗其他病因性水肿，具体临床应用如下。（1）**水肿性疾病**：包括心脏性水肿，肾性水肿（肾炎，肾病及各种原因所致的急、慢性肾衰竭），肝硬化腹水，功能障碍或血管堵塞所引起的周围性水肿，尤其是肾性或其他顽固性水肿应用其他利尿药治疗效果不佳时，应用袢利尿药仍然有效。（2）**肺水肿**：当出现左心衰竭、心肌梗死时，静脉注射呋塞米能迅速扩张容量血管，使回心血量减少，在利尿作用发生之前即可缓解急性肺水肿，是急性肺水肿的快速、有效治疗药。（3）**脑水肿**：虽然脱水药是治疗继发性脑水肿的首选，但同时使用呋塞米静脉联合治疗使脑组织脱水，降低颅内压的效果会更好。（4）**急、慢性肾衰竭**：急性肾衰竭时，袢利尿药可增加尿量和 K^+ 的排出，冲洗肾小管，减少肾小管萎缩和坏死的发生概率，但不能延缓肾衰竭的进程。大剂量呋塞米可以治疗慢性肾衰竭，增加尿量，在其他药物无效时仍然能产生作用。其扩张肾血管，增加肾血流量和肾小球滤过率，对肾衰竭也有一定的好处。（6）某些化合物过量的救治：溴化物，氟化物和碘化物的中毒救治。（7）高钙血症和高钾血症。（8）袢利尿药抵抗。（9）其他：袢利尿药还用于治疗抗利尿激素分泌过多症（SIADH）；稀释性低钠血症，尤其是当血钠浓度低于 120mmol/L 时。严重贫血患者输血的同时给予袢利尿药呋塞米可以预防血容量的增加；与高渗盐水合用可以防止低钠血症的发生。故正确答案为 ABCDE。

3. ABCD 本题考查袢利尿药的作用特点。袢利尿药抵抗可由限钠和（或）液体不依从、药物不能到

达肾脏、利尿药分泌减少、肾脏对药物反应不足、大量利尿后的钠潴留等多种原因所致。应对措施有：（1）限制患者的液体及钠盐的摄入量。（2）改变袢利尿药的用量、用法。（3）加用能产生利钠效果剂量的醛固酮受体拮抗剂。（4）与噻嗪类利尿药短期联合使用。（5）改口服为静脉持续滴注等。故正确答案为 ABCD。

4. ABCDE 本题考查袢利尿药的作用特点。（1）**袢利尿药可用于某些化合物过量的救治**：袢利尿药常用于**溴化物、氟化物和碘化物**的中毒，因为这些化合物也在髓袢升支粗段被重吸收。应用本类药物结合输液，注意补充生理盐水防止 Na^+、Cl^- 的过量丢失以及组织脱水。（2）**袢利尿药可用于高钙血症和高钾血症**：在血容量重度低下的情况（恶性肿瘤引起）下可以出现性高钙血症，其首要的治疗措施是迅速、大量输注生理盐水，待到血容量恢复正常，再静脉滴注呋塞米（10~20mg/h）增加钙的排出、防止血容量过大。袢利尿药可治疗轻度升高的血钾水平；或在重度升高经其他措施处理后使用有助于增加 K^+ 从尿液的排出。若同时补液和补充 NaCl 则效果更显著。故正确答案为 ABCDE。

5. ABDE 本题考查袢利尿药的禁忌证和适应证。稀释性低钠血症（尤其是当血钠浓度低于 120mmol/L 时）是呋塞米的适应证。袢利尿药的禁忌包括：（1）严重低钠血症和低血容量。（2）肾衰竭无尿患者。（3）对磺胺药过敏者（主要针对含磺胺基团的袢利尿药）。（4）肝昏迷前期或肝昏迷患者。（5）严重排尿困难（如前列腺肥大）者。故正确答案为 ABDE。

6. CD 本题考查袢利尿药的特殊人群用药。动物研究显示呋塞米可引起母体死亡、流产。美国 FDA 的妊娠用药安全分级，依他尼酸、托拉塞米属 B 级，呋塞米和布美他尼属 C 级。故正确答案为 CD。

7. BD 本题考查利尿药的分类。（1）袢利尿药有呋塞米、布美他尼、托拉塞米、依他尼酸。（2）氢氯噻嗪是临床最常使用的利尿药。（3）吲达帕胺、美托拉宗等虽无噻嗪环但有磺胺结构，利尿作用机制与噻嗪类相似，故称为类噻嗪类利尿药。故正确答案为 BD。

8. ACE 本题考查利尿药的分类。（1）呋塞米、布美他尼、托拉塞米和依他尼酸（都属于袢利尿药）四个药物既可以口服也可以经肠道外给药。（2）所有的噻嗪类（氢氯噻嗪）和类噻嗪类利尿药（吲达帕胺、美托拉宗）没有注射剂型，口服给药吸收迅速而完全。故正确答案为 ACE。

9. AB 本题考查噻嗪类的药理作用与作用机制。噻嗪类利尿药是常用的抗高血压药，用药早期通过利尿、减少血容量而降压，长期用药则通过扩张外周血管而产生降压作用。故正确答案为 AB。

10. ABCDE 本题考查噻嗪类与类噻嗪类利尿药的药理作用与作用机制。包括利尿作用、治疗水肿、抗利尿作用、降血压作用、治疗高尿钙。故正确答案为 ABCDE。

11. ABCDE 本题考查噻嗪类与类噻嗪类利尿药的作用特点。（1）所有的噻嗪类和类噻嗪类利尿药**没有注射剂型，口服给药吸收迅速而完全**。（2）通常口服后 1 小时内起效，作用持续时间为 4 ~ 48 小时不等，差异很大。该类利尿药多为脂溶性大的药物（氯噻嗪除外），具有较大分布容积、较低的肾脏清除率，因而作用时间较长；**该类药物蛋白结合率差别较大**。（3）**药物很少经肝脏代谢，多以原型药物从肾排泄**，即从肾小球滤过后经过远曲小管近端被有机阴离子共转运子外排到管腔中。（4）类噻嗪类利尿药的起效时间与氢氯噻嗪相似，但作用的维持时间则更长（多在 24 小时以上）。在利尿强度上，**吲达帕胺利尿强度则是氢氯噻嗪的 10 倍，吲达帕胺对碳酸酐酶的抑制作用也强于氢氯噻嗪**。（5）噻嗪类和类噻嗪类利尿药，通常白天给药，每日 1 次，可有效避免夜间起夜影响睡眠。故正确答案为 ABCDE。

12. AE 本题考查醛固酮受体拮抗剂的药理作用与作用机制。螺内酯及其代谢产物坎利酮的结构与醛固酮相似，结合到胞质中的特异性盐皮质激素受体，阻止醛固酮 - 受体复合物的核转位，而产生拮抗醛固酮的作用，阻断 $Na^+ - K^+$ 和 $Na^+ - H^+$ 交换。另外，该药也能干扰细胞内醛固酮活性代谢物的形成，影响醛固酮作用的充分发挥，**表现出 Na^+、Cl^- 和水排泄增多，K^+、Mg^{2+} 和 H^+ 的排泄减少**。故正确答案为 AE。

13. ABCDE 本题考查留钾利尿药的药物相互作用。留钾利尿药与促肾上腺糖皮质激素、雌激素、非甾体抗炎药（吲哚美辛、对乙酰氨基酚、布洛芬）合用，其利尿作用减弱。故正确答案为 ABCDE。

14. BDE 本题考查留钾利尿药的药物相互作用。（1）留钾利尿药与含钾药物、减弱肾素 - 血管紧张素系统活性的药物［β 受体拮抗药（普萘洛尔）、ACEI（卡托普利）、ARB（缬沙坦）］合用，增加高钾血症的发生风险。（2）呋塞米、氢氯噻嗪促进钾的排泄。螺内酯、氨苯蝶啶可与噻嗪类或袢利尿药联合使用预防高钾血症的发生。故正确答案为 BDE。

15. ABCDE 本题考查甘露醇的药理作用与作用机制。甘露醇自肾小球滤过后极少（<10%）由肾小管重吸收，故可提高肾小管内液渗透浓度，减少肾小管对水及 Na^+、Cl^-、K^+、Mg^{2+}、Ca^{2+}、HCO_3^- 和磷盐等电解质的重吸收。故正确答案为 ABCDE。

16. ABC 本题考查甘露醇的药理作用与作用机制。（1）组织脱水作用：作为高渗溶液静脉给药后，可提高血浆渗透压，导致组织内（包括眼、脑、脑脊液等）水分进入血管内，从而减轻组织水肿，**降低眼内压、颅内压和脑脊液容量及其压力**。（2）利尿作用：作为单糖，在体内不被代谢，经肾小球滤过后在肾小管内甚少被重吸收，起到渗透利尿作用，作用机制分两个方面。①甘露醇**增加血容量**，并促进前列腺素 I_2 分泌，从而扩张肾血管，**增加肾血流量**（包括肾髓质血流量）。②本药自肾小球滤过后极少（< 10%）由肾小管重吸收，故可提高肾小管内液渗透浓度，减少肾小管对水及 Na^+、Cl^-、K^+、Mg^{2+}、Ca^{2+}、HCO_3^- 和磷盐等电解质的重吸收。（3）可以通过短暂的充血和降低血液黏度来提高脑血流量，引起脑动脉补偿性反射的血管收缩，从而减少脑血容量。故正确答案为 ABC。

17. ABCDE 本题考查甘露醇的作用特点。口服甘露醇胃肠道难吸收，可引起渗透性腹泻。为了达到全身性效果，甘露醇须静脉注射给药。该类药具有以下特点：（1）静脉注射后不易通过毛细血管进入组织。（2）在体内不被代谢或代谢较慢，但能迅速提高血浆渗透压。（3）无药理活性。（4）很容易从肾小球滤过。（5）在肾小管内不被重吸收或吸收很少，能提高肾小管内渗透压等的特性。临床上可以使用足够大的量，以显著增加血浆渗透压、肾小球滤过率和肾小管内液量，产生利尿脱水作用。这些药物在相同浓度时，分子量越小，所产生的渗透压越高，脱水能力也越强。故正确答案为 ABCDE。

18. ABCD 本题考查甘露醇的不良反应。（1）口服甘露醇时胃肠道难吸收，可引起渗透性腹泻，对肾脏无影响。（2）渗透性肾病（或称甘露醇肾病），主要见于大剂量快速静脉滴注时。可能与甘露醇引起肾小管液渗透压上升过高导致肾小管上皮细胞损伤有关。临床上出现尿量减少，甚至急性肾功能衰竭。常见于老年肾血流量减少及低钠、脱水患者。故正确答案为 ABCD。

19. DE 本题考查 α_1 受体拮抗药的不良反应。（1）**特拉唑嗪、多沙唑嗪和阿夫唑嗪**对前列腺和外周血管平滑肌上 α_1 受体都有阻断作用，因此，在使用过程中**易发生体位性低血压**，眩晕甚至有"首剂效应"和出现晕厥。（2）**坦索罗辛和赛洛多辛**对前列腺上 α_{1A} 受体具有高选择性，而对外周血管平滑肌 α_1 受体几无影响，因此只用于 BPH 治疗，在使用过程中**很少发生低血压**。故正确答案为 DE。

20. ABCE 本题考查 α_1 受体拮抗药的不良反应。（1）特拉唑嗪、多沙唑嗪和阿夫唑嗪对前列腺和外周血管平滑肌上 α_1 受体都有阻断作用，因此，在使用过程中易发生体位性低血压，眩晕甚至有"首剂效应"和出现晕厥。（2）特拉唑嗪和多沙唑嗪还可用于高血压治疗，适用于高血压合并 BPH 病人。（3）特拉唑嗪与多沙唑嗪还能诱导前列腺平滑肌细胞的凋亡，限制细胞的增殖，缓解慢性前列腺肥大的症状，这与两个药物都含有喹唑啉结构有关。故正确答案为 ABCE。

21. CDE 本题考查 α_1 受体拮抗药的特殊人群用药。阿夫唑嗪、坦索罗辛和赛洛多辛三个药物的美国 FDA 妊娠期药物危险分类为 B 类，其余为 C 类。故正确答案为 CDE。

22. ABCD 本题考查治疗良性前列腺增生症（BPH）用药的分类。**5 型磷酸二酯酶抑制剂（如他达拉非）和抗胆碱药（如奥昔布宁、托特罗定、索利那新）用于治疗 BPH，很少单独使用，常与 α_1 受体拮抗药联合使用。** 故正确答案为 ABCD。

23. ABCD 本题考查治疗膀胱过度活动症用药的分类及代表药物。（1）奥昔布宁对 M_1/M_3 受体具有相对较高的选择性，对 M_2 受体亚型阻断作用很小。奥昔布宁还有较弱的肌松作用和局麻作用。（2）黄酮哌酯与奥昔布宁作用相似也有钙离子通道拮抗作用，

使平滑肌松弛；抗胆碱的作用很弱。此外，其也有局麻作用，并对磷酸二酯酶（PDE）的活性有抑制作用。（3）托特罗定是非选择性的 M 受体拮抗药，药理作用单一，主要用于治疗膀胱过度活动症。（4）索利那新是对 M_3 受体选择性高的药物。故正确答案为 ABCD。

24. ABCDE 本题考查 M 受体拮抗药的不良反应。M 受体拮抗药通过阻断 M_3 受体治疗膀胱过度活动症，对其他部位的 M_1、M_2 受体也有不同程度的阻断作用，表现为口干、便秘、头痛、视力模糊等常见的抗胆碱能的不良反应。其中对心脏 M_2 受体阻断可引起心率加快、Q−T 间期延长并导致室性心动过速。故正确答案为 ABCDE。

25. AB 本题考查 M 受体拮抗药的不良反应。应优先选用长效口服制剂或透皮给药制剂，减少患者口干的不良反应的发生。故正确答案为 AB。

26. ABC 本题考查治疗良性前列腺增生症用药的不良反应。（1）**直立性低血压是使用 α_1 受体拮抗药（多沙唑嗪、特拉唑嗪、阿夫唑嗪）最为严重的不良反应。** 由于 α_1 受体拮抗药对 α_1 受体的选择性不同，临床使用上有差别：特拉唑嗪、多沙唑嗪和阿夫唑嗪对前列腺和外周血管平滑肌上 α_1 受体都有阻断作用，因此，在使用过程中易发生体位性低血压，眩晕甚至有"首剂效应"和出现晕厥。坦索罗辛和赛洛多辛对前列腺上 α_{1A} 受体具有高选择性，而对外周血管平滑肌 α_1 受体则几无影响，因此只用于 BPH 治疗，在使用过程中很少发生低血压。（2）5α−还原酶抑制剂（非那雄胺）无此不良反应。故正确答案为 ABC。

第八章　内分泌系统疾病用药

一、最佳选择题

1. D 本题考查醋酸去氨加压素的药物相互作用。（1）与三环类抗抑郁剂（阿米替林）、选择性血清素再摄取抑制剂、氯丙嗪、卡马西平合用时，这类药物可加强抗利尿作用导致体液潴留危险性升高。（2）与非甾体抗炎药（吲哚美辛）合用时，这类药物可能会引起水潴留和低钠血症。（3）合用二甲硅油可能会降低醋酸去氨加压素的吸收。（4）醋酸去氨加压素用药同时进食时影响药物作用。故正确答案为 D。

2. D 本题考查肾上腺糖皮质激素的药理作用与

作用机制。肾上腺糖皮质激素类药物的共同药理作用具体如下：（1）**抗炎作用**：糖皮质激素能抑制炎症，减轻充血、降低毛细血管的通透性，抑制炎症细胞向炎症部位移动，阻止炎症介质，抑制炎症后组织损伤的修复等。（2）**免疫抑制作用**：糖皮质激素可影响免疫反应的多个环节，包括可抑制巨噬细胞吞噬功能，降低网状内皮系统消除颗粒或细胞的作用。还可降低自身免疫性抗体水平。基于以上抗炎及免疫抑制作用，可缓解过敏反应及自身免疫性疾病的症状，对抗异体器官移植的排异反应。（3）**抗毒素作用**：糖皮质激素能提高机体对有害刺激的应激能力，减轻细菌内

毒素对机体的损害，缓解毒血症症状，也能减少内热原的释放，对感染毒血症的高热有退热作用。（4）**抗休克作用**：糖皮质激素解除小动脉痉挛，增强心肌收缩力，改善微循环，对中毒性休克、低血容量性休克、心源性休克都有对抗作用。（5）**影响代谢**：糖皮质激素可增高肝糖原，升高血糖；提高蛋白质的分解代谢；可改变身体脂肪的分布，形成向心性肥胖；可增强钠离子再吸收及钾、钙、磷的排泄。（6）**影响血液和造血系统的作用**：糖皮质激素使红细胞和血红蛋白含量增加，大剂量可使血小板增多并提高纤维蛋白原浓度，缩短凝血时间。此外，可使血液中嗜酸性粒细胞及淋巴细胞减少。（7）**其他**：糖皮质激素还具有减轻结缔组织病的病理增生、提高中枢神经系统的兴奋性及促进胃酸及胃蛋白酶分解等作用。故正确答案为 D。

3. A 本题考查肾上腺糖皮质激素的药理作用与作用机制。肾上腺糖皮质激素类药物可增强钠离子再吸收及钾、钙、磷的排泄。故正确答案为 A。

4. C 本题考查促皮质素的药理作用与作用机制。人血浆中 ACTH 水平具有规律性昼夜节律变化，一般**睡眠后 3 ~ 5 小时分泌频率增加，早晨睡醒前及后 1 小时内达最高峰，以后渐减，下午 6 ~ 11 点最低**。故正确答案为 C。

5. A 本题考查促皮质素的药物相互作用。（1）ACTH静脉点滴时遇碱性溶液配伍可发生混浊、失效。（2）ACTH 与排钾性利尿合用会加重失钾。（3）长期使用时，与水杨酸类药物、吲哚美辛等合用可发生或加重消化道溃疡。（4）糖尿病患者使用时因本药的致高血糖作用需调整、增加降血糖药用量。（5）ACTH 可使口服抗凝药的作用降低。故正确答案为 A。

6. D 本题考查醋酸去氨加压素的作用特点。醋酸去氨加压素具有较强的抗利尿作用及较弱的加压作用，其抗利尿作用/加压作用比是精氨酸血管加压素的 2000 至 3000 倍，作用维持时间也较加压素长，对神经垂体功能不足引起的中枢性尿崩症具有良好的抑制作用，可减少尿量，提高尿渗透压，降低血浆渗透压。本药的催产素活性明显减弱，仅为精氨酸加压素的 1.3% ~25%。故正确答案为 D。

7. A 本题考查醋酸去氨加压素的作用特点。醋酸去氨加压素口服给药后，大部分药物在胃肠道内被破坏，**生物利用度仅为 0.5%**，但能产生足够的抗利尿作用，达到临床治疗效果。故正确答案为 A。

8. E 本题考查生长激素的药理作用与作用机制。

人生长激素的药理作用如下。（1）刺激骨骼细胞分化、增殖。（2）促进全身蛋白质合成，纠正手术等创伤后的负氮平衡状态，纠正重度感染及肝硬化等所致的低蛋白血症。（3）刺激免疫球蛋白合成，刺激淋巴样组织，巨噬细胞和淋巴细胞的增殖，增强抗感染能力。（4）刺激合成纤维细胞，加速伤口愈合。（5）促进心肌蛋白合成，增加心肌收缩力，降低心肌耗氧量。（6）调节脂肪代谢，**降低血清胆固醇、低密度脂蛋白的水平**。（7）补充生长激素不足或缺乏，调节成人的代谢功能。故正确答案为 E。

9. C 本题考查醋酸去氨加压素的用法用量与临床应用注意。（1）治疗夜间遗尿症的初始适宜剂量为睡前服用 0.2mg，如疗效不显著可增至 0.4mg，连续使用三个月后停用此药至少一周，以便评估是否需要继续治疗。治疗期间需限制饮水。（2）有高血压、肾脏疾病和中枢神经系统疾病引起颅高压的患儿不适合服用。（3）用药期间需要监测患者的尿量、尿渗透压和血浆渗透压。故正确答案为 C。

10. E 本题考查生长抑素的药理作用与作用机制。通过静脉注射生长抑素可抑制生长激素、甲状腺刺激激素、胰岛素和胰高血糖素的分泌，并抑制胃酸的分泌。它还影响胃肠道的吸收、动力、内脏血流和营养功能。故正确答案为 E。

11. C 本题考查促皮质素的药理作用与作用机制。（1）促皮质素 ACTH 的合成和分泌是腺垂体在下丘脑促皮质素释放激素（CRH）的作用下，在嗜碱性粒细胞内进行的。（2）ACTH 与肾上腺皮质细胞膜上的受体结合，促进肾上腺皮质细胞增生，并兴奋肾上腺皮质细胞合成及分泌肾上腺糖皮质激素，主要为糖皮质激素；盐皮质激素在用药初期有所增加，继续用药即不再增多；雄激素的合成和分泌也增多。（3）糖皮质激素对下丘脑及腺垂体起着长负反馈作用，抑制CRH 及 ACTH 的分泌。故正确答案为 C。

12. A 本题考查肾上腺糖皮质激素的作用特点。人体糖皮质激素的分泌具昼夜节律性，由于皮质醇的分泌呈阵发性，血浆浓度常出现较大的峰形波动。且存在昼夜节律变化。**一日上午 8 时左右为分泌高潮，随后逐渐下降，午夜 12 时为低潮**，这是由 ACTH 分泌的昼夜节律所引起。故正确答案为 A。

13. E 本题考查肾上腺糖皮质激素的作用特点。人体糖皮质激素的分泌具昼夜节律性，午夜 12 时为低潮。故正确答案为 E。

14. A 本题考查肾上腺糖皮质激素的作用特点。临床应用外源性糖皮质激素可遵循内源性分泌节律进行，对某些慢性病的长期疗法中，采用隔日1次给药法，**将48小时用量在早晨8时一次服用，这样对下丘脑、垂体、肾上腺皮质抑制较轻，不良反应较少。**故正确答案为A。

15. B 本题考查肾上腺糖皮质激素的特殊人群用药。**可的松和泼尼松为前药，需在肝内分别转化为氢化可的松和泼尼松龙而生效，故严重肝功能不全者宜选择氢化可的松或泼尼松龙。**故正确答案为B。

16. B 本题考查甲状腺激素类药物的药理作用与作用机制。甲状腺内囊状小泡分泌的甲状腺激素包括甲状腺素（四碘甲状腺原氨酸，T_4）和三碘甲状腺原氨酸（T_3）。T_3是主要的生理活性物质，能促进生长，提高糖类与氨基酸向细胞内转运，增强生物氧化，提高代谢率。**T_4要转变为T_3才能发挥作用。T_3的生物活性较T_4强3～5倍，其游离型为T_4的10倍，**作用快而强，排泄亦快，维持时间短。故正确答案为B。

17. A 本题考查甲状腺激素类药物的作用特点。左甲状腺素服药后1个月疗效明显。故正确答案为A。

18. E 本题考查甲状腺激素类药物的药物相互作用、典型不良反应和禁忌。（1）左甲状腺素可能降低降糖药物的降血糖效应。（2）使用甲状腺素治疗开始时可能出现心动过速、心悸、心律不齐、心绞痛，头痛、肌肉无力和痉挛、潮红、发热、呕吐、月经紊乱、震颤、坐立不安、失眠、多汗、体重下降和腹泻。在上述情况下，应该减少患者的每日剂量或停药几日。（3）甲状腺激素类药物禁用于冠心病、动脉硬化、高血压、垂体功能不足、肾上腺功能不足和自主性高功能性甲状腺腺瘤。（4）含铝药物、含铁药物和碳酸钙降低左甲状腺素的作用。（5）含大豆物质、高纤维素和高蛋白的食物可能会降低本品在肠道中的吸收量。**口服甲状腺素制剂时空腹服药后至少30分钟后进食。**故正确答案为E。

19. B 本题考查左甲状腺素的用法用量。（1）成人口服一般开始剂量每日25～50μg，**每2周增加25μg，**直到完全替代剂量，一般为100～150μg，成人维持量约为每日75～125μg。（2）婴儿及儿童甲状腺功能减退症，开始时应用完全替代量的1/3～1/2，以后**每2周逐渐增量。**故正确答案为B。

20. B 本题考查左甲状腺素的用法用量及临床应用注意。（1）高龄患者、心功能不全者及严重黏液性水肿患者开始剂量应减为每日12.5～25μg，以后每2～4周递增25μg，不必要求达到完全替代剂量，一般每日75～100μg即可。（2）**妊娠期需要监测甲功评**

估使用；**由乳汁分泌甚微，故哺乳期妇女服用适量甲状腺素对婴儿无不良影响。**（3）老年患者对甲状腺激素较敏感，超过60岁者甲状腺激素替代需要量比年轻人约低25%。（4）伴有腺垂体功能减退或肾上腺皮质功能不全者应先用皮质类固醇等肾上腺皮质功能恢复正常后再用本类药。（5）本品服用后起效较慢，几周后才能达到最高疗效。停药后药物作用仍能存在几周。故正确答案为B。

21. C 本题考查丙硫氧嘧啶的药理作用与作用机制、作用特点。（1）丙硫氧嘧啶能抑制过氧化酶系统，使摄入到甲状腺细胞内的碘化物不能氧化成活性碘，酪氨酸不能碘化；一碘酪氨酸和二碘酪氨酸的缩合过程受阻，以致不能生成甲状腺激素。由于本品**不能直接对抗甲状腺激素，待已生成的甲状腺激素耗竭后才能产生疗效，故作用较慢。**本品在甲状腺外能抑制T_4转化为T_3。（2）丙硫氧嘧啶口服易吸收，分布于全身，服后20～30分钟达甲状腺。60%在肝内代谢。$t_{1/2}$为2小时。本品可通过胎盘和乳汁排出。故正确答案为C。

22. C 本题考查抗甲状腺药物的药理作用与作用机制、作用特点。（1）甲巯咪唑通过抑制甲状腺激素的合成来治疗甲状腺功能亢进症，甲巯咪唑并不阻断甲状腺中和血液循环中已有的甲状腺素（T_4）和三碘甲状腺原氨酸（T_3）的作用。（2）**卡比马唑在体内逐渐水解，游离出甲巯咪唑而发挥作用，故作用开始较慢、维持时间较长。**在疗效与不良反应方面优于其他硫脲类药，但不适用于甲状腺危象。（3）大剂量的碘有抗甲状腺的作用，在甲亢患者表现尤为明显。但由于其作用时间短暂（最多维持2周），且服用时间过长时，不仅作用消失，且可使病情加重，因此不能作为常规的抗甲状腺药。故正确答案为C。

23. D 本题考查丙硫氧嘧啶的不良反应。（1）常见有头痛、眩晕、关节痛，唾液腺和淋巴结肿大及胃肠道反应；也有皮疹、药热等过敏反应，有的皮疹可发展为剥落性皮炎。（2）**最严重的不良反应为粒细胞缺乏症，**故用药期间应定期监测血常规。（3）丙硫氧嘧啶可引起中性粒细胞胞浆抗体相关性血管炎，发病机制为中性粒细胞聚集，诱导中性粒细胞胞浆抗体。以肾脏受累多见，主要表现为蛋白尿、进行性肾损伤、发热、关节痛、肌痛、咳嗽、咯血等，通常可在停药后缓解，但严重病例需要大剂量糖皮质激素治疗。（4）丙硫氧嘧啶在体内活性代谢物具有肝细胞毒性，可引起不同程度的肝细胞坏死，应注意监测肝功能，个别患者可致黄疸和中毒性肝炎。故正确答案为 D。

24. E 本题考查胰岛素的药理作用与作用机制。(1) 胰岛素可增加葡萄糖的利用，能加速葡萄糖的无氧酵解和有氧氧化，促进肝糖原和肌糖原的合成和贮存，抑制糖原分解和糖异生，因而能使血糖降低。(2) 促进脂肪的合成，抑制脂肪分解，使酮体生成减少，纠正酮症酸血症的各种症状。(3) 能促进蛋白质的合成，抑制蛋白质分解。(4) **胰岛素和葡萄糖合用时，还可促使钾从细胞外液进入组织细胞内。**故正确答案为 E。

25. A 本题考查胰岛素的作用特点。应用胰岛素或促胰岛素分泌剂，**应从小剂量开始，渐增剂量，谨慎地调整剂量。**患者应定时定量进餐，如果进餐量减少应相应减少降糖药剂量，有可能误餐时应提前做好准备。运动前应增加额外的碳水化合物摄入。故正确答案为 A。

26. B 本题考查胰岛素的作用特点。精蛋白人胰岛素混合注射液（30R）的组成为 30% 人胰岛素和 70% 精蛋白人胰岛素。故正确答案为 B。

27. D 本题考查胰岛素的作用特点。甘精胰岛素和德谷胰岛素两个药物皮下注射给药，为药动学上没有峰值的长效胰岛素类似物。故正确答案为 D。

28. D 本题考查胰岛素的作用特点。(1) **中效胰岛素（NPH）、长效胰岛素（PZI）、长效胰岛素类似物（甘精胰岛素、地特胰岛素、德谷胰岛素）均是一日 1 次固定时间给药。**(2) 混合胰岛素（HI 30R，HI 70/30）、混合胰岛素（50R）、混合胰岛素类似物（混合门冬胰岛素 30）、混合胰岛素类似物（混合赖脯胰岛素 25）、混合胰岛素类似物（混合赖脯胰岛素 50，混合门冬胰岛素 50）均是个体化给药，注射后 30 分钟内必须进食。(3) 短效胰岛素餐前 30 分钟皮下注射。(4) 门冬胰岛素餐前 5~10 分钟皮下注射；赖脯胰岛素餐前 10~15 分钟皮下注射；谷赖胰岛素餐前 0~15 分钟或餐后立即皮下注射。故正确答案为 D。

29. D 本题考查胰岛素的药物相互作用。(1) 口服抗凝血药、水杨酸盐、磺胺类药、甲氨蝶呤可与胰岛素竞争血浆蛋白，使血中游离胰岛素升高，增强胰岛素的作用。(2) 口服降血糖药与胰岛素有协同作用。(3) 蛋白同化激素能减低葡萄糖耐量，增强胰岛素的作用。(4) **肾上腺糖皮质激素、甲状腺素、生长激素能升高血糖，合用时能对抗胰岛素的降血糖作用。**(5) β 受体阻断剂可阻断肾上腺素的升高血糖反应，干扰机体调节血糖功能，与胰岛素合用时，要

注意调整剂量，否则易引起低血糖。(6) 乙醇能直接导致低血糖，应避免酗酒和空腹饮酒。故正确答案为 D。

30. E 本题考查 2 型糖尿病治疗的基本知识。2 型糖尿病患者的药物治疗方案可采用单药或者多药联合治疗方案，2017 年中国 2 型糖尿病防治指南对药物治疗路径做了修改。(1) 2 型糖尿病药物治疗的首选药是二甲双胍。如没有禁忌证，二甲双胍应一直保留在糖尿病的治疗方案中。(2) 不适合二甲双胍治疗者可选择促胰岛素分泌剂或 α - 葡萄糖苷酶抑制剂。(3) 如单独使用二甲双胍治疗而血糖仍未达标，则可加用促胰岛素分泌剂或 α - 葡萄糖苷酶抑制剂。不适合使用促胰岛素分泌剂或 α - 葡萄糖苷酶抑制剂者可选用胰岛素增敏剂或二肽基肽酶 - 4（DPP - 4）抑制剂。(4) 两种口服药联合治疗而血糖仍不达标者，可加用胰岛素治疗（一日 1 次基础胰岛素或每日 1~2 次混合胰岛素）或采用 3 种口服药联合治疗，或加用胰高血糖素样肽 - 1（GLP - 1）受体激动剂。(5) 如基础胰岛素或混合胰岛素与口服药联合治疗控制血糖仍不达标，则应将治疗方案调整为多次胰岛素治疗（基础胰岛素加餐时胰岛素或一日 3 次混合胰岛素类似物）。**采用混合胰岛素治疗和多次胰岛素治疗时应停用胰岛素促分泌剂。**故正确答案为 E。

31. C 本题考查磺酰脲类胰岛素促泌剂的作用特点。格列吡嗪、格列本脲、格列齐特及格列美脲是第二代磺酰脲类药物。不同的磺酰脲类药物降低血糖作用基本等效，但是这些药物的吸收、代谢及有效剂量有所差异，临床治疗中不能仅仅比较磺酰脲类降糖药的血浆清除半衰期，因为生物效应的持续时间比半衰期长，引发的降糖效应取决于生物效应。因此出现降低血糖的作用时间也要更长。磺酰脲类药如使用不当可致低血糖，尤其是老年患者和肝、肾功能不全者；**磺酰脲类药还可致体重增加。**故正确答案为 C。

32. C 本题考查磺酰脲类胰岛素促泌剂的作用特点。磺酰脲类促胰岛素分泌药存在"继发失效"的问题，是指患者在使用磺酰脲类降糖药之初的 1 个月或更长的时间，血糖控制满意，但后来疗效逐渐下降，不能有效控制血糖，以致出现显著的高血糖症，最后不得不换用或加用其他口服降糖药及胰岛素治疗。**继发性失效的发生率每年为 5%~15%，应用磺酰脲类降糖药治疗 5 年，30%~40% 的患者发生继发性失效。**故正确答案为 C。

33. B 本题考查磺酰脲类胰岛素促泌剂的作用特点。格列本脲不但和胰岛 β 细胞的磺酰脲受体

（SUR1）亲和力高，和心肌、血管平滑肌细胞的 SUR2A 和 SUR2B 等受体也有较高的亲和力。当磺酰脲类药和心肌细胞的 **SUR2A 相结合，关闭心肌细胞 K⁺-ATP 通道，可削弱心肌缺血预适应的作用，对缺血的心肌可能有害**。故正确答案为 B。

34. D 本题考查磺酰脲类胰岛素促泌剂的作用特点。选项 D：**对轻、中度肾功能不全者，宜选用格列喹酮（体内代谢完全，代谢产物绝大部分经胆道消化系统排泄）**。其他表述正确：（1）对空腹血糖较高者宜选用长效的格列齐特和格列美脲；餐后血糖升高者宜选用格列吡嗪、格列喹酮；格列吡嗪可增强第一时相胰岛素分泌；病程较长且空腹血糖较高者可选用格列本脲、格列美脲、格列齐特或上述药的控、缓释制剂。（2）对既往发生心肌梗死或存在心血管疾病高危因素者，宜选格列美脲、格列吡嗪，不宜选择格列本脲；对急性心肌梗死者，急性期可使用胰岛素，急性期后再选择磺酰脲类药。（3）格列本脲降糖作用强，持续时间长，一旦出现低血糖，纠正起来很困难，需要持续几日的对症处置。因此，在使用格列本脲时一定要注意不可过量，防止出现持久低血糖危及患者；（4）应激状态如发热、昏迷、感染和外科手术时，口服降糖药必须换成胰岛素治疗。（5）促胰岛素分泌药须在进餐前即刻或餐中服用，因为服药后不进餐会引起低血糖。故正确答案为 D。

35. A 本题考查磺酰脲类胰岛素促泌剂的药物相互作用。格列本脲的药物相互作用包括：（1）与 β 受体阻断剂合用，可增加低血糖的危险，而且可掩盖低血糖的症状，如脉率增快、血压升高。（2）与氯霉素、胍乙啶、胰岛素、单胺氧化酶抑制剂、水杨酸盐、磺胺类同时用，可加强本药降血糖作用。（3）肾上腺糖皮质激素、肾上腺素、苯妥英钠、噻嗪类利尿剂、甲状腺素可增加血糖水平。故正确答案为 A。

36. B 本题考查磺酰脲类胰岛素促泌剂的典型不良反应和禁忌。（1）不良反应：①磺酰脲类药物最常见的不良反应为低血糖，特别是在老年患者和肝、肾功能不全者易发生，减量或停药后低血糖反应可以改善；**短效磺酰脲类引发的低血糖事件少于较长效磺酰脲类**。②磺酰脲类药物常见口腔金属味，食欲减退或食欲增强，与食物同服可减少这些反应。③血液系统常见粒细胞计数减少、血小板减少症等。磺酰脲类药物还可导致体重轻度增加。（2）禁忌：①1 型糖尿病、糖尿病低血糖昏迷、酮症酸中毒者。②严重的肾或肝功能不全者、晚期尿毒症者。③严重烧伤、感染、外伤和大手术者、肝肾功能不全者、白细胞减少

者。④妊娠期、哺乳期妇女。⑤对磺酰脲类、磺胺类或赋形剂过敏者。⑥格列齐特禁用于应用咪康唑治疗者（增加降糖作用并可能会出现低血糖症状，甚至昏迷）。故正确答案为 B。

37. B 本题考查口服降糖药的分类。非磺酰脲类（又称格列奈类）快进快出，吸收快、起效快，作用时间短，有效地模拟生理性胰岛素分泌；既可降低空腹血糖，又可降低餐后血糖，可降低 HbA1c 0.3% ~ 1.5%，降糖速度亦快，无需餐前 30 分钟服用，因而又称为"餐时血糖调节剂"。代表药物有瑞格列奈、那格列奈、米格列奈。故正确答案为 B。

38. C 本题考查非磺酰脲类促胰岛素分泌药的药理作用、作用特点及不良反应。（1）瑞格列奈无肾脏功能不全者使用的禁忌，在体内无蓄积，适用于老年和糖尿病肾病者。瑞格列奈主要由肝脏代谢，仅有不到 10% 由肾脏排出。因此，该药能安全用于慢性肾脏病患者。（2）非磺酰脲类促胰岛素分泌药可以作为初始治疗，用于不能耐受二甲双胍或磺酰脲类药物或存在使用这些药物的禁忌证患者，尤其是有低血糖风险的慢性肾脏病患者。（3）**对磺酰脲类敏感性差或效果不佳者不推荐使用，另与磺酰脲类不可联合应用。**（4）非磺酰脲类胰岛素促泌药物的常见不良反应是低血糖和体重增加。（5）由于格列奈类在结构上与磺酰脲类不同，可用于对磺酰脲类药物过敏的患者。故正确答案为 C。

39. E 本题考查二甲双胍的适应证。二甲双胍首选用于单纯饮食控制及体育锻炼治疗无效的 2 型糖尿病，特别是肥胖的 2 型糖尿病。对磺酰脲类疗效较差的糖尿病患者与磺酰脲类口服降血糖药合用。故正确答案为 E。

40. D 本题考查二甲双胍的作用特点。二甲双胍口服后吸收率仅 50%。达峰时间约为 2 小时，在血浆中不与血浆蛋白结合，二甲双胍主要以原型由肾脏从尿中排出，清除迅速，12 ~ 24 小时大约可清除 90%。故正确答案为 D。

41. B 本题考查治疗糖尿病药物的适应证与禁忌。妊娠糖尿病患者，为控制血糖，主张使用胰岛素，不推荐使用二甲双胍。瑞格列奈、磺酰脲类促胰岛素分泌药（格列本脲、格列美脲）禁用于妊娠期妇女。故正确答案为 B。

42. D 本题考查口服降糖药的不良反应。（1）**磺酰脲类促胰岛素分泌药**（格列本脲、格列吡嗪、格列喹酮、格列齐特、格列美脲）：最常见的不良反应为**低血糖**，特别是在老年患者和肝、肾功能不

全者易发生，减量或停药后低血糖反应可以改善；短效磺酰脲类引发的低血糖事件少于较长效磺酰脲类。（2）**非磺酰脲类促胰岛素分泌药**（瑞格列奈、那格列奈、米格列奈）：常见不良反应是**低血糖**和体重增加，但低血糖的风险和程度较磺酰脲类药物轻。（3）**双胍类**（二甲双胍）：单独接受二甲双胍治疗的患者在正常情况下**不会产生低血糖**，但与其他降糖药联合使用、饮酒等情况下会出现低血糖。（4）**α-葡萄糖苷酶抑制剂**（阿卡波糖、伏格列波糖、米格列醇）：本身**不会引起低血糖**，如果本品与磺酰脲类药物、二甲双胍或胰岛素一起使用时，可能会出现低血糖，需减少其他药物剂量。（5）**噻唑烷二酮类胰岛素增敏剂**（吡格列酮、罗格列酮）：单独使用时**不导致低血糖**，但与胰岛素或促胰岛素分泌剂联合使用时可增加低血糖发生的风险。（6）**二肽基肽酶-4抑制剂**（西格列汀、沙格列汀、维格列汀、利格列汀、阿格列汀）：单独使用**不增加低血糖**发生的风险。（7）**钠-葡萄糖协同转运蛋白2抑制剂**（达格列净、恩格列净、卡格列净）：单独使用时**不增加低血糖**发生的风险。总结一下：**单独使用可引起低血糖的是磺酰脲类促胰岛素分泌药及非磺酰脲类促胰岛素分泌药两类，其余各类口服降糖药单独使用不增加低血糖发生的风险**。故正确答案为D。

43. D 本题考查口服降糖药的不良反应。（1）可致**体重增加**的有：①磺酰脲类促胰岛素分泌药（格列本脲、格列吡嗪、格列喹酮、格列齐特、格列美脲）；②非磺酰脲类促胰岛素分泌药（瑞格列奈、那格列奈、米格列奈）；③噻唑烷二酮类胰岛素增敏剂（吡格列酮、罗格列酮）。（2）可**减轻体重**的有：①双胍类（二甲双胍）；②α-葡萄糖苷酶抑制剂（阿卡波糖、伏格列波糖、米格列醇）；③钠-葡萄糖协同转运蛋白2抑制剂（达格列净、恩格列净、卡格列净）。（3）**对体重影响较小**的有：二肽基肽酶-4抑制剂（西格列汀、沙格列汀、维格列汀、利格列汀、阿格列汀），也有资料显示本类药物对体重的作用为中性或轻度增加。故正确答案为D。

44. B 本题考查口服降糖药的作用特点。（1）双胍类：二甲双胍口服后吸收率为50%。（2）**α-葡萄糖苷酶抑制剂：阿卡波糖口服后很少被吸收**。（3）噻唑烷二酮类胰岛素增敏剂：罗格列酮的口服生物利用度为99%。（4）钠-葡萄糖协同转运蛋白2抑制剂：达格列净口服后快速吸收；卡格列净口服生物利用度约为65%。故正确答案为B。

45. A 本题考查口服降糖药的作用特点。（1）双

胍类：**二甲双胍在血浆中不与血浆蛋白结合**。（2）α-葡萄糖苷酶抑制剂：阿卡波糖血浆蛋白结合率低。（3）噻唑烷二酮类胰岛素增敏剂：吡格列酮血浆蛋白结合率大于99%；罗格列酮99.8%与血浆蛋白结合。（4）钠-葡萄糖协同转运蛋白2抑制剂：达格列净蛋白结合率为91%；卡格列净血浆蛋白结合率99%。故正确答案为A。

46. B 本题考查口服降糖药的作用特点。（1）非磺酰脲类促胰岛素分泌药：瑞格列奈主要由肝脏代谢，仅有不到10%由肾脏排出。因此，该药能安全用于慢性肾脏疾病患者。那格列奈由肝脏代谢，活性代谢产物由肾排泄。（2）**二甲双胍主要以原型由肾脏从尿中排出**。（3）α-葡萄糖苷酶抑制剂：阿卡波糖主要在肠道降解或以原型方式随粪便排泄。（4）噻唑烷二酮类胰岛素增敏剂：罗格列酮部分经肝药酶代谢，64%以原型药物形式经肾排出体外。（5）钠-葡萄糖协同转运蛋白2抑制剂：①达格列净主要在肝脏经尿苷二磷酸葡萄糖苷酸基转移酶1A9（UGT1A9）代谢为无活性的代谢物，较小部分经P450酶代谢，对P450酶没有抑制或诱导作用。药物原型和相关代谢物75%经尿排泄，21%经粪便排泄。②恩格列净大约95.6%的药物相关放射性随粪便（41.2%）或尿液（54.4%）消除。粪便中回收的绝大多数药物相关放射性为药物原型，随尿液排泄的大约一半药物相关放射性为药物原型。故正确答案为B。

47. A 本题考查α-葡萄糖苷酶抑制剂的不良反应。**α-葡萄糖苷酶抑制剂的常见不良反应为胃肠道反应，最常见胃胀、腹胀、排气增加、腹痛、胃肠痉挛性疼痛、肠鸣响**；少见肝药酶升高；偶见腹泻、便秘、肠梗阻、肠鸣音亢进；α-葡萄糖苷酶抑制剂服后使未消化的碳水化合物停滞于肠道，由于肠道细菌的酵解，使气体产生增多，因此常致胀气和引起腹泻，其可通过缓慢增加剂量和控制饮食而减轻反应的程度，或多在继续用药中消失。故正确答案为A。

48. A 本题考查噻唑烷二酮类药物的不良反应。噻唑烷二酮类药物的使用因其不良反应而受限，**常见贫血、血红蛋白降低、血容量增加、血细胞比容降低**，在开始治疗后4~12周更为明显。不良反应还包括液体潴留、体重增加、心力衰竭。与胰岛素、促胰岛素分泌剂联合应用，可增加低血糖发生的风险。骨关节系统中常见背痛、肌痛、肌酸激酶增高；并可增加女性骨折的风险。TZD单独使用时不导致低血糖，但与胰岛素或促胰岛素分泌剂联合使用时可增加低血糖发生的风险。体重增加和水肿是TZD的常见不良反

应，这种不良反应在与胰岛素联合使用时表现更加明显。故正确答案为 A。

49. E 本题考查 SGLT – 2 抑制剂的不良反应。**SGLT – 2 抑制剂的常见不良反应为生殖泌尿道感染**，罕见的不良反应包括酮症酸中毒，主要发生在 1 型糖尿病患者；急性肾损伤、骨折风险和足趾截肢 SGLT – 2 抑制剂单独使用时不增加低血糖发生的风险，SGLT – 2 抑制剂可降低血压、减轻体重。故正确答案为 E。

50. C 本题考查胰高血糖素样肽 – 1 受体激动剂的基本知识。目前国内上市的 GLP – 1 受体激动剂为艾塞那肽、利拉鲁肽和贝那鲁肽，均需皮下注射。故正确答案为 C。

51. D 本题考查胰高血糖素样肽 – 1 受体激动剂的作用特点。(1) 增加葡萄糖依赖性胰岛素分泌，增强外周组织对胰岛素的敏感性，降低餐后血糖和体重；降低 HbA1c 幅度在 0.77% ~ 1.62%。(2) 可抑制 2 型糖尿病者不适当的胰高血糖素分泌。(3) 增加胰岛素分泌主基因的表达，进而增加胰岛素的生物合成，每日注射 1 次即能起到良好的降糖作用。(4) 可控制患者收缩压，改善心血管功能和降低患者伴随的心血管事件风险。(5) 有显著的降低体重作用，单独使用增加低血糖发生的风险不明显。故正确答案为 D。

52. B 本题考查胰高血糖素样肽 – 1 受体激动剂的药物相互作用、典型不良反应和禁忌。(1) 药物相互作用：①艾塞那肽和 ARB、炔雌醇/左炔诺孕酮、胰岛素要谨慎合用，及时调整药物剂量。②**由于对降低血糖似乎没有叠加作用，GLP – 1 受体激动剂一般不应与 DPP – 4 抑制剂联用。**③本类药物延缓胃排空作用可减少口服药物的吸收程度和速度。对正在口服需快速通过胃肠道吸收药物的患者，使用本品时应该谨慎。对疗效依赖于阈浓度的口服药物，如抗生素，建议患者在注射本品前至少 1 小时服用这些药物。(2) 典型不良反应：GLP – 1 受体激动剂的不良反应主要发生于胃肠道，特别是恶心、呕吐和腹泻，胃肠道不适、呕吐、消化不良、腹泻、胰腺炎、体重减轻和过敏性反应常见，不良反应可随治疗时间延长逐渐减轻。已发现使用 GLP – 1 受体激动剂与发生胰腺炎风险相关。应告知患者急性胰腺炎的特征性症状，包括持续、严重的腹痛。如怀疑发生胰腺炎，应停用本品和其他潜在的可疑药。(3) GLP – 1 受体激动剂禁用于：1 型糖尿病；糖尿病酮症酸中毒患者；胰腺炎患者；有个人及家族甲状腺髓样癌病史的患者；多发

性内分泌腺肿瘤综合征 2 型的患者，以及已知对艾塞那肽或本品其他成分高度敏感的患者。故正确答案为 B。

53. D 本题考查钙剂和维生素 D 及其活性代谢物的作用特点。体内生物活性最强的是骨化三醇。故正确答案为 D。

54. C 本题考查钙剂的药物相互作用。(1) **与维生素 D、避孕药、雌激素合用能增加钙的吸收。**(2) 钙剂与含铝抗酸药同服，使铝的吸收增多。(3) 碳酸钙使苯妥英钠以及四环素的吸收均减低。(4) 钙剂与肾上腺糖皮质激素、异烟肼、四环素或含铝抗酸药合用，会减少钙的吸收，同时也影响异烟肼、四环素的吸收；(5) 与铁合用时，可使铁剂的吸收减少。(6) 与氧化镁等有轻泻作用的抗酸剂合用或交叉应用，可减少嗳气、便秘等副作用。(7) 碳酸钙应避免与左甲状腺素钠、左氧氟沙星、环丙沙星、吉米沙星合用。故正确答案为 C。

55. A 本题考查维生素 D 及其活性代谢物的药物相互作用。(1) 骨化三醇和阿法骨化醇与噻嗪类利尿剂合用时，因增加肾小管对钙的重吸收，易发生高钙血症。(2) 卡马西平、苯妥英钠、苯巴比妥和利福平等酶诱导剂可能会增加骨化三醇的代谢，降低骨化三醇的疗效。故正确答案为 A。

56. B 本题考查维生素 D 及其活性代谢物的不良反应。骨化三醇可引起高钙血症，**建议在服药后第 4 周、第 3 个月、第 6 个月监测血钙和血肌酐浓度，以后每 6 个月监测 1 次。**阿法骨化醇用药过程中应注意监测同骨化三醇。故正确答案为 B。

57. E 本题考查钙剂的药物相互作用与禁忌。(1) 钙剂禁用于高钙血症及高钙尿症者；患有含钙肾结石或肾结石病史者；结节病患者 (可加重高钙血症)；有肾功能不全的低钙血症患者；服用强心苷类药物期间。(2) 钙剂常见嗳气、便秘、腹部不适等不良反应。**钙剂与氧化镁等有轻泻作用的抗酸剂合用或交叉应用，可减少嗳气、便秘等副作用。**故正确答案为 E。

58. B 本题考查阿仑膦酸钠的作用特点。为促进吸收，避免对食管的刺激，口服阿仑膦酸钠宜在早餐前空腹用 200ml 温开水送服，服药后 30min 内不宜进食和卧床，持续活动或保持上身直立 30min 后才可以躺卧。**服药时不宜饮用牛奶、咖啡、茶、矿泉水、果汁和含钙饮料。**如治疗中发生咽痛、进食困难、吞咽疼痛和胸骨后疼痛，应及时排查胃食管损害，对症治疗。故正确答案为 B。

59. E 本题考查阿仑膦酸钠的作用特点。阿仑膦酸钠在骨内的半衰期长，约 10 年以上。故正确答案为 E。

60. A 本题考查阿仑膦酸钠的作用特点。阿仑膦酸钠服后主要在小肠内吸收，但吸收程度很差，**生物利用度约为 0.7%**，且食物和矿物质可显著减少其吸收。血浆蛋白结合率约为 80%；血浆半衰期短，吸收后的药物大约 20%~60% 被骨组织迅速摄取，骨中达峰时间约为用药后 2 小时，其余部分迅速以原型药物经肾脏排泄消除。故正确答案为 A。

61. C 本题考查抑制骨吸收的药的作用特点。阿仑膦酸钠抗骨吸收作用较依替膦酸二钠强 1000 倍。帕米膦酸二钠抑制吸收作用比氯屈膦酸二钠强 10 倍，比依替膦酸二钠强 100 倍。因此，假设依替膦酸二钠的活性为 1，则正确的顺序为：**依替膦酸二钠（比值为 1）＜氯屈膦酸二钠（比值为 10）＜帕米膦酸二钠（比值为 100）＜阿仑膦酸钠（比值为 1000）**。故正确答案为 C。

62. B 本题考查抑制骨吸收的药的作用特点。唑来膦酸静脉给药输注的时间应在 15 分钟以上。故正确答案为 B。

63. E 本题考查抑制骨吸收的药的药物相互作用。鲑降钙素对骨质疏松症进行治疗期间需要补充钙剂以防继发性甲状旁腺功能亢进，但给药时宜间隔 4 小时。故正确答案为 E。

64. B 本题考查雷洛昔芬的作用特点。口服后迅速吸收，大约 60% 被吸收，进入循环前大量被葡糖醛化。绝对生物利用度为 2%。**通过肠－肝循环维持本品的水平，血浆半衰期为 27.7 小时**。服入体内的本品及其葡糖苷酸代谢物的绝大部分在 5 日内排泄，主要通过粪便，经尿排出的部分少于 6%。故正确答案为 B。

65. E 本题考查双膦酸盐类的典型不良反应和禁忌。(1) 口服双膦酸盐常见腹痛、腹泻、便秘、消化不良、腹部不适、食管炎、有症状的胃食管反流病、食管溃疡，应采用坐位服药。常见无症状性血钙降低、低磷酸盐血症、血肌酐升高、口腔炎、咽喉灼烧感。(2) 静脉注射或注射后可引起短暂味觉改变或丧失；快速静脉注射依替膦酸二钠和氯屈膦酸二钠时，可见急性肾衰竭，后者还可引起白血病。注射用唑来膦酸钠可致"类流感样"反应，表现为高热、肌肉酸痛等症状，可以给予对乙酰氨基酚以解热镇痛治疗。双膦酸盐用于治疗高钙血症时，应注意补充液体，使一日尿量达 2000ml 以上。(3) 注射大剂量双膦酸盐时，由于高浓度快速注入，在血液中可能与钙螯合形成复合物，导致肾衰竭。若缓慢注射 2~4 小时，可避免上述反应。(4) 禁用于中重度肾衰竭者；骨软化症患者；口服制剂禁用于存在食管排空延迟的食管异常，如食管弛缓不能、食管狭窄者和不能站立或坐直至少 30 分钟者；低钙血症者；**食管孔疝、消化性溃疡、皮疹者不宜应用、长期卧床者不能服用**。故正确答案为 E。

66. E 本题考查降钙素的不良反应。长期使用鲑降钙素处理骨质疏松症会导致癌症发病率增加。由于降钙素的抗骨质疏松作用较弱，而且在预防骨丢失和骨折方面有更加有效的药物，故对于治疗骨质疏松，降钙素的益处并未超过其风险。美国 FDA 的建议是**如需使用降钙素，应将其使用时间限制在 6 个月以内**。故正确答案为 E。

67. E 本题考查降钙素的不良反应及禁忌。(1) 常见面部及手部潮红；偶见面部发热感、胸部压迫感、心悸、视物模糊、咽喉部薄荷样爽快感、低钠血症、全身乏力、指端麻木、手足搐搦、尿频、浮肿、哮喘发作。罕见过敏性休克，注射前应做皮试。注射部位偶见疼痛。降钙素以大剂量做短期治疗时，少数患者易引起继发性甲状腺功能减退。(2) 鲑降钙素禁用于妊娠期及哺乳期妇女；对降钙素过敏者；**应用前应做皮肤敏感试验，对蛋白质过敏者可能对降钙素过敏，应用前宜做皮肤敏感试验**。对怀疑过敏者，可先用 1:100 降钙素稀释液做皮试，观察 15 分钟，如注射部位发红超过中度时为阳性，最好不要应用。故正确答案为 E。

68. D 本题考查依普黄酮的禁忌。(1) 依普黄酮禁用于对该药过敏者、低钙血症者；妊娠期及哺乳期妇女、儿童及青少年。临床应用中需要注意：雌激素受体调节剂可能增加静脉血栓栓塞事件的危险性，对正在或既往患有血栓、静脉血栓栓塞性疾病者，包括深静脉血栓、肺栓塞、视网膜静脉血栓者禁用。(2) **对绝经期超过 2 年以上的妇女方可应用**。本品不引起子宫内膜增生，治疗期间如出现任何子宫出血应及时做妇科检查。故正确答案为 D。

69. C 本题考查选择性雌激素受体调节剂的不良反应。常见外周水肿、潮热、出汗、下肢痛性痉挛；罕见头痛、皮疹、类流感样综合征、血压升高。**于治疗初始时 4 个月内发生静脉血栓事件的危险性最大**，发生浅表性静脉血栓性静脉炎的患者少于 1%。故正确答案为 C。

70. C 本题考查鲑降钙素的用法用量。鲑降钙素是具有 32 个氨基酸的多肽，不能口服给药。其余选项的给药方式都可以。故正确答案为 C。

71. B 本题考查促进骨形成的药的代表药物。目前基于**甲状旁腺激素（PTH）研发出的重组人 PTH 1-34 的片段特立帕肽是唯一被批准的上市药物**，可用于治疗绝经后女性骨质疏松，对于男性骨质疏松也有效。依普黄酮和雷洛昔芬属于选择性雌激素受体调节剂（抑制骨吸收的药）；唑来膦酸属于双膦酸盐类药（抑制骨吸收的药）；奥利司他属于抗肥胖症药。故正确答案为 B。

72. E 本题考查特立帕肽的用法用量。本品总共治疗的最长时间为 24 个月。病人终身仅可接受一次为期 24 个月的治疗。故正确答案为 E。

73. C 本题考查奥利司他的药理作用与作用机制。**奥利司他是长效和强效的特异性胃肠道脂肪酶抑制剂**，通过与胃和小肠腔内胃脂肪酶和胰脂肪酶的活性丝氨酸部位形成共价键使酶失活而发挥治疗作用，失活的酶不能将食物中的脂肪（主要是三酰甘油）水解为可吸收的游离脂肪酸和单酰基甘油。未消化的三酰甘油不能被身体吸收，从而减少热量摄入，控制体重。故正确答案为 C。

74. D 本题考查奥利司他的药物相互作用、不良反应、用法用量及临床应用注意。（1）本品可使脂溶性维生素的吸收减少。如正在服用含有维生素 A、D 和 E 的制剂（如一些复方维生素类制剂），应在服用本品 2 小时后服用或在睡前服用。（2）成人：餐时或餐后 1 小时内服 0.12 克胶囊一粒。如果有一餐未进或食物中不含脂肪，则可省略一次服药。奥利司他的药效在给药后 24~48 小时即可显现。停止治疗后 48~72 小时粪便中脂肪含量便恢复到治疗前水平。对老年人无需调整剂量。肝肾功能不全者，无需调整剂量。（3）**不推荐体重指数低于 24 的人群使用本品**。（4）奥利司他主要引起胃肠道不良反应，常见油性斑点，胃肠排气增多，大便紧急感，脂肪（油）性大便，脂肪泻，大便次数增多和大便失禁。故正确答案为 D。

75. E 达格列净的适应证：在饮食和运动基础上，本品可作为单药治疗，用于 2 型糖尿病成人患者改善血糖控制。本品不适用于治疗 1 型糖尿病或糖尿病酮症酸中毒。用法用量：①推荐起始剂量为 5mg，一日 1 次，晨服，不受进食限制。对于需加强血糖控制且耐受 5mg 一日 1 次的患者，剂量可增加至 10mg 一日 1 次。②肾功能不全患者：eGFR 低于 60ml/（min·1.73m²）不推荐使用本品治疗。轻度肾功能不全患者 eGFR ≥60ml/（min·1.73m²）时无需调整剂量。如果出现 eGFR 在 30~60ml/（min·1.73m²），不推荐使用本品治疗。如果出现 eGFR 低于 30ml/（min·1.73m²），禁忌使用本品。③肝功能受损患者无需调整剂量。

二、配伍选择题

[1~4] ACDB 本题考查促皮质素的作用特点。（1）ACTH 是以脉冲方式从垂体中释放出来，它在血液循环中的半衰期只有 7~12 分钟，所以血浆浓度波动大，变化也很快。（2）脑垂体中储存的 ACTH 量很少，人的垂体约含 50U ACTH，紧张情况下则分泌增加。（3）静脉注射人工合成的 ACTH，在循环中的半衰期为 10~25 分钟。ACTH 在血液中的灭活过程，可能通过氧化或酶解，也可能与血清中多种蛋白质结合而灭活。（4）肌内注射后于 4 小时达作用高峰，8~12 小时作用消失。（5）静脉注射后作用迅速，于数分钟内即开始。（6）静脉滴注促皮质素 20~25 单位维持 8 小时，可达到肾上腺皮质的最大兴奋。故正确答案为 ACDB。

[5~6] BE 本题考查肾上腺糖皮质激素的基本知识。肾上腺糖皮质激素为一类甾体激素，根据其分泌部位和主要作用可分为三类。（1）由肾上腺皮质中层的束状带所分泌的可调节糖、蛋白质、脂肪代谢的糖皮质激素。（2）由肾上腺皮质的最外层的球状带所分泌的可调节水、电解质代谢的盐皮质激素。（3）作用于性器官的氮皮质激素（孕激素、雌激性和雄激素）。故正确答案为 BE。

[7~11] DEEEA 本题考查肾上腺糖皮质激素的作用特点。常见的糖皮质激素药物有氢化可的松、可的松、泼尼松、泼尼松龙、甲泼尼龙、曲安西龙、地塞米松、倍他米松。作用特点（对糖皮质激素受体的亲和力、水盐代谢、糖代谢、抗炎作用的比值均以氢化可的松为 1）如下。（1）对糖皮质激素受体的**亲和力**最强的是甲泼尼龙（比值为 11.9），最弱的是可的松（比值为 0.01）。（2）对**水盐代谢**影响最大的是氢化可的松（比值为 1），最小的是曲安西龙、地塞米松、倍他米松（三者比值均为 0）。（3）对**糖代谢**影响最大的是地塞米松、倍他米松（比值为 20），最低的是可的松（比值是 0.8）。（4）**抗炎作用**最强的是地塞米松（比值是 30），最低的是可的松（比值是 0.8）。（5）作用**持续时间**最长的是地塞米松、倍他米松（均是 36~54 小时），最短的是氢化可的松、可的松（均是 8~12 小时）。故正确答案为 DEEEA。

[12～18] EDDCBAC　本题考查肾上腺糖皮质激素的作用特点。等效剂量以氢化可的松 20mg 为标准计，可的松的等效剂量是 25mg，泼尼松和泼尼松龙的等效剂量是 5mg，甲泼尼龙和曲安西龙的等效剂量是 4mg，地塞米松的等效剂量是 0.75mg，倍他米松的等效剂量是 0.6mg。故正确答案为 EDDCBAC。

[19～21] EDB　本题考查肾上腺糖皮质激素的作用特点。糖皮质激素的使用方法如下。（1）**大剂量冲击疗法**：用于严重中毒性感染及各种休克，宜短期内用大剂量，如氢化可的松首剂可静脉滴注 200～300mg，一日量可达 1g 以上，用药时间一般不超过 3 日。（2）**一般剂量长期疗法**：用于结缔组织病、肾病综合征、顽固性支气管哮喘、中心视网膜炎、各种恶性淋巴瘤、淋巴细胞白血病等。一般开始用泼尼松 10～20mg 或等效的其他糖皮质激素，一日 3 次。产生疗效后，逐渐减至最小维持量，持续数月。对于已用糖皮质激素控制的某些慢性病，可改用隔日给药，即把 48 小时用量，在早晨 8 时一次服用，这样对下丘脑、垂体、肾上腺皮质抑制较轻，不良反应较少。隔日服药以泼尼松、泼尼松龙较好。（3）**小剂量代替疗法**：每日给生理需要量。原发性肾上腺皮质功能不全时，体内氢化可的松及醛固酮都缺乏，需用糖、盐两类皮质激素补充。慢性肾上腺皮质功能不全宜用氢化可的松或可的松，对继发性肾上腺皮质功能不全，因盐皮质激素分泌未受影响，只需用糖皮质激素补充，并应给予促肾上腺糖皮质激素以促皮质功能恢复。一般上午 8 时给药；或早晨给药 2/3，夜间给药 1/3。故正确答案为 EDB。

[22～23] DE　本题考查肾上腺糖皮质激素的作用特点。停用糖皮质激素时应逐渐减量，不宜骤停，以免复发或出现肾上腺皮质功能不足症状。肾上腺皮质功能恢复的时间与用药剂量、疗程和个体差异有关：**停用激素后，垂体分泌 ACTH 的功能需经 3～5 个月才恢复，而肾上腺皮质对 ACTH 起反应功能的恢复约需 6～9 个月或更久**。故正确答案为 DE。

[24～28] CABED　本题考查肾上腺糖皮质激素的药物相互作用。（1）苯巴比妥、苯妥英钠、卡马西平、利福平等肝药酶诱导剂可加快糖皮质激素代谢，合用这些药物应适当增加糖皮质激素的剂量。利福平诱导 CYP3A4 活性而影响地塞米松抑制实验结果，因此行地塞米松抑制实验时应避免合用利福平。（2）地尔硫䓬、酮康唑和伊曲康唑能够**抑制 CYP3A4 活性**，从而升高甲泼尼龙的血浆浓度，增强其肾上腺抑制作用，合用时注意减少激素用量。甲泼尼龙与克拉霉

素、奈法唑酮、地尔硫䓬等 CYP3A4 抑制剂合用要谨慎，注意减少甲泼尼龙的剂量。（3）糖皮质激素与噻嗪类利尿剂或两性霉素 B 合用时注意低血钾。（4）糖皮质激素与水杨酸盐合用更易致消化性溃疡。（5）泼尼松龙可能加快口服避孕药和西罗莫司的代谢而降低其疗效，合用需谨慎。（6）甘草制剂中的甘草甜素和甘草次酸都能抑制 5α-还原酶、5β-还原酶和 11β-羟化类固醇脱氢酶，影响泼尼松等激素的代谢。故正确答案为 CABED。

[29～31] EBA　本题考查肾上腺糖皮质激素的不良反应。（1）**早期治疗常见的不良反应**：失眠，情绪不稳定，食欲亢进、体重增加或二者兼有，潜在危险因素或其他药物毒性，高血压，糖尿病，消化性溃疡，寻常痤疮。（2）**持续大剂量应用糖皮质激素引起的不良反应**——Cushing 综合征体型：HPA 轴抑制，感染，骨坏死，肌病，伤口愈合不良。（3）**隐匿的或延迟的不良反应与并发症**：骨质疏松症，皮肤萎缩，白内障，动脉粥样硬化，生长迟滞，脂肪肝。（4）**少见及不可预测的并发症**：精神病，假性脑瘤，青光眼，硬膜外脂肪过多症，胰腺炎，过敏性休克，脑静脉血栓形成，纵隔脂肪沉积症。故正确答案为 EBA。

[32～34] CAE　本题考查甲状腺激素类药物的作用特点。（1）左甲状腺素（L-T₄）为人工合成的四碘甲状腺原氨酸，常用其钠盐。（2）甲状腺片是由猪、牛、羊等食用动物的甲状腺体制得。主要成分为甲状腺素，但因其甲状腺激素（T₄）含量不稳定和 T₃ 含量过高，目前已很少使用。（3）碘塞罗宁为人工合成的三碘甲状腺原氨酸钠，作用与甲状腺素相似。故正确答案为 CAE。

[35～39] CBADE　本题考查左甲状腺素材的用法用量。（1）口服：一般开始剂量每日 25～50μg，每 2 周增加 25μg，直到完全替代剂量，一般为 100～150μg，成人维持量约为每日 75～125μg。（2）婴儿及儿童甲状腺功能减退症，每日完全替代剂量为：6 个月以内 6～8μg/kg；6～12 个月 6μg/kg；1～5 岁 5μg/kg；6～12 岁 4μg/kg。开始时应用完全替代量的 1/3～1/2，以后每 2 周逐渐增量。故正确答案为 CBADE。

[40～44] CADEB　本题考查胰岛素的作用特点。（1）**短效胰岛素**：人胰岛素注射液；（2）**速效胰岛素类似物**：门冬胰岛素注射液、赖脯胰岛素注射液、谷赖胰岛素注射液；（3）**中效胰岛素**：精蛋白人胰岛素注射液；（4）**长效胰岛素**；（5）**长效胰岛素类似物**：甘精胰岛素注射液（U100）、甘精胰岛素注

射液（U300）、地特胰岛素注射液、德谷胰岛素注射液；（6）**混合人胰岛素**：精蛋白人胰岛素混合注射液（30R）、精蛋白人胰岛素混合注射液（40R）、精蛋白人胰岛素混合注射液（50R）；（7）**混合胰岛素类似物**：门冬胰岛素30注射液、门冬胰岛素50注射液、精蛋白锌重组赖脯胰岛素混合注射液（25R）、精蛋白锌重组赖脯胰岛素混合注射液（50R）；（8）**双胰岛素类似物**：德谷门冬双胰岛素注射液。故正确答案为CADEB。

[45～48] BCED　本题考查胰岛素的作用特点。（1）**短效胰岛素**：外观为无色透明溶液，可在病情紧急情况下静脉输注。（2）**速效胰岛素类似物**：利用重组DNA技术，通过对人胰岛素的氨基酸序列进行修饰生成的、具有胰岛素功能、可模拟正常胰岛素分泌时相和作用的一类物质。其优点是和常规胰岛素相比，皮下注射吸收较人胰岛素快，起效迅速，持续时间短，能更加有效地控制餐后血糖。此外，用药时间较短效胰岛素灵活，即便是临近餐前或餐后立刻给药也可以迅速有效达到有效的降血糖效果。（3）**长效胰岛素与长效胰岛素类似物**（甘精胰岛素和地特胰岛素利用重组DNA技术，延长了胰岛素的治疗时效）：降低血糖的时效性长，适用于做基础胰岛素，维持基础血糖的稳定。（4）**混合胰岛素**：是指含有两种不同时效的胰岛素混合物，可同时具有短效和长效胰岛素的作用。制剂中短效成分起效迅速，可以较好地控制餐后高血糖，长效成分持续缓慢释放，主要起基础胰岛素分泌作用。故正确答案为BCED。

[49～53] CBEDA　本题考查口服降糖药的分类。（1）**磺酰脲类促胰岛素分泌药**：格列本脲、格列吡嗪、格列齐特、格列美脲。（2）**非磺酰脲类促胰岛素分泌药**：瑞格列奈、那格列奈、米格列奈。（3）**噻唑烷二酮类胰岛素增敏剂**：吡格列酮、罗格列酮。（4）**二肽基肽酶-4抑制剂**：西格列汀、沙格列汀、维格列汀、利格列汀、阿格列汀。（5）**钠-葡萄糖协同转运蛋白2抑制剂**：达格列净、恩格列净、卡格列净。故正确答案为CBEDA。

[54～58] BAECD　本题考查口服降糖药的药理作用与作用机制。（1）**罗格列酮是单纯的PPAR-γ受体激动剂**，而吡格列酮同时发挥一定的PPAR-α激动剂作用。肥胖和糖尿病患者骨骼肌中PPAR-γ浓度增加；其增加的浓度与血清胰岛素浓度密切相关。（2）**格列齐特与胰岛β细胞的SUR1受体结合**，关闭ATP敏感的钾离子通道（K⁺-ATP通道），从而改变细胞的静息电位，使钙离子内流，刺激胰岛素分泌。

（3）**DPP-4抑制剂（西格列汀）**通过抑制DPP-4而减少GLP-1在体内的失活，使内源性GLP-1的水平升高，延长其活性，GLP-1以葡萄糖浓度依赖的方式增强胰岛素分泌，抑制胰高血糖素分泌，并能减少肝葡萄糖的合成。（4）**钠-葡萄糖协同转运蛋白2（SGLT-2）抑制剂（达格列净）**是近年来上市的新型口服降糖药物。SGLT-2表达于肾近端小管，介导近90%滤过葡萄糖负荷的重吸收。SGLT-2抑制剂促进肾脏对葡萄糖的排泄，因此可轻度降低2型糖尿病患者升高的血糖水平。（5）**α-葡萄糖苷酶抑制剂（米格列醇）**可在小肠上部通过竞争性**抑制双糖类水解酶α-葡萄糖苷酶**的活性而减慢淀粉等多糖分解为双糖（如蔗糖）和单糖（如葡萄糖），延缓单糖的吸收，降低餐后血糖峰值。故正确答案为BAECD。

[59～63] EABCD　本题考查糖尿病治疗药物的作用特点。（1）胰高血糖素样肽-1受体激动剂降低HbA1c幅度在0.77%～1.62%。（2）磺酰脲类药物可使HbA1c降低1.0%～1.5%。（3）非磺酰脲类促胰岛素分泌药可降低HbA1c 0.3%～1.5%。（4）二甲双胍可以使HbA1c下降1%～2%。（5）α-葡萄糖苷酶抑制剂可使HbA1c下降0.5%～0.8%。（6）噻唑烷二酮类药物可使HbA1c下降0.7%～1.0%。（7）DPP-4降低HbA1c水平0.8%～1%。（8）SGLT-2抑制剂降低HbA1c幅度大约为0.5%～1.0%。说明：糖化血红蛋白（GHb）是红细胞中的血红蛋白与血清中的糖类相结合的产物。它是通过缓慢、持续及不可逆的糖化反应形成，其含量的多少取决于血糖浓度及血糖与血红蛋白接触时间，而与抽血时间、患者是否空腹、是否使用胰岛素等因素无关。因此，GHb可有效地反映糖尿病患者过去1～2个月内血糖控制的情况。GHb由HbA1a、HbA1b、HbA1c组成，其中HbA1c约占70%，且结构稳定，因此被用作糖尿病控制的监测指标。故正确答案为EABCD。

[64～66] CCD　本题考查钙剂和维生素D及其活性代谢物的药理作用与作用机制。（1）1～18岁儿童和70岁及以下成人的维生素D推荐膳食摄入量是每日600U。（2）71岁及以上成人推荐膳食摄入量是每日800U。故正确答案为CCD。

[67～69] BCD　本题考查钙剂和维生素D及其活性代谢物的分类。（1）来自膳食或皮肤合成的维生素D不具有生物活性，需要由酶催化成有活性的代谢产物。维生素D在肝脏中被酶催化成**25-羟基维生素D**，这是维生素D在血液循环中的主要形式，然后在肾脏中被催化成**1,25-二羟维生素D**，这是维生素

D 的活性形式。（2）阿法骨化醇口服经小肠吸收后，在肝内经 25－羟化酶作用转化为体内**生物活性最强的骨化三醇**，参与骨形成和骨吸收的代谢调节。故正确答案为 BCD。

[70～72] **DBC** 本题考查抑制骨吸收药的药理作用与作用机制。（1）**双膦酸盐类药**（依替膦酸二钠、氯屈膦酸二钠、帕米膦酸二钠、阿仑膦酸钠、唑来膦酸、利塞膦酸等）对抗骨吸收的作用机制包括 3 个方面：①直接改变破骨细胞的形态学，从而抑制其功能，首先阻止破骨细胞的前体细胞黏附于骨组织，进而对破骨细胞的数量和活性产生直接的影响。②与骨基质理化结合，直接干扰骨骼吸收。③直接抑制骨细胞介导的细胞因子如白介素－6（IL－6）、肿瘤坏死因子（TNF）的产生。（2）**降钙素**是参与钙及骨质代谢的一种多肽类激素，具有 32 个氨基酸。降钙素是调节钙代谢，具有以下作用：①直接抑制破骨细胞的活性，从而抑制骨盐溶解，阻止钙由骨释出，而骨骼对钙的摄取仍在进行，因而可降低血钙。可对抗甲状旁腺促进骨吸收的作用并使血磷降低。②抑制肾小管对钙和磷的重吸收，使尿中钙和磷的排泄增加，血钙也随之下降。③可抑制肠道转运钙。④有明显的镇痛作用，对肿瘤骨转移、骨质疏松所致骨痛有明显治疗效果。（3）**雌激素受体调节剂**（雷洛昔芬、依普黄酮）可以与雌激素受体结合，但不具有雌激素对生殖系统的影响，能增加雌激素的活性对骨代谢产生激动效应，产生抗骨质疏松作用。故正确答案为 DBC。

[73～77] **EABCD** 本题考查抑制骨吸收药的作用特点。（1）阿仑膦酸钠是第三代氨基双膦酸盐类骨代谢调节剂，其抗骨吸收作用较依替膦酸二钠强 1000 倍，并且没有骨矿化抑制作用。（2）唑来膦酸用于治疗骨质疏松可每年一次静脉给药，通常连续治疗三年后停药。（3）依替膦酸二钠具有双向作用，小剂量（每日 5mg/kg）时抑制骨吸收，大剂量（每日 20mg/kg）时抑制骨形成。故正确答案为 EABCD。

[78～81] **BDCE** 本题考查抑制骨吸收药的作用特点。（1）唑来膦酸主要以原型经肾脏排泄，终末消除相的时间较长，滴注后 2～28 日内在血浆中仍保持较低浓度，终末消除半衰期为 146 小时。（2）依替膦酸二钠正常成人一次口服 20mg/kg，1 小时后血清中浓度达到最高 2.2μg/L，血浆半衰期为 2 小时，24 小时后为 0.03μg/ml，连续服药 7 日未见蓄积倾向。吸收率约为 6%，进入体内后在骨及肾脏中浓度最高，随尿液排出 8%～16%，随粪便排出 82%～94%。（3）帕米膦酸二钠是第二代钙代谢调节药，与第一代

非氨基取代双膦酸类药相比，本品最大优点是作用更为持久和抑制新骨形成的作用极低。在帕米膦酸二钠可长期滞留于骨组织中，半衰期最长可达 300 日。（4）降钙素对骨质疏松症相关的疼痛有镇痛作用，可抑制前列腺素的合成；通过中枢神经系统直接发挥中枢镇痛作用；与其具有 β－内啡肽作用有关；降钙素尚能抑制枸橼酸和乳酸溶酶体酶等疼痛因子的释放，并能增强其他止痛剂的效果。故正确答案为 BDCE。

[82～86] **CBADE** 本题考查抑制骨吸收药的药物相互作用。（1）钙剂可使双膦酸盐的吸收下降，服用双膦酸盐后 2 小时内避免食用高钙食品（牛奶或奶制品）及含矿物质的维生素或抗酸剂。（2）双膦酸盐类与非甾体类抗炎镇痛药同时使用，有引起肾功能不全的报道，故禁止与萘普生合用。（3）唑来膦酸与沙利度胺合用可增加多发性骨髓瘤患者发生肾功能不全的风险。（4）唑来膦酸与抗血管生成药合用可使颌骨坏死的发生率升高。（5）鲑降钙素与氨基糖苷类抗菌药物合用可诱发低钙血症。同样地，由于有增加低钙血症的危险，双膦酸盐与氨基糖苷类抗菌药物同时使用时应谨慎。故正确答案为 CBADE。

[87～89] **ABC** 本题考查抑制骨吸收药的药物相互作用。（1）与含铝、镁、铁剂合用，可影响降钙素的吸收。降钙素与维生素 D 同用可抵消降钙素对高钙血症的疗效。（2）鲑降钙素对骨质疏松症进行治疗期间需要补充钙剂以防继发性甲状旁腺功能亢进，但给药时宜间隔 4 小时。（3）鲑降钙素与双膦酸盐类骨吸收抑制剂合用，有可能急速降血钙，出现严重低钙血症。故正确答案为 ABC。

[90～91] **BC** （1）雷洛昔芬的适应证：用于预防绝经后妇女的骨质疏松症。且仅用于绝经后妇女，不适用于男性患者。（2）鲑降钙素的适应证：用于绝经后骨质疏松症及老年骨质疏松症，用于乳腺癌、肺或肾癌、骨髓瘤和其他恶性肿瘤骨转移所致的大量的骨溶解和高钙血症，各种骨代谢疾病所致的骨痛，甲状旁腺功能亢进、缺乏活动或维生素 D 中毒导致的变应性骨炎、变形性骨炎、高钙血症和高钙血症危象。（3）**降钙素和依降钙素可能诱发哮喘发作**，由小剂量开始在 2 周内逐渐加量，可减轻对于支气管哮喘病史者的刺激。因此，**慎用于过敏体质者、有支气管哮喘或病史者**、肝功能异常者、有皮疹者、14 岁以下儿童。

三、综合分析选择题

1. B 本题考查二甲双胍的用法用量。二甲双胍

应随餐服用。故正确答案为 B。

2. D　本题考查阿卡波糖的适应证。阿卡波糖配合饮食控制用于 2 型糖尿病；降低糖耐量异常者的餐后血糖。故正确答案为 D。

3. A　本题考查 α - 葡萄糖苷酶抑制剂的不良反应。**α - 葡萄糖苷酶抑制剂的常见不良反应为胃肠道反应**，最常见胃胀、腹胀、排气增加、腹痛、胃肠痉挛性疼痛、肠鸣响；少见肝药酶升高；偶见腹泻、便秘、肠梗阻、肠鸣音亢进；α - 葡萄糖苷酶抑制剂服后使未消化的碳水化合物停滞于肠道，由于肠道细菌的酵解，使气体产生增多，因此常致胀气和引起腹泻，其可通过缓慢增加剂量和控制饮食而减轻反应的程度，或多在继续用药中消失。故正确答案为 A。

4. B　本题考查 α - 葡萄糖苷酶抑制剂的药物相互作用。二甲双胍和阿卡波糖单用均少见引起低血糖反应，但合用时会增加风险，需密切监测。故正确答案为 B。

5. B　本题考查左甲状腺素的用法用量。心功能不全者及严重黏液性水肿患者开始剂量应减为每日 12.5 ~ 25μg，以后每 2 ~ 4 周递增 25μg，不必要求达到完全替代剂量，一般每日 75 ~ 100μg 即可。故正确答案为 B。

6. C　本题考查左甲状腺素的注意事项。（1）心功能不全者及严重黏液性水肿患者开始剂量应减为每日 12.5 ~ 25μg，以后每 2 ~ 4 周递增 25μg，不必要求达到完全替代剂量。（2）该患者现已行甲状腺癌全切，需终身替代治疗。（3）**左甲状腺素钠服用后起效较慢，几周后才能达到最高疗效。停药后药物作用仍能存在几周。**（4）含大豆物质、高纤维素和高蛋白的食物可能会降低本品在肠道中的吸收量。口服甲状腺素制剂时空腹服药后至少 30 分钟后进食。故正确答案为 C。

7. E　本题考查甲状腺素的不良反应。成人甲状腺功能不全时可引起黏液性水肿，服用甲状腺素时，出现黏液性水肿可能是由于剂量不足，不属于不良反应。其余选项是使用甲状腺素治疗开始可能出现的不良反应。故正确答案为 E。

8. E　本题考查口服降糖药的作用特点。对轻、中度肾功能不全者，宜选用格列喹酮，该药体内代谢完全，代谢产物绝大部分经胆道消化系统排泄。故正确答案为 E。

9. A　本题考查口服降糖药的作用特点。严重肾功能不全是磺酰脲类药物的禁忌证。糖尿病合并严重肾功能不全时，则应改用胰岛素治疗。故正确答案

为 A。

10. C　本题考查口服降糖药的作用特点。二甲双胍和阿卡波糖单用均少见引起低血糖反应，但合用时会增加风险。故正确答案为 C。

11. B　本题考查阿卡波糖的用法用量。阿卡波糖应于用餐前即刻整片吞服或与前几口食物一起咀嚼服用，剂量因人而异。故正确答案为 B。

12. E　本题考查口服降糖药的临床应用注意。（1）服用二甲双胍的患者用药期间应定期检查空腹血糖、尿糖、尿酮体及肝、肾功能。（2）在使用大剂量阿卡波糖时罕见会发生无症状的肝药酶升高，用药的头 6 ~ 12 个月应监测肝药酶的变化。故正确答案为 E。

13. D　本题考查口服降糖药的基本知识。根据 2017 年中国 2 型糖尿病防治指南，2 型糖尿病药物治疗的首选药是二甲双胍。故正确答案为 D。

14. C　本题考查主要降糖药物的代表药物。罗格列酮属于噻唑烷二酮类胰岛素增敏剂。阿卡波糖属于 α - 葡萄糖苷酶抑制剂，瑞格列奈属于非磺酰脲类促胰岛素分泌剂，西格列汀属于二肽基肽酶 - 4 抑制剂。故正确答案为 C。

15. D　本题考查降糖药的不良反应。（1）可致体重增加的有：①磺酰脲类促胰岛素分泌药（格列本脲、格列吡嗪、格列喹酮、格列齐特、格列美脲）；②非磺酰脲类促胰岛素分泌药（瑞格列奈、那格列奈、米格列奈）；③噻唑烷二酮类胰岛素增敏剂（吡格列酮、罗格列酮）。（2）**可减轻体重的有：①双胍类（二甲双胍）；②α - 葡萄糖苷酶抑制剂（阿卡波糖、伏格列波糖、米格列醇）；③钠 - 葡萄糖协同转运蛋白 2 抑制剂（达格列净、恩格列净、卡格列净）；④胰高血糖素样肽 -1 受体激动剂（艾塞那肽、利拉鲁肽、贝那鲁肽）。**（3）对体重影响较小的有：二肽基肽酶 - 4 抑制剂（西格列汀、沙格列汀、维格列汀、利格列汀、阿格列汀），也有资料显示本类药物对体重的作用为中性或轻度增加。故正确答案为 D。

16. A　本题考查甲巯咪唑的不良反应。甲巯咪唑较多见皮疹或皮肤瘙痒及白细胞减少。故正确答案为 A。

17. A　本题考查甲巯咪唑的用法用量。甲巯咪唑成人口服初始时一日 30mg，按病情轻重调节为一日 15 ~ 40mg，一日最大剂量 60mg，分 3 次口服，病情控制后逐渐减量，维持量一日 5 ~ 15mg，疗程一般 12 ~ 18 个月。故正确答案为 A。

18. E　本题考查口服降糖药的作用特点。（1）建议吡格列酮治疗前、后定期监测肝功能，定期

测定空腹血糖和 HbA1c 以监测对本品的反应。（2）服用二甲双胍的患者用药期间应定期检查空腹血糖、尿糖、尿酮体及肝、肾功能。（3）在使用大剂量阿卡波糖时罕见会发生无症状的肝药酶升高，用药的头 6～12 个月应监测肝药酶的变化。（4）二甲双胍、阿卡波糖、吡格列酮单用均少见引起低血糖反应，但合用时会增加风险。血常规不是常规监测项目。故正确答案为 E。

19. D　本题考查罗格列酮的禁忌证。吡格列酮属于噻唑烷二酮类胰岛素增敏剂，心功能Ⅲ级和Ⅳ级的心力衰竭者，或有心力衰竭史者禁用。故正确答案为 D。

20. A　本题考查奥利司他的适应证与禁忌。**奥利司他用于肥胖或体重超重患者（体重指数≥24）的治疗**。根据注意事项中提供的公式：体重指数近似值的计算方法为体重/身高^2（体重以千克为单位计算，身高以米为单位计算）。选项 ABC 中患者的体重指数大于 24。慢性吸收不良综合征、胆汁淤积症患者禁用该药。故正确答案为 A。

21. D　本题考查奥利司他的药动学。所服用剂量的大约 97% 是从粪便排泄，其中 83% 是原形奥利司他。故正确答案为 D。

22. D　本题考查奥利司他的用法用量、不良反应、药物相互作用。2 型糖尿病患者可能需减少口服降糖药（如磺酰脲类药物）的剂量，所以 D 选项不正确。其余选项均可以在说明书中找到相关内容。故正确答案为 D。

四、多项选择题

1. ABCDE　本题考查生长抑素的适应证。生长抑素主要用于：（1）严重急性食道静脉曲张出血。（2）严重急性胃或十二指肠溃疡出血，或并发急性糜烂性胃炎或出血性胃炎。（3）胰腺外科术后并发症的预防和治疗。（4）胰、胆和肠瘘的辅助治疗。（5）糖尿病酮症酸中毒的辅助治疗。故正确答案为 ABCDE。

2. ABD　本题考查重组人生长激素的作用特点。重组人生长激素主要用于治疗生长激素缺乏，不同阶段生长激素缺乏症的影响明显不同。在儿童期和青春期，生长激素最重要的作用是影响身高生长，因此需要高剂量的 GH 用于替代治疗。在成人期，生长激素分泌不足可改变身体成分并降低生存质量，只需要很小剂量的 GH 来消除这些影响。重组人生长激素肌内注射 3 小时后达到平均峰浓度，皮下注射后约 80% 被

吸收，4～6 小时后达峰浓度，$t_{1/2}$ 约为 4 小时。在肝脏代谢 90%，仅约 0.1% 以原型由胆道，肾脏排泄。故正确答案为 ABD。

3. ABCDE　本题考查重组人生长激素的禁忌证。生长激素禁用于：（1）已知对人生长激素，或对本品及溶剂中赋形剂过敏的患者。（2）罹患肿瘤或近 2 年内有恶性肿瘤病史者和（或）活动性颅内损伤，或有任何进展或复发迹象的原有的颅内损伤患者。（3）禁用于增生期或增生前期糖尿病视网膜病变。（4）骨骺已经闭合的儿童。（5）溶剂含苯甲醇（防腐剂）的制剂，该制剂禁用于 3 岁以下的儿童。（6）四环素过敏史者不得使用。故正确答案为 ABCDE。

4. ABCD　本题考查重组人生长激素的不良反应。（1）常见注射部位局部一过性疼痛、发麻、红肿等；外周水肿、关节痛或肌痛，这些不良反应发生较早，发生率随用药时间延长而降低。（2）生长激素可引起一过性高血糖现象，通常随用药时间延长或停药后恢复正常。（3）长期注射重组人生长激素在少数患者体内引起抗体产生，抗体结合力低无确切临床意义，但如果预期的生长效果未能达到，则可能有抗体产生，抗体结合力超过 2mg/L，则可能会影响疗效。故正确答案为 ABCD。

5. CDE　本题考查生长抑素的不良反应。（1）快速静脉注射本品时可见干呕，面部潮红和短期的血压升高，这些现象可以通过缓慢注射（超过 1 分钟）加以避免。（2）有时可见**腹痛、胃痉挛、恶心呕吐、眩晕、腹泻和面部潮红**，以及全身发痒。（3）由于本品对胰高血糖素的分泌具有阻断作用，因此开始使用本品时会出现血糖降低及**低血糖风险**。（4）在使用本品治疗期间，偶见可治愈的呼吸抑制现象、血小板浓度（血小板计数减少）显著减少、室性早搏、低尿钠、低渗昏迷。故正确答案为 CDE。

6. DE　本题考查促皮质素的不良反应。（1）由于促皮质素促进肾上腺皮质分泌皮质醇，因此长期使用可产生糖皮质激素的不良反应，可能出现医源性库欣综合征及明显的水钠潴留和相当程度的失钾。（2）促皮质素的致糖尿病作用、胃肠道反应和骨质疏松等，系通过糖皮质类固醇引起，但在使用促皮质素时这些不良反应的发生相对较轻。（3）**促皮质素刺激肾上腺皮质分泌雄激素，因而痤疮和多毛的发生率较使用糖皮质类固醇者为高**。（4）长期使用促皮质素可使皮肤色素沉着。（5）严重的不良反应包括过敏反应，发热、皮疹、血管神经性水肿，偶可发生过敏性休克，这些反应在垂体前叶功能减退，尤其是原发性

肾上腺皮质功能减退者较易发生。故正确答案为 DE。

7. ABCDE　本题考查治疗中枢性尿崩症用药的基本知识。尿崩症是由于下丘脑 – 神经垂体功能低下，AVP 分泌和释放不足，或者肾脏对 AVP 反应缺陷而引起的一组临床综合征，主要表现为多尿、烦渴、多饮、低比重尿和低渗透压尿。故正确答案为 ABCDE。

8. ABCDE　本题考查醋酸去氨加压素的作用特点。**醋酸去氨加压素可以经鼻、舌下、口腔或口服给药均能迅速吸收，皮下或肌内注射吸收迅速而完全。**本药经鼻给药 1 小时或口服给药 1～2 小时产生抗利尿作用，口服 4～7 小时达最大效应。多次给药，抗利尿作用的持续时间分别为：口服 6～12 小时、经鼻给药 5～24 小时。经鼻给药的生物利用度为 10%～20%。故正确答案为 ABCDE。

9. ABD　本题考查醋酸去氨加压素的不良反应。(1) 醋酸去氨加压素**常见头痛、恶心、胃痛。还可见鼻出血、鼻炎、子宫绞痛、低血钾、过敏反应。**(2) 偶见血压升高、发绀、心肌缺血、面部潮红、皮肤红斑、肿胀、烧灼感等，极少数患者可引起脑血管或冠状血管血栓形成、血小板减少等。(3) 大剂量可见疲劳、短暂的血压降低、反射性心跳加快及眩晕。(4) 注射给药时，可致注射部位疼痛、肿胀。故正确答案为 ABD。

10. ABCDE　本题考查肾上腺糖皮质激素的药理作用与作用机制。肾上腺糖皮质激素类药物的共同药理作用具体如下。(1) **抗炎作用**：糖皮质激素能抑制炎症，减轻充血、降低毛细血管的通透性，抑制炎症细胞向炎症部位移动，阻止炎症介质，抑制炎症后组织损伤的修复等。(2) **免疫抑制作用**：糖皮质激素可影响免疫反应的多个环节，包括可抑制巨噬细胞吞噬功能，降低网状内皮系统清除颗粒或细胞的作用。还可降低自身免疫性抗体水平。基于以上抗炎及免疫抑制作用，可缓解过敏反应及自身免疫性疾病的症状，对抗异体器官移植的排异反应。(3) **抗毒素作用**：糖皮质激素能提高机体对有害刺激的应激能力，减轻细菌内毒素对机体的损害，缓解毒血症症状，也能减少内热原的释放，对感染毒血症的高热有退热作用。(4) **抗休克作用**：糖皮质激素解除小动脉痉挛，增强心肌收缩力，改善微循环，对中毒性休克、低血容量性休克、心源性休克都有对抗作用。(5) **影响代谢**：糖皮质激素可增高肝糖原，升高血糖；提高蛋白质的分解代谢；可改变身体脂肪的分布，形成向心性肥胖；可增强钠离子再吸收及钾、钙、磷的排泄。

(6) **影响血液和造血系统的作用**：糖皮质激素使红细胞和血红蛋白含量增加，大剂量可使血小板增多并提高纤维蛋白原浓度，缩短凝血时间。此外，可使血液中嗜酸细胞及淋巴细胞减少。(7) **其他**：糖皮质激素还具有减轻结缔组织病的病理增生、提高中枢神经系统的兴奋性及促进胃酸及胃蛋白酶分解等作用。故正确答案为 ABCDE。

11. ACDE　本题考查肾上腺糖皮质激素的作用特点。糖皮质激素的治疗原则需要注意：(1) 在某些感染时，应用激素可减轻组织的破坏、减少渗出、减轻感染的中毒症状，但须同用有效的抗菌药物治疗，在短期合用糖皮质激素后，迅速减量或停药。(2) 能局部使用，不全身应用；能小剂量使用，不选择大剂量；能短期使用，不长期应用；局部应用糖皮质激素也要注意某些皮肤表面（面、颈、腋窝、会阴、生殖器）的吸收过量问题。对激素依赖性的哮喘患者，推荐以吸入替代口服给药，并在吸入后常规漱口，避免残留药物所诱发的口腔真菌感染和溃疡。故正确答案为 ACDE。

12. ABCDE　本题考查肾上腺糖皮质激素的特殊人群用药。(1) 儿童长期使用可能导致儿童生长迟缓和肾上腺皮质功能受抑制。儿童应定期监测生长和发育情况。(2) 长期使用须定期监测血糖和尿糖；注意白内障、青光眼或眼部感染、血清电解质紊乱、大便隐血、血压变化及骨质疏松等情况。故正确答案为 ABCDE。

13. ACDE　本题考查抗甲状腺药的药作用特点。(1) 抗甲状腺药其优点是：①疗效较肯定；②不会导致永久性甲减；③方便、经济、使用较安全。(2) 其缺点是：①疗程长，一般需 1～2 年，有时长达数年；②停药后复发率较高，并存在原发性或继发性失败可能；③可伴发肝损害或粒细胞减少症等。故正确答案为 ACDE。

14. ABCDE　本题考查抗甲状腺药的药物相互作用。磺胺类、对氨基水杨酸、保泰松、巴比妥类、酚妥拉明、妥拉唑林、维生素 B_{12}、磺酰脲类等都有抑制甲状腺功能和致甲状腺肿大的作用。故正确答案为 ABCDE。

15. AC　本题考查甲巯咪唑的不良反应。甲巯咪唑可引起胰岛素自身免疫综合征，诱发产生胰岛素自身抗体，因分泌的胰岛素与胰岛素自身抗体结合不能发挥其生理作用，于是血糖升高进一步刺激胰岛细胞分泌胰岛素，胰岛素又继续与抗体相结合，使血清中有大量与胰岛素自身抗体结合的胰岛素，但与抗体结合的胰岛素极易解离，**在进食后血糖高峰过后，胰岛素逐渐解离，而导致高游离胰岛素血症，诱发低血糖反应**。故正确答案为 AC。

16. ABCDE 本题考查丙硫氧嘧啶的不良反应。丙硫氧嘧啶可引起中性粒细胞胞浆抗体相关性血管炎，发病机制为中性粒细胞聚集，诱导中性粒细胞浆抗体。以肾脏受累多见，**主要表现为蛋白尿、进行性肾损伤、发热、关节痛、肌痛、咳嗽、咯血等**，通常可在停药后缓解，但严重病例需要大剂量糖皮质激素治疗。故正确答案为 ABCDE。

17. ABD 本题考查抗甲状腺药的适应证。（1）**丙硫氧嘧啶用于甲状腺危象的治疗，除应用大量碘剂和采取其他综合措施外，大剂量本品可作为辅助治疗以阻断 T_4 转化为 T_3。**（2）**甲巯咪唑可用于甲状腺危象的治疗。**（3）卡比马唑在体内逐渐水解，游离出甲巯咪唑而发挥作用，故作用开始较慢，不适用于甲状腺危象。（4）碘塞罗宁为人工合成的三碘甲状腺原氨酸钠，作用与甲状腺素相似。故正确答案为 ABD。

18. ABE 本题考查抗甲状腺药的作用特点。（1）卡比马唑在疗效与不良反应方面优于其他硫脲类药。（2）丙硫氧嘧啶及甲巯咪唑均易通过胎盘并能经乳汁分泌。（3）甲巯咪唑作用较丙硫氧嘧啶强，且奏效快而代谢慢，维持时间较长。故正确答案为 ABE。

19. BCD 本题考查胰岛素的作用特点。（1）短效胰岛素：短效胰岛素目前主要有动物来源和人胰岛素来源两种。外观为无色透明溶液，可在病情紧急情况下静脉输注，又称为"普通胰岛素""常规胰岛素""中性胰岛素"。（2）混合胰岛素：即"双时相胰岛素"，是指含有两种不同时效的胰岛素混合物，可同时具有短效和长效胰岛素的作用。（3）甘精胰岛素利用重组 DNA 技术，延长了胰岛素的治疗时效，属于长效胰岛素。故正确答案为 BCD。

20. CDE 本题考查胰岛素的作用特点。混悬型胰岛素注射液（30R、50R、25R 等）禁止静脉注射，只有可溶性胰岛素如短效胰岛素、门冬胰岛素、赖脯胰岛素等可以静脉给药。故正确答案为 CDE。

21. ABCD 本题考查胰岛素的作用特点。精蛋白锌胰岛素是在低精蛋白锌的基础上加大鱼精蛋白的比例，使更接近人的体液 pH，溶解度更低，释放更加缓慢，作用持续时间更长。故正确答案为 ABCD。

22. AB 本题考查胰岛素的作用特点。未开瓶使用胰岛素应在 2℃~8℃冷处保存。已开始使用的胰岛素注射液一般可在室温（最高 25℃）保存最长 4 周。

冷冻后的胰岛素不可使用。故正确答案为 AB。

23. ABCDE 本题考查二甲双胍的药理作用与作用机制。（1）作用于肝脏，抑制糖异生，减少肝糖原输出。（2）作用于外周组织（肌肉、脂肪），改善肌肉糖原合成，降低游离脂肪酸水平，提高胰岛素的敏感性，增加对葡萄糖的摄取和利用。（3）作用于肠道，抑制肠壁细胞摄取葡萄糖，提高胰高血糖素样肽 - 1（GLP - 1）水平。（4）二甲双胍具有血糖改善明显、有利于减轻体重、单药不显著增加低血糖风险、具有明确的心血管保护作用。故正确答案为 ABCDE。

24. ABCDE 本题考查二甲双胍的禁忌。双胍类药物二甲双胍的禁忌证如下。（1）对本药及其他双胍类药物过敏者。（2）禁用于严重肾功能不全。（3）2 型糖尿病伴有酮症酸中毒、肝肾功能不全、心力衰竭、急性心肌梗死、严重感染或外伤、重大手术以及临床有低血压和缺氧情况者。（4）酗酒者。（5）严重心、肺疾病患者。（6）维生素 B_{12}、叶酸和铁缺乏者。（7）营养不良、脱水等全身情况较差者。故正确答案为 ABCDE。

25. ABC 本题考查胰高血糖素样肽 - 1 受体激动剂利拉鲁肽的适应证。利拉鲁肽用于成人 2 型糖尿病患者控制血糖；适用于单用二甲双胍或磺酰脲类药物可耐受剂量治疗后血糖仍控制不佳的患者，与二甲双胍或磺酰脲类（格列吡嗪、格列喹酮）药物联合应用。**GLP - 1 受体激动剂一般不应与 DPP - 4 抑制剂（西格列汀、沙格列汀）联用**。故正确答案为 ABC。

26. CDE 本题考查维生素 D 及其活性代谢物的分类。骨化三醇，1，25 - 二羟维生素 D [1，25 - $(OH)_2 - D_3$] 和阿法骨化醇 [$1\alpha - OH - D_3$]，都是维生素 D 在人体内的活性代谢物。故正确答案为 CDE。

27. ABCDE 本题考查维生素 D 及其活性代谢物的药理作用与作用机制。阿法骨化醇作用同骨化三醇，在骨代谢中的作用如下。（1）增加小肠和肾小管对钙的重吸收，抑制甲状旁腺增生，减少甲状旁腺激素合成与释放，抑制骨吸收。（2）增加转化生长因子 - β 和胰岛素样生长因子 - Ⅰ 合成，促进胶原和骨基质蛋白合成。（3）调节肌肉钙代谢，促进肌细胞分化，增强肌力，增加神经肌肉协调性，减少跌倒倾向。故正确答案为 ABCDE。

28. ABCDE 本题考查降钙素类的作用特点。降钙素对骨质疏松症相关的疼痛有镇痛作用，可抑制前列腺素的合成；通过中枢神经系统直接发挥中枢镇痛作用；与其具有 β - 内啡肽作用有关；降钙素尚能抑制枸橼酸和乳酸溶酶体酶等疼痛因子的释放，并能增强其他止痛剂的效果。故正确答案为 ABCDE。

29. ABCD 本题考查阿仑膦酸钠的适应证和临床应用注意。（1）阿仑膦酸钠用于治疗绝经后妇女的骨质疏松症，以预防髋部和脊柱骨折。治疗男性骨质疏松症以预防髋部和脊椎骨折。（2）开始使用本品治疗前，须纠正钙代谢、矿物质代谢紊乱、维生素 D 缺乏及低钙血症。故正确答案为 ABCD。

30. ABC 本题考查唑来膦酸的用法用量和临床应用注意。（1）**恶性肿瘤溶骨性骨转移引起的骨痛、多发性骨髓瘤引起的骨骼损害**。静脉滴注：一次 4mg，每 3 ~ 4 周 1 次。同时，每日口服钙 500mg 和维生素 D 400U。（2）**恶性肿瘤引起的高钙血症**。静脉滴注：一次 4mg。再次治疗必须与前一次至少间隔 7 ~ 10 日。（3）**绝经后女性骨质疏松症**。静脉滴注：一次 5mg，一年 1 次。（4）**Paget's 病**（老年人群中第二常见的骨病变，仅次于骨质疏松。是一种慢性骨瘤样变性，可造成骨的膨胀、畸形、强度减弱，进而形成骨痛、关节炎、畸形和骨折。病因多认为与慢性病毒感染有关，有家族遗传史。诊断多在 40 岁以上人群得出，男女性发病率差别不大）。静脉滴注：一次 5mg。用药后 10 日内应补充钙至少 500mg 和足量维生素 D，一日 2 次。Paget's 病为终身性疾病，通常需再次治疗，再次治疗可在初次治疗 1 年或更长时间间隔后再次静脉滴注 5mg。（5）**低钙血症**患者用药前应口服足量钙和维生素 D。故正确答案为 ABC。

31. ABCDE 本题考查骨化三醇的用法用量。（1）用于绝经后骨质疏松症，推荐成人剂量为一次 0.25μg，一日 2 次。（2）用于肾性骨营养不良，起始日剂量为 0.25μg。最佳用量为一日 0.5 至 1.0μg 之间。（3）用于甲状旁腺功能减退和佝偻病，推荐成人起始剂量为一日 0.25μg，每隔 2 ~ 4 周增加剂量，每周至少测定血钙浓度 2 次。（4）婴儿及儿童：2 岁以内的儿童，参考剂量按体重为 0.01 ~ 0.1μg/kg/日。故正确答案为 ABCDE。

第九章 抗菌药物

一、最佳选择题

1. A 本题考查青霉素类抗菌药物的不良反应。青霉素类用药后可发生严重的过敏反应，如**过敏性休克（Ⅰ型变态反应）**。其他过敏反应尚有血清病型反应（Ⅲ型变态反应）、溶血性贫血（Ⅱ型变态反应）、白细胞计数减少、药物疹、荨麻疹、接触性皮炎、哮喘发作等。故正确答案为 A。

2. D 本题考查抗菌药物的基本知识。不同的抗菌药物口服后吸收不同，**克林霉素、利福平、多西环素、头孢氨苄、头孢拉定、头孢克洛、头孢丙烯、（左）氧氟沙星、异烟肼等的吸收比较完全，约可达 90% 或以上**。四环素和土霉素因易与钙、镁、铝、铋、铁等金属离子螯合而影响其吸收（一般在 70% 以下），其活性也可被碱性物质所抑制，故不宜与抗酸药合用。氨基糖苷类、多黏菌素类、万古霉素、两性霉素 B 等口服后吸收很少，仅为 0.5% ~ 3%。故正确答案为 D。

3. A 本题考查青霉素类抗菌药物的药理作用与作用机制。（1）青霉素类抗菌药物干扰敏感细菌细胞壁黏肽的合成，使细菌细胞壁缺损，菌体失去渗透保护屏障导致细菌肿胀、变形，在自溶酶的激活下，细菌破裂溶解而死亡。（2）头孢菌素类药的抗菌作用机制与青霉素类相同。（3）碳青霉烯类为 β - 内酰胺类抗菌药物，作用机制与青霉素和头孢菌素相同。故正确答案为 A。

4. A 本题考查抗菌药物的基本知识。时间依赖性且抗菌作用时间较长的抗菌药物虽然为时间依赖性，但由于 PAE 或 $t_{1/2}$ 较长，使其抗菌作用持续时间延长。替加环素、利奈唑胺、阿奇霉素、四环素类、糖肽类等属于此类。故正确答案为 A。

5. C 本题考查抗菌药物的基本知识。时间依赖性抗菌药物的抗菌效应与临床疗效主要与药物和细菌接触时间密切相关，而与浓度升高关系不密切，当血药浓度高于致病菌 MIC 的 4 ~ 5 倍以上时，其杀菌效能几乎达到饱和状态，继续增加血药浓度，其杀菌效应不再增加。故正确答案为 C。

6. A 三代头孢菌素包括头孢曲松、头孢噻肟、头孢地尼、头孢克肟、头孢他啶、头孢唑肟、头孢哌酮、头孢甲肟、头孢匹胺、头孢泊肟、头孢他美。**头孢他啶的适应证：适用于敏感革兰阴性杆菌，尤其铜绿假单胞菌等所致下列感染**：①由铜绿假单胞菌及其他假单胞菌、流感嗜血杆菌（包括氨苄西林耐药菌株）、克雷伯菌属、肠杆菌属、奇异变形杆菌、大肠埃希菌、沙雷菌属、柠檬酸菌属等所致下呼吸道感染（包括肺炎）；②由铜绿假单胞菌、克雷伯菌属、大肠埃希菌、变形杆菌属（包括奇异变形杆菌和吲哚阳性变形杆菌）、肠杆菌属和沙雷菌属所致皮肤及软组织感染；③由铜绿假单胞菌、肠杆菌属、变形杆菌属（包括奇异变形杆菌和吲哚阳性变形杆菌）、克雷伯菌属和大肠埃希菌所致尿路感染；④由铜绿假单胞菌及其他假单胞菌、克雷伯菌属、流感嗜血杆菌（包括氨苄西林耐药菌株）、大肠埃希菌和沙雷菌属所致血流感染；⑤由铜绿假单胞菌及其他假单胞菌、克雷伯菌属和肠杆菌属所致骨、关节感染；⑥由大肠埃希菌等肠杆菌科细菌所致子宫内膜炎、盆腔炎性疾病和其他妇科感染；⑦由大肠埃希菌、克雷伯菌属以及其他肠杆菌科细菌所致腹腔感染；⑧脑膜炎奈瑟菌、流感嗜血杆菌和铜绿假单胞菌所致中枢神经系统感染，包括脑膜炎。治疗腹腔感染和盆腔感染时需与甲硝唑等抗厌氧菌药合用。

7. A 本题考查抗菌药物的基本知识。选项中各药的蛋白结合率为：头孢曲松（85%～95%），头孢呋辛（33%～50%），头孢噻肟（40%），头孢吡肟（16%～19%），头孢他啶（17%）。故正确答案为A。

8. E 第一、二代头孢菌素临床用于围手术期的预防性使用。选项中的头孢拉定、头孢唑林为第一代头孢菌素，头孢呋辛、头孢克洛为第二代头孢菌素。头孢吡肟是第四代头孢菌素。故正确答案为E。

9. B 本题考查青霉素类抗菌药物的不良反应。青霉素过敏反应一旦发生，必须就地抢救，立即给患者肌内注射0.1%肾上腺素0.5～1ml，必要时以5%葡萄糖注射液或0.9%氯化钠注射液稀释后做静脉注射，临床表现无改善者，半小时后重复一次。心搏停止者，肾上腺素可做心内注射，同时静脉滴注大剂量肾上腺糖皮质激素，并补充血容量；血压持久不升者给予多巴胺等血管活性药。抗组胺药亦可考虑采用，以减轻荨麻疹。有呼吸困难者予以氧气吸入或人工呼吸，喉头水肿明显者应及时做气管切开。**青霉素酶应用意义不大，因为此酶虽可破坏青霉素，但对已形成的抗原－抗体复合物无作用，而且其本身也可产生过敏反应。**故正确答案为B。

10. D 对于重度肾衰竭患者，除了头孢曲松，所有头孢菌素类药物的剂量均需要调整。

11. D 本题考查青霉素类抗菌药物的药物相互作用。丙磺舒、阿司匹林、吲哚美辛、保泰松和磺胺类药可减少青霉素类的肾小管分泌而延长其血浆半衰期。故正确答案为D。

12. E 本题考查青霉素类抗菌药物的不良反应。（1）用药前必须先做青霉素皮肤敏感性试验，阳性反

应者禁用。必须应用青霉素类者需慎重为患者脱敏。**但皮试阴性者不能排除出现过敏反应的可能。**（2）对一种青霉素类过敏者可能对其他青霉素类亦过敏，也可能对青霉胺或头孢菌素类过敏。（3）为了防止严重过敏反应的发生，用青霉素类前必须详细询问既往病史，包括用药史，是否有青霉素类、头孢菌素类或其他β－内酰胺类抗生素过敏史，或过敏性疾病史，有无易为患者所忽略的过敏反应症状，如胸闷、瘙痒、面部发麻、发热等，以及有无个人或家族变态反应性疾病史等。（4）青霉素类抗生素静脉和口服给药，用药前均需做青霉素皮肤敏感性试验，阳性反应者禁用。有青霉素类药物过敏史者禁用。故正确答案为E。

13. A 本题考查青霉素G的临床应用注意。（1）青霉素钾或钠与重金属，特别是铜、锌和汞呈配伍禁忌，因后者可破坏青霉素的氧化噻唑环。由锌化合物制造的橡皮管或瓶塞也可影响青霉素活力。呈酸性的葡萄糖注射液或四环素注射液皆可破坏青霉素的活性。青霉素也可被氧化剂、还原剂或羟基化合物灭活。（2）青霉素静脉输液加入头孢噻吩、林可霉素、四环素、万古霉素、琥乙红霉素、两性霉素B、去甲肾上腺素、间羟胺、苯妥英钠、异丙嗪、维生素B族、维生素C等后将出现浑浊。故**本品不宜与其他药物同瓶滴注**。故正确答案为A。

14. A 本题考查头孢菌素类抗菌药物的药理作用。第三代头孢菌素对革兰阳性菌的抗菌活性最弱。其余选项的叙述正确。故正确答案为A。

15. C 本题考查头孢菌素类抗菌药物的药理作用。（1）第一代头孢菌素对革兰阳性菌包括耐青霉素金黄色葡萄球菌的抗菌作用较第二代略强，显著超过第三代，对革兰阴性杆菌较第二、三代弱。虽对青霉素酶稳定，但对各种β－内酰胺酶稳定性远较第二、三代差，可被革兰阴性菌产生的β－内酰胺酶所破坏，对肾脏有一定的毒性，与氨基糖苷类抗菌药物或强利尿剂合用毒性增加。（2）第二代头孢菌素对革兰阳性菌的抗菌活性较第一代略差或相仿，对革兰阴性菌的抗菌活性较第一代强，较第三代弱，对多数肠杆菌有相当活性，对厌氧菌有一定作用，但对铜绿假单胞菌无效，对多种β－内酰胺酶较稳定，对肾脏毒性较第一代小。（3）**第三代头孢菌素对革兰阳性菌虽有一定的抗菌活性，但较第一、二代弱，对革兰阴性菌包括肠杆菌、铜绿假单胞菌（部分品种）及厌氧菌如脆弱拟杆菌均有较强的抗菌作用，对流感嗜血杆菌、淋球菌具有良好的抗菌活性，对β－内酰胺酶高度稳**

定，对肾脏基本无毒性。（4）第四代头孢菌素对革兰阳性菌、革兰阴性菌、厌氧菌显示广谱抗菌活性，与第三代相比，增强了抗革兰阳性菌活性，特别是对链球菌、肺炎链球菌有很强的活性；抗铜绿假单胞菌、肠杆菌属的作用增强，对β-内酰胺酶稳定，无肾脏毒性。故正确答案为C。

16. D 本题考查头孢菌素类抗菌药物的作用特点。头孢菌素为时间依赖性抗菌药物，血浆半衰期较短，几乎无抗生素后效应，抗菌活性与细菌接触药物的时间长短密切相关，**当%T＞MIC达到60%～70%，头孢菌素可显示满意的杀菌效果**。故正确答案为D。

17. D 本题考查头孢菌素类抗菌药物的不良反应。头孢菌素类母核7-ACA的3位上如存在与双硫仑分子结构类似的甲硫四氮唑活性基团，则在使用此类药物期间或之后5～7日内饮酒、服用含有乙醇药物、食物以及外用乙醇均可抑制乙醛脱氢酶活性，使乙醛代谢为乙酸的路径受阻，导致乙醛在体内蓄积，引起"双硫仑样"反应。这些药物有头孢孟多、头孢替安、头孢尼西、头孢哌酮、头孢甲肟、头孢匹胺等，头孢曲松不具有甲硫四氮唑侧链，但含甲硫三嗪侧链，也可引起此类反应。**化学结构中没有甲硫四氮唑侧链和甲硫三嗪侧链的头孢菌素如头孢拉定、头孢氨苄、头孢呋辛酯、头孢克洛、头孢丙烯、头孢噻肟、头孢他啶、头孢唑肟、头孢克肟、头孢地尼、头孢他美酯、头孢吡肟等则无此作用**。故正确答案为D。

18. E 本题考查头孢菌素类抗菌药物的临床应用注意。（1）头孢呋辛可导致高铁氰化物法血糖试验呈假阴性，故应用本品期间，应以葡萄糖酶法或抗坏血酸氧化酶试验测定血糖浓度。可使硫酸铜法尿糖试验呈假阳性，但葡萄糖酶法则不受影响。（2）头孢克洛的不良反应常见为排软便、腹泻、胃部不适、恶心、食欲缺乏、嗳气等胃肠道反应。血清病样反应较其他口服抗生素多见，儿童患者中尤其常见，典型症状包括皮肤反应和关节痛。（3）服用相同剂量头孢克肟混悬液与片剂后血药浓度以前者为高。（4）头孢噻肟快速静脉注射（＜60秒）可能引起致命性心律失常。应用头孢噻肟治疗可能发生中性粒细胞减少及罕见的中性粒细胞缺乏症，尤其是疗程长者。因此，疗程超过10日者应监测血常规。（5）**为避免在肺或肾中沉淀头孢曲松钙盐，造成致命性危害，禁止头孢曲松静脉给药与含钙的药品**（包括胃肠外营养液）**静脉给药同时进行**。如前后使用，之间应有其他静脉输液间

隔，新生儿应有48小时以上的时间间隔。故正确答案为E。

19. E 本题考查β-内酰胺酶抑制剂的作用机制。克拉维酸、舒巴坦、他唑巴坦均不可逆地与酶结合。其余选项表述正确。故正确答案为E。

20. D 本题考查头孢哌酮舒巴坦的用法用量。成人舒巴坦最大剂量为每日4g。故正确答案为D。

21. D 本题考查头孢哌酮舒巴坦的用法用量。儿童舒巴坦最大剂量为每日80mg/kg。故正确答案为D。

22. C 本题考查头孢哌酮舒巴坦的规格。注射用头孢哌酮钠舒巴坦钠（2∶1）∶1.5g（含头孢哌酮1g与舒巴坦0.5g）。故正确答案为C。

23. D 本题考查碳青霉烯类抗菌药物的药理作用。亚胺培南在近端肾小管中被正常人类肾脱氢肽酶Ⅰ灭活，西司他丁是这种脱氢肽酶的特异性抑制剂，故联用西司他丁可防止亚胺培南被灭活。故正确答案为D。

24. E 本题考查碳青霉烯类抗菌药物的药理作用。碳青霉烯类通常不会被大多数质粒和染色体介导的β-内酰胺酶所分解，抗菌谱包括：革兰阴性菌（包括产β-内酰胺酶的流感嗜血杆菌和淋病奈瑟菌、肠杆菌科细菌及铜绿假单胞菌），包括产超广谱β-内酰胺酶（ESBL）菌株；厌氧菌（包括脆弱拟杆菌）；革兰阳性菌（包括粪肠球菌和李斯特菌）。**对嗜麦芽窄食单胞菌、洋葱伯克霍尔德菌、屎肠球菌、耐甲氧西林葡萄球菌和JK类白喉菌无活性**。故正确答案为E。

25. E 本题考查碳青霉烯类抗菌药物的作用特点。碳青霉烯类为时间依赖性抗菌药物，有一定的抗生素后效应，抗菌活性与细菌接触药物的时间长短密切相关，当%T＞MIC达到40%～50%时，可显示满意的杀菌效果，延长输注时间可增加药物疗效。**亚胺培南西司他丁每6～8小时给药1次。美罗培南每8～12小时给药1次**。故正确答案为E。

26. A 本题考查亚胺培南西司他丁的适应证。亚胺培南西司他丁主要用于对其他药物耐药的革兰阴性杆菌感染、严重需氧菌与厌氧菌混合性感染的治疗以及病原菌未查明严重感染、免疫缺陷者感染的经验性治疗。**一般不宜用于治疗社区获得性感染，更不宜用作预防用药**。由于本品可能导致惊厥等严重中枢神经系统不良反应，**不宜用于中枢神经系统感染**。故正确答案为A。

27. D 本题考查美罗培南的用法用量、临床应用注意。（1）每8～12小时给药1次。（2）肝功能不全

患者应用本品时不需调整剂量。(3) 本品与中枢神经系统γ-氨基丁酸受体亲和力较亚胺培南低，故癫痫等中枢神经系统不良反应发生率亦比后者显著为低，在非脑膜炎患者癫痫发生率仅0.08%。(4) 本品所致**肾功能损害和恶心、呕吐等胃肠道反应亦较亚胺培南少**。(5) 肾功能不全者，维持剂量需调整。故正确答案为D。

28. D　本题考查美罗培南的用法用量。美罗培南成人一日最大剂量不得超过6g。故正确答案为D。

29. A　本题考查厄他培南的临床应用注意。厄他培南在脑脊液中浓度较低，不推荐用于中枢神经系统感染。故正确答案为A。

30. B　本题考查头霉素类抗菌药物的药理作用。头霉素类抗菌药物抗菌谱与第二代头孢菌素类相似，但对大多数超广谱β-内酰胺酶稳定，且对拟杆菌属等厌氧菌具有抗菌活性。故正确答案为B。

31. B　本题考查氨曲南的作用特点。(1) 氨曲南为时间依赖性抗菌药物，血浆半衰期较短，几乎无抗生素后效应，抗菌活性与细菌接触药物的时间长短密切相关。(2) 氨曲南具有低毒、与青霉素类及头孢菌素类无交叉过敏等优点，故可用于对青霉素类、头孢菌素类过敏的患者。(3) **氨曲南不能渗入脑脊液，不能用于治疗脑膜炎**。故正确答案为B。

32. E　本题考查氨曲南的作用特点。**氨曲南是唯一的与青霉素类没有交叉反应的β-内酰胺类**，可用于青霉素和头孢菌素类过敏者。故正确答案为E。

33. A　本题考查氨基糖苷类的药理作用。氨基糖苷类**对多种需氧的革兰阴性杆菌具有很强抗菌作用，多数品种对铜绿假单胞菌亦具抗菌活性**，对革兰阴性球菌如淋病奈瑟菌、脑膜炎奈瑟菌的作用较差，对嗜麦芽窄食单胞菌和洋葱伯克霍尔德菌没有活性；对多数革兰阳性菌作用较差，但**对金黄色葡萄球菌有较好抗菌作用**；对各种厌氧菌无效。故正确答案为A。

34. D　本题考查氨基糖苷类的作用特点。氨基糖苷类药胃肠道吸收差，用于治疗全身性感染时必须注射给药。氨基糖苷类药为浓度依赖性速效杀菌剂，对繁殖期和静止期的细菌均有杀菌作用。在碱性环境中抗菌作用增强，对革兰阳性球菌和革兰阴性杆菌均有明显的抗生素后效应（postantibiotic effect，PAE），约0.5~7.5 小时。**日剂量一次给药，尽量减少给药次数，达到满意杀菌效果的同时降低不良反应**。故正确答案为D。

35. C　本题考查氨基糖苷类的药物相互作用。(1) 对于败血症、肺炎、脑膜炎等革兰阴性杆菌引起

的严重感染，单独应用氨基糖苷类药治疗时疗效可能不佳，此时需联合应用其他对革兰阴性杆菌具有强大抗菌活性的药物，如广谱半合成青霉素类、第三代头孢菌素类及氟喹诺酮类等。治疗急性感染通常疗程不宜超过7~14 日。(2) **与β-内酰胺类混合时可致相互灭活，故联合用药时应在不同部位给药，两类药不能混入同一容器内**。故正确答案为C。

36. C　本题考查氨基糖苷类的作用特点。(1) 头霉素类（头孢西丁）、氨曲南、氧头孢烯类（拉氧头孢、氟氧头孢）均为时间依赖性抗菌药物。(2) 氨基糖苷类药为浓度依赖性抗菌药物。故正确答案为C。

37. B　本题考查庆大霉素的临床应用注意。在使用庆大霉素过程中应定期检查尿常规、血尿素氮、血肌酐，注意患者听力变化或听力损害先兆（耳鸣、耳部胀满感、高频听力损害）。有条件者应进行血药浓度监测，**避免峰浓度超过10μg/ml 或是谷浓度超过2μg/ml**。故正确答案为B。

38. B　本题考查庆大霉素的临床应用注意。(1) 在使用本品过程中应定期检查尿常规、血尿素氮、血肌酐，注意患者听力变化或听力损害先兆（耳鸣、耳部胀满感、高频听力损害）。有条件者应进行血药浓度监测，避免峰浓度超过10μg/ml 或是谷浓度超过2μg/ml。(2) 避免联合应用肾、耳毒性药物及强效利尿药。如氨基糖苷类与第一代注射用头孢菌素类合用时可能加重肾毒性。(3) **庆大霉素等氨基糖苷类不可静脉快速推注给药，以避免神经-肌肉接头阻滞作用的发生，引起呼吸抑制**。局部使用该类药物较大剂量时亦可发生上述不良反应，需加以注意。避免与神经-肌肉阻滞药合用。(4) 庆大霉素滴耳液局部应用亦可致耳毒性的发生，避免该药耳部滴用。(5) 早产儿、新生儿、婴幼儿应尽量避免用氨基糖苷类，临床有明确指征需应用时，则应进行血药浓度监测，调整给药方案，坚持个体化给药。故正确答案为B。

39. A　本题考查庆大霉素的临床应用注意。逾量处理过量或引起毒性反应时，主要是对症疗法和支持疗法。腹膜透析或血液透析可帮助庆大霉素从血液中清除。**可静脉使用钙盐以对抗神经-肌肉阻断作用**，新斯的明的作用尚不确定。新生儿也可考虑换血疗法。故正确答案为A。

40. A　本题考查红霉素的临床应用注意。(1) **红霉素主要由肝脏代谢、胆管排出**，肝功能不全患者使用本品，发生不良反应的风险增加。肝功能不全患者尽可能避免应用；如确有必要使用红霉素时，

需适当减量并密切随访肝功能。肝病患者和妊娠期妇女不宜使用红霉素酯化物。（2）老年人使用本品，发生尖端扭转型室性心动过速的风险增加。（3）有重症肌无力病史的患者使用本品，有病情加重的风险。（4）缺乏妊娠期使用的相关研究，只有在明确需要的情况下，才可在妊娠期使用。妊娠期妇女应慎用。故正确答案为 A。

41. E 本题考查阿奇霉素的用法用量。阿奇霉素治疗儿童肺炎，一日最大量不超过 500mg。故正确答案为 E。

42. B 本题考查阿奇霉素的用法用量、临床应用注意。（1）治疗儿童中耳炎、肺炎时，阿奇霉素的疗程为 5 天，**首次剂量为后续剂量的 2 倍**，一天一次口服即可。（2）避免本品与含铝或镁的抗酸药同时服用，因可降低本品的血药峰浓度；必须合用时，阿奇霉素应在服用上述药物前 1 小时或后 2 小时给予。（3）红霉素、阿奇霉素是妊娠期使用经验较丰富的大环内酯类药物。人体数据并不表明阿奇霉素存在胚胎 - 胎儿发育毒性的风险。故正确答案为 B。

43. C 本题考查四环素类抗菌药物的药理作用。本类药为快速抑菌剂，常规浓度时有抑菌作用，高浓度时对某些细菌呈杀菌作用。其抗菌谱广，包括革兰阳性、阴性需氧菌和厌氧菌，立克次体，螺旋体，支原体，衣原体，诺卡菌，放线菌，布鲁菌，其对兔热病、惠普尔病和疟疾等也有治疗作用，对阳性菌的抑制作用强于阴性菌，**对铜绿假单胞菌无抗菌作用**。可用于治疗多种感染性疾病，尤其适用于立克次体、支原体、衣原体感染。故正确答案为 C。

44. C 本题考查四环素类抗菌药物的作用特点、临床用药评价。（1）本类药可引起牙齿永久性变色，牙釉质发育不良，并抑制骨骼发育，8 岁以下儿童禁用。（2）四环素类（多西环素除外）与多价阳离子（即铝离子、钙离子、铁离子和镁离子）、次水杨酸铋、铁剂等同时使用时，会与这些阳离子螯合，吸收降低。（3）四环素类能很好地渗透进入组织与体液中，**组织渗透程度与脂溶性有关：米诺环素 > 多西环素 > 四环素**。（4）四环素类药属于长 PAE 的时间依赖性抗菌药物，对金黄色葡萄球菌的 PAE 约 3 小时。与杀菌活力有关的 PK/PD 参数为 AUC/MIC，应多次给药，使 %T > MIC 的时间延长，从而达到满意的抗菌效果。（5）部分四环素类（多西环素、米诺环素、美他环素、地美环素）使用后，患者可能在日晒时有光敏现象，系由药物汇集于皮内所致，表现为日晒斑加重，早期以手足、口鼻的刺麻等感觉异常为主，继

之在裸露的部位出现红斑，偶见大疱，数日或数周后可消失，少数病例出现丘疹性皮疹和荨麻疹，约 25% 发生光敏反应者出现指（趾）甲松动，因此建议服药后患者不要直接暴露于阳光或紫外线下，一旦皮肤有红斑则应立即停药。故正确答案为 C。

45. D 本题考查林可霉素类抗菌药物的药理作用。本类药抗菌谱包括需氧革兰阳性球菌及厌氧菌，其最主要的特点是对各类厌氧菌具有良好抗菌作用，包括梭状芽孢杆菌属、丙酸杆菌属、双歧杆菌属、类杆菌属、奴卡菌属及放线菌属，尤其是对产黑素类杆菌、消化球菌、消化链球菌、产气荚膜梭菌以及梭杆菌的作用更为突出。本类药对革兰阳性球菌也具有较高抗菌活性，对金黄色葡萄球菌、表皮葡萄球菌、溶血性链球菌、草绿色链球菌和肺炎链球菌具有极强的抗菌作用，部分需氧革兰阴性球菌，如脑膜炎奈瑟菌、淋病奈瑟菌以及人型支原体和沙眼支原体对其也敏感。但本类药物**对革兰阴性杆菌和肺炎支原体无效**。故正确答案为 D。

46. D 本题考查林可霉素类抗菌药物的药理作用。本类药物是治疗金黄色葡萄球菌引起的急慢性骨髓炎及关节感染的首选药。故正确答案为 D。

47. A 本题考查林可霉素类抗菌药物的药理作用。克林霉素与杀菌剂（青霉素或万古霉素）联合用于治疗因链球菌或葡萄球菌释放毒素导致的中毒性休克综合征。故正确答案为 A。

48. A 本题考查林可霉素类抗菌药物的作用特点。林可霉素与克林霉素可呈完全交叉耐药，本类药与大环内酯类药也存在交叉耐药性。故正确答案为 A。

49. C 本题考查林可霉素类抗菌药物的作用特点。林可霉素类药属于时间依赖性抗菌药物，给药原则一般应按每日分次给药，使 %T > MIC 达到 40% 以上，从而达到满意的杀菌效果。故正确答案为 C。

50. C 本题考查糖肽类抗菌药物的药理作用。糖肽类药物对革兰阳性菌具有强大的抗菌活性，对葡萄球菌（包括耐甲氧西林金黄色葡萄球菌）、肠球菌、肺炎链球菌、溶血性与草绿色链球菌高度敏感，对厌氧菌、炭疽杆菌、白喉棒状杆菌、破伤风杆菌也高度敏感，**对革兰阴性菌作用弱**。故正确答案为 C。

51. D 本题考查糖肽类抗菌药物的作用特点。对于 MRSA 感染，指南建议**万古霉素的谷浓度为 15 ~ 20µg/ml，以确保 AUC/MIC > 400**。当万古霉素谷浓度 > 20µg/ml 时，肾毒性风险增加。万古霉素峰浓度和肾毒性相关性不明显，目前不建议通过监测万古霉

素峰浓度来降低肾毒性。故正确答案为 D。

52. A 本题考查糖肽类抗菌药物的药物相互作用。（1）与氨基糖苷类、两性霉素 B、阿司匹林及其他水杨酸盐类、注射用杆菌肽及布美他尼、卷曲霉素、卡氮芥、顺铂、环孢素、依他尼酸、巴龙霉素及多黏菌素类药物等合用或先后应用，可增加耳毒性及肾毒性，如必须合用，应监测听力及肾功能并给予剂量调整。（2）**与抗组胺药、布克利嗪、赛克力嗪、吩噻嗪类、噻吨类及曲美苄胺等合用时，可能掩盖耳鸣、头昏、眩晕等耳毒性症状。**故正确答案为 A。

53. B 本题考查糖肽类抗菌药物的不良反应。万古霉素和去甲万古霉素快速滴注时可出现血压降低，甚至心搏骤停，以及喘鸣、呼吸困难、上部躯体发红（红人综合征，主要由嗜碱性粒细胞和肥大细胞释放组胺引起的，用苯海拉明和减慢万古霉素输注速度可以避免该反应的发生）。故正确答案为 B。

54. E 本题考查酰胺醇类抗菌药物的药理作用与作用机制。酰胺醇类对革兰阴性菌的抑制作用强于革兰阳性菌，对伤寒沙门菌敏感，对流感杆菌、脑膜炎球菌和淋球菌有较强杀菌作用；对立克次体、螺旋体、衣原体、支原体等也有抑制作用，但**对分枝杆菌、真菌、病毒和原虫无活性**。故正确答案为 E。

55. B 本题考查酰胺醇类抗菌药物的药理作用与作用机制。氯霉素可降低线粒体内膜上铁螯合酶的活性，抑制了血红蛋白的合成，骨髓中红细胞内空泡形成而引起再生障碍性贫血。故正确答案为 B。

56. B 本题考查酰胺醇类抗菌药物的不良反应。氯霉素新生儿剂量达 140～160mg/（kg·d），可致致死性的灰婴综合征。故正确答案为 B。

57. A 本题考查喹诺酮类抗菌药物的作用特点。环丙沙星对需氧革兰阴性杆菌抗菌活性尤其高，对下列细菌具良好体外抗菌作用：肠杆菌科细菌，包括柠檬酸杆菌属、阴沟肠杆菌、产气肠杆菌、大肠埃希菌、克雷伯菌属、变形杆菌属、沙门菌属、志贺菌属、弧菌属、耶尔森菌等。对产酶流感嗜血杆菌和莫拉菌属均有高度抗菌活性。本品对铜绿假单胞菌属的大多数菌株具良好抗菌作用，对甲氧西林敏感葡萄球菌具抗菌活性，对肺炎链球菌、溶血性链球菌和粪肠球菌仅具中等抗菌活性。本品尚对沙眼衣原体、支原体、军团菌有良好抗微生物作用，对结核分枝杆菌和非典型分枝杆菌亦有抗菌活性。**本品对厌氧菌抗菌作用差**。故正确答案为 A。

58. E 本题考查喹诺酮类抗菌药物的作用特点。莫西沙星具广谱抗菌作用，对甲氧西林或苯唑西林敏

感金黄色葡萄球菌、肺炎链球菌、化脓性链球菌、流感和副流感嗜血杆菌、卡他莫拉菌均具高度抗菌活性；但对肠球菌属的作用略差。对肺炎克雷伯菌、阴沟肠杆菌、沙门菌属等肠杆菌科细菌亦具良好抗菌作用，与环丙沙星相仿。对铜绿假单胞菌的作用较环丙沙星略差，对嗜麦芽窄食单胞菌、脆弱拟杆菌具高度抗菌活性，对肺炎衣原体、肺炎支原体、嗜肺军团菌等具有高度抗微生物活性，明显优于环丙沙星。对幽门螺杆菌、空肠弯曲菌亦具良好抗菌作用。**甲氧西林耐药葡萄球菌、洋葱伯克霍尔德菌、艰难梭菌对莫西沙星呈现耐药。**它对脆弱拟杆菌等厌氧菌亦具较好抗菌作用。故正确答案为 E。

59. E 本题考查喹诺酮类抗菌药物的禁忌。禁用于妊娠期妇女和儿童、癫痫患者、肝肾功不全者。故正确答案为 E。

60. B 本题考查硝基呋喃类的作用特点。呋喃唑酮仅用于难以根除的幽门螺杆菌感染。故正确答案为 B。

61. A 本题考查硝基咪唑类的药理作用与作用机制。硝基咪唑类对多种革兰阴性和革兰阳性厌氧菌均具有良好抗菌活性。在体外对梭菌属、真杆菌属、消化球菌、消化链球菌等革兰阳性厌氧菌，对拟杆菌属（脆弱拟杆菌、吉氏拟杆菌等）、梭杆菌属、普雷沃菌属等革兰阴性厌氧菌均具良好抗菌活性。**放线菌属、乳酸杆菌属、丙酸杆菌属对本品多呈耐药。对所有需氧菌无抗菌活性。**对阴道滴虫、梨形肠鞭毛虫、结肠小袋纤毛虫均有良好抗原虫作用。故正确答案为 A。

62. E 本题考查硝基咪唑类的临床应用注意。甲硝唑、替硝唑可干扰丙氨酸氨基转移酶、乳酸脱氢酶、三酰甘油、己糖激酶等的检测结果，**使其测定值降至零**。故正确答案为 E。

63. E 本题考查磺胺类抗菌药物的作用特点。根据磺胺药的临床用途和吸收特点分为：（1）口服易吸收者可用于治疗全身各系统感染的磺胺药，如磺胺甲噁唑、磺胺嘧啶、磺胺异噁唑、磺胺多辛等。（2）**口服不易吸收者仅用于肠道感染，如柳氮磺吡啶。**（3）局部外用于皮肤黏膜感染者，如磺胺嘧啶银、醋酸磺胺米隆、磺胺醋酰钠等。故正确答案为 E。

64. A 本题考查磺胺类抗菌药物的典型不良反应和禁忌。（1）应用磺胺药期间应多饮水，保持正常尿量，以防结晶尿和结石的发生，必要时亦可服**碱化尿液**的药物。（2）用药期间应注意检查血常规，如任何一种血细胞显著降低时，应停用本品，对接受较长疗程的患者尤为重要。用药期间应定期进行尿常规和肾

功能检查，尤其是肾功能不全患者。（3）禁用于对磺胺类药物过敏者以及对呋塞米、砜类、噻嗪类利尿药、磺脲类、碳酸酐酶抑制剂过敏的患者。葡萄糖-6-磷酸脱氢酶缺乏者应用本品可发生溶血，该反应通常为剂量依赖性。（4）由于磺胺药可与胆红素竞争在血浆蛋白上的结合部位，而新生儿的乙酰转移酶系统未发育完善，磺胺游离血药浓度增高，以致增加了核黄疸发生的危险性，因此该类药物在新生儿及2个月以下婴儿的应用属禁忌。故正确答案为A。

65. C 本题考查复方磺胺甲噁唑的常用制剂与规格。片剂：每片含磺胺甲噁唑 0.4g，甲氧苄啶 0.08g。故正确答案为C。

66. A 本题考查多黏菌素的药理作用与作用机制。**多黏菌素 B 和 E 在抗菌谱上基本一致，属窄谱抗菌药物**，对绝大多数革兰阴性杆菌有较好的活性，如对铜绿假单胞菌、不动杆菌属、气单胞菌属、大肠埃希菌、肠杆菌属、克雷伯菌属、嗜麦芽窄食单胞菌、枸橼酸杆菌具有较强的抗菌活性；对流感嗜血杆菌、百日咳杆菌、嗜肺军团菌、沙门菌属和志贺菌属抗菌活性欠佳；而所有革兰阳性菌、厌氧菌以及部分革兰阴性球菌（淋病奈瑟菌、脑膜炎奈瑟菌）、支原体、衣原体、变形杆菌、摩根菌属、沙雷氏菌属、伯克菌属、寄生虫等对多黏菌素耐药。故正确答案为A。

67. D 本题考查多黏菌素的药理作用与作用机制。目前认为多黏菌素的抗菌作用机制为：（1）其分子中的聚阳离子环与革兰阴性杆菌细胞膜上的磷酸基结合，致细胞膜通透性增加，细胞内的嘌呤、嘧啶等小分子物质外漏，细菌膨胀、溶解死亡。（2）可经囊泡接触途径，使细胞内外膜之间的成分交叉，引起渗透不平衡，导致细菌膨胀、溶解。（3）氧化应激反应导致羟自由基的积累，破坏细菌的 DNA。（4）具有中和内毒素作用。故正确答案为D。

68. E 本题考查多黏菌素的适应证、用法用量、临床应用注意。肾功能不全患者多黏菌素 B 不需调整给药剂量，多黏菌素 E 肾功能不全患者需调整剂量。其余选项的表述正确。故正确答案为E。

69. C 本题考查利奈唑胺的临床应用注意。（1）在应用利奈唑胺的患者中可出现骨髓抑制（包括血小板减少、贫血、白细胞减少和全血细胞减少），风险与疗程相关。停用利奈唑胺后血象指标可以上升并回复到治疗前的水平。血小板减少在严重肾功能不全患者中更常见。（2）由于本品具有单胺氧化酶抑制剂作用，在应用利奈唑胺过程中，应避免食用含有大量酪氨酸的食品，如腌渍、泡制、烟熏、发酵的食品。

（3）**由于本品有引起血压升高的潜在相互作用**，除非对患者可能出现的血压升高进行监测，否则利奈唑胺不宜应用于高血压未控制的患者、嗜铬细胞瘤、甲状腺功能亢进的患者和（或）使用以下任何药物的患者：直接或间接拟交感神经药（如伪麻黄碱）、血管加压药物（如肾上腺素、去甲肾上腺素）、多巴胺类药物（如多巴胺、多巴酚丁胺）以及苯丙醇胺、右美沙芬、抗抑郁药等。（4）在利奈唑胺治疗中也有出现视力模糊的报道，在疗程中应密切观察视觉症状的出现，必要时监测视觉功能。（5）轻度及中度肝功能不全、肾功能不全者无需调整剂量。故正确答案为C。

70. C 本题考查替加环素的临床应用注意。替加环素**不抑制下列 6 种细胞色素 P450（CYP）亚型所介导的代谢过程：1A2、2C8、2C9、2C19、2D6 和 3A4**。因此预期替加环素不会改变需经上述代谢酶代谢的药物的代谢过程。其余选项的表述正确。故正确答案为C。

71. E 本题考查抗结核分枝杆菌药的分类。抗结核药品分为一线和二线抗结核药。**一线药物主要包括：异烟肼、利福平、吡嗪酰胺、乙胺丁醇**。故正确答案为E。

72. A 本题考查抗结核分枝杆菌药的作用特点。异烟肼对各型结核分枝杆菌都有高度选择性抗菌作用，是目前抗结核药物中具有最强杀菌作用的合成抗菌药，对其他细菌几乎无作用。故正确答案为A。

73. C 本题考查异烟肼的药物相互作用。异烟肼为维生素 B_6 的拮抗剂，可增加维生素 B_6 经肾排出量，易致周围神经炎的发生。同时服用维生素 B_6 者，需酌情增加用量。故正确答案为C。

74. E 本题考查利福平的药理作用与作用机制。利福平与依赖于 DNA 的 RNA 多聚酶的 β 亚单位牢固结合，抑制细菌 RNA 的合成，但对哺乳动物的酶无影响。故正确答案为E。

75. A 本题考查利福平的不良反应。（1）**肝毒性为主要不良反应**：表现为转氨酶升高，肝大，严重时伴有黄疸，胆道梗阻者更易发生。多数患者表现一过性肝脏转氨酶升高，肝损害多见于与其他抗结核药特别是异烟肼合并用药时，促使异烟肼加速代谢为单乙酰肼而增加肝毒性。老年人、妊娠期妇女、长期嗜酒者、营养不良和患有慢性肝病者较易发生。（2）消化道反应最为多见，口服后可出现厌食、恶心、呕吐、上腹部不适、腹泻等胃肠道反应，发生率为 1.7%~4.0%，但均能耐受。（3）过敏反应：间歇用药较每日连续用药更易发生过敏反应。在间歇用药时，每周 2 次以下较每周 3 次以上用药发生机会多，表现药物热、皮肤瘙痒、皮疹、严重者导致剥脱性皮炎。严重时发生过敏性休克等。（4）类流感样综合征：发生率较少但应引起注意，表现为畏寒、呼吸困难、头晕、发热、头痛、肌肉骨骼疼痛、寒战（流感样综合征），采用间歇疗法者易发生。故正确答案为 A。

76. E 本题考查利福平的不良反应。尿、唾液、粪便、痰、汗液及泪液呈橘红或红棕色。故正确答案为 E。

77. B 本题考查吡嗪酰胺的不良反应。（1）**最常见者为肝脏损害**，如血清转氨酶升高，甚或出现黄疸，均应停药并进行积极保肝治疗。不良反应往往与药物剂量有明显关系，每日剂量达 2～3g 时，肝损害明显。目前短程化方案大都包括此药，用量为每日 1.5g，此剂量对肝脏影响不大。（2）**其次为痛风样关节炎**，主要发生在大关节，多在开始用药的 1～2 个月内，可能由于吡嗪酰胺促进肾小管对尿酸的重吸收，引起血清尿酸浓度增高，停药后可缓解。故正确答案为 B。

78. A 本题考查乙胺丁醇的用法用量。13 岁以下儿童不宜应用本品；13 岁以上儿童用量与成人相同。故正确答案为 A。

79. A 本题考查乙胺丁醇的不良反应。（1）**球后视神经炎：发生率较高，每日剂量 25mg/kg 以上时易发生**。表现为视力模糊、眼痛、红绿色盲或视力减退、视野缩小。视力变化可为单侧或双侧的。（2）胃肠道反应：恶心、呕吐、腹泻等，一般较轻，患者多能耐受。（3）过敏反应：发生率较少，表现为畏寒、关节肿痛（尤其大趾、踝、膝关节）、病变关节表面皮肤发热拉紧感（急性痛风、高尿酸血症）；极少出现皮疹、发热、关节痛，或麻木、针刺感、烧灼痛或手足软弱无力（周围神经炎）。故正确答案为 A。

80. E 本题考查两性霉素 B 去氧胆酸盐的注意事项。本品快速静脉滴注可导致低血压、低血钾、心律失常和休克，因此应避免快速静脉滴注。**本品需缓慢避光静脉滴注，每次滴注时间需 6 小时或更长**。故正确答案为 E。

81. A 本题考查伊曲康唑的药物相互作用。**伊曲康唑及其主要代谢产物羟基伊曲康唑为细胞色素 P450 3A4 酶系统的抑制剂**。伊曲康唑主要经 CYP 3A4 酶代谢，所以该酶的抑制剂可使本品的药物浓度增高。故正确答案为 A。

82. B 本题考查卡泊芬净的临床应用注意。妊娠、哺乳期用药暂无卡泊芬净资料，应首选两性霉素 B。故正确答案为 B。

83. B 本题考查抗菌药物的基本知识。最低抑菌浓度（minimal inhibitory concentration，MIC）单位以 mg/L 表示。故正确答案为 B。

84. E 本题考查抗菌药物的基本知识。浓度依赖性抗菌药物对致病菌的杀菌效应和临床疗效取决于 C_{max}，而与作用时间关系不密切，即血药 C_{max} 越高，清除致病菌的作用越迅速、越强。氨基糖苷类、氟喹诺酮类、达托霉素、多黏菌素、硝基咪唑类等属于浓度依赖性抗菌药物。故正确答案为 E。

85. C 本题考查抗菌药物的基本知识。大多数 PAE 或 $t_{1/2}$ 较短的 β - 内酰胺类（青霉素类、头孢菌素类、碳青霉烯类）、林可霉素、部分大环内酯类药物等属于时间依赖性抗菌药物。故正确答案为 C。

二、配伍选择题

[1~3] BCA 本题考查抗菌药物的基本知识。（1）**抗生素后效应（postantibiotic effect，PAE）**是抗菌药物药效动力学的一个重要指标，是指抗菌药物与细菌短暂接触后，细菌受到非致死性损伤，当药物清除后，细菌恢复生长仍然持续受到抑制的效应。（2）为测定任一种病原微生物对某一抗菌药的敏感性，通常应用**最低抑菌浓度（minimal inhibitory concentration，MIC）**，有时也采用**最低杀菌浓度（minimal bactericidal concentration，MBC）**进行评估，单位均以 mg/L 表示。故正确答案为 BCA。

[4~8] CABDE 本题考查抗菌药物的基本知识。（1）以 **%T > MIC** 为 PK/PD 指标的有：青霉素类、头孢菌素类、碳青霉烯类。（2）以 **C_{max}/MIC** 为最优 PK/PD 指标的有：氨基糖苷类。（3）以 **AUC_{0-24}/MIC** 为最优 PK/PD 指标的有喹诺酮类、多黏菌素、达托霉素（总）、利奈唑胺、万古霉素、替加环素、大环内酯类（克拉霉素和阿奇霉素）。（4）提高**浓度依赖性**抗菌药物疗效的策略主要是**提高血药 C_{max}**，一般推荐日剂量单次给药方案，但对于治疗窗较窄的药物需注意不能使药物浓度超过最低毒性剂量。（5）对于**时间依赖性**抗菌药物应以**提高 %T > MIC** 来增加临床疗效，一般推荐日剂量分多次给药和（或）延长滴注时间的给药方案。故正确答案为 CABDE。

[9~13] EABCD 本题考查抗菌药物的基本知识。（1）分泌至**胆汁中**的药物浓度因不同药物种类而异，以四环素类、大环内酯类、林可霉素类、利福平

等的浓度较高。（2）除氯霉素、磺胺类药、异烟肼、甲硝唑、氟康唑等以外，抗菌药物很少透过正常**血 - 脑屏障**进入脑脊液中，但脑膜有炎症时则采用某些第三代头孢菌素、乙胺丁醇、氨苄西林、青霉素 G 等，在脑脊液中的浓度可达有效水平。（3）**痰液及支气管分泌液**中的药物浓度大多低于同时期的血药浓度，以红霉素等大环内酯类、氯霉素、喹诺酮类、利福平、甲氧苄啶等的浓度较高。（4）林可霉素类、磷霉素、复方磺胺甲噁唑在**骨组织**中有较高的浓度或可达治疗水平。（5）此外，红霉素等大环内酯类、复方磺胺甲噁唑、喹诺酮类等应用后有一定量进入前列腺中。故正确答案为 EABCD。

[14～18] **ABCBA** 本题考查抗菌药物的基本知识。（1）**主要经肝脏清除**：氯霉素、利福平、大环内酯类、克林霉素、林可霉素、异烟肼、两性霉素 B、四环素类、酮康唑、伊曲康唑、伏立康唑、卡泊芬净、甲硝唑等。（2）**经肝、肾双途径清除**：美洛西林、哌拉西林、头孢哌酮、头孢曲松、头孢噻肟、氨曲南、环丙沙星、莫西沙星等。（3）**主要经肾脏排泄**：氨基糖苷类、糖肽类、头孢唑林、头孢他啶、头孢吡肟、多黏菌素、羧苄西林、左氧氟沙星、亚胺培南、美罗培南、磺胺类等。故正确答案为 ABCBA。

[19～23] **EBCAD** 本题考查青霉素类抗菌药物的药理作用与作用机制。（1）天然青霉素不耐酸、不耐青霉素酶，抗菌谱较窄。（2）青霉素 V 为**耐酸的口服青霉素**。（3）甲氧西林、苯唑西林等**耐青霉素酶类青霉素**，对产青霉素酶的金黄色葡萄球菌有较好作用。（4）氨苄西林、阿莫西林等**广谱青霉素**，主要作用于对青霉素敏感的革兰阳性菌以及部分革兰阴性杆菌如大肠埃希菌、奇异变形杆菌、沙门菌属、志贺菌属和流感嗜血杆菌等。（5）哌拉西林等抗铜绿假单胞菌青霉素，对革兰阳性菌的作用较天然青霉素或氨基青霉素为差，但对某些革兰阴性杆菌包括铜绿假单胞菌有抗菌活性。故正确答案为 EBCAD。

[24～26] **CAB** 本题考查青霉素类抗菌药物的不良反应。（1）**大量应用青霉素类钠盐可造成高钠血症**，并致心力衰竭。少数患者还可出现低血钾、代谢性碱中毒等，在肾功能或心功能不全者中尤易发生，大量应用青霉素类钾盐时，可发生高钾血症或钾中毒反应。（2）肌内注射可发生周围神经炎。（3）大剂量应用时可因脑脊液药物浓度过高而引起**青霉素脑病**（表现为肌肉阵挛、抽搐、昏迷等），此反应多见于婴儿、老年人和肾功能不全患者。（4）少数有凝血功能缺陷的患者，大剂量用药可干扰凝血机制，导致出血

倾向。（5）长期、大剂量用药可致菌群失调，出现由念珠菌或耐药菌引起的二重感染。（6）应用青霉素治疗梅毒、钩端螺旋体病等疾病时可由于病原体死亡致症状（寒战、咽痛、心率加快）加剧，称为**吉海反应（亦称赫氏反应）**。故正确答案为 CAB。

[27～30] **ACED** 本题考查头孢菌素类抗菌药物的作用特点。（1）**第一代头孢菌素类**血清半衰期短，在胸水、心包积液、腹水、滑膜液和尿液中可达到治疗浓度，胆汁浓度超过血清浓度（无胆道梗阻时），脑脊液中浓度低。（2）**第二代头孢菌素类**在胸水、心包积液、腹水、滑膜液和尿液中可达到治疗浓度，胆汁浓度超过血清浓度（无胆道梗阻时），脑脊液中浓度低（头孢呋辛除外）。（3）**第三代头孢菌素**血浆半衰期长，体内分布广，组织穿透力强，在胸水、心包积液、腹水、滑膜液和尿液中可达到治疗浓度，胆汁浓度超过血清浓度（无胆道梗阻时），有一定量渗入脑脊液中。（4）**第四代头孢菌素**体内分布广泛，半衰期长，头孢吡肟有引发癫痫发作的风险，尤其是肾功能不全患者未适当降低剂量时。故正确答案为 ACED。

[31～33] **CAE** 本题考查哌拉西林他唑巴坦的临床应用注意。（1）本品与丙磺舒合用可使哌拉西林和他唑巴坦的消除半衰期分别上升 21% 和 71%。（2）本品与肝素合用时应注意监测出血与凝血功能。（3）本品与维库溴铵合用可增强后者对神经 - 肌肉接头的阻滞作用。故正确答案为 CAE。

[34～36] **CBC** 本题考查碳青霉烯类抗菌药物的药理作用。（1）**厄他培南的抗菌谱比亚胺培南或美罗培南窄**，对大多数肠杆菌科细菌和厌氧菌有活性，但对铜绿假单胞菌、不动杆菌及革兰阳性菌（尤其是肠球菌和耐青霉素肺炎球菌）的活性不及其他碳青霉烯类药物。该类药物临床适应证广，在多重耐药菌感染、需氧菌与厌氧菌混合感染、重症感染及免疫缺陷患者感染等的抗菌治疗中发挥着重要作用。厄他培南可用于中、重度细菌性感染，**其半衰期长，可以一日 1 次给药**。（2）亚胺培南西司他丁治疗可能引起中枢神经系统毒性，包括精神状态改变、肌阵挛和癫痫发作，故亚胺培南**不应用于治疗脑膜炎**。故正确答案为 CBC。

[37～41] **BACDE** 本题考查其他 β - 内酰胺类抗菌药物的药理作用与作用机制。（1）**氧头孢烯类药的抗菌活性与第三代头孢菌素中的头孢噻肟相似**，对多种革兰阴性菌及厌氧菌有较强作用，葡萄球菌属、肺炎链球菌的等革兰阳性球菌的抗菌活性差，对 β -

内酰胺酶稳定。（2）**氨曲南通过与敏感需氧革兰阴性菌细胞膜上 PBP3 的高度亲和而发挥杀菌作用，仅对需氧革兰阴性菌包括铜绿假单胞菌具有良好抗菌活性，对革兰阳性菌和厌氧菌作用差**。（3）**头霉素类药**：头孢美唑、头孢替坦、头孢米诺。（4）**氧头孢烯类**：拉氧头孢。故正确答案为 BACDE。

[42~45] ADBA 本题考查大环内酯类抗菌药物的作用特点。（1）**红霉素易被胃酸破坏，口服吸收少**，故临床一般服用其肠衣片或酯化物。（2）克拉霉素、阿奇霉素和泰利霉素的口服吸收更好、在胃 pH 值环境中均稳定，它们的生物利用度高于红霉素，不需要肠溶包衣。速释片剂和口服混悬液可空腹服用，也可与食物同服。但阿奇霉素缓释混悬液应空腹服用，克拉霉素缓释片剂应与食物同服。（3）大环内酯类药物属于时间依赖性。因药物不同，PAE 不同。以**红霉素**为代表的部分大环内酯类药物属于**短 PAE**，且 $t_{1/2}$ 短的时间依赖性，% T > MIC 为预测疗效的 PK/PD 参数，这类药物通常需要每日多次给药。故正确答案为 ADBA。

[46~49] DABC 本题考查酰胺醇类抗菌药物的药物相互作用。（1）**与氯霉素的抗菌作用机制相似的大环内酯类和林可霉素类抗生素，可替代或阻止氯**霉素与细菌核糖体的 50S 亚基相结合，故两者同用可发生拮抗，不宜联用。（2）氯霉素抑制细菌蛋白质合成，是抑菌剂，**对青霉素类杀菌剂的杀菌效果有干扰作用**。应避免两类药同用。（3）**氯霉素能拮抗维生素 B_6**，增加机体 B_6 需求量，它也可拮抗维生素 B_{12} 的造血作用，可导致贫血或周围神经炎的发生。（4）**氯霉素对肝脏微粒体药物代谢酶有抑制作用，能影响其他药物的药效**。（5）**氯霉素与秋水仙碱、保泰松和青霉胺等可抑制骨髓的药物同用，可增加毒性**。故正确答案为 DABC。

[50~53] ABCD 本题考查喹诺酮类抗菌药物的分类。喹诺酮类药物分为四代。第一代，萘啶酸；第二代，吡哌酸；第三代，诺氟沙星、环丙沙星、氧氟沙星、左氧氟沙星、洛美沙星、氟罗沙星、司帕沙星；第四代，莫西沙星、吉米沙星。故正确答案为 ABCD。

[54~61] BBABBABC 本题考查抗菌药物的药理作用与作用机制。（1）氨基糖苷类影响蛋白质合成过程的多个环节，使细菌蛋白质的合成受阻。（2）大环内酯类药的抗菌作用机制为抑制细菌蛋白质的合成。（3）头孢菌素类药导致细菌细胞壁合成障碍，细菌溶菌死亡。（4）四环素类药物的抗菌作用机制为抑

制细菌蛋白质合成。（5）林可霉素类抗菌药物抑制细菌蛋白质的合成。（6）糖肽类抗菌药物抑制细菌细胞壁的合成。（7）酰胺醇类抑制细菌蛋白质的合成。（8）喹诺酮类抑制 DNA 的合成和复制而导致细菌死亡。故正确答案为 BBABBABC。

[62~69] BCABCDCE 本题考查抗菌药物的药理作用与作用机制。（1）**氨基糖苷类能与细菌的 30S 核糖体结合**，影响蛋白质合成过程的多个环节，使细菌蛋白质的合成受阻。（2）**大环内酯类药的抗菌作用机制为抑制细菌蛋白质的合成，与细菌核糖体的 50S 亚基结合**。（3）**头孢菌素类药的抗菌作用机制与青霉素类相同，与细菌细胞内膜上主要的青霉素结合蛋白（PBPs）结合**，使细菌细胞壁合成过程中的交叉连接不能形成，导致细菌细胞壁合成障碍，细菌溶菌死亡。（4）**四环素类药进入细胞后，与细菌核糖体的 30S 亚基结合**，阻止蛋白质合成始动复合物，并抑制氨基酰 – tRN 与 mRNA – 核糖体复合物结合，从而抑制肽链延长和细菌蛋白质的合成。（5）**林可霉素类抗菌药物的作用机制与大环内酯类药相同，即与细菌核糖体的 50S 亚基结合**，从而抑制细菌蛋白质的合成。（6）**糖肽类抗菌药物与细菌细胞壁**前体肽聚糖末端的**丙氨酰丙氨酸**形成复合物，干扰甘氨酸五肽的连接，从而抑制细菌细胞壁的合成。同时对胞浆中 RNA 的合成也具有抑制作用。（7）**酰胺醇类**为广谱抗菌药物，机制为此类药物通过脂溶性可弥散进入细菌细胞内，主要作用于细菌 70S 核糖体的 50S 亚基，抑制转肽酶，使肽链的增长受阻，抑制了肽链的形成，从而阻止蛋白质的合成。（8）**喹诺酮类选择性干扰细菌 DNA 回旋酶或拓扑异构酶 IV**，抑制 DNA 的合成和复制而导致细菌死亡。还能使细菌菌体肿胀破裂，致细胞重要内容物外漏而杀菌。故正确答案为 BCABCDCE。

[70~73] EBAC 本题考查抗菌药物的药理作用与作用机制。（1）**呋喃妥因可被细菌的黄素蛋白还原**，其产生的活性产物可抑制乙酰辅酶 A 等多种酶，从而改变细菌的核糖体蛋白及其他大分子蛋白，导致细菌代谢紊乱并损伤其 DNA。（2）**硝基咪唑类（替硝唑）**杀菌机制尚未完全阐明，本类药物被还原后的**代谢物可抑制细菌的 DNA 代谢过程**，促使细菌死亡。本类药物抗阿米巴原虫的机制为抑制其氧化还原反应，使原虫的氮链发生断裂。（3）**磺胺甲噁唑作用于二氢叶酸合成酶**，干扰叶酸合成的第一步，而甲氧苄啶作用于叶酸合成的第二步，选择性**抑制二氢叶酸还原酶**的作用，因此二者合用，可使细菌的叶酸代谢受到双重阻断，从而干扰细菌的蛋白合成。故正确答案

为 EBAC。

[74~76] BAE 本题考查抗菌药物的药理作用与作用机制。(1) **磷霉素**可与催化肽聚糖合成的**磷酸烯醇丙酮酸转移酶**不可逆性结合，使该酶灭活，阻断细菌细胞壁的合成，从而导致细菌死亡。(2) **利奈唑胺**与细菌核糖体 **50S 亚单位**结合，抑制 mRNA 与核糖体连接，阻止 70S 起始复合物的形成，从而抑制细菌蛋白质的合成。利奈唑胺为抑菌剂，但对肺炎链球菌等链球菌属可呈现杀菌作用。(3) **替加环素**通过与**核糖体 30S 亚单位**结合、阻止氨酰化 tRNA 分子进入核糖体 A 位而抑制细菌蛋白质合成。故正确答案为 BAE。

[77~80] CAEB 本题考查抗真菌药物的药理作用与作用机制。(1) **吡咯类药物（伊曲康唑）**作用机制是**抑制真菌中由细胞色素 P450 介导的 14α-甾醇去甲基化**，从而抑制真菌细胞膜主要固醇类——麦角固醇的生物合成，损伤真菌细胞膜并改变其通透性，以致细胞内重要物质摄取受影响或流失而使真菌死亡。(2) **两性霉素 B** 通过与敏感真菌细胞膜上的**甾醇（主要为麦角固醇）**相结合，引起细胞膜的通透性改变，导致细胞内重要物质如钾离子、核苷酸和氨基酸等外漏，从而破坏细胞的正常代谢抑制其生长。(3) **卡泊芬净**是半合成的棘白菌素，通过**非竞争性抑制 β-（1，3）-D-糖苷合成酶**，从而破坏真菌细胞壁糖苷的合成。(4) **氟胞嘧啶**经胞嘧啶透酶系统进入真菌细胞，在真菌细胞内经胞嘧啶脱氨酶作用代谢成为氟尿嘧啶，替代尿嘧啶进入真菌的 RNA，从而**抑制 DNA 和 RNA 的合成**，导致真菌死亡。故正确答案为 CAEB。

[81~83] BDE (1) **苄星青霉素**适应证：用于预防风湿热、治疗各期梅毒，也可用于控制链球菌感染的流行。临用前加入灭菌注射用水适量制成混悬液，深部肌内注射。成人一次 60 万~120 万 U，每 2~4 周 1 次；治疗梅毒，成人一次 240 万 U，每周 1 次，连用 2~3 周。(2) **阿莫西林**（羟氨苄青霉素）适应证：①治疗伤寒、其他沙门菌感染和伤寒带菌者。②治疗敏感细菌不产 β-内酰胺酶的菌株所致尿路感染。对下尿路感染的患者和不产酶淋病奈瑟菌所致尿道炎、宫颈炎，口服单次剂量 3g 即可获得满意疗效。③肺炎链球菌、溶血性链球菌和不产 β-内酰胺酶的流感嗜血杆菌所致耳、鼻、喉感染，呼吸道感染和皮肤、软组织感染。④钩端螺旋体病。⑤治疗敏感大肠埃希菌、奇异变形杆菌和粪肠球菌所致泌尿生殖系统感染。本品与克拉霉素和兰索拉唑联合治疗幽

门螺杆菌感染。(3) **哌拉西林他唑巴坦**适应证：用于因产 β-内酰胺酶而对哌拉西林耐药但对本品敏感的细菌所致下列中、重度感染：①肺炎克雷伯菌、鲍曼不动杆菌、铜绿假单胞菌、流感嗜血杆菌、金黄色葡萄球菌等所致肺炎等下呼吸道感染；本品用于医院获得性铜绿假单胞菌肺炎时，应联合氨基糖苷类或其他抗铜绿假单胞菌活性药物。②金黄色葡萄球菌等所致蜂窝织炎、脓肿、糖尿病足感染等单纯性或复杂性皮肤、软组织感染。③大肠埃希菌、拟杆菌属等所致阑尾炎（合并破裂或脓肿）、腹膜炎等腹腔感染。④大肠埃希菌等所致盆腔炎、子宫内膜炎等盆腔感染。

三、综合分析选择题

1. A 本题考查抗菌药物的作用特点。阿奇霉素、莫西沙星对支原体均有活性，但是氟喹诺酮类（莫西沙星）禁用于 18 岁以下儿童。故正确答案为 A。

2. A 本题考查阿奇霉素的用法用量。阿奇霉素需要连续使用 5 日。故正确答案为 A。

3. A 本题考查抗结核药的作用特点。周围神经炎等不良反应较多见于慢乙酰化型患者。慢乙酰化患者乙酰化能力较差，以致异烟肼消除半衰期延长，较易产生不良反应，故宜用较低剂量。故正确答案为 A。

4. B 本题考查抗结核药的注意事项。服用利福平后便尿、唾液、汗液、痰液、泪液等排泄物均可显橘红色或红棕色。故正确答案为 B。

5. C 本题考查头孢曲松的作用特点。**头孢曲松蛋白结合率为 85%~95%，可从血清蛋白结合部位取代胆红素**，有黄疸的新生儿或有黄疸严重倾向的新生儿应慎用或避免使用，避免引起这些患者的胆红素脑病。故正确答案为 C。

6. C 本题考查头孢类抗菌药物的作用特点。头孢噻肟、头孢他啶、头孢哌酮属于第三代头孢菌素，对 G⁺ 球菌活性比第一、二、四代均弱，头孢唑林属于第一代头孢菌素，但早产儿及 1 个月以下的新生儿不推荐应用，所以选择对革兰阳性球菌有效的阿莫西林，阿莫西林蛋白结合率为 17%~20%。故正确答案为 C。

7. C 本题考查万古霉素的用法用量。静脉滴注：儿童，一次 10mg/kg，每 6 小时 1 次。经计算日剂量为 40mg/kg。故正确答案为 C。

8. D 本题考查万古霉素的不良反应。**万古霉素**快速滴注时可出现血压降低，甚至心搏骤停，以及喘鸣、呼吸困难、上部躯体发红（**红人综合征**，主要由

嗜碱性粒细胞和肥大细胞释放组胺引起的，用苯海拉明和减慢万古霉素输注速度可以避免该反应的发生）。故正确答案为 D。

四、多项选择题

1. ABCDE 本题考查抗菌药物的基本知识。耐药性的发生机制：（1）**钝化酶或灭活酶**（如 β - 内酰胺酶、氨基糖苷类钝化酶、氯霉素乙酰转移酶）的形成，临床上抗感染药治疗失败往往与此有关；（2）**细菌细胞壁通透性改变**，使抗生素无法进入细胞内，从而难以作用于靶位；（3）细菌细胞膜上存在的抗感染药物**外排系统**，使菌体内药物减少而导致细菌耐药；（4）**靶部位的改变**，使抗生素不能与靶位结合而发生抗菌效能。（5）此外还可由于**代谢拮抗药的增加或细菌酶系的变化**等而产生耐药性。故正确答案为 ABCDE。

2. ABCDE 本题考查青霉素类的作用特点。（1）青霉素类药为时间依赖性抗菌药物，血浆半衰期较短，几乎无抗生素后效应，其抗菌活性与细菌接触药物的时间长短密切相关，而与血浆峰浓度关系较小。（2）研究证明，当%T＞MIC 达到 40%～50%，青霉素类药可显示满意的杀菌效果。（3）青霉素的血浆半衰期短暂，约 30 分钟，对多数敏感细菌的有效血浆浓度可维持 5 小时。在肾功能正常的情况下，给药剂量的 75% 由肾脏排出，青霉素给药方法一般为每隔 6 小时给药 1 次。故正确答案为 ABCDE。

3. ABCDE 本题考查青霉素类的作用特点。青霉素类可在胸腔液、心包液、腹腔液、滑液及尿液中达到治疗浓度。所有青霉素类的胆汁浓度都比相应的血清浓度高；萘夫西林、氨苄西林及哌拉西林的胆汁浓度非常高。故正确答案为 ABCDE。

4. ADE 本题考查青霉素类的特殊人群用药。萘夫西林、苯唑西林、双氯西林都主要经非肾途径清除，即使患者存在严重肾功能衰竭，也不需要调整剂量。氨苄西林、哌拉西林、替卡西林，肾功能不全者需根据肾功能调整给药剂量。故正确答案为 ADE。

5. ABCD 本题考查 β - 内酰胺酶抑制剂的代表药物。克拉维酸、舒巴坦、他唑巴坦、阿维巴坦均为 β - 内酰胺酶抑制剂。故正确答案为 ABCD。

6. ABCE 本题考查亚胺培南西司他丁的适应证、临床应用注意。由于本品可能导致惊厥等严重中枢神经系统不良反应，不宜用于中枢神经系统感染（D 选项不正确）。其余选项表述正确。故正确答案为 ABCE。

7. ADE 本题考查氨曲南的药理作用与作用机

制。氨曲南通过与敏感需氧革兰阴性菌细胞膜上 PBP3 的高度亲和而发挥杀菌作用，**仅对需氧革兰阴性菌包括铜绿假单胞菌具有良好抗菌活性**，对革兰阳性菌和厌氧菌作用差。临床用于**大肠埃希菌、沙雷菌、克氏杆菌和铜绿假单胞菌**等引起的下呼吸道、泌尿道、软组织感染及败血症等的治疗。故正确答案为 ADE。

8. ABCDE 本题考查其他 β - 内酰胺类抗菌药物的不良反应。头霉素类药头孢美唑、头孢替坦、头孢米诺或氧头孢烯类药物拉氧头孢、氟氧头孢使用期间或之后 5～7 日内饮酒、服用含有乙醇药物、食物以及外用乙醇可发生"双硫仑样"反应。故正确答案为 ABCDE。

9. AB 本题考查氨基糖苷类的作用特点。氨基糖苷类药为浓度依赖性速效杀菌剂，PK/PD 参数目标是血浆峰浓度 C_{max}/MIC ≥ 8～10 或 AUC/MIC ≥ 100。故正确答案为 AB。

10. ABCDE 本题考查氨基糖苷类的不良反应。（1）氨基糖苷类药**常见不良反应是耳毒性**，包括前庭和耳蜗神经功能障碍。前庭损害表现为眩晕、呕吐、眼球震颤和平衡障碍；耳蜗功能受损可引起耳鸣、听力减退甚至耳聋。（2）氨基糖苷类药**在肾皮质高浓度蓄积**，可损害近曲小管上皮细胞，引起肾小管肿胀，甚至坏死，出现蛋白尿、管型尿或红细胞尿，严重者可出现氮质血症、肾功能不全等。氨基糖苷类的肾毒性通常是可逆的，但耳毒性不可逆。（3）氨基糖苷类可与体液内的钙离子络合，降低组织内钙离子浓度，抑制节前神经末梢乙酰胆碱的释放并降低突触后膜对乙酰胆碱的敏感性，造成**神经 - 肌肉接头处传递阻断**，由此可发生**心肌抑制**、血压下降、肢体瘫痪，甚至呼吸肌麻痹而窒息死亡。（4）**过敏反应**可引起皮疹、发热、嗜酸性粒细胞增多等，甚至引起严重过敏性休克，尤其是链霉素，应引起警惕。故正确答案为 ABCDE。

11. ABCDE 本题考查大环内酯类抗菌药物的药理作用。本类药物在低浓度时为抑菌剂，高浓度时可有杀菌作用。第二代大环内酯类除抗菌作用外，还具有胃动素作用、免疫修饰作用、抗炎作用等。故正确答案为 ABCDE。

12. ABC 本题考查红霉素的适应证。军团菌病、支原体肺炎、空肠弯曲菌肠炎等，红霉素为首选用药。故正确答案为 ABC。

13. AD 本题考查红霉素的药物相互作用。红霉素可抑制 CYP1A2、CYP3A4，与许多经此酶代谢的药物可发生相互作用，导致严重不良反应，如与阿司咪唑、特非那定和西沙必利合用可引起室性心律失常。本品可抑制卡马西平、苯妥英钠和丙戊酸钠等抗癫痫药的代谢，使后者的血药浓度增高而发生毒性反应。与阿芬太尼合用可抑制后者的代谢，延长其作用时间。与环孢素、他克莫司合用可使后者血药浓度增加。与其他经肝脏细胞色素 P450 代谢的药物如溴隐亭、抗心律失常药丙吡胺合用时，可减少后者的代谢。故正确答案为 AD。

14. ABCDE 本题考查喹诺酮类抗菌药物的不良反应。（1）**常见的有胃肠道反应（3% ~ 4%）**：恶心、呕吐、不适、疼痛等；**中枢神经系统症状（2%）**：头痛、头晕、睡眠不良等，并可致精神症状。**过敏反应（0.5% ~ 1.0%）**：皮疹、搔痒、颜面或皮肤潮红等。视觉紊乱：双视、色视。**光敏反应**；Stevens – Johnson 及 Lyell 综 合 征。**肝肾损害**：有 0.8% ~ 4.3% 患者可出现肝肾损害。（2）偶可引起**关节病变**，若出现有肌肉痛、腱鞘炎、跟腱炎、肌腱撕裂等疼痛与肿胀症状，立即停药并就医。（3）本药可能会使心电图 **Q – T 间期延长**。（4）用药期间可能出现**血糖增高或降低**。故正确答案为 ABCDE。

15. ABCE 本题考查硝基呋喃类药物的作用特点。（1）对许多需氧革兰阳性球菌和革兰阴性杆菌均具有一定抗菌作用，但对铜绿假单胞菌无活性。（2）细菌对之不易产生耐药性。药物主要通过干扰细菌的氧化还原酶系统影响 DNA 合成，使细菌代谢紊乱而死亡。（3）口服吸收差，血药浓度低，且药物的组织渗透性差，不宜用于较重感染，仅适用于肠道感染及下尿路感染。（4）局部用药时，药物接触脓液后仍保持抗菌效能。故正确答案为 ABCE。

16. ABCDE 本题考查磺胺类药物抗菌药物的禁忌。禁用于对磺胺类药物过敏者以及对呋塞米、砜类、噻嗪类利尿药、磺脲类、碳酸酐酶抑制剂过敏的患者。故正确答案为 ABCDE。

17. ADE 本题考查异烟肼的药理作用与作用机制。（1）异烟肼对结核分枝杆菌具有高度抗菌作用，**对繁殖期和静止期细菌均有强大杀灭作用，且不受环境 pH 的影响**，对细胞内外结核菌都能杀灭。（2）结核菌对本品易产生耐药性，与其他抗结核药物合用后，可以明显地延缓或防止耐药性菌的出现。（3）异烟肼对各型结核分枝杆菌都有高度选择性抗菌作用，对其他细菌几乎无作用。故正确答案为 ADE。

18. CE 本题考查吡嗪酰胺的药理作用与作用机制。吡嗪酰胺对静止期缓慢生长或巨噬细胞内及干酪病灶内的结核菌有杀灭作用。因本药对细胞外及在中性或碱性环境中的结核菌无效，故也称为"半杀菌药"。故正确答案为 CE。

19. AB 本题考查两性霉素 B 的不良反应。五个选项均是两新霉素 B 的不良反应。明显的肾毒性和输注相关不良反应等缺点限制了其临床应用。故正确答案为 AB。

20. BCD 本题考查伏立康唑的药物相互作用。伏立康唑不但是 CYP2C9、CYP2C19 和 CYP3A4 酶的底物，也是其抑制剂，可和多种药物发生相互作用。故正确答案为 BCD。

第十章　抗病毒药

一、最佳选择题

1. E 本题考查阿昔洛韦的注意事项。静脉滴注后 2 小时后应给患者充足的水，**防止药物沉积于肾小管内**。故正确答案为 E。

2. A 本题考查膦甲酸钠的药物相互作用。不能与静脉滴注喷他脒联合使用，以免发生**低钙血症**。故正确答案为 A。

3. B 本题考查阿昔洛韦的用法用量。静脉滴注，每次滴注时间应在 **1 小时以上**。故正确答案为 B。

4. C 本题考查阿昔洛韦的用法用量。成人一日最高剂量按体重为 **30mg/kg**。故正确答案为 C。

5. C 本题考查阿昔洛韦的用法用量。成人一日最高剂量按体表面积为 $1.5g/m^2$。故正确答案为 C。

6. A 本题考查更昔洛韦的临床应用注意。**注射输液浓度建议不超过 10mg/ml**，不应快速给药或静脉推注，因为过高的血浆浓度可导致副反应增加。故正确答案为 A。

7. C 本题考查膦甲酸钠的用法用量。用于艾滋病（AIDS）患者巨细胞病毒性视网膜炎（肾功能正常）时。（1）诱导治疗：推荐初始剂量为 60mg/kg，每 8 小时一次，静滴时间不得少于 1 小时，根据疗效连用 2 ~ 3 周。（2）**维持治疗**：维持剂量为 90 ~ 120mg/（kg·d）（按肾功能调整剂量），静滴时间不得少于 2 小时。维持治疗期间，若病情加重，可重复诱导治疗及维持治疗过程。故正确答案为 C。

8. C 本题考查膦甲酸钠的用法用量。本品不能采用快速或弹丸式静脉推注方式给药，**静脉滴注速度不得大于 1mg/（kg·min）**。故正确答案为 C。

9. E 本题考查抗疱疹病毒药的药理作用与作用机制。**多可沙诺为 C22 烷醇，可能通过阻止病毒包膜与细胞膜融合发挥作用，对 HSV、VZV、CMV 均有抑制作用，与阿昔洛韦等核苷类似物有协同作用，且不增加细胞毒性**。该药主要用于口面部疱疹的局部治疗，10% 多可沙诺软膏是 FDA 批准的第一个治疗唇疱疹的非处方药。故正确答案为 E。

10. E 本题考查抗疱疹病毒药的药物相互作用。**抗疱疹病毒药物与丙磺舒竞争性抑制有机酸的分泌，合用丙磺舒可使阿昔洛韦的排泄减慢，半衰期延长，体内药物蓄积**。泛昔洛韦与丙磺舒或其他由肾小管主动排泄的药物合用时，可能导致血浆中喷昔洛韦浓度升高。故正确答案为 E。

11. E 本题考查抗疱疹病毒药的药理作用与作用机制。**福米韦生是美国 FDA 批准进入市场的第一个反义寡核苷酸抑制病毒复制药物**，主要用于常规治疗无效或不能耐受的 AIDS 患者 CMV 性视网膜炎。故正确答案为 E。

12. D 本题考查阿糖腺苷的临床应用注意。（1）注意事项：①肝、肾功能不全者慎用；②即配即用，配得的输液不可冷藏以免析出结晶；③本品不可静脉推注或快速滴注；④如注射部位疼痛，必要时可加盐酸利多卡因注射液解除疼痛症状。（2）相互作用：①不可与含钙的输液配伍；②**不宜与血液、血浆及蛋白质输液剂配伍**；③别嘌醇可加重本品对神经系统的毒性，不宜与别嘌醇合用；④与干扰素同用，可加重不良反应。故正确答案为 D。

13. C 本题考查更昔洛韦的临床应用注意。建议生育期妇女接受治疗时应采用避孕措施，**男性患者在接受治疗期间及以后 90 日亦采用避孕套避孕**。妊娠期妇女应尽量避免使用更昔洛韦。故正确答案为 C。

14. E 本题考查抗流感病毒药物的药理作用与作用机制。**奥司他韦是其活性代谢产物的药物前体，其活性代谢产物（奥司他韦羧酸盐）是选择性的流感病毒神经氨酸酶抑制剂**。故正确答案为 E。

15. D 本题考查抗病毒药的药理作用与作用机制。（1）奥司他韦是其活性代谢产物的药物前体，其活性代谢产物（**奥司他韦羧酸盐**）是选择性的流感病毒神经氨酸酶抑制剂。（2）伐昔洛韦为阿昔洛韦的

L-缬氨酸酯，属前药，口服后在肝脏水解为阿昔洛韦。生物利用度比阿昔洛韦高 3～4.5 倍。（3）泛昔洛韦口服后代谢为喷昔洛韦，生物利用度可提高至 77%。（4）伐更昔洛韦为更昔洛韦的前药，口服后在肠道和肝脏中水解成为更昔洛韦，发挥相同的抗病毒作用，其口服生物利用度是更昔洛韦的 10 倍，与更昔洛韦静脉滴注的生物利用度相近。故正确答案为 D。

16. B 本题考查奥司他韦的药物相互作用。奥司他韦与疫苗两者之间可能存在相互作用。除非临床需要，**在使用减毒活流感疫苗 2 周内不应服用奥司他韦**。故正确答案为 B。

17. B 本题考查奥司他韦的药物相互作用。**在服用磷酸奥司他韦后 48 小时内不应使用减毒活流感疫苗**。故正确答案为 B。

18. A 本题考查奥司他韦的用法用量。在流感症状开始（**理想状态为 36 小时内**）就应开始治疗。故正确答案为 A。

19. C 本题考查奥司他韦的临床应用注意。（1）注意事项：①在使用该药物治疗期间，应该对患者的自我伤害和谵妄事件等异常行为进行密切监测。②**奥司他韦不能取代流感疫苗**。③对肌酐清除率在 10～30ml/min 的患者，用于治疗和预防的推荐剂量应做调整。奥司他韦不推荐用于肌酐清除率小于 10ml/min 的患者，和严重肾功能衰竭需定期进行血液透析和持续腹膜透析的患者。（2）相互作用：除非临床需要，在使用减毒活流感疫苗两周内不应服用奥司他韦，在服用奥司他韦后 48 小时内不应使用减毒活流感疫苗。因为奥司他韦作为抗病毒药物可能会抑制活疫苗病毒的复制。三价灭活流感疫苗可以在服用奥司他韦前后的任何时间使用。故正确答案为 C。

20. B 本题考查去羟肌苷的临床应用注意。（1）注意事项：注意外周神经病变，待神经中毒症状消退后患者仍能耐受减量的本品治疗。如重复使用后，若再出现此病变应考虑完全停止本品治疗。一旦出现胰腺炎的临床征兆和实验室检查异常，确诊是否是胰腺炎，被确诊后应停止使用。本品不能治愈 HIV 感染。（2）相互作用：与对胰腺有毒性的药物合用会增加胰腺毒性。有神经病变病史的和同时使用如司他夫定有神经毒性药物的患者，较易发生外周神经病变。抗酸药物：服用本品时，同时服用含镁和铝的抗酸药物，两者的抗酸成分会加重不良反应。吸收受胃中酸度影响的药物，诸如酮康唑和伊曲康唑需至少在服用本品前两小时服用。（3）**本品用药过量目前尚无已知的解毒药，去羟肌苷不**

能通过腹膜透析排出。故正确答案为B。

21. E 本题考查阿巴卡韦的不良反应。阿巴卡韦超敏反应（HSR）是阿巴卡韦治疗的常见不良反应，出现超敏反应后再次开始阿巴卡韦治疗，可导致症状在数小时内迅速复发。超敏反应复发的程度通常重于最初发作，可能出现包括危及生命的低血压和死亡。因出现上述超敏症状而停用本品的患者，如果决定重新服用本品，需在直接的医疗监护下进行。其他不良反应包括胃肠道、呼吸系统等反应等。故正确答案为E。

22. E 本题考查奈韦拉平的临床应用注意。（1）妊娠、哺乳和生育用药：奈韦拉平能够通过胎盘并存在于乳汁中，建议 HIV 感染母亲不要给她们的婴儿哺乳。（2）奈韦拉平最普遍的临床毒性为皮疹；用奈韦拉平治疗的患者曾报道出现过肝炎、严重或危及生命的肝毒性及急性肝炎等。**对由于严重皮疹，皮疹伴全身症状，过敏反应和奈韦拉平引起的肝炎而中断奈韦拉平治疗的患者不能重新服用**。对伴有全身症状的高敏反应的皮疹患者，必须永久性停药。（3）女性服用奈韦拉平不能再采用口服避孕药及其他激素法进行避孕。奈韦拉平会降低口服避孕药（包括一些激素类避孕品）的血浆浓度。（4）奈韦拉平不能与酮康唑同时用药。也会增加肝代谢而降低美沙酮的血浆浓度。故正确答案为E。

23. C 本题考查茚地那韦的临床应用注意。用药期间应保证足够的摄水量，**每 24 小时至少饮水 1.5L**。故正确答案为C。

24. E 本题考查核苷（酸）类抗肝炎病毒药物的药物相互作用。核苷（酸）类抗肝炎病毒药不是细胞色素 P450（CYP450）酶系统的底物、抑制剂或诱导剂，同时服用通过抑制或诱导 CYP450 系统而代谢的药物对 NAs 的药代动力学没有影响。而且，**同时服用 NAs 对已知的 CYP 底物的药代动力学也没有影响**。故正确答案为E。

25. B 本题考查核苷（酸）类抗肝炎病毒药的药物相互作用。核苷（酸）类抗肝炎病毒药物（NAs）可导致肌酸激酶（creatine kinase，CK）升高，其中以替比夫定（telbivudine，LdT）引起的最为常见，可表现为无症状的 CK 升高，或出现肌痛、肌炎和肌无力等症状。在临床应用过程中，需要对 CK 定期监测。故正确答案为B。

26. A 本题考查聚乙二醇干扰素 α2a 的药理作用与作用机制。PegIFNα 的药效学特点与普通人 α－干扰素相似，而药代动力学差别很大。健康人单次皮下注射 PegIFNα 180mg 后 3～6 小时，抗病毒活性指标即

血清 2，5－寡腺苷酸合成酶（2，5－OAS）活性迅速升高。**PegIFNα 所诱导的 2，5－OAS 血清活性可维持 1 周以上，且比单次皮下注射 3 或 18MIU 普通干扰素的活性高**。用于慢性乙型肝炎患者时的推荐剂量为每次 180μg，每周 1 次，共 48 周，腹部或大腿皮下注射。故正确答案为A。

27. A 本题考查聚乙二醇干扰素 α2a 的药物相互作用。（1）与细胞色素 P450 3A4、2C9、2C19 和 2D6 等同工酶的体内代谢活性无关。（2）**可中度抑制细胞色素 P450 1A2 的活性**。如果同时使用本品和茶碱，应监测茶碱血清浓度并适当调整茶碱用量。故正确答案为A。

28. B 本题考查利巴韦林的不良反应。**利巴韦林最主要的毒性是溶血性贫血**，另外还有其他全身不良反应如疲倦、头痛、皮疹、瘙痒等；其他还有味觉异常、听力异常表现。故正确答案为B。

29. A 本题考查索磷布韦维帕他韦的药理作用与作用机制。该药是**高效、泛基因型非结构蛋白 5A（NS5A）抑制剂维帕他韦（100mg）与聚合酶抑制剂索磷布韦（400mg）制成的复方制剂**。故正确答案为A。

30. B 本题考查索磷布韦维帕他韦的用法用量与临床应用注意。（1）用于治疗成人慢性丙型肝炎病毒（HCV）感染。用于初治和复治的非肝硬化及肝硬化患者，不需要联合使用利巴韦林。（2）**肝功能不全患者：无需调整给药剂量**。（3）肾功能不全患者：对于轻度或中度肾功能损害患者，无需调整剂量。尚未对重度肾功能损害患者进行评估。（4）头痛、疲劳和恶心是在接受 12 周药物治疗的患者中报告的最常见（发生率≥10%）的不良事件。（5）HCV 和 HBV 合并感染患者中的乙型肝炎病毒再激活风险，在开始 EPCLUSA（索磷布韦 400mg／维帕他韦 100mg）治疗前对所有患者进行当前或既往乙型肝炎病毒（HBV）感染迹象检测。故正确答案为B。

31. B 本题考查**抗病毒药的适应证**。（1）拉米夫定和阿德福韦酯为核苷类抗肝炎病毒药物。（2）更昔洛韦：用于预防和治疗危及生命或视觉的受巨细胞病毒感染的免疫缺陷病人，以及预防与巨细胞病毒感染有关的器官移植病人。（3）利巴韦林：适用于呼吸道合胞病毒引起的病毒性肺炎与支气管炎，皮肤疱疹病毒感染，肝功能代偿期的慢性丙型肝炎患者。（4）奥司他韦：用于成人和 1 岁及 1 岁以上儿童的甲型和乙型流感治疗；用于成人和 13 岁及 13 岁以上青少年的甲型和乙型流感的预防。

32. E 抗流感病毒药分为四类：**神经氨酸酶抑制剂**包括奥司他韦、扎那米韦、帕拉米韦、拉尼米韦；**非糖基化基质蛋白抑制剂**包括金刚烷胺、金刚乙胺；**RNA 聚合酶抑制剂**包括法匹拉韦、博洛昔韦；**细胞血凝素抑制剂**包括阿比多尔等。

二、配伍选择题

[1～5] BADDC 本题考查抗疱疹病毒药的药理作用与作用机制。（1）核苷类抗疱疹病毒药物**伐昔洛韦**为阿昔洛韦的 **L-缬氨酸酯**，属前药，口服后在肝脏水解为阿昔洛韦。生物利用度比阿昔洛韦高 3～4.5 倍。（2）**泛昔洛韦**口服后代谢为喷昔洛韦，生物利用度可提高至 77%。（3）**伐更昔洛韦为更昔洛韦的前药**，口服后在肠道和肝脏中水解成为更昔洛韦，发挥相同的抗病毒作用，其口服生物利用度是更昔洛韦的 10 倍，与更昔洛韦静脉滴注的生物利用度相近。（4）**更昔洛韦为羟甲基化的阿昔洛韦**，但更易磷酸化，且抗 CMV、EBV 活性为阿昔洛韦的 10～20 倍。（5）**昔多福韦**（cidofovir）为开环核苷酸类似物，在细胞胸苷激酶作用下转化为单磷酸酯、二磷酸酯和磷酸胆碱的生成物，对 CMV 的 DNA 聚合酶产生抑制，本品对 HSV、VZV 等也有抑制作用。故正确答案为 BADDC。

[6～10] BACDE 本题考查**抗病毒药的分类**。（1）**抗疱疹病毒药**：伐昔洛韦、喷昔洛韦、泛昔洛韦、更昔洛韦、伐更昔洛韦、昔多福韦、膦甲酸钠、福米韦生、多可沙诺、阿糖腺苷、膦甲酸钠。（2）**抗流感病毒药物**：奥司他韦、金刚烷胺、金刚乙胺。（3）**抗逆转录病毒药物**：去羟肌苷、司他夫定、奈韦拉平、茚地那韦。（4）**核苷（酸）类药物**是慢性乙型肝炎患者抗病毒治疗的主要选择，包括核苷类药物（拉米夫定、替比夫定、恩替卡韦）和核苷酸类药物（阿德福韦酯、替诺福韦酯）。（5）**治疗慢性丙型肝炎药物**：索磷布韦维帕他韦、利巴韦林。故正确答案为 BACDE。

[11～13] DBA 本题考查金刚烷胺的药物相互作用。（1）金刚烷胺与**抗胆碱药**（题目中的阿托品）合用可增加抗胆碱不良反应的危险。（2）金刚烷胺和**抗精神病药、多潘立酮、甲基多巴、丁苯那嗪、甲氧氯普胺**等合用可增加锥体外系不良反应的风险。（3）金刚烷胺和**美金刚**合用增加中枢神经系统毒性（建议避免合用）。故正确答案为 DBA。

[14～17] AABC 本题考查奥司他韦的用法用量。（1）在流感症状开始（理想状态为 36 小时内）就应开始治疗。奥司他韦**在成人和 13 岁以上青少年**的推荐口服剂量是一次 75mg，一日 2 次，共 5 日。

（2）**对 1 岁以上的儿童推荐按照下列体重-剂量数据服用**，服用疗程为 5 日：体重≤15kg，30mg，一日 2 次；体重 >15～23kg，45mg，一日 2 次；体重 >23～40kg，60mg，一日 2 次；体重 >40kg，75mg，一日 2 次。（3）用于与流感患者密切接触后的**流感预防**时的推荐剂量为 75mg，一日 1 次，至少 7 日，应在密切接触后 2 日内开始用药。故正确答案为 AABC。

[18～21] BCDA 本题考查**抗逆转录病毒药物的药理作用与作用机制**。（1）核苷类药物（去羟肌苷）自然底物三磷酸脱氧腺苷竞争，以及掺入至病毒 DNA，终止 DNA 链的延长，从而起抗病毒作用。司他夫定是胸苷核苷类似物，通过细胞激酶磷酸化，形成司他夫定三磷酸盐而发挥抗病毒活性。（2）**核苷类逆转录酶抑制剂**是抑制 HIV 的逆转录酶，而这一过程导致链合成的终止并打断病毒复制的循环。（3）**非核苷类逆转录酶抑制剂**奈韦拉平与 HIV-1 的逆转录酶直接结合并通过破坏该酶的催化位点来阻断 RNA 依赖和 DNA 依赖的 DNA 聚合酶的活性。（4）**蛋白酶抑制剂**抑制纯化的 HIV-1 和 HIV-2 蛋白酶，如茚地那韦与蛋白酶的活性部位直接结合，是蛋白酶的竞争性抑制剂，这种竞争性结合阻碍了病毒颗粒成熟过程中病毒前体多蛋白的裂解过程，由此产生的不成熟的病毒颗粒不具有感染性，无法建立新一轮感染。（5）**整合酶抑制剂**可抑制 HIV 整合酶的催化活性，这是一种病毒复制所必需的 HIV 编码酶，抑制整合酶可防止感染早期 HIV 基因组共价插入或整合到宿主细胞基因组上。整合失败的 HIV 基因组无法引导生成新的感染性病毒颗粒，因此抑制整合可预防病毒感染的传播。故正确答案为 BCDA。

[22～23] BC 本题考查抗逆转录病毒药物的分类。抗逆转录病毒药物：包括**核苷类逆转录酶抑制药**，**非核苷类逆转录酶抑制药**（奈韦拉平）、**蛋白酶抑制药**（茚地那韦）、**整合酶抑制剂、融合抑制剂、进入抑制剂**等。故正确答案为 BC。

[24～28] CCABD 本题考查**抗病毒药的作用机制**。（1）核苷（酸）类抗肝炎病毒药（本题中的替比夫定）的药理作用均为通过竞争性抑制脱氧核糖核酸聚合酶（DNA 聚合酶），阻止 HBV、DNA 的复制。（2）核苷类抗疱疹病毒药物（本题中的阿昔洛韦）在感染细胞内经酶作用转化为核苷类似物，可竞争性抑制病毒 DNA 聚合酶，阻断病毒 DNA 合成、复制。（3）奥司他韦羧酸盐、扎那米韦能够抑制甲型和乙型流感病毒的神经氨酸酶活性。（4）非核苷类逆转录酶抑制剂奈韦拉平与 HIV-1 的逆转录酶直接结合并通过破坏

该酶的催化位点来阻断 RNA 依赖和 DNA 依赖的 DNA 聚合酶的活性。（5）蛋白酶抑制剂抑制纯化的 HIV - 1 和 HIV - 2 蛋白酶，如茚地那韦与蛋白酶的活性部位直接结合，是蛋白酶的竞争性抑制剂，这种竞争性结合阻碍了病毒颗粒成熟过程中病毒前体多蛋白的裂解过程，由此产生的不成熟的病毒颗粒不具有感染性，无法建立新一轮感染。故正确答案为 CCABD。

[29～31] **EEE** 本题考查 **NAs 的特殊人群用药**。（1）对于妊娠期间首次诊断 CHB 的患者，可使用 TDF 抗病毒治疗。（2）抗病毒治疗期间意外妊娠的患者，若正在服用 TDF，建议继续妊娠；**若正在服用恩替卡韦，可不终止妊娠，建议更换为 TDF 继续治疗**；若正在接受 IFNα 治疗，建议向妊娠期妇女和家属充分告知风险，由其决定是否继续妊娠，若决定继续妊娠则要换用 TDF 治疗。（3）应用 TDF 时，母乳喂养不是禁忌证。故正确答案为 EEE。

[32～34] **BAC** 本题考查**抗病毒药的适应证**。（1）利巴韦林：适用于呼吸道合胞病毒引起的病毒性肺炎与支气管炎，皮肤疱疹病毒感染，肝功能代偿期的慢性丙型肝炎患者。（2）索磷布韦维帕他韦：用于治疗成人慢性丙型肝炎病毒（HCV）感染。（3）**聚乙二醇干扰素 α2a**：用于治疗慢性乙型肝炎，也可与利巴韦林联合使用治疗慢性丙型肝炎。（4）**替诺福韦酯**：治疗慢性乙肝成人和≥12 岁的儿童患者，也可与其他抗逆转录病毒药物联用，治疗成人 HIV 感染。（5）**替比夫定**：用于有病毒复制证据以及有血清转氨酶（ALT 或 AST）持续升高或肝组织活动性病变证据的慢性乙型肝炎成人患者。

三、多项选择题

1. AB 本题考查阿糖腺苷的用法用量和临床应用注意。临用前，**每瓶加 2ml 灭菌生理盐水溶解后肌内注射，缓慢静脉注射或遵医嘱。不可快速静脉推注或滴注**。故正确答案为 AB。

2. ABD 本题考查膦甲酸钠的注意事项。①使用本品期间必须密切监测肾功能。②**本品不能采用快速或弹丸式静脉推注方式给药**。静脉滴注速度不得大于 1mg/（kg·min）。③为减低本品的肾毒性，使用以前及使用期间患者应水化，**静脉输液（5%葡萄糖注射液或 0.9%氯化钠注射液）量为 250ml/d**，并可适当使用噻嗪类利尿药。④避免与皮肤、眼接触，若不慎接触，应立即用清水洗净。故正确答案为 ABD。

3. ACD 本题考查**抗疱疹病毒药的适应证**。（1）阿糖腺苷：用于治疗疱疹病毒感染所致的口炎、皮炎、脑炎及巨细胞病毒感染。（2）阿昔洛韦：单纯疱疹病毒感染，用于免疫缺陷者初发和复发性黏膜皮肤感染的治疗以及反复发作病例的预防；也用于单纯疱疹性脑炎治疗；带状疱疹：用于免疫缺陷者严重带状疱疹患者或免疫功能正常者弥散型带状疱疹的治疗。免疫缺陷者水痘的治疗。急性视网膜坏死的治疗。（3）**更昔洛韦**：用于预防和治疗危及生命或视觉的受巨细胞病毒感染的免疫缺陷患者，以及预防与巨细胞病毒感染有关的器官移植患者。（4）**膦甲酸钠**：艾滋患者巨细胞病毒性视网膜炎；免疫功能损害患者耐阿昔洛韦单纯疱疹病毒性皮肤黏膜感染。（5）奥司他韦是抗流感病毒药物。故正确答案为 ACD。

4. ADE 本题考查抗流感病毒药的药理作用与作用机制。奥司他韦是其活性代谢产物的药物前体，其活性代谢产物（奥司他韦羧酸盐）是选择性的**流感病毒神经氨酸酶抑制剂**。奥司他韦羧酸盐、扎那米韦能够**抑制甲型和乙型流感病毒的神经氨酸酶活性**，药物通过抑制病毒从被感染的细胞中释放、复制，从而减少了甲型或乙型流感病毒的播散，起抗病毒作用。故正确答案为 ADE。

5. BC 本题考查抗流感病毒药的药理作用与作用机制。金刚烷胺主要是通过抑制甲型流感病毒的非**糖基化基质蛋白 M_2 蛋白的离子通道来抑制病毒脱壳和复制，通过影响血凝素而干扰病毒组装，只对亚洲甲型流感病毒有抑制作用（因乙型流感病毒不携带 M_2 蛋白，故无效）。金刚乙胺为金刚烷胺的衍生物，作用与金刚烷胺类似**，是一种具有笼形结构的胺类广谱抗病毒药，影响细胞及溶媒体膜，使病毒核酸不能脱壳，此外，还可以阻止病毒进入细胞，其特点是干扰病毒的早期复制。金刚乙胺的抗病毒作用比金刚烷胺强 4～10 倍，临床用于亚洲甲型流感病毒感染的预防和治疗。故正确答案为 BC。

6. ABCDE 本题考查抗流感病毒药的不良反应。金刚烷胺、金刚乙胺常见**腹痛、头晕、高血压或体位性低血压、产后泌乳**。故正确答案为 ABCDE。

7. ABCDE 本题考查去羟肌苷的不良反应。除抗逆转录病毒治疗药物常见不良反应外，**治疗中可能会产生致命或非致命的胰腺炎、乳酸性酸中毒、脂肪变性重度肝大、视网膜改变和视神经炎**。全身性反应：脱发、过敏性样反应、无力、疼痛、寒战和发热，肌肉疼痛、引起肾功能衰竭而需血液透析的横纹肌溶解、关节痛和肌肉病变等。故正确答案为 ABCDE。

8. ABCD 本题考查抗病毒药的药物相互作用。（1）**依非韦伦是 CYP3A4 的诱导剂**，与该药合用药时，可能降低 CYP3A4 的底物的其他化合物的血浆浓度。**利托那韦对细胞色素 P450 系同工酶 CYP3A4 具有强力抑制作用**，而增加 CYP3A4 活性的药物可使利托那韦代谢增加，血药浓度降低。(2) **当蛋白酶抑制剂茚地那韦与其他通过 CYP3A4 途径代谢的 HMG - CoA 还原酶抑制剂（如阿托伐他汀）合用时，肌病（包括横纹肌溶解）的危险性增加。**(3) **P - 糖蛋白（P - gp）诱导剂和中至强效 CYP3A4 诱导剂可降低索磷布韦维帕他韦的血药浓度。**(4) 奥司他韦或其活性代谢产物都不是主要细胞色素 P450 同工酶的底物或抑制剂，所以不会因为对这些酶竞争而引发药物间相互作用。故正确答案为 ABCD。

9. DE 本题考查核苷（酸）类抗肝炎病毒药物的分类。核苷（酸）类药物是慢性乙型肝炎患者抗病毒治疗的主要选择，包括**核苷类药物（拉米夫定、替比夫定、恩替卡韦）和核苷酸类药物（阿德福韦酯、替诺福韦酯）**。故正确答案为 DE。

10. ABCDE 本题考查核苷（酸）类抗肝炎病毒药物的不良反应。(1) NAs 可导致肌酸激酶（creatine kinase，CK）升高，其中以替比夫定引起的最为常见，可表现为无症状的 CK 升高，或出现肌痛、肌炎和肌无力等症状。在临床应用过程中，需要对 CK 定期监测。(2) NAs 类药物因具有线粒体毒性可能导致乳酸酸中毒的潜在风险。(3) 阿德福韦酯或替诺福韦酯治疗 2～9 年的肾小管功能障碍累计发生率高达 15%。(4) NAs 类药物对肾小管的损害引起低磷血症、骨质矿化不足进而发展成为软骨病。(5) CHB 患者使用替比夫定存在周围神经病变风险。故正确答案为 ABCDE。

11. ABE 本题考查聚乙二醇干扰素 α2a 的禁忌证。(1) **绝对禁忌证**：妊娠或短期内有妊娠计划、精神病史（具有精神分裂症或严重抑郁症等病史）、未能控制的癫痫、失代偿期肝硬化、未控制的自身免疫病，严重感染、视网膜疾病、心力衰竭、慢性阻塞性肺病等基础疾病。(2) **相对禁忌证**：甲状腺疾病，既往抑郁症史，未控制的糖尿病、高血压、心脏病。故正确答案为 ABE。

12. ABCDE 本题考查聚乙二醇干扰素 α2a 的不良反应。(1) **流感样症候群**：发热、头痛、肌痛和乏力等，可在睡前注射或用药时服用非甾体抗炎药。(2) **骨髓抑制**：中性粒细胞计数 ≤0.75 × 10⁹/L 和（或）血小板计数 <50 × 10⁹/L，应降低剂量；1～2 周后复查，如恢复则增加至原量。中性粒细胞计数 ≤0.5 × 10⁹/L 和（或）血小板计数 <25 × 10⁹/L，则应暂停使用。对中性粒细胞计数明显降低者，可试用粒细胞刺激因子或粒细胞巨噬细胞刺激因子治疗。(3) **精神异常**：抑郁、妄想、重度焦虑等。应及时停用，必要时会同精神心理方面的专科医师进一步诊治。(4) **自身免疫病**：部分患者可出现自身抗体，仅少部分患者出现甲状腺疾病、糖尿病、血小板计数减少、银屑病、白斑病、类风湿关节炎和系统性红斑狼疮样综合征等，应请相关科室医师会诊共同诊治，严重者应停药。(5) **其他少见的不良反应**：视网膜病变、间质性肺炎、听力下降、肾脏损伤、心血管并发症等，应停止治疗。故正确答案为 ABCDE。

13. ABCDE 本题考查治疗慢性丙型肝炎药物的基本知识。丙型肝炎的抗病毒治疗方案特点包括**全口服、高效（>95%）、低耐药、耐受性好、疗程短（通常为 12 周）**。故正确答案为 ABCDE。

14. ABCDE 本题考查索磷布韦维帕他韦的临床应用注意。(1) **避免与强效 P - 糖蛋白（P - gp）诱导剂或强效细胞色素 P450（CYP）诱导剂类药品**（利福平、利福布汀、圣·约翰草、卡马西平、苯巴比妥和苯妥英）联合使用。联合用药会显著降低索磷布韦或维帕他韦的血药浓度。(2) **与胺碘酮合用可出现严重的心动过缓**，不建议与胺碘酮合用。故正确答案为 ABCDE。

15. BCDE 阿昔洛韦的适应证包括：①**单纯疱疹病毒感染**：用于免疫缺陷者初发和复发性黏膜皮肤感染的治疗以及反复发作病例的预防；也用于单纯疱疹性脑炎治疗。②**带状疱疹**：用于免疫缺陷者严重带状疱疹患者或免疫功能正常者弥散型带状疱疹的治疗。③**免疫缺陷者水痘的治疗**。④**急性视网膜坏死的治疗**。

第十一章　抗寄生虫药

一、最佳选择题

1. D 本题考查抗丝虫药的代表药。(1) **治疗药**物主要是乙胺嗪、伊维菌素、阿苯达唑。①乙胺嗪对两种丝虫均有杀灭作用，对马来丝虫的疗效优于班氏丝虫，对微丝蚴的作用优于成虫。②伊维菌素为属口服半合成的广谱抗寄生虫药，对盘尾丝虫的微丝蚴有效，但对成虫无效，对仅处于肠道的类圆线虫也有效。（2）**我国研制成功的抗丝虫药物呋喃嘧酮，对微丝蚴与成虫均有杀灭作用，对班氏丝虫病的疗效优于乙胺嗪**。（3）选项 D 中的三氯苯达唑是 WHO 规定的治疗肺吸虫病常用药物之一（另外一个是吡喹酮），三氯苯达唑的疗效与吡喹酮相似，耐受性较吡喹酮好。故正确答案为 D。

2. C 本题考查磺胺多辛的注意事项。每次服用本品时应饮用足量水分（约 240ml），**餐前 1 小时或餐后 2 小时用**，服用期间也应保持充足进水量，使成人每日尿量至少维持在 1200 ~ 1500ml。故正确答案为 C。

3. D 本题考查乙胺嘧啶的用法用量。成人预防用药，应于进入疫区前 **1 ~ 2 周开始服用，一般宜服至离开疫区后 6 ~ 8 周，每周服 4 片**。故正确答案为 D。

4. C 本题考查伯氨喹的不良反应。伯氨喹毒性反应较其他抗疟药为高，易发生疲倦、头晕、恶心等反应。**葡萄糖 – 6 – 磷酸脱氢酶缺乏者服用伯氨喹可发生急性溶血性贫血，发生急性溶血时立即停药**。也可发生高铁血红蛋白血症，出现发绀、胸闷等症状。使用前应仔细询问有无蚕豆病及其他溶血性贫血的病史及家族史、有无葡萄糖 – 6 – 磷酸脱氢酶缺乏及烟酰胺腺嘌呤二核苷酸还原酶（NADH）缺乏等病史。故正确答案为 C。

5. E 本题考查抗疟药的不良反应。**当奎宁或氯喹日剂量超过 1g/d 时，可致"金鸡纳"反应**。故正确答案为 E。

6. B 本题考查磺胺多辛的不良反应。磺胺多辛血浓度**不应超过 200μg/ml，如超过此浓度，不良反应发生率增高，毒性增强**。故正确答案为 B。

7. A 本题考查磺胺多辛的作用机制及药物相互作用。（1）磺胺类药物（磺胺多辛）属于二氢叶酸合成酶的抑制剂，能抑制疟原虫的叶酸代谢，但单独应用效果较差，**与二氢叶酸还原酶抑制剂如乙胺嘧啶、甲氧苄胺嘧啶联合应用，可使疟原虫的叶酸代谢受到双重抑制，增强抗疟作用**。（2）磺胺多辛不能与对氨基苯甲酸及对氨苯甲酰基的局麻药如普鲁卡因、苯佐卡因、丁卡因等合用，两者相互拮抗。故正确答案为 A。

8. B 本题考查乙胺嘧啶的不良反应。二氢叶酸还原酶抑制剂乙胺嘧啶大剂量连续服用（如 25mg/d 连续 1 个月以上）可出现叶酸缺乏的症状。故正确答案为 B。

9. E 本题考查抗疟药的作用特点。（1）青蒿素易透过血 – 脑屏障进入脑组织，故对脑型疟有效。青蒿素、双氢青蒿素、蒿甲醚对疟原虫红内期有强大且快速的杀灭作用，能迅速控制临床发作及症状。（2）**奎宁对红外期无效，长疗程可根治恶性疟，但对恶性疟的配子体亦无直接作用，故不能中断传播**。故正确答案为 E。

10. A 本题考查吡喹酮的特殊人群用药。哺乳期妇女服吡喹酮，直至**停药后 72 小时内（3 日内）不宜喂乳**。故正确答案为 A。

11. C 本题考查吡喹酮的适应证与禁忌证。（1）适用于各种血吸虫病、华支睾吸虫病、肺吸虫病、姜片虫病以及绦虫病和囊虫病。（2）禁忌证：**眼囊虫病患者禁用。须先手术摘除虫体，而后进行药物治疗**。故正确答案为 C。

12. D 本题考查抗疟药的作用特点。伯氨喹可杀灭间日疟、三日疟、恶性疟和卵形疟组织期的虫株，尤以间日疟为著，也可杀灭各种疟原虫的配子体，对恶性疟的作用尤强，**对红内期虫体的作用很弱，因此不能控制疟疾症状的发作，临床作为控制复发和阻止疟疾传播的首选药**。故正确答案为 D。

13. B 本题考查乙胺嗪的临床应用注意。（1）禁忌：对有活动性肺结核、严重心脏病、肝脏病、肾脏病、急性传染病应暂缓治疗。（2）注意事项：①在重度罗阿丝虫感染者采用乙胺嗪治疗后可发生脑病和视网膜出血等；②对儿童有蛔虫感染者应先驱蛔虫。故正确答案为 B。

14. A 本题考查广谱驱肠虫和杀虫药的代表药。包括阿苯达唑、甲苯咪唑、左旋咪唑。故正确答案为 A。

15. D 本题考查抗寄生虫药的用法用量。**氯硝柳胺驱牛带绦虫和猪带绦虫应空腹口服，应嚼碎后服下**。其余用法正确。故正确答案为 D。

16. C 本题考查抗寄生虫类药物的适应证。（1）林旦用于疥疮和阴虱病。（2）氯硝柳胺：用于人体和动物绦虫感染，为治疗牛带绦虫、短小膜壳绦虫、阔节裂头绦虫等感染的良好药物。对猪带绦虫亦有效，但服药后有增加感染囊虫病的可能性。（3）哌嗪：用于肠蛔虫病，蛔虫所致的不全性肠梗阻和胆道蛔虫症绞痛的缓解期，也可用于蛲虫感染。

二、配伍选择题

[1 ~ 5] CDEBA 本题考查抗疟药的药理作用与作用机制。（1）主要用于控制疟疾症状的抗疟药。

①青蒿素类药物（双氢青蒿素、蒿甲醚）的作用机制主要是干扰疟原虫的表膜线粒体功能，通过影响疟原虫红内期的超微结构，使其膜系结构发生变化。由于对食物胞膜的作用，阻断了疟原虫的营养摄取，当疟原虫损失大量胞浆和营养物质而又得不到补充，因而很快死亡。②奎宁是喹啉类衍生物，能与疟原虫的DNA结合，形成复合物抑制DNA的复制和RNA的转录，从而抑制原虫的蛋白合成，还能降低疟原虫氧耗量，抵制疟原虫内的磷酸化酶而干扰其糖代谢。（2）主要用于防止复燃与传播及预防疟疾的药物。①伯氨喹的抗疟机制可能与干扰DNA的合成有关，该药能抑制线粒体的氧化作用，使疟原虫摄氧量显著减少。②乙胺嘧啶是二氢叶酸还原酶的抑制剂，对某些恶性疟及间日疟原虫的红外期有抑制作用，对红内期的抑制作用仅限于未成熟的裂殖体阶段，能抑制滋养体的分裂。乙胺嘧啶主要作用于进行裂体增殖的疟原虫，对已发育完成的裂殖体则无效。（3）与抗疟药联合应用的药物：磺胺类药物（磺胺多辛）与砜类药物（氨苯砜）均属于二氢叶酸合成酶的抑制剂，能抑制疟原虫的叶酸代谢，但单独应用效果较差，如与二氢叶酸还原酶抑制剂如乙胺嘧啶、甲氧苄胺嘧啶联合应用，可使疟原虫的叶酸代谢受到双重抑制，增强抗疟作用。故正确答案为CDEBA。

[6～10] EBDCA 本题考查抗疟药的适应证。（1）蒿甲醚为青蒿素的衍生物，适用于各型疟疾，但主要用于抗氯喹恶性疟治疗和凶险型恶性疟的急救。（2）双氢青蒿素为青蒿素的衍生物，适用于各种类型疟疾的症状控制，尤其是对抗氯喹恶性及凶险型疟疾有较好疗效。（3）奎宁用于治疗耐氯喹和耐多种药物虫株所致的恶性疟。也可用于治疗间日疟。（4）伯氨喹主要用于根治间日疟和控制疟疾传播。（5）乙胺嘧啶主要用于疟疾的预防，也可用于治疗弓形虫病。故正确答案为EBDCA。

[11～15] ACDBE 本题考查抗寄生虫药的药理作用与作用机制。（1）**阿苯达唑**为广谱驱虫药。它可阻断虫体对多种营养和葡萄糖的摄取，导致虫体糖原耗竭，致使寄生虫无法生存和繁殖。（2）**甲苯咪唑**可通过与寄生虫肠细胞微管蛋白特异性结合而干扰其细胞微管形成，可使寄生虫肠道超微结构退化，从而破坏寄生虫对葡萄糖的吸收及消化功能，最终导致寄生虫死亡。（3）**左旋咪唑**为四咪唑的左旋体，可选择性地抑制虫体肌肉中的琥珀酸脱氢酶，使延胡索酸不能还原为琥珀酸，从而影响虫体肌肉的无氧代谢，减少能量产生，同时当虫体与之接触时，能使神经肌肉去

极化，肌肉发生持续收缩而致麻痹，有利于虫体的排出。左旋咪唑还有免疫调节和免疫兴奋功能。（4）**哌嗪**具有麻痹蛔虫肌肉的作用，其机制可能为哌嗪在虫体神经-肌肉接头处发挥抗胆碱作用，阻断乙酰胆碱对蛔虫肌肉的兴奋作用，或改变虫体肌肉细胞膜对离子的通透性，影响神经自发冲动的传递；亦可抑制琥珀酸盐的产生，减少能量的供应，从而阻断神经-肌肉接头处，使冲动不能下达，使蛔虫从寄生的部位脱开，随肠蠕动而排出体外。（5）**噻嘧啶**是去极化神经肌肉阻滞剂，具明显的烟碱样作用，使蛔虫产生痉挛，并能持久抑制胆碱酯酶，使虫体肌张力增加而不能自主活动，安全排出体外。故正确答案为ACDBE。

[16～20] CAABE 本题考查抗寄生虫药的药理作用与作用机制、适应证。（1）**伯氨喹**可杀灭间日疟、三日疟、恶性疟和卵形疟组织期的虫株，尤以间日疟为著，也可杀灭各种疟原虫的配子体，对恶性疟的作用尤强，对红内期虫体的作用很弱，因此不能控制疟疾症状的发作，**临床作为控制复发和阻止疟疾传播的首选药**。（2）**甲苯咪唑和阿苯达唑是治疗蛔虫病、蛲虫病、钩虫病和鞭虫病的首选药**。（3）**甲硝唑、替硝唑为治疗阴道滴虫病的首选药物**。（4）**双碘喹啉**临床只适用于轻症慢性阿米巴痢疾或无症状的带包囊者。因此**对肠内阿米巴、无症状的肠阿米巴（带包囊状态）可为首选**。故正确答案为CAABE。

[21～24] EBAD 本题考查抗寄生虫药的药理作用与作用机制、适应证。（1）**抗阿米巴药双碘喹啉**具有广谱抗微生物作用，其疗效可能与抑制肠内共生性细菌的间接作用有关。因阿米巴的生长繁殖得益于与肠内细菌共生，而本药抑制了肠内共生细菌，从而使肠内阿米巴的生长繁殖出现障碍。（2）**葡萄糖酸锑钠**用于治疗黑热病病因治疗。（3）**三苯双脒对多种肠道寄生虫有驱除作用**，对钩虫皮下组织的超微结构破坏严重，导致细胞核消失或破坏、线粒体消失，对其肠管中心层线粒体等结构均有破坏，产生驱虫作用。（4）驱绦虫药氯硝柳胺能抑制绦虫细胞内线粒体的氧化磷酸化过程，高浓度时可抑制虫体呼吸并阻断对葡萄糖的摄取，从而使之发生变质。故正确答案为EBAD。

三、多项选择题

1. ACD 本题考查抗疟药的分类。（1）**主要用于控制疟疾症状的抗疟药：青蒿素类药物（双氢青蒿素、蒿甲醚）、喹啉类衍生物（奎宁）**。（2）主要用于防止复燃与传播及预防疟疾的药物：伯氨喹、乙胺

嘧啶。（3）与抗疟药联合应用的药物：磺胺类药物（磺胺多辛）、砜类药物（氨苯砜）。故正确答案为 ACD。

2. ABCD 本题考查伯氨喹的作用特点。**伯氨喹可杀灭间日疟、三日疟、恶性疟和卵形疟组织期的虫株，尤以间日疟为著**，也可杀灭各种疟原虫的配子体，对恶性疟的作用尤强，对红内期虫体的作用很弱。故正确答案为 ABCD。

3. ABCDE 本题考查双氢青蒿素的用法用量。本品口服，**一日 1 次。连用五日或七日，成人一日 60mg，首次加倍**。儿童按年龄递减。故正确答案为 ABCDE。

4. ABCDE 本题考查氨苯砜的不良反应。**使用氨苯砜治疗初期，部分患者可发生药疹，严重者表现为剥脱性皮炎，如有发热、淋巴结肿大、肝、肾功能损害和单核细胞增多，称为"氨苯砜综合征"**；一次服用大剂量本品可使血红蛋白转为高铁血红蛋白，造成组织缺氧、发绀、中毒性肝炎、肾炎和神经精神等损害，如未及时治疗可致死亡。故正确答案为 ABCDE。

5. ABCD 本题考查氨苯砜的注意事项。使用氨苯砜治疗时应随访检查**血常规、葡萄糖－6－磷酸脱氢酶（G－6－PD）测定、肝功能试验、肾功能测定**。故正确答案为 ABCD。

6. ABCDE 本题考查吡喹酮的药理作用与作用机制。广谱抗吸虫和绦虫药物吡喹酮对虫体的主要药理作用如下。（1）使虫体肌肉发生强直性收缩而产生痉挛性麻痹。（2）使虫体皮层损害与影响宿主免疫功能。（3）使虫体表膜去极化，皮层碱性磷酸酶活性明显降低，致使葡萄糖的摄取受抑制，内源性糖原耗竭。（4）可抑制虫体核酸与蛋白质的合成。故正确答案为 ABCDE。

7. ABCDE 本题考查抗丝虫药的不良反应。重度感染的盘尾丝虫病患者，在接受单剂乙胺嗪、伊维菌素后，**可出现急性炎症反应综合征（Mazzotti 反应）**，表现为发热、心动过速、低血压、淋巴结炎和眼部炎症反应，多由微丝蚴死亡引起。故正确答案为 ABCDE。

8. ABC 本题考查乙胺嗪的适应证。用于治疗班氏丝虫、马来丝虫和罗阿丝虫感染，也用于盘尾丝虫病。对前三者一次或多次治疗后可根治，但**对盘尾丝虫病，因本品不能杀死成虫，故不能根治**。故正确答案为 ABC。

9. AD 本题考查氯硝柳胺的临床应用注意。氯硝柳胺用以治疗猪肉绦虫时，**在服药前加服镇吐药，服药后 2 小时，服硫酸镁导泻**，以防节片破裂后散出的虫卵倒流入胃及十二指肠内造成自体感染囊虫病的危险。故正确答案为 AD。

10. CD 本题考查驱肠虫药的作用特点。（1）作用于虫体的神经、肌肉系统，此类药有哌嗪和噻嘧啶等。（2）**抑制虫体对葡萄糖的摄取，此类药有阿苯达唑、甲苯达唑、甲苯咪唑等**。（3）影响虫体内酶的活性，如吡维胺。故正确答案为 CD。

第十二章 抗肿瘤药

一、最佳选择题

1. B 本题考查抗肿瘤药的分类。常见破坏 DNA 的抗生素**有丝裂霉素和博来霉素**等。故正确答案为 B。

2. E 本题考查拓扑异构酶抑制剂的代表药物。包括拓扑异构酶Ⅰ抑制剂和拓扑异构酶Ⅱ抑制剂。**拓扑异构酶Ⅰ抑制剂的代表药有伊立替康、拓扑替康、羟喜树碱；拓扑异构酶Ⅱ抑制剂的代表药有依托泊苷、替尼泊苷**。塞替派属于烷化剂。故正确答案为 E。

3. A 本题考查环磷酰胺的用法用量及临床应用注意。（1）**环磷酰胺需在肝内活化，因此腔内给药无法直接作用**。（2）本品水溶液仅能稳定 2－3h，最好临时配置。（3）当肝肾功能损害、骨髓转移或既往曾接受多程化放疗时，环磷酰胺的剂量应减少至治疗量的 1/3～1/2。（4）静脉给药，加生理盐水稀释后缓慢注射，也可肌内注射。故正确答案为 A。

4. A 本题考查塞替派的适应证、用法用量及临床应用注意。（1）主要用于乳腺癌、卵巢癌、癌性体腔积液的腔内注射、膀胱癌的局部灌注、胃肠道肿瘤。（2）**本品对酸不稳定，不能口服，且在胃肠道中吸收较差，必须静脉或肌内注射**。故正确答案为 A。

5. E 本题考查铂类化合物的作用特点。（1）奥沙利铂与顺铂、卡铂的作用位点一致，但形成的复合体体积庞大，能更有效地抑制 DNA 的合成，有更强的细胞毒作用。（2）顺铂与 DNA 的结合呈双相性，快相结合需 15 分钟，慢相结合需 4 ~ 8 小时；而奥沙利铂在 15 分钟内完成全部 DNA 的结合。（3）奥沙利铂可特异性的与红细胞结合，产生蓄积性，但不引起贫血。（4）**奥沙利铂与顺铂、卡铂无交叉耐药性**。故正确答案为 E。

6. E　本题考查铂类化合物的不良反应。奥沙利铂的神经毒性（包括感觉周围神经病）是**剂量依赖性**的，在累积量超过 **800mg/m² 时，在部分患者可导致永久性感觉异常和功能障碍**。故正确答案为 E。

7. C　本题考查铂类化合物的临床用药评价。在治疗期间，**每周应检查全血计数**。故正确答案为 C。

8. E　本题考查奥沙利铂的临床应用注意。当出现白细胞计数 ≤2×10⁹/L 或血小板计数 ≤50×10⁹/L，应推迟下一周期用药，直到恢复正常。故正确答案为 E。

9. C　本题考查抗肿瘤药的分类。常见**烷化剂有氮芥、环磷酰胺、塞替派、白消安、替莫唑胺等**。故正确答案为 C。

10. A　本题考查破坏 DNA 的抗生素的作用特点。**丝裂霉素分子结构中含有苯醌母核，在体内酶作用下经过氧化还原反应，生成双功能的烷化剂**，所以丝裂霉素的作用机制与烷化剂相同。故正确答案为 A。

11. B　本题考查博来霉素的作用特点。博来霉素的化学结构的左边部分含有多个少见的氨基酸、糖及嘧啶环、咪唑，右边部分含有平面的二噻唑环。在与 DNA 作用时，左边的部分和金属铁离子（二价铁）形成螯合物，从而激活博来霉素，其右边部分的平面二噻唑环与 DNA 的小沟中特定的部分结合，导致 DNA 裂解，达到治疗肿瘤的目的。故正确答案为 B。

12. D　本题考查烷化剂的不良反应以及环磷酰胺的临床应用注意。（1）骨髓功能抑制，表现在白细胞计数、血小板、红细胞计数和血红蛋白下降。除长春新碱和博来霉素外几乎所有的细胞毒药，均可导致骨髓抑制。（2）口腔黏膜反应常见症状有咽炎、口腔溃疡、口腔黏膜炎。（3）抗肿瘤药所引起的脱发几乎在 1 或 2 周后可发生。（4）**化疗可诱导高尿酸血症，且与急性肾衰竭有关**。（5）出血性膀胱炎是泌尿系统毒性的表现，使用异环磷酰胺及大剂量环磷酰胺时会出现，这是由于代谢物丙烯醛所致。（6）环磷酰胺可使血清胆碱酯酶减少，血尿酸及尿尿酸水平增加。故正确答案为 D。

13. C　本题考查拓扑异构酶抑制剂的药物相互作用。依托泊苷可抑制机体免疫防御机制，使疫苗接种不能激发人体抗体产生，从而增加活疫苗所致感染的

危险。故禁止同时接种活疫苗（如轮状病毒疫苗）。**处于缓解期的白血病患者，化疗结束后间隔至少 3 个月才能接种活疫苗**。故正确答案为 C。

14. D　本题考查拓扑异构酶抑制剂的药物相互作用。（1）伊立替康与洛莫司汀、多柔比星、顺铂、依托泊苷、氟尿嘧啶等并用，可增强抗肿瘤作用。（2）伊立替康与神经 – 肌肉阻滞剂之间存在相互作用。伊立替康具有抗胆碱酯酶活性，可延长去极化肌松药，如琥珀胆碱的神经 – 肌肉阻滞作用；**拮抗非去极化药物，如米库氯铵的神经 – 肌肉阻滞作用**。故正确答案为 D。

15. D　本题考查依托泊苷的用法用量。**依托泊苷注射液含苯甲醇，禁用于儿童肌内注射**。故正确答案为 D。

16. B　本题考查拓扑异构酶抑制剂的药物相互作用。**不宜静脉注射，静脉滴注速度不宜过快，至少 30 分钟以上**；不得做胸腔、腹腔和鞘内注射。故正确答案为 B。

17. A　本题考查羟喜树碱的用法用量。本品仅限应用 0.9% 氯化钠注射液稀释，不宜用葡萄糖等酸性溶液溶解和稀释。故正确答案为 A。

18. B　本题考查依托泊苷的用法用量。将本品需用 **0.9% 氯化钠注射液稀释，浓度不超过 0.25mg/ml，静脉滴注时间不少于 30 ~ 60 分钟**。故正确答案为 B。

19. E　本题考查抗代谢抗肿瘤药的分类。**抗代谢抗肿瘤药包括：二氢叶酸还原酶抑制剂、胸腺核苷合成酶抑制剂、嘌呤核苷合成酶抑制剂、核苷酸还原酶抑制剂、DNA 多聚酶抑制剂**。拓扑异构酶抑制剂属于直接影响 DNA 结构和功能的药物。故正确答案为 E。

20. A　本题考查抗代谢抗肿瘤药的分类。抗代谢抗肿瘤药包括：①二氢叶酸还原酶抑制剂，如甲氨蝶呤、培美曲塞；②胸腺核苷合成酶抑制剂，如氟尿嘧啶、卡培他滨；③嘌呤核苷合成酶抑制剂，如硫嘌呤、硫鸟嘌呤；④核苷酸还原酶抑制剂，如羟基脲；⑤DNA 多聚酶抑制剂，如阿糖胞苷、吉西他滨。故正确答案为 A。

21. E　本题考查抗代谢抗肿瘤药的分类。**DNA 多聚酶抑制剂包括阿糖胞苷、吉西他滨**。故正确答案为 E。

22. C　本题考查抗代谢抗肿瘤药的分类。抗代谢抗肿瘤药也称干扰核酸生物合成的药物。**表柔比星属于干扰转录过程和阻止 RNA 合成的药物**（作用于核酸转录药物）。故正确答案为 C。

23. B 本题考查抗代谢抗肿瘤药的药物相互作用。氟尿嘧啶与甲氨蝶呤之间存在时间依赖性的相互作用，**甲氨蝶呤与氟尿嘧啶同时使用会产生拮抗作用。应当先给予甲氨蝶呤，4~6小时后再给予氟尿嘧啶**。因为应用甲氨蝶呤后，细胞内磷酸核糖焦磷酸含量增加，可增加氟尿嘧啶核苷酸的形成，从而增强氟尿嘧啶的抗肿瘤能力。故正确答案为B。

24. B 本题考查抗代谢抗肿瘤药的药物相互作用。**氟尿嘧啶与四氢叶酸合用时，可降低氟尿嘧啶毒性，提高氟尿嘧啶疗效**。应当先给予四氢叶酸，再用氟尿嘧啶。故正确答案为B。

25. C 本题考查抗代谢抗肿瘤药的药物相互作用。(1)甲氨蝶呤的血浆蛋白结合率为50%~70%，与血浆蛋白结合率较高的药物如水杨酸类、保泰松、磺胺类、苯妥英钠、四环素、氯霉素等合并应用，可使甲氨蝶呤的血浆蛋白结合率下降，游离型药物增加，而使其血浆药物浓度增高。(2)甲氨蝶呤属弱酸性药，主要由肾小球滤过和肾小管分泌排泄。弱酸性药如丙磺舒及水杨酸类，可竞争性地抑制甲氨蝶呤的肾小管分泌，减慢其排泄，使其维持高血浆浓度状态，易致中毒。(3)**碳酸氢钠等碱性药物可碱化尿液，增加甲氨蝶呤及其代谢物的溶解度，加速排泄，减少毒性作用**。(4)降低肾血流的药物，如非甾体抗炎药和具有肾毒性药如顺铂等，可减慢甲氨蝶呤的排泄，易导致严重的骨髓抑制。(5)青霉素类、头孢菌素类、羟基脲、巯嘌呤、卡那霉素、皮质激素、博来霉素等可减少细胞摄取甲氨蝶呤，从而增加其血浆药物浓度，与青霉素合用时，甲氨蝶呤从体内排泄可明显减少，可能导致甲氨蝶呤中毒。(6)氨基糖苷类药可影响甲氨蝶呤的分布相，使甲氨蝶呤的血药消除率下降，产生明显的肾毒性。故正确答案为C。

26. B 本题考查抗代谢抗肿瘤药的药物相互作用。(1)**别嘌醇可以减轻氟尿嘧啶所引起的骨髓功能抑制，并可能改进治疗指数**。(2)巯嘌呤与别嘌醇同时服用时，由于后者抑制巯嘌呤的代谢，明显地增加巯嘌呤的效能与毒性，因此在两药同时服用的过程中，应仔细观察药物的不良反应，并适当减少巯嘌呤的剂量至常用量的1/4~1/3。故正确答案为B。

27. E 本题考查氟尿嘧啶的用法用量及临床应用注意。(1)**给药方式有静脉注射、静脉滴注、腹腔内注射、动脉插管注药**（用于原发性或转移性肝癌、多采用此方式）。(2)除较小剂量作放射增敏剂外，不宜与放疗同用。(3)用药期间不宜饮酒或服用阿司匹林类药；不能作鞘内注射。故正确答案为E。

28. E 本题考查甲氨蝶呤的临床应用注意。**大剂量疗法需要住院并随时监测其血浆药物浓度；滴注时间不宜超过6小时**。故正确答案为E。

29. E 本题考查培美曲塞的用法用量。培美曲塞联合顺铂用于治疗恶性胸膜间皮瘤的推荐剂量为每21日500mg/m²，滴注10分钟，顺铂的推荐剂量为75mg/m²滴注超过2小时，**应在培美曲塞给药结束30分钟后再给予顺铂滴注**。故正确答案为E。

30. C 本题考查替吉奥的临床应用注意。正在接受其他氟尿嘧啶类抗肿瘤药治疗（包括联合治疗）的患者禁用；正在接受氟胞嘧啶治疗的患者禁用替吉奥。**替吉奥胶囊停药后，如需要服用其他的氟尿嘧啶类抗肿瘤药或氟胞嘧啶抗真菌药，必须有至少7日的洗脱期**；其他的氟尿嘧啶类抗肿瘤药或氟胞嘧啶抗真菌药停用后，考虑到之前药物的影响，如使用替吉奥胶囊，必须有适当的洗脱期。故正确答案为C。

31. E 本题考查多柔比星的用法用量与临床应用注意。多柔比星**可静脉冲入、静脉滴注、动脉注射、浆膜腔内给药和膀胱灌注，但不能用于鞘内注射**。故正确答案为E。

32. A 本题考查多柔比星的与临床应用注意。多柔比星经肾排泄虽较少，但在**用药后1~2日可出现红色尿，一般都在2日后消失**。故正确答案为A。

33. E 本题考查长春碱类药物的作用特点。**长春碱类作用机制为与微管蛋白结合，抑制微管聚合，从而使纺锤丝不能形成，细胞有丝分裂停止于中期，属细胞周期特异性药物，主要作用于M期细胞**。干扰转录过程和阻止RNA合成的药物（如柔红霉素）、破坏DNA的铂类化合物（如奥沙利铂）、干扰核酸生物合成的药物（如甲氨蝶呤、氟尿嘧啶）均属于细胞增殖周期非特异性抑制剂。故正确答案为E。

34. D 本题考查抗肿瘤药的分类。(1)**微管蛋白活性抑制药**：①长春碱类，长春新碱、长春碱、长春地辛、长春瑞滨；②紫杉醇类，紫杉醇、紫杉醇脂质体、白蛋白结合型紫杉醇、多西他赛。(2)**干扰核糖体功能的药物**：高三尖杉酯碱类，如三尖杉酯碱、高三尖杉酯碱。(3)影响氨基酸供应的药物：门冬酰胺酶，如L-门冬酰胺酶。(4)**博来霉素属于破坏DNA的抗生素**。故正确答案为D。

35. A 本题考查长春新碱的临床应用注意。**长春新碱的神经毒性表现为如手指、足趾麻木、腱反射迟钝或消失、外周神经炎，为剂量限制性毒性**。其他不良反应包括骨髓抑制、消化道反应、脱发。故正确答案为A。

36. B 本题考查紫杉醇注射液的临床应用注意。骨髓抑制是剂量相关性毒性反应。故正确答案为 B。

37. E 本题考查抗肿瘤药的分类。具有抗肿瘤效果的激素类药物主要分类如下。（1）**抗雌激素类**：①雌激素受体拮抗剂，如他莫昔芬、托瑞米芬；②芳香氨酶抑制剂，如来曲唑、阿那曲唑。（2）**抗雄激素类**：氟他胺。（3）**促黄体激素激动剂**：天然的促黄体激素释放激素（luteinizing hormorne - releasing hormone，LHRH）、合成的促黄体激素释放激素类似物（luteinizing hormorne - releasing hormone analogues，LHRHa）。此外，还有雌激素类（己烯雌酚、炔雌醇）、雄激素类（丙酸睾酮）、孕激素类（甲羟孕酮、甲地孕酮）等。故正确答案为 E。

38. C 本题考查调节体内激素平衡的药物种类及适应证。**抗雄激素类药的代表药为氟他胺**。该药是一种非甾体的雄激素拮抗剂，适用于晚期前列腺癌患者。其作用机制为此药与雄激素竞争肿瘤部位的雄激素受体，组织细胞对雄激素的摄取，抑制雄激素与靶器官的结合。故正确答案为 C。

39. D 本题考查抗肿瘤药的分类。**抗雌激素类药分为雌激素受体阻断剂和芳香氨酶抑制剂**。雌激素受体阻断剂主要包括他莫昔芬和托瑞米芬。芳香氨酶抑制剂主要包括来曲唑和阿那曲唑。故正确答案为 D。

40. D 本题考查酪氨酸激酶抑制剂的作用特点。吉非替尼、厄洛替尼、伊马替尼、舒尼替尼的主要代谢酶是 **CYP3A4**。故正确答案为 D。

41. B 本题考查酪氨酸激酶抑制剂的作用特点。吉非替尼、厄洛替尼、伊马替尼、舒尼替尼的主要排泄途径是**粪便排泄**。故正确答案为 B。

42. C 本题考查酪氨酸激酶抑制剂的不良反应。**吉非替尼、厄洛替尼、阿法替尼、奥希替尼、克唑替尼均可能出现的严重不良反应是间质性肺炎**。酪氨酸激酶抑制剂常见的不良反应主要为皮疹、腹泻、皮肤颜色加深、转氨酶或胆红素升高等，如果发生中度或重度腹泻应给予洛哌丁胺治疗，部分患者可能需要减量，对严重或持续的脱水相关腹泻、恶心、厌食或者呕吐，患者需停药并对脱水采取适当的治疗措施。间质性肺炎、Q-T 间期延长等不良反应发生率低但属于严重不良反应，一旦发生可能危及生命。在治疗过程中，一旦出现新的急性发作或进行性的不能解释的肺部症状如呼吸困难、咳嗽和发热时，要暂时停止厄洛替尼治疗。一旦确诊是 ILD（间质性肺炎），则应停止治疗，必要时给予适当的对症治疗。故正确答案为 C。

43. A 本题考查伊马替尼的用法用量。**伊马替尼宜在进餐时服药，并饮一大杯水**。故正确答案为 A。

44. A 本题考查单克隆抗体的作用特点。**贝伐珠单抗作用于血管内皮生长因子（VEGF），阻碍 VEGF 与其受体在内皮细胞表面相互作用，从而阻止内皮细胞增殖和新血管生成**。曲妥珠单抗、利妥昔单抗、西妥昔单抗的主要作用机制是药物在癌细胞膜外与生长因子竞争结合受体，阻断信号传递过程，从而阻止癌细胞的生长和扩散。厄洛替尼是针对 BCR - ABL 酪氨酸激酶抑制剂。故正确答案为 A。

45. A 本题考查单克隆抗体的典型不良反应。单抗药为大分子蛋白质，静脉滴注蛋白可致患者发生过敏样反应或其他超敏反应。故正确答案为 A。

46. E 本题考查免疫治疗药物的代表药物。根据机体抗肿瘤免疫效应机制，**免疫治疗药分为免疫调节剂、肿瘤疫苗、免疫检查点抑制剂，常用药品包括干扰素、白介素、帕博利珠单抗、纳武利尤单抗等**。故正确答案为 E。

47. C 以抗 PD - 1/PD - L1 的单克隆抗体等免疫检查点抑制剂为代表的免疫疗法，利用人体自身的免疫系统抵御、抗击癌症，通过阻断 PD - 1/PD - L1 信号通路使癌细胞凋亡，具有治疗多种类型肿瘤的潜力，实质性改善了癌症患者的总生存期。**程序性细胞死亡蛋白 - 1（PD - 1）抑制剂包括纳武利尤单抗、帕博利珠单抗**。

二、配伍选择题

[1~4] BBED 本题考查烷化剂的药物相互作用。（1）肝药酶诱导剂如巴比妥类、糖皮质激素、别嘌醇及氯霉素等对环磷酰胺的代谢、活性和毒性均有影响，并用时应注意。（2）塞替派可增加血尿酸水平，为控制高尿酸血症可给予别嘌醇。（3）塞替派与尿激酶同时应用，可增加塞替派治疗膀胱癌的疗效，尿激酶为纤维蛋白溶解酶原的活化剂，可增加药物在肿瘤组织中的浓度。（4）出血性膀胱炎是泌尿系统毒性的表现，使用异环磷酰胺及大剂量环磷酰胺时会出现，这是由于代谢物丙烯醛所致。故正确答案为 BBED。

[5~6] AC 本题考查铂类化合物的作用特点。铂类化合物的抗瘤谱非常广泛，常用铂类化合物有顺铂、卡铂和奥沙利铂。（1）**顺铂**常用于非小细胞肺癌、头颈部及食管癌、胃癌、卵巢癌、膀胱癌、恶性淋巴瘤、骨肉瘤及软组织肉瘤等实体瘤。（2）**卡铂抗瘤谱**与顺铂类似，多用于非小细胞肺癌、头颈部及食

管癌、卵巢癌等。（3）**奥沙利铂是胃肠道癌的常用药，是结直肠癌的首选药之一**。故正确答案为 AC。

[7～10] ACAC 本题考查铂类化合物的作用特点。奥沙利铂、顺铂、卡铂等三药中，**胃肠道反应及肾毒性最重的都是顺铂；胃肠道反应及肾毒性最轻的都是奥沙利铂**。顺铂因显著的肾毒性，需要用药前进行水化利尿，一般应用于身体基础状况较好的病人。故正确答案为 ACAC。

[11～14] BCCA 本题考查铂类化合物的作用特点。（1）奥沙利铂、顺铂、卡铂等三药中，**骨髓抑制反应（血液毒性）最重的是卡铂；骨髓抑制反应（血液毒性）最轻的是奥沙利铂**。（2）奥沙利铂、顺铂、卡铂等三药中，**神经毒性最重的是奥沙利铂；神经毒性最轻的是顺铂**。故正确答案为 BCCA。

[15～19] ABCCB 本题考查铂类化合物的作用特点、药物相互作用以及卡铂的禁忌证。（1）**顺铂**用生理盐水或 5% 葡萄糖注射液稀释。（2）**卡铂**先用 5% 葡萄糖注射液 10～20ml 溶解，再用 5% 葡萄糖溶液稀释至 0.5mg/ml，避光输注。（3）**奥沙利铂**先用注射用水或 5% 葡萄糖注射液 10～20ml 溶解，加入 5% 葡萄糖注射液 250～500ml 静滴 2 小时。（4）**奥沙利铂因与氯化钠和碱性溶液（特别是氟尿嘧啶）之间存在配伍禁忌，所以奥沙利铂一定不能与上述制剂混合或通过同一静脉途径给药**。（5）**对甘露醇或包含甘露醇的制剂过敏者禁用卡铂**。故正确答案为 ABCCB。

[20～24] DACBE 本题考查铂类化合物的药物相互作用。（1）**顺铂与氨基糖苷类抗菌药物、两性霉素 B 或头孢噻吩等合用，有肾毒性叠加作用**。尽量避免卡铂与可能损害肾功能的药物如氨基糖苷类抗菌药物同时使用。甲氨蝶呤及博来霉素主要由肾脏排泄，顺铂所致的肾损害会延缓上述两种药物的排泄，导致肾毒性增加。（2）**顺铂与丙磺舒合用，致高尿酸血症**。（3）**顺铂与氯霉素、呋塞米或依他尼酸合用，可增加本品的耳毒性**。（4）**抗组胺药**（本题中的苯海拉明）可掩盖顺铂所致的耳鸣、眩晕等症状。（5）因与氯化钠和碱性溶液（特别是氟尿嘧啶）之间存在配伍禁忌，所以奥沙利铂一定不能与上述制剂混合或通过同一静脉途径给药。故正确答案为 DACBE。

[25～28] ABCE 本题考查破坏 DNA 的抗生素的药物相互作用。（1）**丝裂霉素与维生素 C、维生素 B_6 等配伍后静脉应用时，可使本品疗效显著下降**。（2）**丝裂霉素与他莫昔芬合用，可增加溶血性尿毒症的发生危险**。（3）**丝裂霉素与多柔比星合用可增加心脏毒性，建议多柔比星的总量限制在按体表面积 450mg/m^2 以下**。（4）博

来霉素与顺铂合用应谨慎。博来霉素通过肾脏排泄占博来霉素总清除率的一半，而顺铂是有肾毒性药，可降低肾小球滤过率，影响博来霉素的清除。博来霉素的清除率下降会增强博来霉素肾毒性，后果严重。因此，两者合用时应经常监测肾功能，必要时减少博来霉素的剂量。故正确答案为 ABCE。

[29～33] DEABC 本题考查破坏 DNA 的抗生素的不良反应。**骨髓功能抑制**，可致白细胞及血小板计数减少，白细胞减少常发生于用药后 28～42 日，一般在 42～56 日恢复。**恶心、呕吐反应**常发生于给药后 1～2 小时，呕吐于 3～4 小时内停止，恶心可持续 2～3 日。故正确答案为 DEABC。

[34～38] BACED 本题考查抗肿瘤药的作用特点。（1）**所有的烷化剂（如环磷酰胺）都是通过与细胞中 DNA 发生共价结合，使其丧失活性或使 DNA 分子发生断裂，导致肿瘤细胞死亡**。（2）**铂类化合物（如奥沙利铂）可与 DNA 结合，破坏其结构与功能，使肿瘤细胞 DNA 复制停止，阻碍细胞分裂**。（3）**博来霉素在与 DNA 作用时，左边的部分和金属铁离子（Fe^{2+}）形成螯合物，从而激活博来霉素；其右边部分的平面二噻唑环与 DNA 的小沟中特定的部分结合，导致 DNA 裂解，达到治疗肿瘤的目的**。（4）**拓扑异构酶 I 抑制剂**的代表药有伊立替康、拓扑替康、羟喜树碱；**拓扑异构酶 II 抑制剂**的代表药有依托泊苷、替尼泊苷。故正确答案为 BACED。

[39～41] DBA 本题考查拓扑异构酶抑制剂的作用特点。**羟喜树碱**是在喜树碱的分子结构中引入一个羟基，从而毒性比喜树碱降低，但依然不溶于水，微溶于有机溶剂。**依托泊苷**的化疗指数较高，对小细胞肺癌有显著疗效，为小细胞肺癌化疗首选药。**替尼泊苷**脂溶性高，可以透过血－脑屏障，为脑瘤的首选药。故正确答案为 DBA。

[42～46] BCADE 本题考查抗代谢抗肿瘤药的分类。抗代谢抗肿瘤药包括：①二氢叶酸还原酶抑制剂，包括甲氨蝶呤、培美曲塞；②胸腺核苷合成酶抑制剂，氟尿嘧啶、卡培他滨；③嘌呤核苷合成酶抑制剂，巯嘌呤、硫鸟嘌呤；④核苷酸还原酶抑制剂，羟基脲；⑤DNA 多聚酶抑制剂，阿糖胞苷、吉西他滨。故正确答案为 BCADE。

[47～51] BCDAE 本题考查甲氨蝶呤的药物相互作用。（1）糖皮质激素可升高甲氨蝶呤血浆浓度而加重毒性反应，两药联用应减少甲氨蝶呤用量；两药长期联用时可引起膀胱移行细胞癌，应定期检查尿常规。（2）门冬酰胺酶能抑制蛋白质的合成，使细胞停

止于 G_1 期，不能进入 S 期，从而降低其对甲氨蝶呤的敏感性，与门冬酰胺酶同用可致本品减效。如果使用天冬酰胺酶 10 日后给予甲氨蝶呤或于使用本品后 24 小时内给予天冬酰胺酶，则可增效且可减少胃肠道及骨髓毒副作用。（3）阿糖胞苷、柔红霉素可增加细胞摄取甲氨蝶呤，用本品前 24 小时或 10 分钟后使用阿糖胞苷，可增加本品的抗癌活性。（4）长春新碱阻止甲氨蝶呤向细胞外转运，可降低甲氨蝶呤血浆药物浓度。（5）与维生素 C 合用，可消除本品化疗引起的恶心，但对其在尿中的排泄无明显影响。故正确答案为 BCDAE。

[52 ~ 53] DC 本题考查**培美曲塞的临床应用注意**。第一次给予本品治疗开始前 7 日至少服用 5 次日剂量的叶酸，一直服用整个治疗周期，在最后 1 次本品给药后 21 日可停服。患者还需在第一次本品给药前 7 日内肌内注射维生素 B_{12} 一次，以后每 3 个周期肌内注射一次，以后的维生素 B_{12} 给药可与本品用药在同一日进行。叶酸给药剂量：$350 \sim 1000\mu g$，常用剂量是 $400\mu g$。维生素 B_{12} 剂量 $1000\mu g$。故正确答案为 DC。

[54 ~ 58] ABDDC 本题考查蒽环类抗肿瘤抗生素的作用特点。（1）**柔红霉素的心脏毒性最大累积剂量是 $400 \sim 500mg/m^2$**。（2）**多柔比星**的心脏毒性最大累积剂量是 $450 \sim 550mg/m^2$。（3）**表柔比星**（未用过多柔比星）的心脏毒性最大累积剂量是 $900 \sim 1000mg/m^2$，如用过阿霉素，$<800mg/m^2$。（4）**吡柔比星**的心脏毒性最大累积剂量是 $900 \sim 1000mg/m^2$。（5）**阿克拉阿霉素**（未用过多柔比星）的心脏毒性最大累积剂量是 $2000mg/m^2$，如用过多柔比星，$<800mg/m^2$。故正确答案为 ABDDC。

[59 ~ 63] CEBAD 本题考查蒽环类抗肿瘤抗生素的作用特点。（1）**柔红霉素**：第一代蒽环类抗肿瘤药物，对实体瘤疗效不如多柔比星和表柔比星，主要用于急性白血病。（2）**多柔比星**：对于急性白血病在一线耐药时使用，作为二线用药。恶性淋巴瘤在 HD 及 NHL 的首选药之一。（3）**表柔比星**：多柔比星的异构体，适应证同多柔比星，疗效相等或略高，但对心脏毒性及脱发都明显低于多柔比星。（4）**吡柔比星**：第二代蒽环类抗肿瘤药物，适应证与多柔比星基本相同，抗菌谱较广，膀胱灌注对泌尿系肿瘤也有良好疗效。（5）**阿克拉阿霉素**：第二代蒽环类抗肿瘤药物，具有亲脂性，易迅速进入细胞并维持较高浓度，有疗效高、心脏毒性低，可口服的优点。故正确答案为 CEBAD。

[64 ~ 65] AC 本题考查蒽环类抗肿瘤抗生素的药物相互作用。（1）**柔红霉素与有心脏毒性和作用于**心脏的药物如氧烯洛尔合用，可加重心脏毒性，应在治疗过程中特别监测心功能。（2）**多柔比星与柔红霉素、长春新碱和放线菌素 D 呈现交叉耐药性**。故正确答案为 AC。

[66 ~ 69] ADCB 本题考查**抗肿瘤药的作用特点**。（1）**蒽环类抗肿瘤抗生素**［属于作用于核酸转录药物，包括柔红霉素（DNR）、多柔比星（ADM）、表柔比星（EPI）、吡柔比星（THP）］直接作用于 DNA 或嵌入 DNA，干扰 DNA 的模板功能从而干扰转录过程，阻止 mRNA 的形成，为细胞增殖周期非特异性抑制剂药物，对增殖和非增殖细胞均有杀伤作用。（2）**紫杉醇类**（属于抑制蛋白质合成与功能的药物或干扰有丝分裂药物，包括紫杉醇、紫杉醇酯质体、白蛋白结合型紫杉醇、多西他塞）促进微管聚合，同时抑制微管的解聚，从而使纺锤体失去正常功能，细胞有丝分裂停止。（3）**L - 门冬酰胺**是重要的氨基酸，某些肿瘤细胞不能自己合成，需从细胞外摄取，L - 门冬酰胺酶（L - asparaginase）（属于抑制蛋白质合成与功能的药物或干扰有丝分裂药物）可将血清门冬酰胺水解而使肿瘤细胞缺乏门冬酰胺供应，生长受到抑制，而正常细胞能合成门冬酰胺，受影响较少。（4）**高三尖杉酯碱类**（属于抑制蛋白质合成与功能的药物或干扰有丝分裂药物，包括三尖杉酯碱、高三尖杉酯碱）可抑制蛋白质合成的起始阶段，并使核糖体分解，释出新生肽链，但对 mRNA 或 tRNA 与核糖体的结合无抑制作用，属细胞周期非特异性药物，对 S 期细胞作用明显。故正确答案为 ADCB。

[70 ~ 72] DBC 本题考查抗肿瘤药抑制蛋白质合成与功能的药物（干扰有丝分裂）的分类。抑制蛋白质合成与功能的药物如下。（1）**微管蛋白活性抑制药**。长春碱类：长春新碱、长春碱、长春地辛、长春瑞滨。紫杉醇类：紫杉醇、紫杉醇酯质体、白蛋白结合型紫杉醇、多西他塞。（2）**干扰核糖体功能的药物**。高三尖杉酯碱类：三尖杉酯碱、高三尖杉酯碱。（3）**影响氨基酸供应的药物**。门冬酰胺酶：L - 门冬酰胺酶。故正确答案为 DBC。

[73 ~ 74] AC 本题考查抗肿瘤药**抑制蛋白质合成与功能的药物（干扰有丝分裂）的药物相互作用及不良反应**。（1）长春新碱与铂类药物同用，可能增强第Ⅷ对脑神经障碍。（2）紫杉醇的过敏反应可能与赋形剂聚氧乙基蓖麻油有关。故正确答案为 AC。

[75 ~ 78] BDCA 本题考查**紫杉醇注射液的临床应用注意**。（1）应在治疗前 12 小时及 6 小时口服地塞米松 20mg，治疗前 30 ~ 60 分钟肌内注射苯海拉明 50mg 并

静脉注射西咪替丁 300mg 或雷尼替丁 50mg 预防过敏反应。骨髓抑制是剂量相关性毒性反应，输注期间若出现传导异常，应密切观察，必要时给予治疗。（2）本品溶液不应接触聚氯乙烯塑料（PVC）装置、导管或器械，滴注时先经 0.22mm 孔膜滤过。故正确答案为 BDCA。

[79~82] **CDAB** 本题考查抗肿瘤药的分类。具有抗肿瘤效果的激素类药物主要分类如下。（1）**抗雌激素类**：①雌激素受体拮抗剂，他莫昔芬、托瑞米芬；②芳香氨酶抑制剂，来曲唑、阿那曲唑。（2）**抗雄激素类**：氟他胺。（3）**促黄体激素激动剂**：天然的促黄体激素释放激素（luteinizing hormorne releasing hormone，LHRH）、合成的促黄体激素释放激素类似物（luteinizing hormorne releasing hormone analogues，LHRHa）。此外，还有雌激素类（已烯雌酚、炔雌醇），雄激素类（丙酸睾酮），孕激素类（甲羟孕酮、甲地孕酮）等。故正确答案为 CDAB。

[83~85] **BDC** 本题考查**抗肿瘤药的分类**。选项中的药物分类如下。（1）炔雌醇：属于雌激素类。（2）他莫昔芬：属于雌激素受体拮抗剂（属于抗雌激素类）。（3）阿那曲唑：属于芳香氨酶抑制剂（属于抗雌激素类）。（4）丙酸睾酮：属于雄激素类。（5）氟他胺：属于抗雄激素类。故正确答案为 BDC。

[86~90] **BDAEC** 本题考查**激素类抗肿瘤药的适应证**。（1）他莫昔芬主要用于复发转移乳腺癌、乳腺癌术后转移的辅助治疗和子宫内膜癌的治疗。（2）来曲唑主要用于雌激素或孕激素受体阳性的绝经后早期乳腺癌患者的辅助治疗，或已经接受他莫昔芬辅助治疗 5 年的、绝经后、雌激素或孕激素受体阳性早期乳腺癌患者的辅助治疗，治疗绝经后（自然绝经或人工诱导绝经）、雌激素受体阳性、孕激素受体阳性或受体状况不明的晚期乳腺癌患者。（3）依西美坦主要用于经他莫昔芬辅助治疗 2~3 年后，绝经后雌激素受体阳性的妇女的早期浸润性乳腺癌的辅助治疗，直至完成总共 5 年的辅助内分泌治疗，以及经他莫昔芬治疗后，其病情仍有进展的自然或人工绝经后妇女的晚期乳腺癌。（4）氟他胺用于以前未经治疗或对激素控制疗法无效或失效的晚期前列腺癌患者，它可被单独使用（睾丸切除或不切除）或与促黄体生成激素释放激素（luteizing hormone releasing hormone，LHRH）激动剂合用。（5）氟维司群主要用于在抗雌激素辅助治疗后或治疗过程中复发的，或是在抗雌激素治疗中进展的绝经后（包括自然绝经和人工绝经）雌激素受体阳性的局部晚期或转移性乳腺癌。故正确答案为 BDAEC。

[91~93] **ACD** 本题考查酪氨酸激酶抑制剂的分

类。（1）酪氨酸激酶抑制剂：①表皮生长因子受体（EGFR）酪氨酸激酶抑制剂包括吉非替尼、厄洛替尼、奥希替尼、埃克替尼等，作用机制为竞争性抑制 EGFR 酪氨酸激酶活性，起到抑制肿瘤细胞增殖的作用。②Bcr/Abl 酪氨酸激酶抑制剂包括伊马替尼等，作用机制为抑制酪氨酸激酶的磷酸化，阻止其细胞增殖和肿瘤形成，还可以选择性地抑制血小板源性生长因子（PDGF）等酪氨酸激酶下游信号转导通路。③血管内皮生长因子受体（VEGFR）酪氨酸激酶抑制剂，包括舒尼替尼等，作用机制为抑制多种受体酪氨酸激酶，使酪氨酸残基自身发生磷酸化，阻断其信号转导通路，最终抑制肿瘤的生长。（2）曲妥珠单抗、贝伐单抗属于单克隆抗体。故正确答案为 ACD。

[94~98] **ABEDC** 本题考查靶向抗肿瘤药的适应证。（1）**厄洛替尼**：主要用于表皮生长因子受体（EGFR）基因具有敏感突变的局部晚期或转移性非小细胞肺癌（NSCLC）患者的治疗，包括一线治疗、维持治疗和既往接受过至少一次化疗进展后的二线及以上治疗。（2）**伊马替尼**：主要用于治疗慢性粒细胞白血病（CML）急变期、加速期或 α-干扰素治疗失败后的慢性期患者，以及不能手术切除或发生转移的恶性胃肠道间质肿瘤（GIST）患者。（3）**贝伐珠单抗**：主要用于转移性结直肠癌和晚期、转移性或复发性非小细胞肺癌。（4）**利妥昔单抗**：主要用于复发或耐药的滤泡性中央型淋巴瘤、未经治疗的 CD20 阳性Ⅲ~Ⅳ期滤泡性非霍奇金淋巴瘤以及 CD20 阳性弥漫大 B 细胞性非霍奇金淋巴瘤。（5）**曲妥珠单抗**：主要用于人表皮生长因子受体-2 过度表达的转移性乳腺癌，以及已接受过 1 个或多个化疗方案的转移性乳腺癌、联合紫杉烷类药治疗未接受过化疗的转移性乳腺癌。

三、综合分析选择题

1. **E** 本题考查抗肿瘤药的作用特点。长春碱类作用机制为与微管蛋白结合，抑制微管聚合，从而使纺锤丝不能形成，细胞有丝分裂停止于中期，属细胞周期特异性药物，**主要作用于 M 期细胞**。故正确答案为 E。

2. **B** 本题考查抗肿瘤药的作用特点。（1）博来霉素作用机制主要为破坏 DNA 结构（在 S 期 DNA 合成之后），因此属于针对 G_2 期的细胞周期特异性药物（也可作用于 S 期晚期，但对于 G_2 期的作用更显著）。（2）蒽环类抗肿瘤抗生素有柔红霉素（DNR）、多柔比星（ADM）、表柔比星（EPI）、吡柔比星（THP）等，这些抗生素大多是直接作用于 DNA 或嵌入

DNA，干扰 DNA 的模板功能从而干扰转录过程，阻止 mRNA 的形成。抗肿瘤抗生素为细胞增殖周期非特异性抑制剂药物，对增殖和非增殖细胞均有杀伤作用。（3）拓扑异构酶抑制剂是直接抑制拓扑异构酶，阻止 DNA 复制及抑制 RNA 合成。包括拓扑异构酶 I 抑制剂和拓扑异构酶 II 抑制剂。拓扑异构酶 I 抑制剂的代表药有伊立替康、拓扑替康、羟喜树碱；拓扑异构酶 II 抑制剂的代表药有依托泊苷、替尼泊苷。本类药物抑制处于增殖期的肿瘤细胞，属于细胞周期特异性药物（针对 S 期）。通过抑制拓扑异构酶而发挥细胞毒作用，使 DNA 不能复制，造成不可逆的 DNA 链破坏，从而导致肿瘤细胞凋亡。（4）紫杉醇类（紫杉醇、多西他赛）能促进微管聚合，同时抑制微管的解聚，从而使纺锤体失去正常功能，细胞有丝分裂停止，根据资料可知，属细胞周期特异性药物，主要作用于 M 期细胞。（5）四氢叶酸是在体内合成嘌呤核苷酸和嘧啶脱氧核苷酸的重要辅酶，甲氨蝶呤作为一种叶酸还原酶抑制剂，主要抑制二氢叶酸还原酶而使二氢叶酸不能还原成有生理活性的四氢叶酸，从而使嘌呤核苷酸和嘧啶核苷酸的生物合成过程中一碳基团的转移作用受阻，导致 DNA 的生物合成受到抑制。此外，甲氨蝶呤也有对胸腺核苷酸合成酶的抑制作用，但抑制 RNA 与蛋白质合成的作用则较弱，甲氨蝶呤主要作用于细胞周期的 S 期，属细胞周期特异性药物，对 G_1/S 期的细胞也有延缓作用，对 G_1 期细胞的作用较弱。甲氨蝶呤所属的抗代谢药（干扰核酸生物合成的药物），还包括二氢叶酸还原酶抑制剂（培美曲塞）、胸腺核苷合成酶抑制剂（氟尿嘧啶、卡培他滨）、嘌呤核苷合成酶抑制剂（巯嘌呤、硫鸟嘌呤）、核苷酸还原酶抑制剂（羟基脲）、DNA 多聚酶抑制剂（阿糖胞苷、吉西他滨），均是通过模拟机体正常代谢物质，如叶酸、嘌呤碱、嘧啶碱等化学结构而合成的类似物。这类药物与机体内有关代谢物质发生特异性的拮抗作用，从而干扰核酸，尤其是 DNA 的生物合成，从而阻止肿瘤细胞的分裂繁殖。这些药物均属于细胞周期特异性药物，主要作用于细胞周期的 S 期。故正确答案为 B。

四、多项选择题

1. ABCDE 本题考查烷化剂的作用特点。**肿瘤细胞对此类药的耐药性产生，是由于自身 DNA 修复功能、限制化疗药进入细胞、增加化疗药从细胞中排出、细胞内灭活药物和 DNA 受损后缺乏细胞凋亡机制等原因所致**。故正确答案为 ABCDE。

2. ABCDE 本题考查环磷酰胺的临床应用注意。用药期间须定期监测白细胞计数及分类、血小板计数、**肾功能（尿素氮、肌酐清除率）、肝功能（血清胆红素、丙氨酸氨基转移酶）及血尿酸水平**。故正确答案为 ABCDE。

3. ABCD 本题考查替莫唑胺的临床应用注意。（1）替莫唑胺可导致疲劳和嗜睡，应避免对驾驶和操作机械能力的影响；本品含有乳糖。患有罕见的遗传性半乳糖不耐受、乳糖酶缺乏或葡萄糖 – 半乳糖吸收不良的患者，不应服用本品。（2）替莫唑胺具有遗传毒性，因此在治疗过程及治疗结束后 6 个月之内，男性应避孕。由于接受替莫唑胺治疗有导致不可逆不育的可能，在接受该治疗之前应冰冻保存精子。（3）接受替莫唑胺治疗的患者可能会出现骨髓抑制，包括持续的全血细胞降低，可能导致再生障碍贫血，且在一些病例中导致了致命的结果。故正确答案为 ABCD。

4. ABCDE 本题考查铂类化合物的临床应用注意。治疗前后，治疗期间和每一疗程之前，应做如下检查：**肝、肾功能、全血计数、血钙以及听神经功能、神经系统功能等检查**。此外，在治疗期间，每周应检查全血计数。通常需待器官功能恢复正常后，才可重复下一疗程。故正确答案为 ABCDE。

5. ABCDE 本题考查奥沙利铂的临床应用注意。静脉滴注期间**不可食用冷食和饮用冷水，可口服维生素 B_1、B_6 和烟酰胺等**。故正确答案为 ABCDE。

6. ABE 本题考查顺铂的用法用量。**顺铂仅能由静脉、动脉或腔内给药**。故正确答案为 ABE。

7. ABD 本题考查破坏 DNA 的抗生素的药物相互作用。（1）治疗非霍奇金淋巴瘤时，联合使用博来霉素与其他细胞毒药物（甲氨蝶呤、多柔比星、环磷酰胺、长春新碱和地塞米松，即 M – Ba – cod 方案）可使**急性可逆性肺部反应**发生的风险增大，故应谨慎和严密监测。（2）丝裂霉素与利血平、萝芙木、氯丙嗪三种药之一合用，均使后者作用加强或延长。故正确答案为 ABD。

8. ABCD 本题考查博来霉素的用法用量。（1）**肌内、皮下注射**：一次 15～30mg，溶于 0.9% 氯化钠注射液 5ml 中使用。如于病变周边皮下注射，以不高于 1mg/ml 浓度为宜；肌内注射应避开神经，注射局部可发生硬结，应不断更换注射部位。（2）**动脉注射**：一次 5～15mg，溶于 0.9% 氯化钠或葡萄糖注射液中，直接弹丸式动脉注射或连续灌注。（3）**静脉注射**：一次 15～30mg，溶于注射用水或 0.9% 氯化钠注射液 5～20ml 中，缓慢静脉注入，如出现严重发热反应时，一次静脉给药剂量应减至 5mg 以下，可增加给药次数，如一日 2 次，静脉注射可引起血管疼痛，应注意注射速度，尽可能缓慢给药，注射频率通常一周 2 次，根据病情可增加为一日 1 次或减少为一周 1 次。故正确答案为 ABCD。

9. ABCDE 本题考查伊立替康的禁忌证。伊立替康禁用于对本品过敏者、慢性肠炎或肠梗阻患者、胆红素超过正常值上限 1.5 倍者、严重骨髓功能衰竭患者、WHO 行为状态评分 >2 患者、妊娠及哺乳期妇女。故正确答案为 ABCDE。

10. DE 本题考查抗肿瘤药的不良反应。除长春新碱和博来霉素外几乎所有的细胞毒药，均可导致骨髓抑制。其余药物属于烷化剂。故正确答案为 DE。

11. ABCDE 本题考查卡培他滨的临床应用注意。（1）已知对卡培他滨或其任何成分过敏者禁用。（2）既往对氟尿嘧啶有严重、非预期的反应或已知对氟嘧啶过敏患者禁用卡培他滨。（3）同其他氟尿嘧啶药物一样，卡培他滨禁用于已知二氢嘧啶脱氢酶（DPD）缺陷的患者；二氢嘧啶去氢酶缺乏症的患者可能和口腔炎、腹泻、黏膜发炎、中性白细胞低下或神经毒性的发生严重程度相关。（4）卡培他滨不应与索立夫定或其类似物（如溴夫定）同时给药。（5）卡培他滨禁用于严重肾功能不全患者（肌酐清除率低于 30ml/min）。故正确答案为 ABCDE。

12. ABCDE 本题考查甲氨蝶呤的临床应用注意。有肾病史或发现肾功能异常时，未准备好解救药亚叶酸钙，未充分进行液体补充或碱化尿液时，禁用大剂量疗法。大剂量疗法需要住院并随时监测其血浆药物浓度；滴注时间不宜超过 6 小时。故正确答案为 ABCDE。

13. ACD 本题考查多柔比星的药物相互作用。（1）多柔比星与各种骨髓抑制剂，特别是亚硝脲类、大剂量环磷酰胺、甲氨蝶呤、丝裂霉素配伍使用，或用药同时进行放射治疗，一次性剂量与总剂量均应酌减。（2）多柔比星与柔红霉素、长春新碱和放线菌素 D 呈现交叉耐药性；与甲氨蝶呤、氟尿嘧啶、阿糖胞苷、氮芥、丝裂霉素、博来霉素、环磷酰胺以及亚硝脲等则不呈现交叉耐药性，且与环磷酰胺、氟尿嘧啶、甲氨蝶呤、达卡巴嗪、顺铂、亚硝脲类药物合

用，具有良好的协同作用。故正确答案为 ACD。

14. ABCE 本题考查多柔比星的药物相互作用。多柔比星与甲氨蝶呤、氟尿嘧啶、阿糖胞苷、氮芥、丝裂霉素、博来霉素、环磷酰胺以及亚硝脲等则不呈现交叉耐药性，且与环磷酰胺、氟尿嘧啶、甲氨蝶呤、达卡巴嗪、顺铂、亚硝脲类药物合用，具有良好的协同作用。故正确答案为 ABCE。

15. CE 本题考查蒽醌类抗肿瘤抗生素的作用特点。蒽醌类抗肿瘤抗生素的毒性主要是骨髓抑制和心脏毒性，心脏毒性可能是由于醌环被还原成半醌自由基，诱发了脂质过氧化反应，引起心肌损伤。故正确答案为 CE。

16. ABCDE 本题考查紫杉醇不同剂型的特点。各选项表述均正确。故正确答案为 ABCDE。

17. AB 本题考查靶向抗肿瘤药的分类及适应证。（1）吉非替尼主要用于表皮生长因子受体（EGFR）基因具有敏感突变的局部晚期或转移性非小细胞肺癌（NSCLC）患者的一线治疗和既往接受过化学治疗的局部晚期或转移性非小细胞肺癌（NSCLC）。（2）厄洛替尼主要用于表皮生长因子受体（EGFR）基因具有敏感突变的局部晚期或转移性非小细胞肺癌（NSCLC）患者的治疗，包括一线治疗、维持治疗和既往接受过至少一次化疗进展后的二线及以上治疗。（3）伊马替尼主要用于治疗慢性粒细胞白血病（CML）急变期、加速期或 α - 干扰素治疗失败后的慢性期患者，以及不能手术切除或发生转移的恶性胃肠道间质肿瘤（GIST）患者。（4）贝伐珠单抗主要用于转移性结直肠癌和晚期、转移性或复发性非小细胞肺癌。（5）利妥昔单抗主要用于复发或耐药的滤泡性中央型淋巴瘤、未经治疗的 CD20 阳性Ⅲ～Ⅳ期滤泡性非霍奇金淋巴瘤以及 CD20 阳性弥漫大 B 细胞性非霍奇金淋巴瘤。吉非替尼、厄洛替尼、伊马替尼属于酪氨酸激酶抑制剂。故正确答案为 AB。

18. ABCDE 本题考查免疫治疗药物 PD - 1 抑制剂的作用特点。单克隆抗体的药代动力学特性包括：很少或几乎不受肾、肝功能损害的影响，由血液扩散入组织有限，半衰期较长，通过非特异性途径分解，清除作用主要通过受体介导等。故正确答案为 ABCDE。

第十三章 抗过敏药

一、最佳选择题

1. D 本题考查抗组胺药的作用机制。组胺是引

起变态反应，尤其是Ⅰ型变态反应的主要递质，组胺广泛地存在于肥大细胞和嗜碱性粒细胞颗粒中，机体受到抗原刺激后，组胺脱颗粒被释放，通过组织中 4

种亚型的组胺受体（H_1、H_2、H_3 和 H_4）产生不同的生理病理效应，其中 H_1 受体与过敏性疾病的关系最为密切，是抗过敏药最主要的作用靶点。在我国，抗组胺药通常是指抗过敏用途的 H_1 抗组胺药，国际上习惯用"H_1 – Antihistamines"（即 H_1 抗组胺药）。根据受体理论，目前新定义为组胺受体反向激动剂，即**抗组胺药与组胺受体的非活性构象亲和力更强**，使组胺受体的活性/非活性构象之间平衡向非活性构象偏移，过敏反应相关症状得以缓解。

2. A 本题考查抗过敏药物类型的主要代表药物。**左西替利嗪是西替利嗪的对映异构体，属于第二代抗组胺药物**。

3. C 本题考查抗过敏药物的作用机制。葡萄糖酸钙属于钙剂，钙剂能增加毛细血管的致密度，**降低通透性**，从而减少渗出，减轻或缓解过敏症状，钙剂通常采用**静脉注射**，起效迅速。

4. B 本题考查抗组胺药的药物相互作用。皮试或划痕试验前，需提前停用抗组胺药，停用的时长要和药物代谢速度结合，如按说明书规定，**氯雷他定需停用 2 天，西替利嗪需停用 3 天，依巴斯汀则需停用 5～7 天**。

5. D 本题考查第一代抗组胺药的药物不良反应。第一代抗组胺药易透过血–脑屏障，抑制中枢神经，镇静作用明显，引起困倦、嗜睡，以及注意力、警觉性、精神运动效率、学习和记忆能力下降。第一代抗组胺药还会产生抗胆碱能、抗 5 – 羟色胺、抗多巴胺作用，造成口干、便秘、排尿困难、心律失常、体位性低血压、心动过缓、散瞳、视物模糊、眼压升高等症状，因此不适用于前列腺增生、青光眼患者使用。

6. E 本题考查抗组胺药的不良反应和禁忌。国际酒精药品和交通安全委员会曾针对驾驶员和从事机械操作、精密仪器操作人员，将常用抗组胺药总结为三类，**第Ⅲ类药物**（均为第一代抗组胺药）的服药期间不能从事驾驶或操作，且停药后需再次评估药物后续影响，再决定何时恢复驾驶或操作，包括：**苯海拉明、氯马斯汀、异丙嗪、曲普利啶**。

7. A 本题考查抗组胺药的不良反应和禁忌。第二代抗组胺药，尽管中枢抑制风险小，但仍可能引起嗜睡。我国药品说明书规定的服药期间不能驾车或从事精密操作的**第二代抗组胺药包括氮䓬斯汀、西替利嗪、依美斯汀、奥洛他定**。氯雷他定在每天 10mg 的推荐剂量下，本品未见明显的镇静作用。其发生率与安慰剂相似。

8. C 本题考查氯雷他定的用法用量。口服。成人及 12 岁以上儿童：一日 1 次，一次 10mg；2～12 岁儿童：体重 >30kg 者，一日 1 次，一次 10mg，体重 ≤30kg 者：一日 1 次，一次 5mg。

二、配伍选择题

[1～4] CDBA 本题考查全身用抗过敏药物的主要代表药物。①第一代抗组胺药：苯海拉明、氯苯那敏、赛庚啶、异丙嗪、羟嗪、去氯羟嗪、曲普利啶、酮替芬、茶苯海明、安他唑啉、氯马斯汀、多塞平等；②第二代抗组胺药：特非那定、非索非那定、氯雷他定、地氯雷他定、奥洛他定、卢帕他定、阿伐斯汀、贝他斯汀、咪唑斯汀、氮䓬斯汀、依巴斯汀、依美斯汀、西替利嗪、左西替利嗪等；③肥大细胞稳定剂：色甘酸钠、酮替芬、奥洛他定、曲尼司特；④白三烯受体拮抗剂：孟鲁司特、普仑司特、异丁司特；⑤血栓素 A_2 受体拮抗剂：塞曲司特。

[5～6] CB 第一代抗组胺药广泛用于中枢神经系统和前庭疾病，如苯海拉明和异丙嗪用于围手术期镇静、镇痛和止吐，多塞平则主要用于治疗抑郁症及焦虑性神经症，不再常规作为抗过敏药使用。

[7～8] BE 本题考查抗组胺药的特殊人群用药。妊娠禁用的二代抗组胺药包括：非索非那定、西替利嗪（妊娠前 3 个月）、左西替利嗪、地氯雷他定、依巴斯汀、咪唑斯汀；依美斯汀作为眼部用药妊娠期间可安全使用。

三、多项选择题

1. ABCDE 本题考查抗过敏药物的分类。常用抗过敏药物包括抗组胺药、肥大细胞膜稳定剂、白三烯受体拮抗剂、糖皮质激素、钙剂、血栓素 A_2 受体拮抗剂和生物制品等，可针对过敏的一个或多个环节发挥药效。

2. BD 本题考查第二代抗组胺药的分类。①烷基胺类：阿伐斯汀；②哌嗪类：西替利嗪、左西替利嗪；③哌啶类：阿司咪唑（已撤市）、特非那定、非索非那定、贝他斯汀、氯雷他定、地氯雷他定、左卡巴斯汀（仅外用剂型）、依巴斯汀、咪唑斯汀、奥洛他定、卢帕他定；④其他类：氮䓬斯汀、依美斯汀。

3. ABCDE 本题考查抗组胺药的分类。一些抗组胺药可局部给药，如鼻用制剂（酮替芬、氮䓬斯汀、左卡巴斯汀），眼用制剂（奥洛他定、氮䓬斯汀、酮替芬、依美斯汀、左卡巴斯汀），皮肤外用制剂（苯海拉明、赛庚啶、多塞平）。

4. ABC 本题考查抗组胺药物的作用特点。**抗组胺药是治疗变应性鼻炎、过敏性结膜炎和慢性荨麻疹**等变应性疾病的核心药物和一线药物，但对特应性皮炎、哮喘、速发过敏救治、非过敏性血管性水肿、上呼吸道感染、中耳炎等疾病疗效不佳。

第十四章　糖类、盐类、酸碱平衡调节药与营养药

一、最佳选择题

1. D 本题考查氯化钾的用法用量。一般补钾浓度不超过 3.4g/L（45mmol/L）。注意：若选项为静脉补钾浓度一般不宜超过 40mmol/L（0.3%）中的数值也正确。故正确答案为 D。

2. B 本题考查二磷酸果糖的药理作用与作用机制。二磷酸果糖在不同细胞的浓度是不一样的，**人红细胞中二磷酸果糖的浓度为 6～10μg/ml**。故正确答案为 B。

3. D 本题考查氯化钾的用法用量。一般补钾速度不超过 0.75g/h（10mmol/h）。故正确答案为 D。

4. D 本题考查二磷酸果糖的用法用量。注射用二磷酸果糖 5～10g 稀释于 5%～10% 葡萄糖注射液 100ml 中，滴速应控制在 400～1000mg/min。故正确答案为 D。

5. B 本题考查氯化钾的用法用量。一般补钾速度不超过 0.75g/h（10mmol/h）。故正确答案为 B。

6. E 本题考查**二磷酸果糖的适应证**。用于心肌缺血引起的各种症状，如心绞痛、心肌梗死和心力衰竭，慢性疾病（酒精中毒、长期营养不良、慢性呼吸衰竭）中出现的低磷血症。大剂量和快速静脉滴注时可出现乳酸中毒。故正确答案为 E。

7. C 本题考查水、电解质的基本知识。根据人体每天的水消耗与内生水差值，可估算出成人人体水分生理需要量 2000～2500ml。故正确答案为 C。

8. E 本题考查氯化钾的用法用量。一般补钾浓度不超过 3.4g/L（45mmol/L）。注意：若选项为静脉补钾浓度一般不宜超过 40mmol/L（0.3%）中的数值也正确。故正确答案为 E。

9. D 本题考查二磷酸果糖的用法用量。二磷酸果糖注射液最大剂量为 20g/d。故正确答案为 D。

10. C 本题考查葡萄糖的药理作用与作用机制。当葡萄糖和胰岛素一起静脉滴注，糖原的合成需钾离子参与，从而钾离子进入细胞内，血钾浓度下降，故被用来治疗**高钾血症**。故正确答案为 C。

11. B 本题考查葡萄糖的药物相互作用。葡萄糖可诱发或加重强心苷类（地高辛、洋地黄、洋地黄毒苷及毛花苷 C 等）中毒。机制是由于大量的葡萄糖进入体内后，暂时不能被利用的葡萄糖合成糖原储存，合成糖原时需要消耗钾，大量钾进入细胞内可致血钾降低，从而诱发或增强地高辛的毒性。故在应用地高辛或其他强心苷期间，输入葡萄糖（特别是大剂量葡萄糖）时应注意同时补钾。故正确答案为 B。

12. A 本题考查氯化钾的用法用量。用于体内缺钾引起严重快速室性异位心律失常时，钾盐浓度可升高至 0.5%～1%，滴速可达 1.5g/h（20mmol/h）。应在心电图监护下给药。故正确答案为 A。

13. B 本题考查氯化钾的用法用量。成人口服，一次 0.5～1g（6.7～13.4mmol），一日 2～4 次，一日最大剂量为 6g（80mmol）。故正确答案为 B。

14. B 本题考查糖类及盐类的用法用量。0.9% 氯化钠注射液可以静脉推注，**浓氯化钠注射液不可直接静脉注射或滴注，应加入液体稀释后应用**。其余药物也不可以静脉推注。故正确答案为 B。

15. D 本题考查氯化钙的临床应用注意。（1）脱水患者或低钾血症者等电解质紊乱时应先纠正低血钾，再纠正低血钙，以免增加心肌应激性。（2）静脉注射时患者出现不适、明显心电图异常，应立即停药，待心电图异常消失后再缓慢注射。（3）根据临床需要，检查血清中钠、钾、钙、氯离子浓度，血液中酸碱浓度平衡指标，肾功能及血压和心肺功能。（4）不推荐用于心搏骤停。（5）氯化钙最好通过中心导管给予，周围静脉注射有可能导致动脉硬化或外渗。（6）**氯化钙有强烈的刺激性，不宜皮下或肌内注射**，静脉注射时宜以 10%～25% 葡萄糖注射液稀释后缓慢注射，速度不宜超过 50mg/min，注射后应平卧，以免头晕；若注射时药液漏出血管外，应立即停用，并应用氯化钠注射液作局部冲洗，局部给予氢化可的松、1% 利多卡因注射液，热敷或抬高患肢。故正确答案为 D。

16. C 本题考查乳酸钠的用法用量。乳酸钠静脉滴注时以 80～240ml 稀释于 5% 葡萄糖注射液 500～2000ml（5 倍溶剂）中，使溶液成为 1.87% 的等渗液，**成人滴速不宜超过 300ml/h**。故正确答案为 C。

17. C　本题考查维生素的分类。（1）**水溶性维生素**：维生素 B₁、维生素 B₂、维生素 B₆、维生素 C、烟酸、叶酸。（2）**脂溶性维生素**：维生素 A、维生素 D、维生素 E、维生素 K。故正确答案为 C。

18. C　本题考查维生素 K 的药理作用与作用机制。维生素 K 是肝脏合成凝血酶原（因子Ⅱ）的必需物质，并参与凝血因子Ⅶ、Ⅸ、Ⅹ以及蛋白 C 和蛋白 S 的合成。缺乏维生素 K 可致上述凝血因子合成障碍，影响凝血过程而引起出血。故正确答案为 C。

19. E　本题考查烟酸的药理作用与作用机制。烟酸当用量超过作为维生素作用的剂量时，具有明显的调节血脂作用。可**抑制极低密度脂蛋白分泌，减少低密度脂蛋白（LDL）生成和升高高密度脂蛋白（HDL）**，通过抑制极低密度脂蛋白的合成而影响胆固醇的合成，大剂量可降低血清胆固醇及三酰甘油的浓度。可用于高密度脂蛋白降低、载脂蛋白 A 升高和混合型血脂异常者。故正确答案为 E。

20. E　本题考查维生素 K 的药理作用与作用机制。维生素 K 用于防治维生素 K 缺乏所致的出血，如阻塞性黄疸、胆瘘、慢性腹泻、广泛肠切除所致肠吸收不良患者，早产儿、新生儿低凝血酶原血症，香豆素类（华法林）或水杨酸类过量及其他原因所致凝血酶原过低等引起的出血的救治。**华法林过量易致出血，紧急纠正应缓慢静脉注射维生素 K₁5～10mg**（>30分钟，静注后恢复凝血功能需 4 小时）。当有严重出血或国际标准化指标（INR）>20 时，可应用维生素 K₁10mg、新鲜血浆和凝血酶原复合物缓慢静注。故正确答案为 E。

21. B　本题考查维生素 B₂ 的不良反应。维生素 B₂ 大量服用后尿呈黄色。故正确答案为 B。

22. E　本题考查维生素 A 的用法用量。妊娠期对维生素 A 需要量较多，但一日不宜超过 6000U。故正确答案为 E。

23. C　本题考查维生素 B₆ 的用法用量。静脉注射用于异烟肼中毒的解毒，每克异烟肼同时应用维生素 B₆ 1g。故正确答案为 C。

24. B　本题考查维生素的临床应用注意。（1）维生素 B₁ 正常剂量下对肾功能正常者几无毒性。大剂量肌内注射时，偶见发生过敏性休克，应在注射前取其注射液用注射用水 10 倍稀释后取 0.1ml 做皮肤敏感试验，以防过敏反应，且不宜静脉注射。大剂量应用时，测定尿酸浓度可呈假性增高，尿胆原可呈假阳性。（2）**维生素 C 以空腹服用为宜**，但对患消化道溃疡者慎用，以免对溃疡面产生刺激，导致溃疡

恶化、出血或穿孔。大量服用维生素 C 后不可突然停药，如果突然停药可引起药物的戒断反应，使症状加重或复发，应逐渐减量直至完全停药；突然停药可能出现坏血病症状。（3）长期服用维生素 A，应随访监测暗适应试验、眼震颤、血浆胡萝卜素及维生素 A 含量。（4）大量应用维生素 E 可致血清胆固醇及三酰甘油升高。故正确答案为 B。

25. A　本题考查维生素的临床应用注意。维生素 B₁ 大剂量肌内注射时，偶见发生过敏性休克，应在注射前取其注射液用注射用水 10 倍稀释后取 0.1ml 做皮肤敏感试验，以防过敏反应。故正确答案为 A。

26. B　本题考查肠内营养乳剂（TPF-D）的适应证。本品**适用于糖尿病患者**，可为有以下症状的糖尿病患者提供全部肠内营养：咀嚼和吞咽障碍、食管梗阻、中风后意识丧失、恶病质、厌食或疾病康复期、营养不良，也可用于其他糖尿病患者补充营养。故正确答案为 B。

27. C　本题考查肠内营养乳剂（TPF-D）的用法用量。本品通过管饲或口服使用，应按照患者体重和消耗状况计算每日用量。（1）**以本品作为唯一营养来源的患者**：推荐剂量为按体重一日 30ml/kg，平均剂量为一日 2000ml（1800kcal）。（2）以本品补充营养的患者：根据患者需要使用，推荐剂量为一日 500ml（450kcal）。（3）管饲给药时，应逐渐增加剂量，第一天的速度约为 20ml/h，以后逐日增加 20ml/h，最大滴速 125ml/h。通过重力或泵调整输注速度。故正确答案为 C。

28. A　本题考查肠内营养乳剂（TPF-D）的药理作用与作用机制。（1）处方中碳水化合物主要来源于木薯淀粉和谷物淀粉，因此能减少糖尿病患者与糖耐受不良患者的葡萄糖负荷。（2）丰富的膳食纤维含量有助于维持胃肠道功能。（3）本品**不含牛奶蛋白，适用于对牛奶蛋白过敏的患者**。（4）处于妊娠期前 3 个月的女性和育龄女性每日摄入维生素 A 不应超过 10000IU（也有资料显示 6000U）。本品与含维生素 A 的其他营养制剂一起使用时，应考虑这一因素。（5）本品含维生素 K，对使用香豆素类抗凝剂的患者应注意药物相互作用。故正确答案为 A。

29. D　本题考查氨基酸类制剂的分类及基础知识。氨基酸根据其侧链结构分为：芳香族氨基酸、脂肪族氨基酸和杂环氨基酸。芳香族氨基酸包括苯丙氨酸、色氨酸和酪氨酸。在脂肪族氨基酸中，亮氨酸、异亮氨酸和缬氨酸其侧链只是烃链，且又带有支链，故称支链氨基酸（branchedchain amino acid, BCAA）。

肝性脑病亚临床、Ⅰ级和Ⅱ级患者推荐给予高 Fischer 比（支链氨基酸/芳香氨基酸）配方的氨基酸注射液，**肝性脑病Ⅲ级及Ⅳ级患者建议应用支链氨基酸**。故正确答案为 D。

30. D 本题考查肠外营养药的基础知识。1g 葡萄糖可提供约 4kcal 热量。故正确答案为 D。

31. D 本题考查肠外营养药的基础知识。1g 脂肪可提供约 9kcal 热量。故正确答案为 D。

32. C 本题考查氨基酸类制剂的临床用药评价。(1) 谷氨酰胺是一种重要的条件必需氨基酸，由于谷氨酰胺在水溶液和长时间保存时不稳定，并且溶解度很低（约 3g/L，20℃），故静脉用药时将其制成二肽即丙氨酰谷氨酰胺单独添加，其临床代表药物为丙氨酰谷氨酰胺注射液，此外还有甘氨酰谷氨酰胺、甘氨酰酪氨酸的双肽注射液。(2) 若要保证氨基酸的充分利用，前提是给予足够的非蛋白热量，即葡萄糖和脂肪提供的热量，否则补充的氨基酸会被当作热量消耗。大多数病情稳定的患者热氮比为 150kcal:1g 氮，围术期患者这一比例为（100～150）kcal:1g 氮。其中含氮量可由公式"氮量（g）= 氨基酸量（g）× 16%"计算。(3) 氨基酸复方制剂引发酸中毒发生的可能性较大。在氨基酸代谢的过程中可产生大量氯离子，而肾小管对氯离子和碳酸氢盐的重吸收呈倒数关系，致使血浆氯离子量增加，碳酸氢盐的含量降低，从而导致酸中毒。在临床应用尤其是大量应用时，应密切监测患者的酸碱平衡状态，适量加入 5% 碳酸氢钠注射液，使 pH 调整至 7.4。故正确答案为 C。

33. E 本题考查氨基酸类制剂的药物相互作用。**精氨酸可使细胞内钾转移至细胞外，而螺内酯可减少肾脏钾排泄，两者联用时可引起高钾血症**。有报道合并严重肝脏疾病的代谢性碱中毒患者，在应用螺内酯后应用精氨酸出现严重并可致命的高钾血症。故正确答案为 E。

34. A 本题考查复方氨基酸注射液（6AA）的用法用量。静脉滴注。对紧急或危重患者，一日 2 次，一次 1 瓶，同时**与等量 10% 葡萄糖注射液稀释后缓慢静脉滴注**，每分钟不超过 40 滴，病情改善后一日 1 瓶，连用 1 周为一疗程；对于其他肝病引起的氨基酸代谢紊乱者，一日 1 次，一次 1 瓶，加等量 10% 葡萄糖注射液缓慢静脉滴注。故正确答案为 A。

35. B 本题考查脂肪乳类制剂的基本知识。完全禁食患者的脂肪乳剂应当不低于 0.2g/（kg·d）。故正确答案为 B。

36. C 本题考查中/长链脂肪乳注射液（C8～

24）的用法用量。一般情况下，本品**不宜与电解质（选项 C 中的氯化钾），其他药物或其他附加剂在同一瓶内混合**。本品可与葡萄糖和氨基酸溶液经外周或中心静脉输入；在相容和稳定性得到确证的前提下，本品可与其他营养素在混合袋内混合后使用。含脂肪乳剂的混合输注液的输注时间不少于 16 小时，最好能够 24 小时内均匀输注。使用本品应同时使用糖类输液，糖类输液提供的能量应不少于 40%。患者第一天的治疗剂量不宜超过 250ml，如患者无不良反应，随后剂量可增加。故正确答案为 C。

二、配伍选择题

[1～5] CAEDB 本题考查糖类的临床用药评价。(1) 二磷酸果糖禁忌与碱性药物、钙剂配伍。(2) 葡萄糖的不良反应：**长期单纯补给葡萄糖时易出现低钾、低钠及低磷血症；1 型糖尿病患者**应用**高浓度葡萄糖**时偶见发生**高钾血症**。高钾血症者应用高浓度注射液时偶见出现低钾血症、低钠血症。原有心功能不全者补液过快可致心悸、心律失常，甚至急性左心衰竭。高浓度注射液外渗可致局部肿痛、静脉炎。(2) **二磷酸果糖**的不良反应：偶见尿潜血、血色素尿、血尿、高钠血症、低钾血症，大剂量和快速静脉滴注时可出现乳酸中毒。故正确答案为 CAEDB。

[6～10] AEBCD 本题考查葡萄糖的用法用量。(1) 用于**补充热能**，患者因某些原因进食减少或不能进食时，应根据所需热能计算葡萄糖用量，一般可给予 10%～25% 葡萄糖注射液静脉滴注，并同时补充体液。(2) 用于**静脉营养治疗**时，在非蛋白质热能中，葡萄糖供能 > 脂肪供能，必要时每 5～10g 葡萄糖加入胰岛素 1U。(3) 用于**低血糖症**，轻者口服，严重者可予以 50% 葡萄糖静脉注射，用量依据病情而定；用于**饥饿性酮症**，轻者口服，严重者可予 10%～25% 葡萄糖注射液滴注，每日 100g 葡萄糖即可控制病情。(4) 用于**高钾血症**，应用 5%～25% 葡萄糖注射液滴注，每 2～4g 葡萄糖加入胰岛素 1U，于 3～4h 滴毕。(5) 用于**组织脱水**，应用高渗透压的 25%～50% 葡萄糖注射液滴注，常与 20% 甘露醇注射液联合应用；(6) 用于**降低眼内压**，一般采用 50% 葡萄糖注射液 20～40ml，快速静脉注射。故正确答案为 AEBCD。

[11～12] CB 本题考查葡萄糖的用法用量。(1) 用于**静脉营养治疗**时，在非蛋白质热能中，葡萄糖供能 > 脂肪供能，必要时每 5～10g 葡萄糖加入胰岛素 1U。(2) 用于**高钾血症**，应用 5%～25% 葡萄糖注射液滴注，每 2～4g 葡萄糖加入胰岛素 1U，于 3～

4h滴毕。故正确答案为CB。

[13~17] ACEBD 本题考糖类、盐类代表药的适应证。结合选项及答案即是各药的适应证。故正确答案为ACEBD。

[18~19] BA 本题考查乳酸钠、氯化钙的临床应用注意。(1) 乳酸钠注射液不可遗漏于血管外,否则可致剧痛、组织坏死。如有遗漏时,宜及时应用0.5%普鲁卡因注射液作局部封闭。(2) 氯化钙有强烈的刺激性,不宜皮下或肌内注射,静脉注射时宜以10%~25%葡萄糖注射液稀释后缓慢注射,速度不宜超过50mg/min,注射后应平卧,以免头晕;若注射时药液漏出血管外,应立即停用,并应用氯化钠注射液作局部冲洗,局部给予氢化可的松、1%利多卡因注射液注射,热敷或抬高患肢。故正确答案为BA。

[20~23] ACCB 本题考查水溶性维生素的药理作用与作用机制。(1) 维生素B₁被人体吸收后,转变为有生物活性的硫胺焦磷酸酯,是脱羧辅酶的组成部分。(2) 维生素B₂在人体内以黄素单核苷酸和黄素腺嘌呤二核苷酸形式存在,为氧化还原酶的辅酶。(3) 维生素B₆具有两种衍生物(吡哆醛和吡哆胺),具有同等作用,在体内可以相互转化。维生素B₆在红细胞内转化为磷酸吡哆醛。故正确答案为ACCB。

[24~28] ABCDE 本题考查水溶性维生素的药理作用与作用机制。(1) 维生素B₁被人体吸收后,转变为有生物活性的硫胺焦磷酸酯,是脱羧辅酶的组成部分,参与维持正常的糖代谢及神经、心脏系统功能。(2) 维生素B₂在人体内以黄素单核苷酸和黄素腺嘌呤二核苷酸形式存在,为氧化还原酶的辅酶,广泛参与细胞氧化还原系统传递氢的反应,促进脂肪、糖及蛋白质的代谢。此外,对皮肤、黏膜和视觉正常功能有一定作用。(3) 维生素B₆具有两种衍生物(吡哆醛和吡哆胺),在体内可以相互转化。维生素B₆在红细胞内转化为磷酸吡哆醛,后者作为人体不可缺乏的辅酶,可参与氨基酸、碳水化合物及脂肪的正常代谢。此外,维生素B₆还参与色氨酸将烟酸转化为5-HT的反应,并可刺激白细胞的生长,是形成血红蛋白所需要的物质。(4) 维生素C为抗体及胶原形成,组织修补(包括某些氧化还原作用),苯丙氨酸、酪氨酸、叶酸的代谢,铁、碳水化合物的利用,脂肪、蛋白质的合成,维持免疫功能,维持血管壁的完整性,促进非血红素铁吸收等所必需。(5) 烟酸在体内转化为烟酰胺后,发挥药理作用,后者是辅酶Ⅰ和辅酶Ⅱ的组成部分,参与体内脂质代谢、组织呼吸的氧化过程和糖原分解的过程。故

正确答案为ABCDE。

[29~33] EBDCA 本题考查维生素的药理作用与作用机制。(1) 维生素K是一类具有萘醌结构和凝血作用的化合物的总称,是肝脏合成凝血酶原(因子Ⅱ)的必需物质,并参与凝血因子Ⅶ、Ⅸ、Ⅹ以及蛋白C和蛋白S的合成。(2) 维生素A在体内具有多种重要功能。对视网膜的功能起着重要作用,对上皮组织的生长和分化显然是必需的,也为骨骼生长、生殖和胚胎发育所需要。它还对各种细胞膜具有稳定的作用,从而对膜的通透性起调节作用。(3) 维生素E能促进生殖力,能促进性激素分泌,使男性精子活力和数量增加;女性雌激素浓度增高,提高生育能力,预防流产。(4) 维生素D能促进小肠对钙的吸收,其代谢活性物促进肾小管重吸收磷和钙,提高血钙、血磷浓度或维持及调节血浆钙、磷正常浓度。(5) 叶酸是物质代谢过程中催化"一碳单位"转移反应的辅酶组成成分,在叶酸还原酶的催化下,以还原型磷酸烟酰胺腺嘌呤二核苷酸(NADPH)为供氢体,经过还原反应,形成四氢叶酸。四氢叶酸在各种生物合成反应中,以四氢叶酸辅酶形式转移和利用"一碳单位"。许多重要物质如嘌呤、嘧啶、核苷酸等的合成过程中,必须有四氢叶酸作为"一碳单位"的供体来参与。同时,叶酸也是骨髓红细胞成熟和分裂所必需的物质,临床用于治疗巨幼细胞贫血、血小板减少症。故正确答案为EBDCA。

[34~38] DEABC 本题考查维生素的药理作用与作用机制。(1) 缺乏维生素C可导致坏血病、牙龈出血,补充维生素C可用于防治。(2) 烟酸缺乏时与烟酰胺缺乏时的症状相同可影响细胞的正常呼吸和代谢而发生糙皮病。糙皮病的特点是具有以皮肤、胃肠道和中枢神经系统为主的体征和症状。(3) 当维生素B₁缺乏时,按其程度,依次可出现下列反应:神经系统反应(干性脚气病)、心血管系统反应(湿性脚气病)、韦尼克脑病及多发神经炎性精神病。(4) 体内缺乏维生素B₂时,人体的生物氧化过程受到影响,正常的代谢发生障碍,即可出现典型的维生素B₂缺乏症状。首先出现咽喉炎和口角炎,然后为舌炎、唇炎(红色剥脱唇)、面部脂溢性皮炎、躯干和四肢出现皮炎,随后有贫血和神经系统症状。(5) 维生素B₆缺乏的症状主要表现在皮肤和神经系统。当食用缺乏维生素B族膳食,每日服用吡哆醇拮抗剂,几周内即可产生眼、鼻和口部皮肤脂溢样皮肤损害,伴有舌炎和口腔炎。服用吡哆醇后,皮肤损害迅速清除。神经系统方面表现为周围神经炎、伴有关节肿胀和触痛,

特别是腕关节肿胀（腕管病）是由于吡哆醇缺乏所致，应用大剂量吡哆醇治疗可以奏效。故正确答案为 DEABC。

[39～43] DBCEA 本题考查维生素的药理作用与作用机制。（1）**维生素 A** 是人体视网膜的杆状细胞感光物质——视紫质的生物合成前体，如体内缺乏，会因视网膜内视紫质的不足而患**夜盲症**。（2）**维生素 D** 缺乏时人体吸收钙、磷能力下降，钙、磷不能在骨组织内沉积，成骨作用受阻。在婴儿和儿童，上述情况可使新形成的骨组织和软骨基质不能进行矿化，从而引起骨生长障碍，即所谓**佝偻病**。钙化不良的一个后果是佝偻病患者的骨骼异常疏松，而且由于支撑重力负荷和紧张而产生该病的特征性畸形。在成人，维生素 D 缺乏引起骨软化病或成人佝偻病，最多见于钙的需要量增大时，如妊娠期或哺乳期。该病特点是骨质密度普遍降低。它与骨质疏松症不同，该病骨骼的异常在于包含过量未钙化的基质，而骨骼的显著畸形反见于疾病的晚期阶段。（3）**维生素 E** 缺乏时会出现睾丸萎缩和上皮细胞变性，**孕育异常**。（4）缺乏**维生素 K** 可致凝血因子合成障碍，**影响凝血过程而引起出血**。（5）**叶酸**也是骨髓红细胞成熟和分裂所必需的物质，临床用于治疗**巨幼细胞贫血、血小板减少症**。故正确答案为 DBCEA。

[44～48] ACDEB 本题考查氨基酸类制剂的分类。（1）**平衡型氨基酸制剂**：复方氨基酸注射液（18AA）。（2）**疾病适用型氨基酸制剂**：①用于肾病的氨基酸制剂，复方氨基酸注射液（9AA）、复方 α-酮酸片；②用于肝病的氨基酸制剂，复方氨基酸注射液（6AA）、复方氨基酸注射液（15AA）、复方氨基酸注射液（20AA）；③用于颅脑损伤的氨基酸制剂，赖氨酸注射液；④免疫调节型氨基酸制剂，丙氨酰谷氨酰胺注射液；⑤用于创伤（应激）的氨基酸制剂。（3）**小儿用氨基酸注射液**：小儿复方氨基酸注射液（19AA-I）。故正确答案为 ACDEB。

[49～51] BAC 本题考查氨基酸类制剂的用法用量。（1）复方氨基酸注射液（9AA）静脉滴注：成人一日 250～500ml，缓慢滴注。进行透析的急、慢性肾衰竭患者一日 1000ml，最大剂量不超过 1500ml，滴速不超过 15 滴/分。（2）12% 复方氨基酸注射液（18AA）静脉缓慢滴注，一次 250ml，滴速每分钟 20～30 滴。（3）复方氨基酸注射液（6AA）静脉滴注。对紧急或危重患者，一日 2 次，一次 1 瓶，同时与等量 10% 葡萄糖注射液稀释后缓慢静脉滴注，每分钟不超过 40 滴。故正确答案为 BAC。

[52～54] BCD 本题考查中/长链脂肪乳注射液（C8-24）的用法用量。（1）成人：最初 30 分钟内输入速度不应超过按体重每小时 0.25～0.5ml/kg（约一分钟 10 滴），此期间若无不良反应，可将速度增至按体重每小时 0.75～1.0ml/kg（约一分钟 20 滴）。除非另外规定或根据能量需要而定外，建议用量为：按体重一日 1～2g 脂肪/kg，相当于本品按体重一日 5～10ml/kg。（2）新生儿：可递增至按体重一日 3g（脂肪）/kg。故正确答案为 BCD。

三、综合分析选择题

1. D 本题考查氯化钠的用法用量。所需补液总量（L）=［152（mmol/L）-142］/152（mmol/L）×0.6×23（kg）=0.908L，第 1 天补给半量 454mL。故正确答案为 D。

2. B 本题考查氯化钠的用法用量。在治疗开始的 48 小时内，血 Na^+ 浓度每小时下降不超过 0.5mmol/L。故正确答案为 B。

四、多项选择题

1. ABCDE 本题考查葡萄糖的药理作用与作用机制。葡萄糖是人体主要的热量来源之一，每 1g 葡萄糖可产生 4 大卡（16.7kJ）热能，故被用来**补充热量、治疗低血糖症**。当葡萄糖和胰岛素一起静脉滴注，糖原的合成需钾离子参与，从而钾离子进入细胞内，血钾浓度下降，故被用来**治疗高钾血症**。高渗葡萄糖注射液快速静脉推注有组织脱水作用，可用作**组织脱水剂**。另外，葡萄糖是**维持和调节腹膜透析液渗透压**的主要物质。故正确答案为 ABCDE。

2. ABCDE 本题考查二磷酸果糖的药理作用与作用机制。药理剂量的二磷酸果糖可作用于细胞膜，产生下列作用。（1）促进细胞对循环中钾的摄取及刺激细胞内高能磷酸和 2，3-二磷酸甘油的产生，**促进钾内流**，恢复细胞内的极化状态，恢复及改善分析水平的细胞代谢。（2）可减少机械创伤引起的红细胞溶血和**抑制化学刺激引起的氧自由基的产生**，有利于休克、缺氧、缺血、损伤、体外循环、输血等状态下的细胞能量代谢和对葡萄糖的利用，利于心肌细胞的修复，改善功能状态。（3）加强细胞内高能基团的重建作用，**保持红细胞的韧性**。（4）**改善心肌缺血**。（5）对人体代谢调节具有显著的多种功能。（6）**加强呼吸肌强度**。可广泛用于急性心肌梗死、慢性阻塞性肺病、严重心肌缺血、心功能不全、外周血管疾病、多种类型的休克等缺血缺氧性疾病的急救，还可作为各类外科手术和胃肠外营养患者的重要辅助药物等。故正确答案为ABCDE。

3. ABC　本题考查葡萄糖的禁忌证。葡萄糖对糖尿病酮症酸中毒未控制者、葡萄糖 - 半乳糖吸收不良者（避免口服）、高血糖非酮症性高渗状态者禁用。故正确答案为ABC。

4. DE　本题考查二磷酸果糖的禁忌证。对二磷酸果糖过敏者、高磷血症者、肾衰竭者禁用。故正确答案为DE。

5. ABCDE　本题考查葡萄糖的临床应用注意。（1）妊娠及哺乳期妇女用药：分娩时注射过多葡萄糖，可刺激胎儿胰岛素分泌，发生产后婴儿低血糖。（2）应用高渗葡萄糖注射液时选用大静脉滴注。（3）胃大部分切除患者作口服糖耐量试验时易出现倾倒综合征及低血糖反应，应改为静脉葡萄糖试验。（4）儿童及老年患者补液过快、过多，可致心悸、心律失常，甚至急性左心衰竭。原有心功能不全者补液过快可致心悸、心律失常，甚至急性左心衰竭。（5）水肿及严重心肾功能不全、肝硬化腹水者，易致水潴留，应控制输注量，心功能不全者尤其应该控制滴速。（6）长期单纯补充葡萄糖时易出现低钾血、低钠血及低磷血症；1型糖尿病患者应用高浓度葡萄糖时偶有发生高钾血症。故正确答案为ABCDE。

6. ABC　本题考查葡萄糖与二磷酸果糖的用法用量及临床应用注意。二磷酸果糖不可肌内或静脉注射，其余均正确。故正确答案为ABC。

7. ABC　本题考查氯化钾的用法用量。儿童剂量，一日按体重 $0.22g/kg$（$3.0mmol/kg$）或按体表面积 $3.0g/m^2$ 计算。故正确答案为ABC。

8. ABCDE　本题考查氯化钙的适应证。（1）低钙血症、高钾血症、高镁血症以及钙通道阻滞剂中毒（心功能异常）。（2）血钙过低所引起手足抽搐、肠绞痛、输尿管绞痛。（3）解救镁盐中毒。（4）甲状旁腺功能亢进症术后的"骨饥饿综合征"。（5）过敏性疾病。（6）作为强心剂，用于心脏复苏。故正确答案为ABCDE。

9. ABCDE　本题考查乳酸钠注射液的临床应用注意。（1）一般情况不宜应用 0.9% 氯化钠注射液稀释，以免形成高渗溶液。（2）在治疗高钾血症时，若患者存在有缓慢异位心律失常，尤其是QRS波增宽时，应在心电图监护下应用。（3）嗜酒者可能发生乳酸性酸中毒，不宜应用本品纠正。（4）糖尿病患者服用双胍类药，可阻碍肝脏对乳酸钠的利用，易引起乳酸中毒，应注意规避或慎用。（5）肝功能不全者乳酸

降解速度减慢，应慎用。故正确答案为ABCDE。

10. ABD　本题考查维生素的分类。（1）水溶性维生素：维生素 B_1、维生素 B_2、维生素 B_6、维生素C、烟酸、叶酸。（2）脂溶性维生素：维生素A、维生素D、维生素E、维生素K。故正确答案为ABD。

11. BE　本题考查维生素的药理作用与作用机制。头孢菌素类在结构中含有一个甲硫四氮唑基团，可致肠道菌群改变，造成维生素B和K合成受阻。故正确答案为BE。

12. BCDE　本题考查维生素C的药理作用与作用机制。在人体内，维生素C是**高效抗氧化剂**，用来减轻抗坏血酸过氧化物酶基底的氧化应力。有许多重要的生物合成过程中也需要维生素C参与作用。维生素C尚可减少毛细血管的通透性，减低毛细血管脆性，增加血管弹性，刺激骨髓造血功能，加速红细胞的生长。具有中和毒素，促进抗体生成，增强机体的解毒功能及对传染病的抵抗力。且有抗组胺作用及阻止致癌物质亚硝胺生成的作用。可用于防治坏血病、牙龈出血、也可用于各种急、慢性传染疾病及紫癜等的辅助治疗。维生素C可促进去铁胺对铁的螯合，使铁的排出加速，故可用于慢性铁中毒的治疗。故正确答案为BCDE。

13. CE　本题考查叶酸的药理作用与作用机制。同型半胱氨酸水平升高与高血压和妊娠期高血压疾病的发病机制密切相关，**补充叶酸和维生素 B_{12} 能使同型半胱氨酸下降超过 20%**，进而使脑卒中风险显著下降 25%。因此对于伴同型半胱氨酸升高（$6.72 \pm 2.43\mu mol/L$）的高血压者，需同时考虑控制血压和同型半胱氨酸水平，单独降压对于患者所带来的获益是不充分的，应补充叶酸 $400 \sim 800\mu g/d$ 和维生素 B_{12} $500\mu g/d$。叶酸可直接改善内皮细胞功能，对抗氧化，恢复一氧化氮合酶活性，发挥对高血压靶器官的保护作用。故正确答案为CE。

14. ABC　本题考查维生素E的临床应用注意。（1）食物中硒、维生素A、含硫氨基酸摄入不足时，或含有大量不饱和脂肪酸时，人体对维生素E的需求则大量增加，若不及时补充，可能导致维生素E缺乏。（2）鉴于维生素K缺乏而引起的低凝血因子 Ⅱ 血症患者，应用维生素E后可使病情加重，对维生素K缺乏者、缺铁性贫血者慎用。故正确答案为ABC。

15. ABCDE　本题考查肠内营养粉剂的相关内容。（1）肠内营养粉剂（TP）的适应证：可作为全营养支持或部分营养补充，适用于成人、4岁及以上的儿童。可口服或管饲。（2）应用指导口服：制备 250ml 服用

量，在杯中加入 200ml 凉水。缓慢地搅拌下加入 55.8g，搅拌直到溶解。400g 的粉剂可制备 7 份 250ml 的服用量。（3）冲调好的本品应该立即服用或加盖冰箱保存，在 24 小时内服完。开盖的罐子应该用盖好，贮存于阴凉、干燥处，不用冰箱冷藏。一旦打开，粉剂应该在 3 周内用完。（4）本品忌用于患有半乳糖血症及牛乳或大豆蛋白过敏者。故正确答案为 ABCDE。

16. ABCDE　本题考查氨基酸的相关内容。有些

氨基酸人体虽能合成，但在特殊情况下不能满足正常的需要，称为半必需氨基酸或条件必需氨基酸（conditionally essential amino acid，CEAA），如**处于生长发育期的婴儿，组氨酸是必需氨基酸；酪氨酸对于早产儿、半胱氨酸对于早产儿及足月儿都是必需氨基酸；对于肾病患者，酪氨酸是必需氨基酸；对于肝病患者，半胱氨酸是必需氨基酸**。故正确答案为 ABCDE。

第十五章　生殖系统用药、性激素及计划生育用药

一、最佳选择题

1. A　本题考查黄体酮的适应证及孕激素类的禁忌证。黄体酮**用于月经失调**，如闭经和功能失调性子宫出血、黄体功能不全、先兆流产和习惯性流产及经前期紧张综合征的治疗；用于激素替代疗法与雌激素联合应用；亦用于宫内节育器缓释孕激素药物。孕激素类的**禁忌证**如下。（1）心血管疾病和高血压者。（2）肝、肾功能不全者。（3）糖尿病患者。（4）哮喘患者。（5）癫痫患者。（6）偏头痛患者。（7）未明确诊断的阴道出血患者。（8）有血栓栓塞病史（晚期癌瘤治疗除外）患者。（9）胆囊疾病患者。（10）已知或疑有孕激素依赖性肿瘤。（11）严重功能障碍：肝脏肿瘤（现病史或既往史）Dubin - Johnson 综合征、Rotor 综合征、黄疸。（12）妊娠期或应用性激素时产生或加重的疾病或症状，如严重瘙痒症、阻塞性黄疸、妊娠期疱疹、血卟啉症和耳硬化症。故正确答案为 A。

2. C　本题考查溴隐亭的药物相互作用。（1）**增强药效**：与红霉素和交沙霉素合用时，可增加本药的血药浓度，从而使毒性增强，故必须合用时应谨慎。（2）**降低药效**：氟哌啶醇、甲基多巴、单胺氧化酶抑制剂、甲氧氯普胺、吩噻嗪类、利血平、硫杂蒽类、各种镇静催眠药和 H₂ 受体拮抗药（本题中的法莫替丁）等药物，能升高血清泌乳素浓度，干扰本品效应，必须合用时，应当调整本品剂量。故正确答案为 C。

3. C　本题考查雌激素类的注意事项。（1）应用最低有效量，时间尽可能缩短，以减少可能发生的不良反应。（2）男性以及女性子宫切除后患者，通常采用周期性治疗，即用药 3 周后停药 1 周，相当于自然月经周期中雌激素的变化情况；**有子宫的女性**，为避

免过度刺激，可在周期的最后 10 ~ 14 日加用孕激素，模拟自然周期中激素的节律性变化浓度。（3）长期或大量使用雌激素者，当停药或减量时须逐步减量。故正确答案为 C。

4. B　本题考查戊酸雌二醇的适应证及雌激素类药的禁忌证。（1）戊酸雌二醇的**适应证**如下。①补充雌激素不足，如萎缩性阴道炎、女性性腺功能减退症、外阴阴道萎缩、绝经期血管舒缩症状、卵巢切除、原发性卵巢衰竭等。②**晚期前列腺癌**（乳腺癌、卵巢癌患者禁用）。③与孕激素类药物合用，能抑制排卵，可作避孕药。（2）雌激素类药的**禁忌证**如下。①已知或怀疑患有乳腺癌者禁用。②已知或怀疑患有雌激素依赖性肿瘤者禁用。③急性血栓性静脉炎或血栓栓塞者禁用。④过去使用雌激素时，曾伴有血栓性静脉炎或血栓栓塞史者禁用。⑤有胆汁淤积性黄疸史者禁用。⑥未明确诊断的阴道不规则流血者禁用。⑦妊娠早期不要使用己烯雌酚，全身用药可能导致胎儿畸形，阴道用药也应注意。用药后所分娩女婴可发生生殖道异常。罕见病例在育龄期发生阴道癌或宫颈癌。⑧雌激素可经乳腺进入乳汁而排出，并可抑制泌乳，哺乳期妇女禁用。故正确答案为 B。

5. E　本题考查孕激素类的药理作用与作用机制。孕激素通过染色体的交互作用，增加 RNA 的合成，使增殖期子宫内膜变为分泌期。长期应用可抑制垂体前叶黄体生成素（LH）的释放，抑制排卵。长期大剂量应用使子宫内膜腺癌和乳腺癌组织萎缩坏死。孕激素有维持早孕蜕膜组织和抑制子宫肌肉收缩作用，故可以保胎。**孕激素可使宫颈黏液变稠，不利于精子穿透**。故正确答案为 E。

6. C　本题考查甲羟孕酮的药动学。甲羟孕酮口服在胃肠道吸收，在肝内降解。肌内注射后 2 ~ 3 日

血药浓度达峰值。故正确答案为C。

7. E 本题考查甲羟孕酮的药动学。肌内注射甲羟孕酮150mg后6～9个月，血中才无法检出药物。故正确答案为E。

8. D 本题考查甲羟孕酮的药动学。血中醋酸甲羟孕酮水平超过0.1mg/ml时，黄体生成素（LH）和雌二醇均受到抑制而阻止排卵。故正确答案为D。

9. E 本题考查地屈孕酮的药动学。地屈孕酮平均半衰期为5～7小时。63%随尿液排出，72小时后从体内完全清除。故正确答案为E。

10. E 本题考查雌激素类的分类及特点。（1）**天然雌激素**：雌二醇、雌酮、雌三醇。（2）**雌激素合成衍生物**：炔雌醇（乙炔雌二醇）、戊酸雌二醇。（3）**全合成雌激素**：如已烯雌酚。故正确答案为E。

11. A 本题考查溴隐亭的药理作用与机制，以及注意事项。（1）本品口服吸收迅速，但由于肝脏的首关效应，使其吸收不完全，仅为28%。口服后60分钟显效，2～3小时达高峰。与血浆蛋白结合率90%～96%。全部在肝脏代谢，约90%由胆汁排出。血浆半衰期为3小时左右，疗效维持约14小时。本品口服后个体差异较大。（2）用于治疗闭经或乳溢，可产生短期疗效，但不宜久用。**治疗期间可以妊娠**，如需计划生育，应使用不含雌激素的避孕药或其他措施。消化道溃疡患者慎用。故正确答案为A。

12. E 本题考查雌激素类的注意事项。（1）美替拉酮（metyrapone）试验反应减低。（2）去甲肾上腺素导致的血小板凝聚力可增加。（3）磺溴酞钠（BSP）试验提示滞留。（4）用血清蛋白结合碘（PBI）测试甲状腺功能，T_4的结合增加；T_3血清树脂的摄取减低，这是由于血清甲状腺结合球蛋白（TBG）增多。至于**放射性碘〔^{131}I〕及血清促甲状腺激素（TSH）**则并不受雌激素的影响。故正确答案为E。

13. E 本题考查溴隐亭的适应证与禁忌证。（1）**适应证**：①分娩后、自发性、肿瘤性、药物等引起的闭经；②高泌乳素血症引起的月经紊乱、不孕继发性闭经、排卵减少；③抑制泌乳，预防分娩后和早产后的泌乳；④产后的乳房充血、高泌乳素血症引起的特殊的乳房触痛、乳房胀痛和烦躁不安；⑤高泌乳素血症引起男性性功能低下（如阳痿和精子减少引起的不育）；⑥**肢端肥大症的辅助治疗**。（2）降低药效：氟哌啶醇、甲基多巴、单胺氧化酶抑制剂、甲氧氯普胺、吩噻嗪类、利血平、硫杂蒽类、各种镇静催眠药和H_2受体拮抗药等药物，能升高血清泌乳素浓度，

干扰本品效应，必须合用时，应当调整本品剂量。（3）**禁忌证**：对麦角生物碱过敏者、心脏病、周围血管性疾病及妊娠期妇女禁用。有严重精神病史和患心肌梗死者禁用。故正确答案为E。

14. B 本题考查短效口服避孕药的药理作用与作用机制，以及临床用药评价。（1）大多数短效口服避孕药系由孕激素和雌激素配伍组成，主要作用是抑制排卵。单用孕激素可用作探亲避孕药或事后避孕药，主要作用是增加宫颈黏液稠度、抑制子宫内膜发育及影响孕卵运行速度等。（2）目前常用的短效口服避孕药有炔诺酮、甲地孕酮、炔诺孕酮、左炔诺孕酮等孕激素，与炔雌醇组成各种复方制剂。去氧孕烯和孕二烯酮并无雄激素作用，不降低HDL，故优于左炔诺孕酮，已被广泛应用。为实现最大的避孕效果，须按说明书正确服药。每日同一时间口服。如漏服或服用不正确，失败率会升高。**漏服后，应在想起时尽快补服一片**。紧急避孕药不应与米非司酮混淆使用。紧急避孕药是不抗早孕或致畸的，而米非司酮有终止妊娠的作用。故正确答案为B。

15. A 目前常用的短效口服避孕药有炔诺酮、甲地孕酮、炔诺孕酮、左炔诺孕酮等孕激素，与炔雌醇组成各种复方制剂。**左炔诺孕酮与炔雌醇组成复方制剂作为短效口服避孕药，通过剂型改变，还可做成多种长效避孕药，如宫内节育器（曼月乐）、硅胶棒等**。

16. C 本题考查双炔失碳酯的用法用量。口服：每次房事后立即服1片，但第一次房事后次日晨须加服1片；以后一日最多1片，每月不少于12片。如果探亲结束时还未服完12片，则需一日服1片，**直至服满12片**。故正确答案为C。

17. D 本题考查双炔失碳酯的药理作用与作用机制。**双炔失碳酯具有抗着床作用的避孕药，并无孕激素活性**，其雌激素活性为炔雌醇的1/36。小剂量与孕激素有协同作用，大剂量则有抗孕激素活性。故正确答案为D。

18. C 本题考查左炔诺孕酮的注意事项。（1）紧急避孕药是避孕失误的紧急补救避孕药，不是引产药。越早服用越好。可在月经周期任何时间服用。也不宜作为常规避孕药。（2）本品可能使下次月经提前或延迟，如逾期一周仍未来潮，应检查以排除妊娠。（3）宫内节育系统为无菌包装，须注意无菌操作，若密封包装破损则应丢弃，或性状改变时禁用。本品放置于宫腔内可维持5年有效。如有下列任一情况或使用期间首次出现，应考虑取出该系统：偏头痛、局灶性偏头痛伴有不对称的视力丧失或提示有短

暂性脑缺血发作的其他症状，特别严重的头痛、黄疸、血压明显增高、严重的动脉性疾病如脑卒中或心肌梗死。**宫内节育系统不是年轻未产妇的首选方法，也不适合重度子宫萎缩的绝经后妇女。**放置后 4～12 周必须随访检查，此后每年一次。（4）硅胶棒应用于要求长期避孕的育龄妇女，既往月经不调、经常有闭经史者、产后或流产后尚未恢复正常月经者、哺乳期或 45 岁以上妇女不宜使用。计划妊娠者，需在取出 6 个月后方可受孕。埋植期间如妊娠，建议人工流产终止妊娠，并取出埋植剂。故正确答案为 C。

19. D 本题考查双炔失碳酯的药理作用与作用机制。本品**不受月经周期的限制，只需在房事后服用 1 片即可。**如必须在房事前服药者，可在事前 1 小时内服用。故正确答案为 D。

20. A 本题考查羟孕酮的药理作用与作用机制。羟孕酮与戊酸雌二醇配伍作长效注射避孕药，具有排卵抑制作用，每月肌内注射 1 次，避孕效果肯定。故正确答案为 A。

21. D 本题考查复方己酸羟孕酮的用法用量。复方己酸羟孕酮注射液：深部肌内注射，第一次于月经来潮第 5 日注射 2 支，以后每月 1 次，于月经来潮后 10～12 日注射 1 支（若月经周期短，宜在月经来潮的第 10 日注射，即药物必须在排卵前 2～3 日内注射，以提高避孕效果）。必须按月注射。注射液若有固体析出，可在热水中温热溶化后摇匀再用。故正确答案为 D。

22. E 本题考查米非司酮的临床应用注意。确诊为早孕者，停经时间不应超过 49 日，孕期越短，效果越好。故正确答案为 E。

23. A 本题考查棉酚的药理作用与作用机制。棉酚右旋体无效，左旋体为活性成分，因此，左旋棉酚的作用为棉酚的 2 倍。故正确答案为 A。

24. B 本题考查棉酚的药理作用与作用机制。临床上男性服药 4 个月后均出现无精子或极少精子，且不活动；**停药后药效可持续 3～5 周，**以后逐渐恢复生育功能。每日口服，一次 1 片，晚饭后服用。30 日为一个疗程，常规为≤6 疗程。长期服用本品应注意检测血钾及心电图，如发生低钾血症，可口服或静脉补充钾盐。故正确答案为 B。

25. B 本题考查雄激素及睾酮衍生物的药理作用与作用机制。经雄激素受体发挥的作用如下。（1）对性器官和第二性征的作用（男性化作用）促进生殖器官的生长发育；毛发的生长；**促使皮脂腺增生和分泌（皮肤增厚，痤疮）；**喉结的生长并致声音变得低沉；

对行为的影响（增加体能和攻击性，引起阴茎勃起）以及对男性胎儿的性分化作用。（2）对骨骼和骨骼肌的作用（同化作用）增加骨骼肌生长。睾酮对骨骼也有促进生长的作用，包括骨骼的加长和加粗两方面。也可刺激骨骺的成熟和闭合。睾酮芳香化后产生的雌二醇可促进骨矿化，增加骨密度。睾酮还能促进肌肉的形成，尤其是在运动的辅助下效果更为明显。（3）红细胞生成睾酮及其衍生物对正常造血细胞有兴奋作用。可以增强红细胞生成素的产生及作用，对干细胞转变成红细胞也有直接的刺激作用。故正确答案为 B。

26. B 本题考查雄激素的不良反应。（1）男性化可使青春期前的男孩的男性化体征过早形成。妇女若过度使用雄激素、蛋白同化类固醇，常引起面部和躯体的多毛症、痤疮、月经紊乱、闭经、声音低沉、阴蒂增大、会阴增大、性欲增加、食欲增强和身体脂肪减少等。而男性若长期应用，可表现为男子女性乳房（外周组织经芳香化酶作用转化为雌二醇增多所致）。这些作用甚至在使用小剂量时都有可能发生。（2）肝脏毒性导致天门冬氨酸氨基转移酶（AST）、丙氨酸氨基转移酶（ALT）、乳酸脱氢酶（LDH）和碱性磷酸酶（ALP）等水平的升高。口服雄激素可引起胆汁淤积性黄疸，长期使用可能诱发肝癌。（3）对胆固醇水平的影响可使**高密度脂蛋白（HDL）水平降低，低密度脂蛋白（LDL）水平增加，**增加动脉硬化和心血管事件的发生风险。（4）水肿可以引起钠潴留和水肿（尤其是心衰患者）。（5）骨骺过早闭合。（6）血栓形成可引起卒中、心肌梗死、深静脉血栓形成和肺栓塞等血栓栓塞的不良反应，其发生原因可能与睾酮促红细胞生成作用有关。此外，还可引起精神状态的改变，如抑郁、谵妄、急性精神分裂症发作、躁狂症等。高龄患者可发生葡萄糖耐量改变。故正确答案为 B。

27. A 本题考查治疗男性勃起功能障碍药的分类。勃起功能障碍（ED）治疗药物按剂型分为口服药物和非口服药物两类。非口服制剂包括前列地尔（前列腺素 E1，PGE1）、酚妥拉明、罂粟碱（常与酚妥拉明合用）和雄激素及其衍生物。（1）**前列地尔治疗勃起功能障碍的机制是抑制阴茎组织中 α 肾上腺素能活性，舒张海绵体平滑肌和扩张阴茎动脉血管加速血流。**（2）罂粟碱与酚妥拉明两个药物常联用治疗神经性和血管性勃起功能障碍。（3）雄激素补充治疗对各种原因所致的原发性或继发性性腺功能减低患者往往合并勃起功能障碍给予雄激素补充治疗可增强性欲和改善勃起功能。睾酮水平较低的勃起功能障碍患者，雄激素与5型磷酸二酯酶抑制剂合用对勃起功能障碍改善有增效作用，尤其是对于单用PDE-5抑制剂效果不满意者。（4）口服药物是5型磷酸二酯酶（PDE-5）抑制剂是目前治疗勃起功能障碍最常用的药物。故正确答案为A。

28. E 本题考查治疗男性勃起功能障碍药的分类。口服药物是5型磷酸二酯酶（PDE-5）抑制剂是目前治疗勃起功能障碍最常用的药物。故正确答案为E。

29. D 本题考查5型磷酸二酯酶抑制剂的作用特点。5型磷酸二酯酶抑制剂主要适应证如下。（1）治疗勃起功能障碍：对于有勃起功能障碍的男性，包括那些因糖尿病、脊髓损伤、经尿道前列腺切除术以及不明原因的勃起功能障碍患者都有帮助作用。**该类药物不用于女性，对女性也没有显示增强性唤起的作用**，生产药品的厂商也未申请该类药物治疗女性性欲减退症或任何其他女性疾病。（2）肺动脉高压：由于NO是肺血管阻力的重要调节因子，该类药也可用于治疗肺动脉高压。故正确答案为D。

30. C 本题考查5型磷酸二酯酶抑制剂的药物相互作用。（1）与硝酸酯类药（如硝化甘油、硝酸异山梨酯）合用，由于两类都能引起血压降低，联合使用，**发生严重的低血压的可能性非常大**。因此，**禁用于正在使用硝酸酯类的男性**。（2）与CYP3A4抑制剂（西咪替丁、红霉素、克拉霉素、伊曲康唑、利托那韦、茚地那韦、沙奎那韦等）合用，可影响该类药的肝脏代谢。与上述药物合用时应减量。（3）与CYP3A4诱导剂如波生坦合用，该类药物的血药浓度降低。（4）与α_1受体阻断剂合用，原则上可增加发生低血压的风险，因此禁止两类药物合用，但如他达拉非与坦索罗辛（0.4mg，一日1次）合用是个例外。故正确答案为C。

31. C 本题考查西地那非的用法用量。西地那非在性生活前1小时左右服用。故正确答案为C。

32. C 聚甲酚磺醛临床用药应注意：①本品只能局部用药，严禁内服。②阴道用药时，会发生大片白色坏死组织脱落，为治疗后正常现象。老年患者慎用。③治疗期间避免性交。④月经期间停止治疗。⑤妊娠期间不宜阴道局部用药。⑥治疗时避免在局部同时使用其他药物。⑦用阴道栓时，应放入阴道深部贴近宫颈处。⑧如为皮肤伤口，不宜用刺激性肥皂清洗。⑨本品有刺激性，注意避免接触到眼睛。⑩因本品为高酸性，所有织物沾上药后应立即用水洗净。治疗用具用完后应浸泡在水中。⑪阴道栓剂如出现斑点，是其基质产生的自然现象，不影响药物使用。⑫用药时，有的会发生轻度局部刺激症状，阴道烧灼感和肛门下坠感，一般不需处理，大多继续用药症状自行消失。

二、配伍选择题

[1~4] BADE 本题考查雌激素类的分类及特点。雌激素类是一类18碳的甾体化合物，常用的有以下几类。（1）天然雌激素：卵巢、肾上腺皮质和胎盘所产生的雌激素，有雌二醇、雌酮和雌三醇。其中**雌二醇的活性最强，雌三醇最弱**，后者是前两者的代谢产物。（2）雌激素合成衍生物：当前广泛用于临床的雌激素，主要是以雌二醇为母体结构的合成衍生物，例如炔雌醇（乙炔雌二醇），由于在体内不易被代谢破坏，因而口服效价大大提高。**雌二醇的酯类衍生物如戊酸雌二醇，因能沉积于注射局部，缓慢吸收，故有长效作用**。（3）**全合成雌激素**：是全合成的非甾体化合物，有雌激素作用。如己烯雌酚，是根据天然雌激素的结构特征，合成结构较简单的同型物，且**口服有效，作用强，但不良反应亦多**。故正确答案为BADE。

[5~6] BE 本题考查孕激素类的注意事项。妊娠初始4个月内慎用，不宜用作早孕试验。黄体酮，美国FDA妊娠期用药安全性分级为口服给药B级。甲羟孕酮，美国FDA妊娠期用药安全性分级为肠道外给药X级。故正确答案为BE。

[7~10] ACDB 本题考查黄体酮的用法用量。肌内注射（1）先兆流产：一般一日20mg，待疼痛及出血停止后减为一日10mg。（2）习惯性流产史者：自妊娠开始，一次5~10mg，一周2~3次。（3）功能失调性子宫出血：一日10mg，连用5~10日。如在用药期间月经来潮，应立即停药。（4）闭经：在预计月经来潮前8~10日，每日肌内注射，一日10mg，共6~8日。故正确答案为ACDB。

[11~15] ABCDE 本题考查甲羟孕酮的用法用量。（1）**功能性闭经**：口服，一日4~8mg，连服5~10日。（2）**功能失调性子宫出血（功血）止血**：口服，一次10~20mg，每4~8小时一次，连用2~3日；止血后每隔3日递减1/3剂量，直至维持量每日100mg，连续用药至血止后21日停药。（3）**功血调整月经周期**：于月经后半周期（撤药性出血的第16~25日）开始口服，一次10mg，一日1次，连用10~14日，酌情应用3~6个周期。（4）**子宫内膜异位症**：一日30mg，连服6个月。（5）**子宫内膜**

癌：①口服：一次 100mg，一日 3 次；或一次 500mg，一日 1 ~ 2 次。②肌内注射：起始剂量为 0.4 ~ 1g，一周后可重复 1 次。待病情改善和稳定后，剂量改为肌内注射 400mg，每月 1 次；或口服 500mg，一日 1 次。(6) **避孕**：肌内注射，每 3 个月肌内注射 1 次，一次 150mg，于月经来潮第 2 ~ 7 日注射。故正确答案为 ABCDE。

[16 ~ 20] **ACBED**　本题考查地屈孕酮的用法用量。口服。(1) **痛经**：月经周期第 5 ~ 25 日服用，一次 10mg，一日 2 次。(2) **子宫内膜异位症**：月经周期第 5 ~ 25 日服用，一次 10mg，一日 2 ~ 3 次。(3) **先兆流产**：起始剂量为一次 40mg，随后每 8 小时服 10mg，直至症状消失。(4) **习惯性流产**：一次 10mg，一日 2 次，直至妊娠 20 周。(5) **功能失调性子宫出血**：①止血，一次 10mg，一日 2 次，连续 5 ~ 7 日；②预防出血，月经周期第 11 ~ 25 日服用，一次 10mg，一日 2 次。(6) **闭经**：月经周期第 1 ~ 25 日，每日服雌二醇 1 次。月经周期第 11 ~ 25 日，联合用本品，一次 10mg，一日 2 次。(7) **经前期紧张综合征**：月经周期第 11 ~ 25 日，一次 10mg，一日 2 次。(8) **月经周期不规则**：月经周期第 11 ~ 25 日，一次 10mg，一日 2 次。(9) **孕酮不足导致的不孕症**：月经周期第 14 ~ 25 日，一日 10mg，持续应用 6 个连续的月经周期。故正确答案为 ACBED。

[21 ~ 22] **AB**　本题考查子宫颈局部用药的药理作用与机制。(1) 聚甲酚磺醛：本品是一种**高酸性物质**，对坏死或病变组织有选择性凝固和排除作用，**能使病变组织易于脱落，使局部收敛止血，促进组织再生和上皮重新覆盖**。而对正常鳞状上皮组织无作用，在阴道内可杀死多种病原微生物，如厌氧菌、滴虫和念珠菌，又能维持阴道酸性环境。(2) **干扰素 α2a**：干扰素是由细胞产生的一类诱生性蛋白质，具有**广谱抗病毒、免疫调节及抗肿瘤功能**。其抗病毒作用为通过诱导细胞产生抗病毒蛋白来发挥活性。自然干扰素是含有不同型别和亚型的多种干扰素混合体。基因工程干扰素大幅提高了产量、纯度和生物活性。重组人干扰素 α2a 和 α2b 栓为两种不同型别干扰素的制剂。宫颈慢性炎症中的宫颈糜烂，由于糜烂覆盖面为宫颈管内膜的柱状上皮层，比较薄，抵抗力弱，病原体易于侵入或潜藏在此，常见的病毒有人乳头状瘤病毒 (HPV) 6、11、16、18 型，单纯疱疹病毒 (HSV) - 2 型，巨细胞病毒等。故干扰素可治疗由病毒引起的宫颈病变。故正确答案为 AB。

[23 ~ 27] **ACBED**　本题考查生殖系统用药、性激素及计划生育用药的分类及代表药物。(1) **促性腺激素释放激素类似物**：戈那瑞林。(2) 目前常用的**短效口服避孕药**有炔诺酮、甲地孕酮、炔诺酮、左炔诺孕酮等孕激素，与炔雌醇组成各种复方制剂。(3) 促性腺激素：绒促性素。(4) **雌激素类**：雌二醇、雌酮、雌三醇、炔雌醇、戊酸雌二醇、己烯雌酚。(5) **孕激素类**：黄体酮、甲羟孕酮、地屈孕酮、炔诺酮、甲地孕酮、炔诺孕酮、左炔诺孕酮等。故正确答案为 ACBED。

[28 ~ 32] **CABED**　本题考查生殖系统用药、性激素及计划生育用药的药理作用与作用机制。(1) **戈那瑞林**（促性腺激素释放激素类似物）：**注射给药后使垂体释放黄体生成素 (LH) 和卵泡刺激素 (FSH) 增加**，约两周后，因降调节作用，垂体进入不应期，垂体释放黄体生成素和卵泡刺激素明显减少，使卵巢内卵泡发育受抑制，雌激素降低到去势水平，停药后可恢复。内源性黄体生成素过高影响诱发排卵效果，用药使垂体释放黄体生成素明显减少后，可提高诱发排卵效果。(2) **溴隐亭**（退乳药）：为多肽类麦角生物碱，**选择性地激动多巴胺 (DA) 受体**。一般剂量时激动 D_2 受体，发挥抗震颤麻痹作用；小剂量时激动突触前膜 D_3 受体，使多巴胺释放减少。它可激动垂体细胞的多巴胺受体，使垂体催乳激素及生长激素释放减少；作为催乳激素的抑制剂，可制止生理性泌乳及伴随的闭经或不排卵。(3) **绒促性素**（促性腺激素）：为妊娠期妇女尿中提取的促性腺激素类药物。对女性能促进和维持黄体功能使黄体合成孕激素。**可促进卵泡生成和成熟，并可模拟生理性的促黄体生成素 (LH) 的高峰而促排卵**。对男性能使垂体功能不足者的睾丸产生雄激素，促使睾丸下降和男性第二性征的发育。(4) **双炔失碳酯**（女性激素类避孕药 - 短效口服避孕药）：**具有抗着床作用的避孕药，并无孕激素活性**，其雌激素活性为炔雌醇的 1/36。小剂量与孕激素有协同作用，大剂量则有抗孕激素活性。能抑制子宫内膜腺体的发育，同时影响受精卵的运行速度，使其与内膜发育不同步，从而不利于着床。如在月经周期前期服药有排卵抑制作用。本品不受月经周期的限制，只需在房事后服用 1 片即可。(5) **孕二烯酮**（女性激素类避孕药 - 短效口服避孕药）：具有较强的抗早孕、抗着床以及使宫颈黏液变稠的作用。故正确答案为 CABED。

[33 ~ 37] **ACDBB**　本题考查避孕药的用法用量。(1) **左炔诺孕酮**的用法用量如下。①单方制剂用作紧急避孕药，即在无防护措施或其他避孕方法偶然

失误时使用，即在房事后 72 小时内服一片（粒），如为 0.75mg，需隔 12 小时后再服 1 次。②宫内节育系统：育龄妇女须在月经开始的 7 日内放入宫腔，更换新的左炔诺孕酮宫内节育系统可以在周期的任何时间进行。该系统也可在妊娠早期流产后立即放置。产后放置应推迟至子宫完全复旧，最早不应早于分娩后 6 周。如果子宫复旧时间严重后推，应考虑等待直至产后 12 周再放置。③硅胶棒：于月经周期的 1～5 日，局麻下在上臂或股内侧做一长 2～3mm 的切口后，用埋植针将药棒呈扇形植入皮下，每人一次 6 支。伤口贴以"创可贴"后，纱布包扎即可。（2）去氧孕烯口服用于避孕时，在月经周期的第 1 日，即月经来潮的第 1 日开始服用，每日约同一时间服 1 片，连续服 21 日，随后停药 7 日，在停药的第 8 日开始服用新的一盒药物。（3）孕二烯酮与炔雌醇组成复方制剂口服用于避孕，从月经周期第 1 日开始，一日 1 片，连服 21 日；停药 7 日后，在第 8 日起开始服用新的一盒药物。故正确答案为 ACDBB。

[38～40] **BAC** 本题考查避孕药的成分及临床应用注意。（1）复方左炔诺孕酮片、去氧孕烯炔雌醇片、复方孕二烯酮片均是孕激素类药物与炔雌醇的复方制剂。（2）对服用双炔失碳酯后月经周期延长或闭经者，可加服甲羟孕酮 25mg 和炔雌醇 0.015mg。（3）服双炔失碳酯初期常见恶心、呕吐、头晕、乏力、嗜睡等类早孕反应，必要时可对症处理，每日服用维生素 B₆ 20mg 或维生素 C 100mg，而其肠溶片每片含双炔失碳酯 7.5mg、咖啡因 20mg 及维生素 B₆ 30mg。故正确答案为 BAC。

[41～45] **ACBDE** 本题考查生殖系统用药、性激素及计划生育用药的分类及代表药物。（1）女性激素类避孕药：①短效口服避孕药，左炔诺孕酮、去氧孕烯、孕二烯酮、双炔失碳酯；②长效避孕药，羟孕酮、庚酸炔诺酮；③事后避孕药，米非司酮；（2）阴道杀精药，壬苯醇醚；（3）其他妇科用药：醋酸棉酚。故正确答案为 ACBDE。

[46～49] **EBCD** 本题考查复方己酸羟孕酮的不良反应。注射后，有人可出现月经改变（如经期延长、周期缩短、经量增多及不规则出血等，其发生率在用药半年以后即明显下降），可及时按以下方法处理。（1）**经期延长**：已出血较多日期时，可口服复方炔诺酮片或复方甲地孕酮片，一日 1～2 片，连服 4 日，即可止血。在下次经前 7 日依同法连服 4 日，可预防出血，如此应用 3 个月后停用。如再出血，可依上法再用。（2）**月经后出血**：每日服炔雌醇 0.0125～

0.025mg，直至下次注射日期为止。但若已接近下次注射日期者，可不必处理。（3）**月经周期缩短**：注射后 10 日开始加服复方炔诺酮片或复方甲地孕酮片，一日 1～2 片，连用 4～6 日。（4）**注射后长期出血不止**：可口服复方炔诺酮片或复方甲地孕酮片 4 日。出血停止后一周，注射本品 1 支，于注射第 11 日，口服复方炔诺酮片或复方甲地孕酮片，一日 1～2 片，连服 4 日，可预防出血。故正确答案为 EBCD。

[50～54] **ADBEC** 本题考查米非司酮的用法用量与注意事项。米非司酮与前列腺素药物序贯合并使用，可用于终止停经 49 日内的妊娠。用法用量如下：停经≤49 日的健康早孕妇女，空腹或进食 2 小时后口服，25～50mg，一日 2 次，**连服 2～3 日**，总量 150mg，服药后**禁食 2 小时**。第 3～4 日清晨口服米索前列醇 600μg 或于阴道后穹隆放置卡前列甲酯栓 1mg，**卧床休息 1～2 小时**，门诊观察 6 小时，注意用药后出血情况，有无妊娠产物排出和副反应。约 80% 妊娠期妇女在使用前列腺素类药物后 6 小时内排出绒毛胎囊，约 10% 妊娠期妇女在服药后一周内排出妊娠物。**用药后 8～15 日应去原治疗单位复诊**，确定流产效果，必要时可 B 超或测定血绒毛膜促性腺激素（HCG），如确诊为流产不全或继续妊娠，应及时处理。使用本品终止早孕失败者，必须进行人工流产终止妊娠。故正确答案为 ADBEC。

[55～59] **ABDCE** 本题考查壬苯醇醚的药理作用与作用机制。（1）壬苯醇醚避孕**薄膜**放入阴道深处后溶解成凝胶体（约 **5 分钟**），**作用保持 2 小时**。（2）**栓剂**经 **10 分钟生效**，作用维持 **2～10 小时**。（3）**含药海绵**放置后**即可生效**，作用**维持至少 24 小时**；作为一种子宫颈口的机械性屏障，当精液与海绵接触即被吸收，同时海绵释放杀精剂，故避孕效果较好。故正确答案为 ABDCE。

[60～63] **DDAB** 本题考查壬苯醇醚的用法用量与临床应用注意。（1）薄膜：女用时，于房事前 10 分钟，将药膜 1 张揉成松软小团推入阴道深处，使之溶解成凝胶体。（2）栓剂：一次 1 粒，于房事前 10 分钟放入阴道深处。（3）必须放入阴道深处，否则易导致避孕失败。本品放入约 5 分钟后，方可进行房事；若放入 30 分钟内未进行房事，再进行房事时，必须再次放药；重复房事者，需再次放药。（4）房事后 6～8 小时内不要冲洗阴道。故正确答案为 DDAB。

[64～68] **AEBCD** 本题考查子宫收缩药、引产药的药理作用与作用机制。本类药物可选择性兴奋子宫平滑肌。由于药物、剂量及子宫生理状态的不同，

用药后可表现为子宫节律性收缩或强直性收缩。引起子宫节律性收缩的药物，可用于产前催产、引产；引起子宫强直性收缩的药物，多用于产后止血或子宫复原。（1）**垂体后叶制剂**：①垂体后叶素，从动物脑神经垂体中提取，其成分除含有缩宫素（催产素）外，还因含加压素量较多（抗利尿激素可致血压升高），故现产科已少用；②**缩宫素**（缩宫素、卡贝缩宫素）：提取的制品中仅含少量加压素。**缩宫素**用于引产、催产、产后及流产后因宫缩无力或缩复不良而引起的子宫出血。**卡贝缩宫素**用于选择性硬膜外或腰麻下剖宫产术后，以预防子宫收缩乏力和产后出血。（2）**麦角制剂**（麦角流浸膏、麦角新碱、甲麦角新碱）主要用于产后子宫出血或子宫复原不佳。与缩宫素相比有以下不同：①作用强而持久；②不仅对子宫底，而且对子宫颈部都有很强的收缩作用，剂量稍大即产生强直性收缩。故不适用于催产或引产，应谨慎使用。（3）**前列腺素类**[地诺前列酮（PGE2）、硫前列酮（PGE2 类似物）、地诺前列素（PGF2α）、卡前列素氨丁三醇、吉美前列素（PGE1 衍生物）、卡前列甲酯（15 - 甲基 PGF2α 甲酯）、米索前列醇（PGE1 类似物）]：能选择性地兴奋子宫平滑肌，使其产生节律性收缩，并软化和扩张子宫颈，促使宫口开全和胎儿娩出，临床**用于中期引产、足月妊娠引产及治疗性流产**。（4）**促进子宫颈成熟的药物**（同化激素类，如普拉睾酮；前列腺素类，如地诺前列酮等）有松弛子宫颈管，促进宫颈成熟，使宫口开大，缩短分娩时间，提高引产成功率等作用。故正确答案为 AEBCD。

[69～71] **BCA** 本题考查西地那非的用法用量。（1）18 岁以上成人首次剂量 50mg，在性生活前 1 小时左右服用，根据药效反应，可以对单次剂量进行调整，一般剂量范围为 25～100mg。24 小时内最多服用 1 次，单剂量 100mg。（2）年龄 65 岁以上起始剂量以 25mg 为宜。故正确答案为 BCA。

三、综合分析选择题

1. D 本题考查该药品的含量计算。根据包装信息，1 盒本药品，含有 21 片。根据成分信息，棕色片（共 6 片）：每片含左炔诺孕酮 0.05mg 与炔雌醇 0.03mg；白色片（5 片）：每片含左炔诺孕酮 0.075mg 与炔雌醇 0.04mg；黄色片（共 10 片）：每片含左炔诺孕酮 0.125mg 与炔雌醇 0.03mg，经过计算得出左炔诺孕酮 1.925mg，炔雌醇 0.68mg。故正确答案为 D。

2. D 本题考查该药品的注意事项。本品影响其

他药物的疗效，使其作用减弱的有抗高血压药（选项中的卡托普利，氨氯地平）、抗凝血药（选项中的华法林）以及降血糖药（选项中的格列齐特），使其疗效增强的有三环类抗抑郁药（选项中的阿米替林）。故正确答案为 D。

3. A 本题考查该药品的注意事项。如有妊娠计划，应停药并采取其他避孕措施，直到出现第一个月经周期后再妊娠。故正确答案为 A。

四、多项选择题

1. ABCDE 本题考查雌激素类的注意事项。长期服用雌激素者需定期检查：①血压；②肝功能；③阴道脱落细胞；④每 6～12 个月体检 1 次或遵医嘱；⑤每年 1 次宫颈防癌刮片。故正确答案为 ABCDE。

2. ABCDE 本题考查雌激素类的注意事项。雌激素可通过皮肤、黏膜、皮下、肌肉等各种途径吸收。雌二醇口服后从胃肠道迅速吸收，由于在肝脏中被破坏而失活，口服效价很低。**口服经胃肠道是可以吸收的，只不过起不了作用**。故正确答案为 ABCDE。

3. CD 本题考查雌激素类的药动学。雌二醇口服后从胃肠道迅速吸收，由于在肝脏中被破坏而失活，口服效价很低。微粒化雌二醇可口服，但生物利用度很低（仅 2%）。**炔雌醇和非甾体雌激素如己烯雌酚，在肝脏中代谢较慢，故口服有效**。黄体酮是孕激素类。故正确答案为 CD。

4. ABCE 本题考查雌激素类的药物相互作用。（1）与抗凝药同用时，雌激素可降低抗凝效应。必须同用时，应调整抗凝药用量。（2）与三环类抗抑郁药同时使用，大量的雌激素可增强抗抑郁药的不良反应，同时降低其应有的效应。（3）与抗高血压药同时用，可减低抗高血压的作用。（4）降低他莫昔芬的治疗效果。（5）增加钙剂的吸收。故正确答案为 ABCE。

5. ABCDE 本题考查雌激素类的药物相互作用。与卡马西平、苯巴比妥、苯妥英钠、扑米酮、利福平等同时使用，可减低雌激素的效应。这是由于诱导了肝微粒体酶，增快了雌激素的代谢所致。故正确答案为 ABCDE。

6. ABCD 本题考查孕激素类的药动学。黄体酮口服后迅速从胃肠道吸收，在肝内很快失活，故以往不能口服。近来已有经微粒化后的产品，可以口服，但生物利用度很低，仅为 2%。注射液肌内注射后迅速吸收，血中 $t_{1/2}$ 仅数分钟。在肝内代谢，约 12% 代

谢为孕烷二醇。代谢产物与葡萄糖醛酸结合随尿排出。故正确答案为 ABCD。

7. BCDE　本题考查孕激素类的注意事项。（1）长期用药需注意检查肝功能，特别注意乳房检查。（2）长期给予孕激素应按 28 日周期计算孕激素的用药日期。（3）长期使用孕激素妇女不宜吸烟。故正确答案为 BCDE。

8. ABCDE　本题考查孕激素类的不良反应。（1）**较常见：肠道反应；纳差、痤疮、液体潴留和水肿、体重增加、过敏性皮肤炎症、精神压抑、乳房疼痛、性欲改变、月经紊乱、不规则出血或闭经。**（2）少见：头痛；胸、臀、腿部，特别是腓肠肌处疼痛；手臂和足无力、麻木或疼痛；突发原因不明的呼吸短促；突发失语或发音不清；突然视力改变、复视、不同程度失明等。（3）**长期应用可引起：肝功能异常；缺血性心脏病发病率上升。**（4）早期妊娠时应用可能发生：某些雄激素活性高的孕激素可引起女性后代男性化；后代发生泌尿生殖道畸形，多见尿道下裂。（5）甲羟孕酮治疗肿瘤，剂量过大时可出现**类库欣（Cushing）综合征。**（6）良性、恶性及未详细说明的肿瘤（包括囊肿和息肉）：**孕激素依赖性肿瘤大小的增加**（例如：脑膜瘤）。（7）精神疾病：抑郁情绪、精神紧张。（8）与雌激素－孕激素治疗相关性不良反应：乳腺癌、子宫内膜增生、子宫内膜癌、性激素依赖性肿瘤（恶性/良性）、静脉血栓形成、心肌梗死、心血管意外。故正确答案为 ABCDE。

9. ABCDE　本题考查聚甲酚磺醛的适应证。（1）治疗宫颈慢性炎症、柱状上皮外移（糜烂）。（2）阴道感染（细菌性阴道炎、滴虫性阴道炎和念珠菌性外阴阴道炎）的治疗。（3）宫颈取活检或息肉后止血。（4）外科皮肤伤口或肢体溃疡的局部治疗。（5）外阴尖锐湿疣的治疗。故正确答案为 ABCDE。

10. AB　本题考查退乳药的药理作用与机制，以及作用特点。临床用于退乳的药物有两类：（1）**多巴胺受体激动药，如溴隐亭、甲麦角林**，它们能刺激丘脑下部泌乳素抑制因子（多巴胺）的释放，直接抑制腺垂体合成和释放泌乳素，使血清泌乳素浓度下降，乳汁分泌减少至停止，既可用于产后退乳，也可防治溢乳症。（2）**雌激素：雌二醇、己烯雌酚**。此二药在较大剂量时均能抑制腺垂体泌乳素的释放，从而减少乳汁分泌，用于退乳；但是，产后防止分泌乳汁所需的剂量，在子宫进行复旧时可刺激子宫内膜，引起血栓栓塞，故**现产科已少用**。聚甲酚磺醛是子宫颈局部用药。故正确答案为 AB。

11. ABCDE　本题考查短效口服避孕药的药理作用与机制。目前常用的短效口服避孕药有炔诺酮、甲地孕酮、炔诺孕酮、左炔诺孕酮等孕激素，与炔雌醇组成各种复方制剂。故正确答案为 ABCDE。

12. AD　本题考查左炔诺孕酮的用法用量。左炔诺孕酮单方制剂用作紧急避孕药，即在无防护措施或其他避孕方法偶然失误时使用：在房事后 72 小时内服一片（粒），如为 0.75mg，需隔 12 小时后再服 1 次。故正确答案为 AD。

13. ABCDE　本题考查左炔诺孕酮的药物相互作用。与苯巴比妥、苯妥英钠、利福平、利福布汀、卡马西平、大环内酯类抗生素、咪唑类抗真菌药、西咪替丁及抗病毒药（奈韦拉平，依法韦仑）等同时口服，可能影响本品的避孕效果。但其他途径因其作用机制是局部性的，故不认为会产生较大的影响。故正确答案为 ABCDE。

14. BC　本题考查双炔失碳酯的临床应用注意。服药初期常见恶心、呕吐、头晕、乏力、嗜睡等类早孕反应，必要时可对症处理，每日服用维生素 B₆B_6 20mg 或维生素 C 100mg。故正确答案为 BC。

15. ABCDE　本题考查米非司酮的禁忌证。米非司酮的**禁忌证**包括：有心、肝、肾脏疾病及肾上腺皮质功能不全者，有使用前列腺素类药物禁忌者：如青光眼、哮喘及对前列腺素类药物过敏等，带宫内节育器妊娠和怀疑异位妊娠者，年龄超过 35 岁的吸烟妇女禁用。故正确答案为 ABCDE。

16. ABCD　本题考查米非司酮的注意事项。米非司酮与前列腺素药物序贯合并使用，用于终止停经 49 日内的妊娠必须在具有急诊、刮宫手术和输液、输血条件下使用。故正确答案为 ABCD。

17. AC　本题考查抗早产药物的代表药物。**抗早产药物包括利托君和硫酸镁。**利托君为 β_2 肾上腺素受体激动剂，可激动子宫平滑肌中的 β_2 受体，抑制子宫平滑肌的收缩频率和强度，减少子宫的活动而延长妊娠期。同时由于其可使腺苷酸环化酶的活性增强（cAMP 增多）而产生保胎作用。硫酸镁的镁离子能直接抑制子宫平滑肌的动作电位，对子宫平滑肌的收缩产生抑制作用，使宫缩频率减少，强度减弱，用于早产的治疗。其余选项的药物属于子宫收缩药、引产药。故正确答案为 AC。

18. ABCDE　本题考查雄激素及睾酮衍生物的作用特点。雄激素及睾酮衍生物主要应用如下。（1）**男性雄激素替代治疗**：用于原发性及继发性男性性腺功能减退症患者的替代治疗。（2）**治疗妇科疾病**：如与雌激素合用减少产后妇女的乳房充血；达那唑治疗子宫内膜异位症。绝经后妇女，使用雄激素作为替代治疗，可减少单用雌激素时子宫内膜出血发生的风险，同时性欲有增加。也可用于绝经前妇女乳腺癌的治疗。（3）**用作蛋白质合成代谢药**：雄激素和其衍生物配合饮食与运动，可作为因创伤、手术或长期制动及 AIDS 疾病造成的患者蛋白质流失、肌肉萎缩的治疗手段。（4）**作为生长刺激剂使用**：对体质性的青春期发育延缓的男性儿童，雄激素可刺激身体的线性生长，达到预期的身高。（5）**衰老的治疗**：对雄激素水平低下的老年男性可以使用雄激素进行替代治疗，可有效增加男性老年人的骨矿化、肌肉量和红细胞比容恢复。（6）**血管性水肿**：血管性水肿是遗传性疾病，长期使用雄激素治疗对血管性水肿有预防作用。17α-烷基化的雄激素（如司坦唑醇、达那唑）刺激肝脏合成酯酶抑制因子以减少血管性水肿的发作次数。（7）**男性原发性（特发性）不育症**：给予外源性雄激素会刺激精子的形成及促进附睾内精子的成熟。故正确答案为 ABCDE。

19. ABCDE　本题考查雄激素的药物相互作用。（1）与肾上腺糖皮质激素，尤其是盐皮质激素合用时，可增加水肿的危险性。合并用促皮质激素或糖皮质激素，可加速痤疮的产生。（2）因雄激素和蛋白同化类固醇可降低凝血因子前体的浓度（由于凝血因子前体的合成和分解改变），以及增加了抗凝物质与受体的亲和力，故可使抗凝活性增强，在与双香豆素类合用时要减少用量。（3）与口服降糖药和胰岛素合用时，因雄激素可使血糖下降，故必须密切注意低血糖的发生，必要时应调整降糖药物和胰岛素用量。（4）与环孢素 A 合用时，可升高环孢素 A 的血药浓度增加肾脏毒性。（5）与有肝毒性的药物合用时，可加重对肝脏的损害，尤其是长期应用及原来有肝病的患者。故正确答案为 ABCDE。

20. BCDE　本题考查 5 型磷酸二酯酶抑制剂的不良反应。（1）**低血压**：推荐剂量下血压会有下降，与抑制人体生殖器以外组织的 PDE-5 导致血管扩张或平滑肌松弛所致有关。表现为头痛、面部潮红、消化不良、鼻塞和眩晕。（2）**阴茎异常勃起**：如勃起时间延长（超过 4 小时）和异常勃起（痛性勃起超过 6 小时），未得到即刻处理，阴茎组织将可能受到损害并可能导致永久性的勃起功能丧失。（3）**视觉障碍和眼症状**：PDE-6 参与视网膜上感受器的光转导，大剂量的西地那非对该同工酶有抑制作用，导致颜色视觉障碍，对蓝绿色分辨不清，光感增强，严重的还会出现非动脉性缺血性视神经病变（NAION）这种不可逆的视力损伤，多见于使用西地那非的患者中，而他达拉非或伐地那非的使用者则很少见。（4）**其他**：食管下括约肌松弛可引起**胃-食管反流和消化不良**、恶心、呕吐。偶见肌痛、背痛和突发性耳聋（西地那非）。故正确答案为 BCDE。

第十六章　眼科、耳鼻喉科用药

一、最佳选择题

1. B　本题考查青光眼用药的分类。碳酸酐酶抑制剂，减少房水生成，包括局部使用的布林佐胺，全身使用的醋甲唑胺。溴莫尼定、安普乐定属于 α₂ 受体激动剂；美替洛尔属于 β 受体阻断剂。故正确答案是 B。

2. B　呋麻滴鼻液（10ml:2mg:100mg）除抑菌外，还可使鼻黏膜血管收缩，缓解急、慢性鼻炎的鼻塞症状滴鼻，一次 1~3 滴，一日 3~4 次。

3. A　本题考查更昔洛韦眼用抗感染凝胶的药理学及适应证。广谱抗病毒药，更昔洛韦（GCV）对疱疹病毒具有广谱抑制作用，**对巨细胞病毒作用最强**，对 1 型、2 型单纯疱疹病毒（HSV-1、HSV-2）、水痘-带状疱疹病毒（VZV）和 EB 病毒有效。主要用于单纯疱疹性角膜炎。故正确答案是 A。

4. B　本题考查阿昔洛韦滴眼液的使用注意。阿昔洛韦滴眼液在低温条件下易析出结晶。**若有结晶，应将药瓶放置在温水中使其溶解后再使用**。故正确答案是 B。

5. C　本题考查庆大霉素氟米龙滴眼液的使用注意。长期使用类固醇或抗菌药物治疗，可能会增加继发性真菌或非易感细菌感染，故使用本复方制剂，请勿超过两周。故正确答案是 C。

6. D　本题考查常用眼科抗感染及抗炎制剂的使用注意。妥布霉素滴眼液可与眼膏合用，即白天使用滴眼液，晚上使用眼膏。庆大霉素氟米龙滴眼液使用前先用力摇匀。大剂量长期（超过 3 个月）使用氯霉素滴眼液可引起视神经炎或视神经乳头炎。**夫西地酸滴眼液用于急性细菌性结膜炎治疗需要持**

续到症状消除后 5 日（不是选项中的 2 日）。重组人干扰素 α2b 滴眼液治疗时一般 2 周为一疗程。故正确答案是 D。

7. C　本题考查常用青光眼用制剂的使用注意。毛果芸香碱滴眼液选择性直接作用于 M 胆碱受体，如果意外出现毛果芸香碱毒性反应，如流涎、出汗、恶心、呕吐、腹泻等，应及时就诊，并及时给予抗胆碱药如阿托品等进行对抗治疗。**阿托品是抗胆碱药**。故正确答案是 C。

8. D　组胺 H₁ 受体拮抗药可消除组胺与 H₁ 受体结合而产生的过敏症状，用于季节性及常年性过敏性鼻炎的预防与治疗。鼻用 H₁ 阻断剂包括：左卡巴斯汀、氮䓬斯汀、酮替酚。

9. B　本题考查常用眼科抗感染药的药理学及适应证。指南中所列的药物中，氯霉素滴眼液、红霉素眼膏有治疗沙眼的适应证。故正确答案是 B。

二、配伍选择题

[1~5] ADBEC　本题考查眼局部使用药物的分类及代表药物。(1) **抗病毒药物**：阿昔洛韦、更昔洛韦、利巴韦林、吗啉胍、碘苷、羟苄唑、酞丁安。(2) **散瞳药**（抗胆碱药）：阿托品、消旋山莨菪碱、托吡卡胺、复方托吡卡胺。(3) **治疗干眼症的药物**：①润滑作用类药物，玻璃酸钠、羟丙甲纤维素、羧甲纤维素钠、卡波姆、聚乙二醇、右旋糖酐 70；②牛血清提取物，小牛血去蛋白提取物、小牛血清去蛋白；③细胞因子类药物，碱性成纤维细胞生长因子、表皮生长因子。(4) **治疗视网膜黄斑变性的药物**[抑制血管内皮生长因子（VEGF）活性的药物]：雷珠单抗、康柏西普、阿柏西普。(5) **眼科局部麻醉药及诊断用药**：眼科局部麻醉药：丙美卡因；眼科诊断用药：荧光素钠和吲哚菁绿。故正确答案为 ADBEC。

[6~10] DECAB　本题考查降眼压药的分类及代表药物。(1) **拟胆碱药**：毛果芸香碱。(2) **β 受体阻断剂**：噻吗洛尔、倍他洛尔、卡替洛尔、左布诺洛尔、美替洛尔。(3) **α₂ 受体激动剂**：溴莫尼定、安普乐定。(4) **碳酸酐酶抑制剂**：布林佐胺，醋甲唑胺。(5) **前列腺素衍生物**：拉坦前列素、曲伏前列素、贝美前列素、他氟前列素。(6) **复方制剂**：拉坦噻吗、曲伏噻吗、贝美素噻吗洛尔、布林佐胺噻吗洛尔。故正确答案为 DECAB。

[11~14] DECA　本题考查眼降眼压药的药理作用与作用机制。(1) **拟胆碱药，选择性直接作用于 M 胆碱受体**，引起缩瞳，眼压下降，并有调节痉挛等

作用。通过激动瞳孔括约肌的 M 胆碱受体，使瞳孔括约肌收缩。缩瞳引起前房角间隙扩大，房水易回流，使眼压下降。由于睫状肌收缩，悬韧带松弛，使晶状体屈光度增加，故视近物清楚，看远物模糊，称为调节痉挛。(2) **β 受体阻断剂，减少睫状体的房水生成**。(3) **α₂ 受体激动剂，促进房水流出和减少房水生成**。(4) **碳酸酐酶抑制剂，减少房水生成**。(5) **前列腺素衍生物，通过影响葡萄膜巩膜通道促进房水流出**。(6) 复方制剂，代表药物有拉坦噻吗、曲伏噻吗、贝美素噻吗洛尔、布林佐胺噻吗洛尔。复方制剂的使用既可以减少药物滴眼的次数，提高用药依从性，又可以减少抑菌剂对眼部的不良影响，已成为未来发展的趋势。故正确答案为 DECA。

[15~17] ACD　本题考查治疗干眼症药及治疗视网膜黄斑变性的药物的药理作用与作用机制。(1) **治疗干眼症药**：①润滑作用类，主要成分是高分子聚合材料，**玻璃酸钠**、羟丙甲纤维素、羧甲纤维素钠、卡波姆、聚乙二醇、右旋糖酐 70 等，这些**成分黏度高，保湿性好**；②牛血清提取物，包括小牛血去蛋白提取物、小牛血清去蛋白等，可促进细胞能量代谢，改善组织营养，刺激细胞再生和加速组织修复；③细胞因子类，包括碱性成纤维细胞生长因子、**表皮生长因子**，促进角膜上皮细胞的再生，缩短受损角膜愈合时间。(2) **治疗视网膜黄斑变性的药物**：血管内皮生长因子（VEGF）是最主要的血管生成调节因子。目前已有多种抑制血管内皮生长因子（VEGF）活性的药物应用于临床，如**雷珠单抗、康柏西普、阿柏西普**。作用机制是**竞争性地抑制 VEGF 与受体的结合，从而抑制内皮细胞增殖和血管新生**。故正确答案为 ACD。

[18~22] BACDE　本题考查耳鼻喉科疾病用药的分类及代表药物。(1) **鼻部用药**：①血管收缩药，**α 肾上腺素受体激动药**，如麻黄碱、去氧肾上腺素；**α₁ 肾上腺素受体激动药**，如羟甲唑啉、赛洛唑啉；②鼻用抗过敏药，H₁ 受体拮抗药，如左卡巴斯汀、氮䓬斯汀、酮替芬；局部用糖皮质激素，如倍氯米松、莫米松、布地奈德、氟替卡松；③**鼻黏膜保护药**，复方薄荷油、氯己定鱼肝油。(2) **咽喉部用药**：①碘剂：西地碘、碘喉片；②**季铵盐类阳离子型表面活性广谱杀菌药**：度米芬。故正确答案为 BACDE。

[23~25] AEC　本题考查局部麻醉药的分类及代表药物。(1) 用于浸润麻醉、神经阻滞：普鲁卡因。(2) 用于表面麻醉、阻滞麻醉：利多卡因。(3) 用于腔道（如消化道插管镜检）表面麻醉和润

滑：丁卡因、克罗宁。故正确答案为 AEC。

[26~29] BAEC　本题考查眼局部使用药物的用法用量。（1）**曲伏前列素滴眼液**：推荐每晚 1 次，一次 1 滴。剂量不能超过一日 1 次，因为频繁使用会降低药物的降眼压效应。（2）**毛果芸香碱滴眼液**：滴眼液常用浓度为 1% 及 2%。滴药后 10~15 分钟开始降眼压，持续 4~8 小时，故应每日滴眼 3~4 次。（3）**更昔洛韦眼用抗感染凝胶**：滴入眼睑内，一次 1~2 滴，每 2 小时 1 次。（4）**重组人干扰素 α2b 滴眼液**：一次 1~2 滴，一日 6 次，一般 2 周为 1 疗程。故正确答案为 BAEC。

三、多项选择题

1. ABCD　本题考查降眼压药的分类及代表药物。降眼压药复方制剂，代表药物有拉坦噻吗、曲伏噻吗、贝美素噻吗洛尔、布林佐胺噻吗洛尔。复方制剂

的使用既可以减少药物滴眼的次数，提高用药依从性，又可以减少抑菌剂对眼部的不良影响，已成为未来发展的趋势。故正确答案为 ABCD。

2. ABDE　本题考查常用治疗干眼症、视网膜黄斑变性及其他眼用制剂的注意事项。**硫酸阿托品眼用凝胶禁用于青光眼及前列腺肥大病人**，所以 C 不正确。其余选项正确。故正确答案为 ABDE。

3. ABCD　本题考查毛果芸香碱滴眼液的药理学及适应证。（1）**治疗原发性青光眼**，包括开角型与闭角型青光眼。（2）用于**激光虹膜造孔术前**使虹膜伸展便于激光打孔，以及防止激光手术后的反应性眼压升高。（3）本品滴眼用于**眼科手术后或应用扩瞳剂后**，以抵消睫状肌麻痹剂或散瞳药的作用。（4）注射液可用于**白内障人工晶状体植入手术中缩瞳**。故正确答案为 ABCD。

第十七章　皮肤及外用药

一、最佳选择题

1. A　本题考查抗生素类抗真菌药的作用特点。抗生素类抗真菌药分为多烯类抗生素（如两性霉素 B 和制霉菌素等）与非多烯类抗生素（如灰黄霉素），其中**两性霉素 B 抗真菌活性最强，是唯一可用于治疗深部和皮下真菌感染的多烯类药物**。其他多烯类仅限于局部应用治疗浅表真菌感染。故正确答案为 A。

2. E　本题考查林旦的用法用量。药物应涂抹在自颈部以下全身各部位，用药 24 小时后洗浴。换下的衣服及床单等均应煮沸消毒。必要时首次治疗 1 周后可重复治疗 1 次。故正确答案为 E。

3. E　本题考查痤疮治疗药的药理作用。过氧苯甲酰为强氧化剂，易分解，遇有机物缓慢分解出新生态氧和苯甲酸，有杀灭痤疮丙酸杆菌、抗炎、轻度溶解粉刺作用，对痤疮丙酸杆菌无耐药性，为炎性痤疮首选外用抗菌药。故正确答案为 E。

4. A　本题考查林旦的用法用量。成人一次用药量不超过 30g。故正确答案为 A。

5. B　本题考查林旦的特殊人群用药。林旦治疗疥疮时，用药 6 小时后洗浴，将药液彻底洗去。故正确答案为 B。

6. A　本题考查林旦的临床应用注意。（1）妊娠期妇女禁用；**哺乳期妇女停药 4 日后，方可哺乳**。

（2）家庭成员、集体宿舍成员中密切接触者均应同时接受治疗。（3）药品不应与碱性物质或铁器接触。（4）涂药前勿用热水和肥皂洗澡，以免增加吸收。（5）避免眼和黏膜与药物接触。洗去药物时水温不要过热，以免促进药物吸收。（6）擦药后，可有局部刺激症状，数日后消退；偶有头晕，1~2 日后消失；若长期大量使用，由于药物经皮吸收，可产生较大的神经毒性（如癫痫发作），以及皮肤损害和营养不良等，应立即停药。少数患者可出现荨麻疹。（7）对本药过敏、有癫痫病史者及 4 岁以下婴幼儿禁用。精神病患者尽量不用。老年患者慎用。故正确答案为 A。

7. D　本题考查林旦及克罗米通的用法用量。药物应涂抹在自颈部以下全身各部位。故正确答案为 D。

8. A　本题考查林旦的用法用量。林旦外用于虱病，药物涂于干燥头发和头皮上，保留 3~5 分钟后清洗，24 小时重复治疗。故正确答案为 A。

9. C　本题考查皮肤寄生虫与感染治疗药的作用特点。局部应用杀灭疥虫药，其中以**林旦乳膏（疥灵霜，γ-666 霜）疗效最佳**，其次是克罗米通、苯甲酸苄酯、硫黄软膏，是公认特效药。苯甲酸苄酯在高浓度时，杀疥虫作用优于硫黄。故正确答案为 C。

10. A　本题考查过氧苯甲酰的用法用量、临床应用注意。（1）成人局部外用，均匀涂搽于患部皮肤，

每日早晚各 1 次。**用药前，应将病变部位用肥皂和清水洗净，揩干**。（2）本品能漂白毛发，不宜用在有毛发的部位；与有颜色物品接触时，可能出现漂白或褪色现象。（3）避免用药部位过度日光照晒。（4）对本制剂过敏者、皮肤急性炎症或破溃者禁用。皮肤高度敏感者慎用。故正确答案为 A。

11. C　本题考查皮肤寄生虫与感染治疗药的不良反应。用药后，少数患者有轻度刺激症状，如灼热感、瘙痒、皮疹等。（1）克罗米通偶见过敏反应。（2）**长期大量使用林旦，可能由于药物经皮肤吸收，对肝、肾功能及中枢神经系统造成损害，诱发癫痫等**。（3）硫黄长期大量局部用药，有刺激性，用药数日内可出现皮肤发红和脱屑，引起接触性皮炎。故正确答案为 C。

12. D　本题考查制霉菌素的临床应用注意。本药对全身真菌感染无效，治疗念珠菌病，局部用药后 24 ~ 72 小时达最大效应。故正确答案为 D。

13. A　本题考查皮肤真菌感染治疗药的适应证。（1）制霉菌素的适应证：用于治疗皮肤、黏膜念珠菌病。口服治疗肠道或食管念珠菌病，局部用药治疗口腔念珠菌病、阴道念珠菌病和皮肤念珠菌病。（2）克霉唑的适应证：外用治疗由皮肤癣菌，如红色毛癣菌、须癣毛癣菌、絮状表皮癣菌和犬小孢子菌等所致的浅表皮肤真菌感染，如手癣、足癣、体癣、股癣；亦可用于头癣；外用于白念珠菌等所致的皮肤念珠菌感染和念珠菌性外阴阴道炎。外用于马拉色菌属所致的花斑癣。（3）**联苯苄唑、特比萘芬、环吡酮胺的适应证均同克霉唑**。故正确答案为 A。

14. B　本题考查皮肤用糖皮质激素的特殊人群用药。儿童宜选择弱效或软性激素，如地奈德、糠酸莫米松，由于儿童皮肤薄嫩、代谢及排泄功能差，长期大面积应用也会全身吸收，产生系统不良反应。**儿童使用强效激素制剂，连续使用不应超过 2 周**。婴儿尿布皮炎尤应慎用，外用激素制剂应限于 5 ~ 7 日内。故正确答案为 B。

15. C　本题考查皮肤用糖皮质激素的特殊人群用药。（1）糠酸莫米松：婴儿和儿童用本药，应尽可能减少药物用量。（2）丁酸氢化可的松：婴儿及儿童可使用，但勿长期、大面积使用或采用封包给药，尽量采用最小有效剂量。（3）**曲安奈德：儿童慎用，婴儿不宜使用**。（4）卤米松：2 岁以下婴幼儿连续用药不能超过 7 日，治疗面积不超过体表面积 10%，不应使用封包疗法。（5）环吡酮胺是皮肤真菌感染治疗药。故正确答案为 C。

16. C　本题考查皮肤用糖皮质激素的特殊人群用药。2 岁以下婴儿连续使用卤米松不能超过 7 日，治疗面积不超过体表面积 10%，不应使用封包疗法。故正确答案为 C。

17. B　本题考查皮肤用糖皮质激素的特殊人群用药。2 岁以下婴儿连续使用卤米松不能超过 7 日，**治疗面积不超过体表面积 10%**，不应使用封包疗法。故正确答案为 B。

18. D　本题考查甲氧沙林的用法用量与临床应用注意。（1）需同时与长波紫外线（UVA）合用，以增加皮肤对日光的耐受性。（2）儿童：遵医嘱用药。禁用于 12 岁以下儿童。（3）妊娠期妇女禁用。哺乳期慎用，不清楚是否经乳汁分泌。（4）光照时，应戴墨镜并遮盖正常皮肤。（5）**为减少服药对胃肠道的刺激，应与食物或牛奶同服**。故正确答案为 D。

19. A　本题考查地蒽酚的临床应用注意。本品可将皮肤、头发、衣服、床单、浴缸等染成红色。皮肤染色可外用水杨酸软膏，一般 2 ~ 3 周内即可去除。故正确答案为 A。

20. A　本题考查卡泊三醇的禁忌证。卡泊三醇对本药或其基质过敏者禁用；高钙血症患者禁用。故正确答案为 A。

21. C　本题考查阿维 A 酯的临床应用注意。本药可致畸，有停药 2 年后仍发生畸胎的报道，妊娠期妇女和计划 3 年内妊娠者禁用。不清楚本药是否经乳汁分泌，哺乳期妇女禁用。**生育期女性停药后，至少 3 年内不宜妊娠**。故正确答案为 C。

22. D　本题考查他扎罗汀的用法用量与临床应用注意。（1）治疗成人银屑病局部外用，每晚（睡前半小时）1 次，一般 12 周，使用面积应不超过 20% 体表面积。（2）他扎罗汀不推荐用于 18 岁以下银屑病者及 12 岁以下儿童痤疮者。（3）本药有致畸性，妊娠期妇女禁用，用药前后不建议安排生育。育龄期妇女用药前 2 周，应进行血清或尿液妊娠试验，确认阴性后，在下次月经周期的第 2 日或第 3 日开始治疗。在治疗前、治疗期间和停止治疗后一段时间，必须避孕。若妊娠，应终止。动物实验证明，在乳汁中能检测出该药物，哺乳期妇女禁用。（4）用药部位发生瘙痒等皮肤刺激反应，可涂少量润肤剂，改为隔日给药；严重时，应停止用药。（5）用药期间，应避免在阳光下过多暴露。（6）避免药物与眼睛、口腔和黏膜接触，并尽量避免与正常皮肤接触。如果与眼接触，应用水彻底冲洗。（7）**他扎罗汀对严重的银屑病无效**。（8）不可用于破损或感染的皮肤，因可增加药物吸收。局部用他扎罗汀过量，可引起皮肤剥离。故正确答案为 D。

23. B　本题考查消毒防腐药的作用特点。（1）一般来说，药物浓度越高，其杀菌抑菌效果越好。但有的药物需选择适宜的浓度，如70%～75%乙醇比90%的杀菌效果要高。（2）药物作用的时间亦能影响其效能；药物浓度越高和作用时间越长，对机体组织的刺激性就越大，容易产生不良反应。（3）**药物的剂型亦能影响其疗效，如苯酚的水溶液有强大的杀菌作用，其甘油剂和油溶液则作用显著降低**。（4）作用部位存在有机物的多少亦能影响其效果，如使用重金属盐类药物时，病变部位有大量脓血等蛋白质分泌物，则其杀菌效能会减弱。（5）病变部位的pH亦能影响其疗效，如苯甲酸在微酸性环境下，比在碱性环境中有效。又如三氯叔丁醇制剂用于防腐时，制剂的pH不能超过5，以免影响效果。（6）病原微生物本身对本类药物的敏感性也不相同，如苯酚的杀菌作用强，但对病毒无效，病毒对碱类敏感，对酚类耐药；又如真菌对羟苯乙酯敏感，对氧化剂效果差。有些药物如阳离子表面活性剂和阴离子表面活性剂共用，可使其作用减弱。故正确答案为B。

24. D　本题考查过氧乙酸的用法用量。随用随配，配制时要保证浓度，因为溶液不稳定。**若为二元瓶装，可将AB液混合摇匀后放置24～48小时后使用**，一般浓度可达16%以上。最常用的稀释倍数是500倍，即用20%的本品2ml加水998ml制得，实际含过氧乙酸浓度0.04%。故正确答案为D。

25. A　本题考查聚维酮碘的临床应用注意。（1）**不需用乙醇脱碘**。（2）临床应用的毒性监测参数为蛋白结合率、肾功能、电解质。对新生儿应每7～10日测定T_4和TSH，不建议用于极低体重的新生儿，有诱发甲状腺功能减退的危险。（3）本品与过氧化氢混合可引起爆炸。不宜与碱性溶液及还原物质合用。不用于含有机物的排泄物消毒，有机物能影响本品消毒效果。对铜、铝、银等金属有一定腐蚀作用，不用于此类金属制品的消毒，对镀锡和不锈钢制品没有腐蚀作用。（4）使用时，建议用无离子水稀释本品。（5）妊娠期禁用，哺乳期慎用，可通过阴道或其他黏膜吸收并在乳汁中浓缩，乳汁中浓度要比母体血清浓度高8倍。（6）大的开放性伤口、用锂治疗的患者、甲状腺疾病患者不宜局部或长期使用。（7）聚维酮碘10%水溶液pH为1.5～5，避光保存。（8）若无特殊标记，一般不得加温使用。加热会导致碘与溶解的氧作用，引起碘浓度降低，也可能由于水分蒸发减少而导致碘浓度增加。（9）本品10%溶液贮于32℃时的杀菌效果，与室温25℃没差异，但在行腹膜无痛麻醉下羊膜穿刺术时，可考虑温热本品，因患者对温热状态顺应性更好。（10）对碘或聚维酮碘过敏者禁用。对患有非毒性甲状腺瘤患者不适用。不建议用于烧伤患者（尤其大面积烧伤者）或肝功能不良者（导致AST升高）。对妊娠期妇女及新生儿大面积使用时应谨慎。肾功能衰竭不宜局部或长期使用，因血浆碘升高可能干扰代谢和甲状腺功能、增加肾功能衰竭的危险。故正确答案为A。

二、配伍选择题

[1～5]　ADBCE　本题考查皮肤及外用药物的基础知识。病期、皮损特点与外用药物剂型的对应关系如下。

病期	皮损特点	粉剂	洗剂	溶液湿敷	油剂	糊剂	乳膏剂	软膏剂	凝胶剂	酊剂	硬膏剂	涂膜剂	搽剂
急性	红斑、丘疹、丘疱疹,无糜烂及渗出	○	○	○									
	水疱、糜烂、渗出			○	○								
亚急性	有少许渗出				○	○							
	无渗出						○	○	○				
	泛发慢性皮损						○	○		○			
慢性	局限性肥厚皮损							○	○	○	○	○	
	单纯瘙痒而无原发皮损		○				○			○			○

故正确答案为ADBCE。

[6～9]　ADCB　本题考查皮肤寄生虫与感染治疗药的作用机制。（1）**升华硫**接触皮肤后转化为硫化氢和五硫磺酸而产生杀虫、杀菌（细菌和真菌）作用。（2）**林旦**与疥虫和虱体体表接触后，透过体壁进入体腔和血液，引起神经系统麻痹而致死。（3）**克罗米通**对疥螨有杀灭作用，机制可能是作用于疥螨神经系统使其麻痹而死亡。（4）**莫匹罗星**在高浓度时杀菌，在低浓度时抑菌，主要是可逆性地与异亮氨酸转移RNA合成酶结合，阻止异亮氨酸渗入，终止细胞内含异亮氨酸的蛋白质合成而起作用。故正确答案为ADCB。

[10～13]　ECBA　本题考查痤疮治疗药的药理

作用。《中国痤疮治疗指南（2019 修订版）》推荐的痤疮治疗方案，一线选择分别为（1）**轻度（Ⅰ级）**：外用维 A 酸。（2）**中度（Ⅱ级）**：外用维 A 酸 + 过氧苯甲酰 + / – 外用抗生素或过氧苯甲酰 + 外用抗生素。（3）**中重度（Ⅲ级）**：口服抗生素 + 外用维 A 酸 + / – 过氧苯甲酰 + / – 外用抗生素。（4）**重度（Ⅳ级）**：口服异维 A 酸 + / – 过氧苯甲酰/外用抗生素。故正确答案为 ECBA。

[14～17] BADE　本题考查痤疮治疗药的作用机制。（1）**过氧苯甲酰**是一种氧化剂，皮肤外用后，能缓慢释放出新生态氧，氧化细菌的蛋白质，对痤疮丙酸杆菌有抗菌作用，对厌氧菌感染也有效。同时它还有轻度角质溶解作用、脱屑作用及降低毛囊皮脂腺内游离脂肪酸的作用。此外，它用于压疮和瘀滞性溃疡时，有刺激表皮增生及肉芽组织形成的作用。（2）**维 A 酸**主要是调节表皮细胞的有丝分裂和表皮的细胞更新，使病变皮肤的增生和分化恢复正常。它还能促进毛囊上皮的更新，抑制角蛋白的合成，防止角质栓的形成，促进已有粉刺消退，抑制新粉刺形成。（3）**阿达帕林**通过使毛囊上皮细胞分化正常化，减少微粉刺形成。它也可抑制多形核白细胞的趋化反应，以缓解细胞介导的痤疮炎性反应（如脓疱和丘疹等）。（4）**壬二酸**，局部使用能显著减少皮肤细菌和滤泡内丙酸杆菌类细菌的生长；并竞争性抑制产生二氢睾酮的酶过程，减少二氢睾酮因素所诱发的皮肤油脂过多，使皮肤表面脂质的游离脂肪酸含量下降；此外，尚有抗角质化作用，减少滤泡过度角化，可降低色素沉着和减小黑斑病损伤。故正确答案为 BADE。

[18～22] ACDEB　本题考查皮肤真菌感染治疗药的分类及代表药物。（1）抗生素类抗真菌药分为**多烯类抗生素（如两性霉素 B 和制霉菌素等）**与**非多烯类抗生素（如灰黄霉素）**，其中两性霉素 B 抗真菌活性最强，是唯一可用于治疗深部和皮下真菌感染的多烯类药物。其他多烯类仅限于局部应用治疗浅表真菌感染。（2）唑类抗真菌药分为**咪唑类和三唑类（如伊曲康唑、氟康唑和伏立康唑等）**。（3）**丙烯胺类**：包括萘替芬和特比萘芬，为角鲨烯环氧酶的非竞争性、可逆性抑制剂。（4）**吗啉类**：本类药物有**阿莫罗芬**，为局部抗真菌药，通过干扰真菌细胞膜麦角固醇的合成导致真菌死亡。对皮肤癣菌、念珠菌、皮炎芽生菌、荚膜组织胞浆菌、申克孢子丝菌有抗菌活性。（5）**吡啶酮类**：本类药有**环吡酮胺**，作用于真菌细胞膜。高浓度使细胞膜的渗透性增加，钾离子和其他内容物漏出，细胞死亡。此药渗透性强，可渗透过甲

板。故正确答案为 ACDEB。

[23～25] BCD　本题考查皮肤真菌感染治疗药的作用特点。（1）**丙烯胺类**（萘替芬和特比萘芬）为角鲨烯环氧酶的非竞争性、可逆性抑制剂。（2）**吗啉类**（阿莫罗芬）为局部抗真菌药，通过干扰真菌细胞膜麦角固醇的合成导致真菌死亡。（3）**吡啶酮类**（环吡酮胺）高浓度使细胞膜的渗透性增加，钾离子和其他内容物漏出，细胞死亡。故正确答案为 BCD。

[26～30] ACDBC　本题考查皮肤用糖皮质激素的药理作用。（1）**弱效**：醋酸氢化可的松（1.0%）。（2）**中效**：醋酸地塞米松（0.025～0.075%）、丁酸氢化可的松（0.1%）、醋酸曲安奈德（0.1%）。（3）**强效**：糠酸莫米松（0.1%）、二丙酸倍氯米松（0.025%）、氟轻松（0.025%）、哈西奈德（0.025%）。（4）**超强效**：卤米松（0.05%）、哈西奈德（0.1%）、丙酸氯倍他索（0.02%）。**需要注意的是制剂中哈西奈德的浓度不同，作用强度不同**。故正确答案为 ACDBC。

[31～33] AAA　本题考查治疗白癜风的增色素药的分类。补骨脂素和异补骨脂素来源于豆科植物的果实补骨脂，成分主要为呋喃香豆素类化合物。甲氧沙林溶液为补骨脂素衍生物，光敏反应后可促使黑色素形成，使皮肤出现色素沉着。而三甲沙林是一种合成的补骨脂素衍生物，活性较甲氧沙林强，但毒性也较强。故正确答案为 AAA。

[34～36] BDE　本题考查抗角化药（治疗银屑病药）的作用特点。抗角化药作用特点如下。（1）与维 A 酸细胞核受体有较高亲和力，如维 A 酸类似物。（2）能抑制皮肤角质形成细胞的过度增生和诱导其分化，从而使银屑病表皮细胞的增生和分化得到纠正。如维生素 D_3 的衍生物**卡泊三醇**。（3）通过角蛋白表达正常化，促进角朊细胞末端分化，如维 A 酸类的阿维 A 酯，阿维 A。（4）可抑制表皮细胞的有丝分裂，使皮肤增生速率恢复正常，如**煤焦油**。（5）抑制细胞代谢酶代谢，使酶失去活性，降低增生表皮的有丝分裂，使表皮细胞增殖恢复正常，如**地蒽酚**。故正确答案为 BDE。

[37～41] CABDE　本题考查地蒽酚的药物相互作用。（1）与皮质激素合用，可减轻其刺激性，缩短皮损的清除期，但银屑病复发率高，引起脓疱型银屑病反跳，应慎合用。（2）尿素可增加其透皮吸收，可降低其使用浓度而减轻其皮肤刺激。（3）水杨酸可防止地蒽酚氧化为蒽酮而保护了其药理作用。（4）胺类药物可促进其氧化失活，故脂溶性胺可抑制角质层中

其引起的炎症反应。（5）与焦油合用，比单用本品刺激性小，且不影响本品的抗银屑病活性。故正确答案为CABDE。

[42~46] **BCACE**　本题考查过氧乙酸的用法用量。（1）**空气消毒**：1:200液（约0.1%浓度）对空气喷雾，每立方米使用30ml。（2）**预防消毒**：食具、毛巾、水果、蔬菜等用1:500液洗刷浸泡，禽蛋用1:1000液浸泡，时间5分钟，密闭50~60分钟。（3）消毒可能被污染的物品：①**诊后洗手**，1:500液洗2分钟；接触肺结核或麻风时用1:200液洗手，每日更换1~2次；②**体温计**，用1:200液浸泡30分钟，消毒液每日更换1~2次；③**餐具、药瓶、玻片、吸管**等玻璃或瓷器器皿上的油污或血迹应先洗去，用1:200液浸泡，肺结核患者的器皿用1:100液浸泡；④**地表、家具、墙壁、浴盆**等用1:500液均匀喷雾或擦洗；⑤**垃圾废物**用1:500液喷雾或浸泡，肺结核患者的物品用1:100液；⑥**生活污水**：按1:10万浓度加药并混匀，放置2小时。故正确答案为BCACE。

[47~51] **BDACE**　本题考查聚维酮碘的用法用量。成人：（1）**外科手术洗手用**，0.25%~0.5%擦洗3分钟。（2）**手术部位及注射部位的皮肤消毒**，0.25%~0.5%局部擦拭2遍，作用2分钟。（3）**口腔黏膜及创口黏膜创面**，0.05%~0.1%，擦拭，作用3~5分钟，（4）**阴道黏膜及伤口黏膜创面**，0.025%冲洗3~5分钟。（5）**细菌繁殖体污染物品**，0.05%浸泡30分钟。儿童：仅可外用。故正确答案为BDACE。

[52~56] **CABED**　本题考查消毒防腐药的临床应用注意。结合选项和答案，可知各消毒防腐药的作用机制或作用特点。故正确答案为CABED。

三、多项选择题

1. ABCDE　本题考查皮肤外用药物的注意事项。（1）**正确掌握用药方法**。医务人员须向患者详细说明药物的用法，如湿敷的方法；软膏剂、乳膏剂外用后应多加揉擦；对苔藓化肥厚皮损可采用封包疗法，以提高疗效。（2）**药物浓度要适当**。对于刺激性药物，应从低浓度开始，逐渐递增。如，维A酸类制剂，应从低浓度、小面积开始，逐步递增至高浓度、大范围。（3）**用药要考虑患者的年龄、性别、皮损部位**。如儿童不宜使用强效的糖皮质激素制剂；皮肤皱褶及黏膜部位不应使用高浓度、有刺激性的药物。（4）**注意用药部位和个体差异**，皮肤吸收药物的能力，因部位不同而有所差别。在前臂正常皮肤上涂布氢化可的

松溶液，约1%被吸收，但在额部的吸收量可高出6倍，在阴囊高出42倍；但是，在跖弓则仅有1/7被吸收。在炎症性湿疹皮肤，药物经皮吸收量增加；脱屑性银屑病的吸收屏障则几乎不存在。外用糖皮质激素制剂之前，若能使皮肤的含水量增加，则药物透皮量可提高5倍。因此，建议先将皮肤浸泡于水中5分钟，擦干后再涂上药膏。（5）**应告知患者**，用药部位一旦出现刺激症状，或有红肿、皮肤瘙痒等反应，应立即停药，清洗患处后，到医院就诊。（6）**用药量要适当**。乳膏剂及软膏剂在身体各部位外用，一日用药2次，1周最大用药量为面部15~30g、双手25~50g、头皮50~100g、四肢100~200g、躯干400g、腹股沟和外阴部15~25g。但这一推荐用量并不适用于糖皮质激素制剂，其用量参见糖皮质激素一节。故正确答案为ABCDE。

2. ABCE　本题考查林旦的禁忌证。对相应药物过敏者禁用。有癫痫病史/中枢神经系统器质性病变者、妊娠及哺乳期妇女、2岁以下儿童禁用林旦。故正确答案为ABCE。

3. BCDE　本题考查升华硫的药理作用。升华硫有杀菌及杀虫作用，还能去除油脂，有角质促成和角质溶解作用。在2%~3%时有角化促成、止痒作用，5%~15%或更高浓度时则有杀虫、杀菌、角质剥脱和脱脂作用。故正确答案为BCDE。

4. ABDE　本题考查硫黄软膏的特殊人群用药。儿童使用5%硫黄软膏（成人用10%），4岁以下者最好先用2.5%软膏。儿童不主张用20%软膏，易出现皮肤刺激反应。患者涂药前，先用肥皂洗净全身皮肤，涂药时先将少量药膏放在手掌内，从指间开始，**将药膏涂遍全身皮肤，破损处不要涂药**。涂药后再用滑石粉薄撒一层，再穿换洗衣服。每晚涂药1次，连续3~5日为一个疗程。病情顽固的未愈者可重复治疗。疗程结束后再彻底换洗衣被。故正确答案为ABDE。

5. CDE　本题考查痤疮治疗药的分类。（1）**抗菌药**：①非抗生素类抗菌药，过氧苯甲酰为强氧化剂，易分解，遇有机物缓慢分解出新生态氧和苯甲酸，有杀灭痤疮丙酸杆菌、抗炎、轻度溶解粉刺作用，对痤疮丙酸杆菌无耐药性，为炎性痤疮首选外用抗菌用药；而壬二酸，可直接抑制和杀灭皮肤表面和毛囊内的细菌，消除病原体，对皮肤上的各种需氧菌和厌氧菌包括痤疮丙酸杆菌和表皮葡萄球菌具有抑制和杀灭作用；②抗生素：用于痤疮治疗的抗生素，有抗痤疮丙酸杆菌和抗炎作用，常用外用抗生素包括红霉素、

林可霉素及其衍生物克林霉素、氯霉素及夫地西酸等。外用抗生素，由于较少出现刺激反应，理论上适用于丘疹、脓疱等浅表性炎性痤疮皮损，但由于外用抗生素易诱导痤疮丙酸杆菌耐药，不推荐作为抗菌药物痤疮治疗的首选，不推荐单独或长期使用，建议和过氧苯甲酰、外用维 A 酸类或者其他药物联合应用。(2) **抗角化药：外用维 A 酸类药物**，包括维 A 酸，异维 A 酸，阿达帕林等，可调节表皮细胞的有丝分裂和表皮的细胞更新，使病变皮肤的增生和分化恢复正常，促进毛囊上皮的更新，抑制角蛋白的合成，防止角质栓的形成。此类药物具有改善毛囊皮脂腺导管角化、溶解微粉刺和粉刺、抗炎、预防和改善痤疮炎症后色素沉着和痤疮瘢痕等作用。并且还能增加皮肤渗透性，在联合治疗中可以增加外用抗菌及抗炎药物的疗效。(3) 其他：不同浓度与剂型的壬二酸、氨苯砜、二硫化硒、硫黄和水杨酸等药物具有抑制痤疮丙酸杆菌、抗炎或者轻微剥脱作用，临床上也可作为痤疮外用药物治疗的备选。故正确答案为 CDE。

6. ABCDE 本题考查痤疮治疗药的禁忌证。(1) 非抗生素类抗菌药禁用于过敏者及皮肤急性炎症或破溃者。(2) 抗角化药禁用于药物过敏者、妊娠及哺乳期妇女。(3) 眼部、急性或亚急性皮炎、湿疹类皮肤病患者禁用维 A 酸。(4) 肝肾功能不全、维生素 A 过量及高脂血症患者禁用异维 A 酸。故正确答案为 ABCDE。

7. ABCDE 本题考查痤疮治疗药的药物相互作用。(1) 过氧苯甲酰与其他有脱屑作用的外用药合用，如间苯二酚、水杨酸、硫黄、维 A 酸，可增加刺激或干燥的不良反应。**过氧苯甲酰与药用肥皂等清洁剂、含乙醇的用品（如剃须洗剂、芳香化妆品、修面霜或洗剂）或药用化妆品合用，可增加刺激或干燥的反应**。(2) 维 A 酸与皮质激素、抗生素等合用可增强药效。**与噻唑类、四环素类、氟喹诺酮类、吩噻嗪类、磺胺类等光敏感药物共用可增加光敏感危险。与过氧苯甲酰同时、同部位外用有配伍禁忌**。若需合用，可早晚交替使用。与异维 A 酸、抗角化药（如间苯二酚、水杨酸、硫黄等）、含乙醇制剂、碱性大的肥皂、收敛剂、脱毛剂及其他痤疮治疗药合用，可加剧皮肤刺激或干燥。为增加疗效，使用其他抗角化药以及全身应用抗生素时，应与本药间隔使用。(3) **阿达帕林不宜同用有相似作用机制的维 A 酸类药物或使用"蜡质"脱毛法，且不能同时涂敷乙醇或香水**。与有干燥或刺激皮肤作用的药皂、高浓度乙醇、脱剂、收缩剂等物质同用，可增加局部刺激反应。不应与含硫、间苯

二酚、水杨酸的制剂合用，应在它们作用消退后，再用本药。使用表皮剥脱剂的患者，应在皮肤刺激反应消退后再用此药。(4) **异维 A 酸应避免和四环素同用**。合用可致大脑假性肿瘤，引起良性脑压升高，表现为伴有头痛的高血压、眩晕和视觉障碍。与阿维 A、维胺酯或维 A 酸共用，可增加不良反应发生率及严重程度。与光敏感药物共用，可加剧光敏感反应。与华法林合用，可增强华法林作用。与甲氨蝶呤合用，可增加甲氨蝶呤血药浓度而加重肝损伤。脂溶性食物可促进其吸收。故正确答案为 ABCDE。

8. ABC 本题考查痤疮治疗药的适应证、药物互作用。(1) 过氧苯甲酰用于治疗寻常痤疮。严重时，可与抗生素、维 A 酸制剂或硫黄 – 水杨酸制剂合用。(2) 阿达帕林不能同时涂敷乙醇或香水。不应与含硫、间苯二酚、水杨酸的制剂合用，应在它们作用消退后，再用本药。故正确答案为 ABC。

9. ABCDE 本题考查维 A 酸的临床应用注意。(1) 妊娠期妇女禁用。哺乳期间应停药。本药有致畸性，育龄妇女至少在用药前一个月、用药期间及治疗终止后一个月确保避孕。(2) 湿疹、晒伤、急性和亚急性皮炎、酒渣鼻患者不宜使用。(3) 不宜用于皮肤皱褶部位。(4) 用药期间避免同时使用含磨砂剂、易引起痤疮或有收敛作用的化妆品。(5) 避免同时采用局部光疗照射。(6) 避免用于大面积严重痤疮，避免接触眼、鼻、口腔黏膜。(7) 与皮质激素、抗生素等合用可增强本药疗效。(8) 治疗最初几周，可能出现红斑、灼痛、瘙痒、干燥或脱屑等皮肤刺激现象，一般为轻至中度。待皮肤适应后，以上现象将消失。若红斑、脱屑等持续存在，应降低药物浓度或减少用药次数，暂停用药或停用。(9) 对维生素 A 衍生物过敏者禁用。儿童应考虑用药利弊并慎用。对阳光敏感者不应用本药外用制剂。故正确答案为 ABCDE。

10. ABE 本题考查皮肤真菌感染治疗药的作用机制。(1) 皮肤抗真菌药的作用机制可归纳为：①**直接作用于真菌细胞膜**，破坏细胞膜脂质结构及功能；②**影响真菌细胞膜麦角甾醇的生物合成**，使真菌细胞膜的通透性发生改变，使细胞重要内容物漏失；③**作用于真菌细胞壁**，主要影响壳多糖、葡聚糖、甘露聚糖和甘露聚糖 – 蛋白质复合体；④**干扰真菌的核酸合成及功能**；⑤其他的不明机制。(2) 克霉唑除了通过①②机制，还可**抑制氧化酶和过氧化酶的活性**，导致过氧化氢在细胞内过度聚积，引起真菌亚细胞结构变性和细胞坏死，也可对白色念珠菌抑制其从芽孢转变为具侵袭性菌丝的过程而起到抗真菌作用。故正确答

案为 ABE。

11. ABCDE 本题考查皮肤用糖皮质激素的禁忌证。（1）对糖皮质激素或其赋形剂过敏者禁用。（2）外用糖皮质激素**不能用于皮肤溃疡或有皮肤萎缩的部位**。（3）**也不能用于局部有明显细菌、真菌及病毒感染的疾病**。（4）强效及超强效激素不宜大面积使用。（5）任何外用激素制剂均不应长期、大面积使用。故正确答案为 ABCDE。

12. ABCDE 本题考查增色素药的药物相互作用。治疗期间，不宜食用含呋喃香豆素类食物，如酸橙、无花果、香菜、芥菜、胡萝卜或芹菜，避免增加光毒性。故正确答案为 ABCDE。

13. ABCE 本题考查聚维酮碘的临床应用注意。本品是碘与表面活性剂聚乙烯吡咯烷酮经反应生成的复合物。含有效碘 9%～12%。从载体中释出碘，可直接卤化菌体蛋白质，与细菌蛋白质的氨基酸结合，破坏菌体的蛋白质和酶，使微生物代谢功能发生障碍而死亡，是**广谱强效杀菌药，对细菌、病毒、真菌、原虫和芽孢都有效**，且大多数微生物对碘不耐药。故正确答案为 ABCE。

14. AC 本题考查消毒防腐药的临床应用注意。（1）**聚维酮碘**为广谱强效杀菌药，对细菌、病毒、真菌、原虫和芽孢都有效，且大多数微生物对碘不耐药。（2）氯己定抗菌谱涵盖革兰阳性和阴性菌、白念珠菌等真菌以及 HIV、HBV 病毒等，但对芽孢、杆菌和其他真菌、病毒无效。（3）**戊二醛溶液**在 14 日内可保持化学稳定性，杀灭细菌繁殖体、**芽孢**、真菌、病毒的作用比甲醛强 2～10 倍。（4）依沙吖啶为碱性染料，能抑制革兰阳性菌和少数革兰阴性菌繁殖，对人无害、无刺激。（5）硼酸与细菌蛋白质中的氨基酸结合后发挥抑菌作用，但对细菌和真菌的抑制作用较弱，无刺激性。故正确答案为 AC。